U0802990

核医学病例图谱
——骨显像分册

Atlas of Nuclear Medicine in Bone Scintigraphy：Case Review

主　编　付占立　何作祥

北京大学医学出版社

HEYIXUE BINGLI TUPU——GUXIANXIANG FENCE

图书在版编目（CIP）数据

核医学病例图谱．骨显像分册 / 付占立，何作祥主编．-- 北京 : 北京大学医学出版社，2025. 6. -- ISBN 978-7-5659-3450-6

Ⅰ. R81-64

中国国家版本馆 CIP 数据核字第 2025P3F616 号

核医学病例图谱——骨显像分册

主　　编： 付占立　何作祥

出版发行： 北京大学医学出版社

地　　址：（100191）北京市海淀区学院路 38 号　北京大学医学部院内

电　　话： 发行部 010-82802230；图书邮购 010-82802495

网　　址： http://www.pumpress.com.cn

E-mail： booksale@bjmu.edu.cn

印　　刷： 北京信彩瑞禾印刷厂

经　　销： 新华书店

责任编辑： 高　瑾　　**责任校对：** 靳新强　　**责任印制：** 李　啸

开　　本： 889 mm×1194 mm　1/16　　**印张：** 15　　**字数：** 477 千字

版　　次： 2025 年 6 月第 1 版　2025 年 6 月第 1 次印刷

书　　号： ISBN 978-7-5659-3450-6

定　　价： 128.00 元

本书由

北京大学医学出版基金资助出版

编委名单

主　编　付占立　何作祥

编　委（152 名编委，同一单位编者按姓名汉语拼音排序）

陈雪祺　陈　钊　崔永刚　邸丽娟　范　岩　付占立　康　磊　廖栩鹤　刘　萌　邱永康　孙宏伟　佟正灏　吴彩霞　殷　雷　袁婷婷　张建华　张旭初　北京大学第一医院　核医学科

郝婷婷　孔维建　刘　珊　石　雪　王丽星　熊晓亮　张铎瀚　张海静　赵银龙　吉林大学第二医院　核医学科

李　眉　李　萌　罗　莎　罗诗雨　王　爽　张　娟　周奕含　北京同仁医院　核医学科

陈紫薇　冯　瑾　高　璇　杨　芳　张连娜　张毓艺　北京积水潭医院　核医学科

边艳珠　胡玉敬　田丛娜　魏　强　张新超　河北省人民医院　核医学科

郭　威　黄定德　黄　敏　吴梦雪　陆军军医大学第一附属医院　核医学科

李小东　申　强　宋娟娟　赵　靖　北京大学国际医院　核医学科

王　涛　薛婧婷　杨立娜　张国建　内蒙古医科大学附属医院　核医学科

王红艳　吴培琳　彰　金　周　通　北京中医药大学东直门医院　核医学科

赫杨杨　刘晟楠　王　峰　石家庄市人民医院　核医学科

龙再颖　赵旭龙　赵燕霞　威海市立医院　核医学科

褚　玉　梅威琪　宁波市第二医院　核医学科

代文莉　徐　燕　宜昌市中心人民医院　核医学科

付　巍　卢彦祺　桂林医科大学第一附属医院　核医学科

富丽萍　李　玲　中日友好医院　核医学科

顾　程　张晓明　唐山工人医院　核医学科

何　勇　蒋亚群　武汉大学中南医院　核医学科

黄　琦　王　攀　遵义医科大学附属医院　核医学科

冀鲲鹏　张万春　山西白求恩医院　核医学科

姜　磊　王思云　广东省人民医院　核医学科

李传贵　周　义　河北北方学院附属第一医院　核医学科

李国权　周　成　空军军医大学第一附属医院　核医学科

郭小瑞　李红梅　河北医科大学第二医院　核医学科

李善春　徐志英　烟台毓璜顶医院　核医学科

李树恒　李晓东　河北大学附属医院　核医学科

李万婷　武志芳　山西医科大学第一医院　核医学科

路　凯　孙云川　河北省沧州中西医结合医院　核医学科

宋　乐　张卫方　北京大学第三医院　核医学科

童　鹏　王　洋　葫芦岛市中心医院　核医学科

王　鹤　许玉峰　北京大学第一医院　医学影像科

魏玲格　解　朋　河北医科大学第三医院　核医学科

董爱生　海军军医大学第一附属医院　核医学科
董彦良　中国人民解放军总医院第一医学中心　核医学科
董有文　济宁医学院附属医院　核医学科
范　群　厦门大学附属中山医院　核医学科
冯贵生　山西省人民医院　核医学科
高　雅　安徽理工大学第一附属医院　核医学科
何作祥　北京清华长庚医院　核医学科
洪理伟　福建省漳州市医院　核医学科
贾　莉　云南省第二人民医院　核医学科
贾　茜　西安交通大学第一附属医院　核医学科
江　生　钦州市第一人民医院　核医学科
蒋灵军　嘉兴市第一医院　核医学科
李　飞　安徽医科大学第二附属医院　核医学科
李　囡　北京大学肿瘤医院　核医学科
李　乾　深圳大学总医院　超声科
李　原　北京大学人民医院　核医学科
李智勇　徐州医学院附属医院　核医学科
廖曼甜　湘潭市中心医院　核医学科
龙　叶　河南省人民医院　核医学科
陆涤宇　武汉市中心医院　核医学科
路　宇　哈尔滨医科大学附属第一医院　核医学科
米宝明　苏州大学附属第四医院　核医学科
石俊岭　邯郸市第一医院　核医学科
孙希刚　聊城市第二人民医院　核医学科
孙贞魁　上海中医药大学附属曙光医院　核医学科
王卫星　厦门医学院附属第二医院　核医学科
武　建　山东颐养健康集团淄博医院　核医学科
武　军　山西医科大学附属汾阳医院　核医学科
颜　兵　上海全景医学诊断中心
杨永东　龙岩市第一医院　核医学科
姚淑娟　鸡西鸡矿医院　核医学科
姚晓波　中国科学技术大学附属第一医院　核医学科
于　鹏　华北理工大学附属医院　核医学科
俞秀华　龙岩市第二医院　核医学科
张　杰　阜外华中心血管病医院　核医学科
张金赫　中国人民解放军南部战区总医院　核医学科
张　伟　四川省人民医院　核医学科
张学东　邯郸邯钢医院　核医学科
张　莺　浙江大学医学院附属第二医院　核医学科
张仲慧　开滦总医院　核医学科
赵红光　吉林大学白求恩第一医院　核医学科
赵修义　山东第一医科大学附属中心医院　核医学科
郑婕铃　福建医科大学附属第一医院　核医学科
郑书文　南平市第一医院　核医学科
周建明　江苏大学附属医院　核医学科
朱晓璐　山东大学第二医院　核医学科

前　言

以 SPECT 病例为主体的第一版《核医学病例图谱》已经出版发行近 10 年，在业界取得了较好的口碑，目前已基本售罄；原计划对全书进行系统更新后再版，但考虑到骨显像补充更新的内容较多，故将这部分内容单独成册出版。本书历经 9 年的病例积累与近 2 年的整理与编撰，终于与读者见面了！

《核医学病例图谱——骨显像分册》以 ^{99m}Tc-MDP 全身骨显像及 SPECT/CT 骨断层显像为主体，同时兼顾了其他影像学，如 X 线、CT、MRI 以及 PET/CT，可以让读者对相关疾病的影像学表现有更为全面与深入的了解和认识。该书共收录了 125 例完整病例与 275 幅图像，仍然沿用前面“核医学病例图谱”系列丛书的体例。每个病例由简要病史、相关检查、影像所见（以全身骨显像和 SPECT/CT 骨断层显像为主）、病理结果及临床诊断、讨论及参考文献构成。病例文字部分力求简洁，主要通过图像来“说话”。每个入选病例都有完整的临床及影像学资料，诊断明确，并具有一定的临床或影像特点；通过具体而鲜活的临床真实病例，让读者直观感受到不同疾病骨显像的影像特征、优势与临床价值。本书还凸显临床资料及其他影像学检查对骨显像诊断的重要性，当全身骨显像及 SPECT/CT 骨断层显像缺乏特征性表现或存在“异病同像”时，临床及其他影像学资料可能会给骨显像的诊断指明方向。

全书共分为五章。第一章“骨肿瘤及肿瘤样病变”采用最新的 2020 年第 5 版 WHO“骨肿瘤分类”进行编撰。第二章和第三章分别对“创伤、感染、炎症、梗死及营养不良性骨关节疾病”和“代谢、遗传、增生、肥厚、硬化及发育不良性骨关节疾病”进行了介绍。对于“钙化与异位骨化”这些非骨骼本身病变，但在骨显像上有特征性表现的疾病在第四章进行了阐述。对于“骨外骨显像剂摄取”的其他一些少见原因，如疾病相关、医源性、技术因素以及特殊嗜好等所致骨外显像剂摄取则在第五章进行了编辑汇总。

随着核医学“一县一科”推广计划的实施以及 SPECT 与 SPECT/CT 的普及，骨显像作为核医学单光子显像的主要项目和重要检查，临床检查数量与应用场景日益增多。本书旨在帮助青年核医学医师尽快完成在骨显像领域的知识储备与临床经验积累，开阔视野，拓宽诊断思路，使骨显像诊断报告能为临床提供更多有价值的诊疗信息。

本书病例收集与内容编写得到国内不同地区广大同仁的鼎力支持，共有 152 位编委参与了本书的编撰。本书将与“云上中核医生读片会”栏目（投稿邮箱：yunshangzhongheys@163.com）相呼应，被录用进行线上交流或投稿的优秀病例，可有机会收录到后续再版的“核医学病例图谱”系列丛书中，病例提供人则相应成为该书的编委。正所谓“众人拾柴火焰高”，希望在大家的广泛参与和支持下，本书能够保持长久的青春与活力！

受个人水平限制，本书可能存在许多缺陷与不足，还请广大读者批评指正！

付占立　何作祥

2025 年 3 月 28 日

缩略语表

WHO	World Health Organization	世界卫生组织
NCCN	National Comprehensive Cancer Network	美国国立综合癌症网络
CT	computed tomography	计算机断层成像
MRI	magnetic resonance imaging	磁共振成像
SPECT	single photon emission computed tomography	单光子发射计算机断层成像
SPECT/CT	single photon emission computed tomography/ computed tomography	单光子发射计算机断层成像 / 计算机断层成像
PET/CT	positron emission tomography/computed tomography	正电子发射断层成像 / 计算机断层成像
Gd-DTPA	Gd-gadopentetate dimeglumine	钆−二乙烯三胺五乙酸
^{18}F-FDG	^{18}F-fludeoxyglucose	^{18}F- 氟代脱氧葡萄糖
^{99m}Tc-MIBI	^{99m}Tc-methoxyisobutylisonitrile	^{99m}Tc- 甲氧基异丁基异腈
^{99m}Tc-MDP	^{99m}Tc-methylene diphosphonate	^{99m}Tc- 亚甲基二膦酸盐
^{99m}Tc-HMDP	^{99m}Tc-hydroxymethylene diphosphonate	^{99m}Tc- 羟亚甲基二膦酸盐
^{18}F-PSMA	^{18}F-prostate specific membrane antigen	^{18}F- 前列腺特异性膜抗原
T1WI	T1 weighted imaging	T1 加权成像
T2WI	T2 weighted imaging	T2 加权成像
T2 STIR	T2 short time inversion recovery	T2 短时反转恢复
FS T2WI	fat suppression T2 weighted imaging	脂肪抑制 T2 加权成像
FS PDWI	fat suppression proton density weighted imaging	脂肪抑制质子密度加权成像
DWI	diffusion weighted imaging	弥散加权成像
MIP	maximum intensity projection	最大密度投影
SUV_{max}	maximum standardized uptake value	最大标准摄取值

目 录

第一章　骨肿瘤及肿瘤样病变

引　言

本章第一节至第八节内容基本按照2020年WHO第5版“骨肿瘤分类”进行编纂（表1）[1]；对于可同时累及骨和软组织的“骨与软组织未分化小圆细胞肉瘤”中的“尤因肉瘤”在第九节进行阐述；对于既往曾经归类为“骨肿瘤”，而在WHO第5版“骨肿瘤分类”中未再出现，但被纳入2022年WHO第5版“头颈部肿瘤分类”[2]的“骨化性纤维瘤”以及容易累及骨的“腱鞘巨细胞瘤”则在第十节中一并介绍。

表1　2020年第5版WHO骨及相关肿瘤分类

分类	良/恶性	亚型
1. 骨肿瘤		
软骨源性肿瘤	良性	甲下骨疣
		奇异性骨旁骨软骨瘤性增生
		骨膜软骨瘤
		内生软骨瘤
		骨软骨瘤
		软骨母细胞瘤　非特指型
		软骨黏液样纤维瘤
		骨软骨黏液瘤
	中间型	软骨瘤病　非特指型
		非典型软骨性肿瘤
	恶性	软骨肉瘤1级
		软骨肉瘤2级
		软骨肉瘤3级
		骨膜软骨肉瘤
		透明细胞软骨肉瘤
		间叶性软骨肉瘤
		去分化软骨肉瘤
骨源性肿瘤	良性	骨瘤　非特指型
		骨样骨瘤　非特指型
	中间型	骨母细胞瘤　非特指型
	恶性	低级别中心性骨肉瘤
		骨肉瘤　非特指型
		普通型骨肉瘤
		毛细血管扩张型骨肉瘤
		小细胞型骨肉瘤
		骨旁骨肉瘤
		骨膜骨肉瘤
		高级别表面骨肉瘤
		继发性骨肉瘤

续表

分类	良 / 恶性	亚型
纤维源性肿瘤	中间型	促结缔组织增生性纤维瘤
	恶性	纤维肉瘤　非特指型
骨血管肿瘤	良性	血管瘤　非特指型
	中间型	上皮样血管瘤
	恶性	上皮样血管内皮瘤　非特指型
		血管肉瘤
富含破骨巨细胞的肿瘤	良性	动脉瘤样骨囊肿
		非骨化性纤维瘤
	中间型（罕有转移）	骨巨细胞瘤　非特指型
	恶性	恶性骨巨细胞瘤
脊索肿瘤	良性	良性脊索细胞瘤
	恶性	脊索瘤　非特指型
		软骨样脊索瘤
		低分化脊索瘤
		去分化脊索瘤
其他骨间叶性肿瘤	良性	胸壁软骨间叶性错构瘤
		单纯骨囊肿
		骨纤维结构不良
		骨性纤维结构不良
		脂肪瘤　非特指型
		冬眠瘤
	中间型	骨性纤维结构不良样釉质瘤
		间叶瘤　非特指型
	恶性	长骨釉质瘤
		去分化釉质瘤
		平滑肌肉瘤　非特指型
		未分化多形性肉瘤
		骨转移瘤
骨造血组织肿瘤		骨浆细胞瘤
		恶性淋巴瘤　非霍奇金（non-Hodgkin）　非特指型
		霍奇金（Hodgkin）病　非特指型
		弥漫大 B 细胞淋巴瘤　非特指型
		滤泡性淋巴瘤　非特指型
		边缘区 B 细胞淋巴瘤　非特指型
		T 细胞淋巴瘤　非特指型
		间变性大细胞淋巴瘤　非特指型
		淋巴母细胞性恶性淋巴瘤　非特指型
		伯基特（Burkitt）淋巴瘤　非特指型
		朗格汉斯（Langerhans）细胞组织细胞增生症　非特指型
		朗格汉斯（Langerhans）细胞组织细胞增生症　播散型
		埃尔德海姆-切斯特（Erdheim-Chester）病
		罗萨伊-多尔夫曼（Rosai-Dorfman）病
2. 骨与软组织未分化小圆细胞肿瘤		
		尤因（Ewing）肉瘤
		EWSR1- 非 ETS 基因融合圆形细胞肉瘤
		CIC 重排肉瘤
		具有 *BCOR* 基因改变的肉瘤

续表

分类	良 / 恶性	亚型
3. 遗传性骨与软组织肿瘤综合征		
		内生软骨瘤病
		李-佛美尼（Li-Fraumeni）综合征
		麦丘恩-奥尔布赖特（McCune-Albright）综合征
		多发性骨软骨瘤
		神经纤维瘤病 I 型
		罗斯蒙-汤姆森（Rothmund-Thomson）综合征
		维尔纳（Werner）综合征

（付占立　廖栩鹤）

参考文献

[1] The WHO Classification of Tumours Editorial Board. WHO Classification of Tumours Soft Tissue and Bone Tumours，5th ed. Lyon：IARC Press；2020.

[2] Vered M，Wright JM. Update from the 5th Edition of the World Health Organization Classification of Head and Neck Tumors：Odontogenic and Maxillofacial Bone Tumours. Head Neck Pathol，2022，16（1）：63-75.

第一节　软骨源性肿瘤

一、内生软骨瘤

病例 1

【简要病史】 男，43 岁，发现右手示指肿物 10 余年。

【影像所见】 X 线片（图 1-1-1 A～B）示右手示指远节膨胀性骨破坏；CT（图 1-1-1 C～E）示右手示指远节膨胀性骨破坏，骨皮质基本完整，内可见骨嵴及斑片状钙化影。全身骨显像及 SPECT/CT（图 1-1-2）示右手示指远节膨胀性骨破坏，放射性摄取增高。

【病理结果】（右手示指远节）内生软骨瘤。

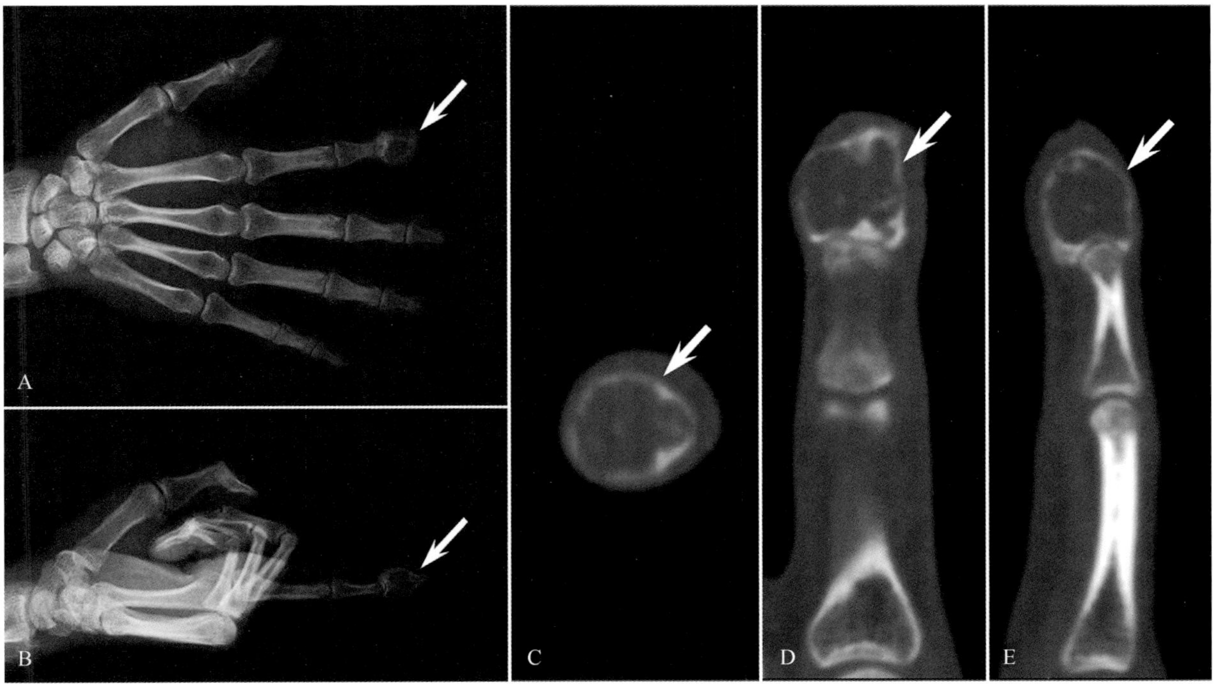

图 1-1-1　右手正位（**A**）及右手示指侧位（**B**）X 线片示右手示指远节膨胀性骨破坏（箭号）；CT 横断层（**C**）、冠状断层（**D**）及矢状断层（**E**）示右手示指远节膨胀性骨破坏（箭号），骨皮质基本完整，内可见骨嵴及斑片状钙化影

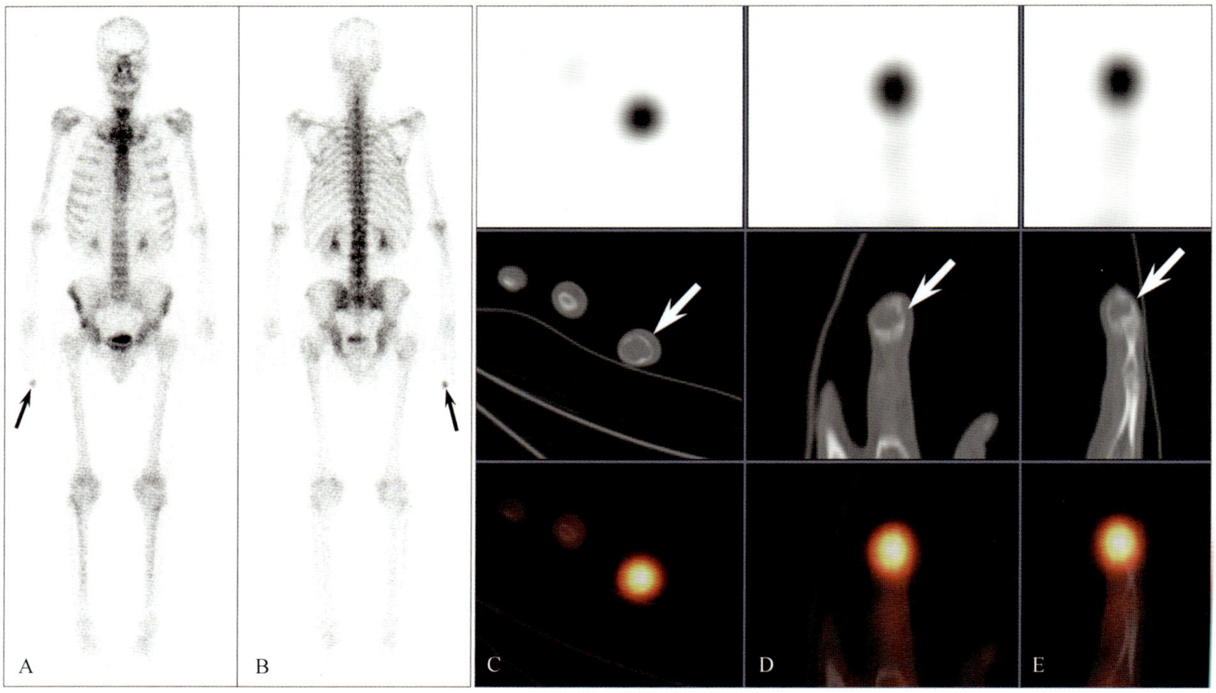

图 1-1-2 全身骨显像（**A**～**B**）示右手示指远端放射性异常浓聚（箭号）；SPECT/CT 横断层（**C**）、冠状断层（**D**）及矢状断层（**E**）示右手示指远节膨胀性骨破坏（箭号），放射性摄取增高

病例 2

【简要病史】 女，61 岁，左肩关节疼痛 11 月余；疼痛为间断性，伴有左肩关节活动受限。

【影像所见】 X 线片（图 1-1-3 A）示左肱骨近端多发点状及斑片状高密度影；CT（图 1-1-3 B～C）示左肱骨近端髓腔内骨质破坏区，边界清晰，内可见多发点片状高密度影，骨皮质完整；MRI（图 1-1-3 D～E）示左肱骨近端占位，呈不均匀 T1WI 低信号与 FS T2WI 高信号影。全身骨显像及 SPECT/CT（图 1-1-4）示左肱骨近端病变放射性异常浓聚。

【病理结果】（左肱骨近端）内生软骨瘤。

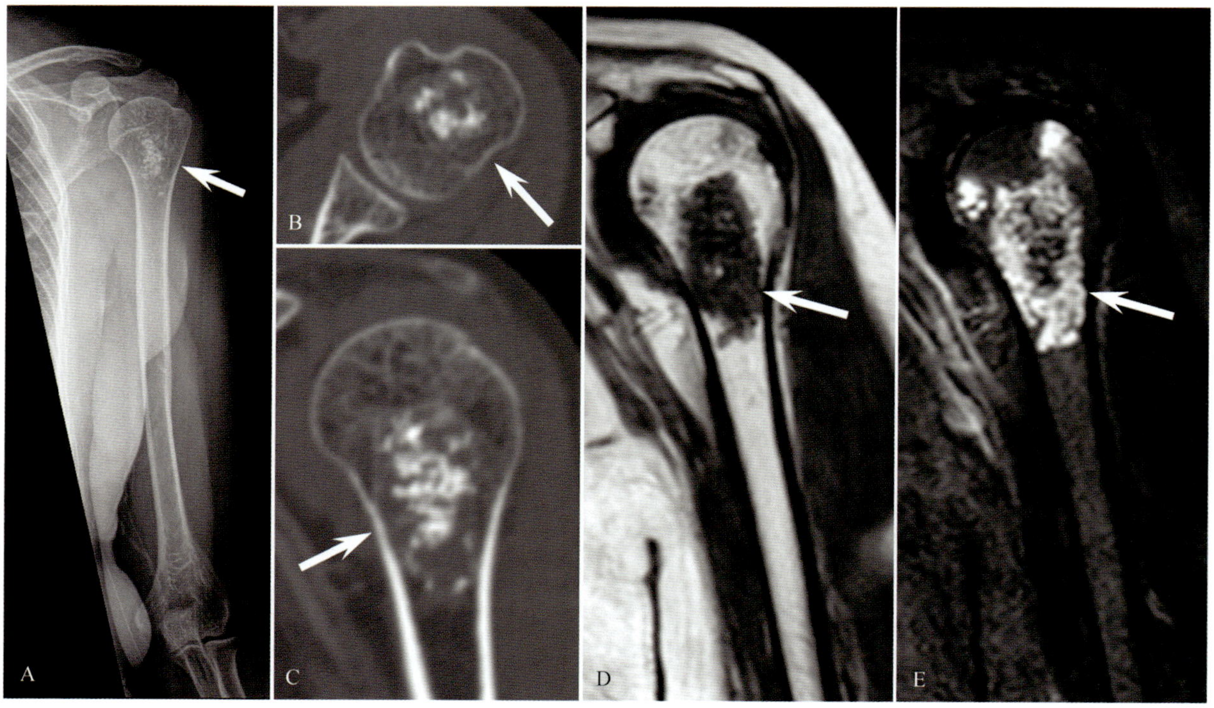

图 1-1-3 X 线片（**A**）示左肱骨近端多发点状及斑片状高密度影（箭号）；CT 横断层（**B**）及冠状断层（**C**）示左肱骨近端髓腔内骨质破坏区（箭号），边界清晰，大小约 2.0 cm×1.9 cm×4.1 cm，内可见多发点片状高密度影，骨皮质完整；MRI 冠状断层（**D**，TIWI；**E**，FS T2WI）示左肱骨近端占位，呈不均匀 T1WI 低信号与 FS T2WI 高信号影（箭号）

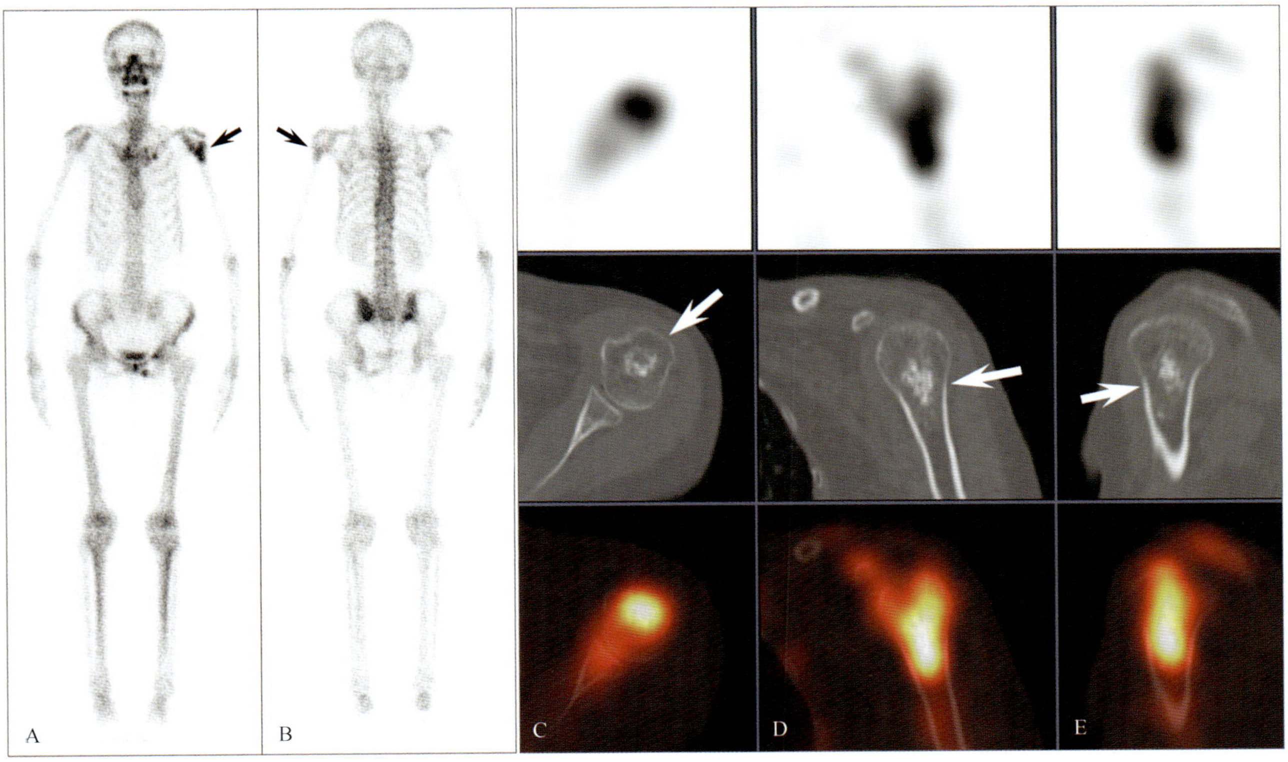

图 1-1-4 全身骨显像（**A**～**B**）示左肱骨近端放射性摄取增高（箭号）；SPECT/CT 横断层（**C**）、冠状断层（**D**）及矢状断层（**E**）示左肱骨近端病变放射性异常浓聚（箭号）

病例 3

【简要病史】 男，48 岁，藏族，因“左上肢及双下肢畸形 40 余年，左足疼痛 3 个月”就诊。患者自述 40 余年前因外伤致双下肢骨折，未正规治疗，3 个月前行走后出现左足疼痛，休息后可缓解。

【专科查体】 左颈背部及右踝外侧局部扪及皮下结节，呈蓝紫色，压之有褪色（静脉畸形，旧称“海绵状血管”）。脊柱侧弯；左肘关节内翻畸形，左手指骨及掌骨多发膨大畸形，左手示指缺如；右上肢未见明显畸形；右下肢短缩，右膝关节内翻畸形，右足跖 / 趾骨多发膨大畸形；左小腿远端外翻畸形，左足第 3、4 趾呈锤状指畸形伴第 4 跖趾关节膨大畸形。

【影像所见】 CT（图 1-1-5）示左颈背部及右踝外侧皮下结节。X 线片（图 1-1-6 A～D）示右股骨及胫骨、双侧腓骨、左手及双足诸骨多发膨大畸形，左手示指缺如。全身骨显像（图 1-1-6 E～F）示右下肢短缩畸形，双侧肋骨及肩胛骨、左手及双下肢诸骨多发放射性异常浓聚。

【病理结果及临床诊断】（左足第 4 趾及左足背包块）术后病理：内生软骨瘤；临床诊断：内生

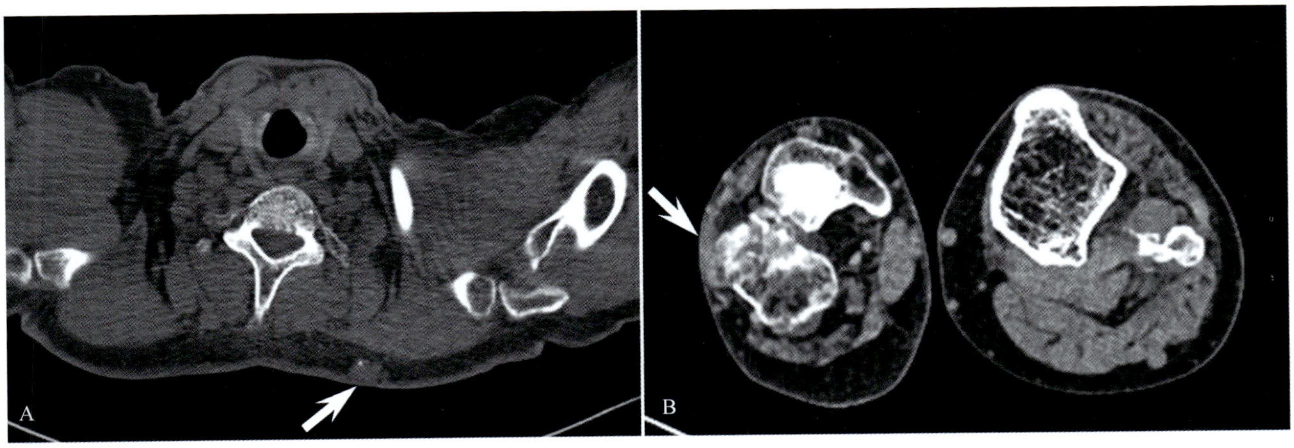

图 1-1-5 CT 横断层示左颈背部（**A**）及右踝外侧（**B**）皮下结节（箭号）

软骨瘤病（Maffucci 综合征可能性大）。术后 5 年余左足肿瘤复发；CT（图 1-1-7 A～E）示左侧肋骨及双侧肩胛骨、右足 3～5 跖 / 趾骨、左腓骨近段、左足第 4 跖骨多发膨胀性骨质破坏；MRI（图 1-1-7 F～H）示左足第 4 跖骨膨胀性骨质破坏伴信号异常，增强扫描呈散在斑片状明显强化；左足第二次手术后病理：左足巨大肿瘤，结合形态学及影像学资料，符合非典型软骨性肿瘤。

【讨论】 内生软骨瘤（enchondroma）是一种常见的发生于髓腔的良性透明软骨肿瘤，可单发或多发，多发数量大于 2 个即可诊断为内生软骨瘤病（enchondromasis）。内生软骨瘤常于 X 线检查时偶然发现，确切发病率不详，在外科切除的良性骨肿瘤中，内生软骨瘤约占 10%～25%[1]。发现病灶高

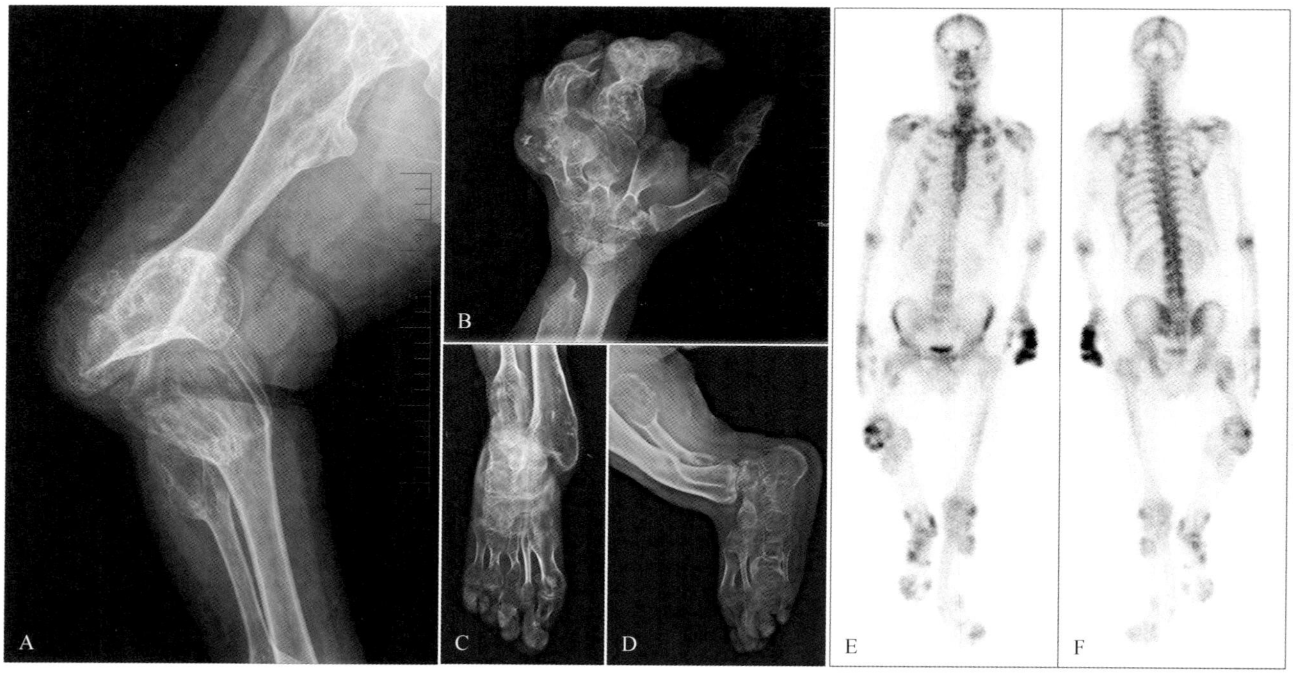

图 1-1-6 右膝关节（**A**）、左手（**B**）、右足（**C**）及左足（**D**）X 线片示右股骨及胫骨、双侧腓骨、左手及双足诸骨多发膨大畸形，左手示指缺如；全身骨显像（**E～F**）示右下肢短缩畸形，双侧肋骨及肩胛骨、左手及双下肢诸骨多发放射性异常浓聚

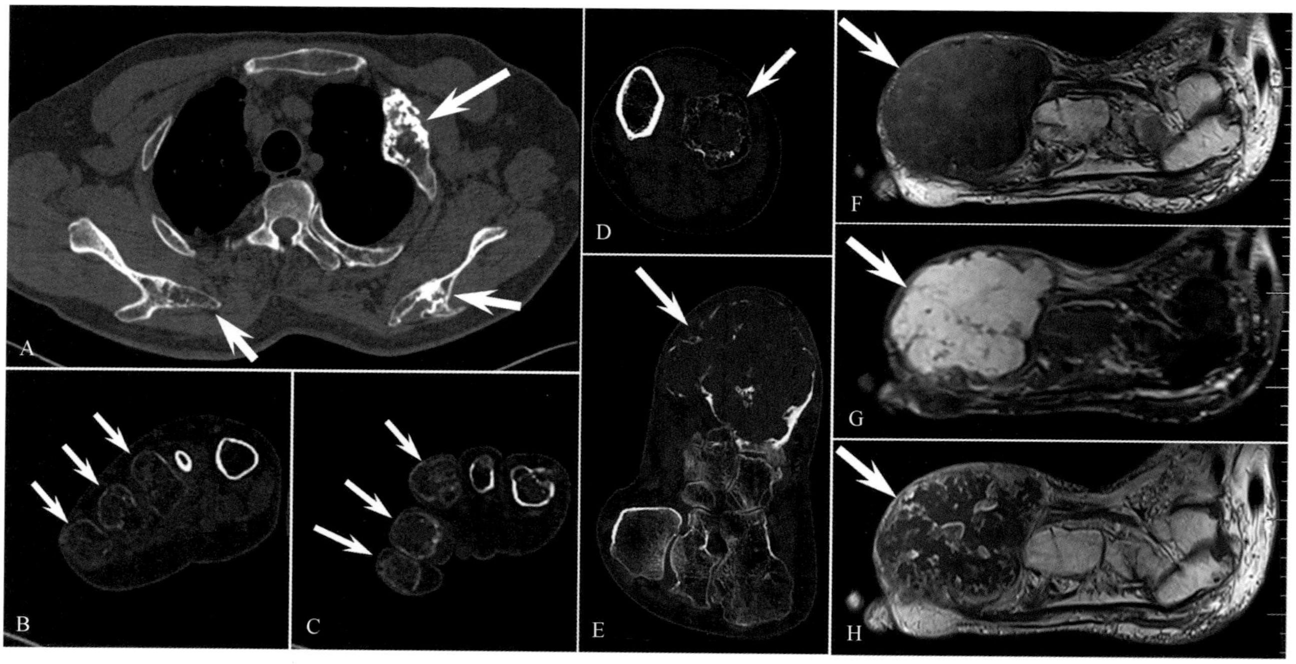

图 1-1-7 CT 横断层（**A～E**）示左侧肋骨及双侧肩胛骨（**A**）、右足 3～5 跖 / 趾骨（**B～C**）、左腓骨近段（**D**）、左足第 4 跖骨（**E**）多发膨胀性骨质破坏（箭号）；MRI 矢状断层（**F**，T1WI；**G**，FS T2WI；**H**，增强）示左足第 4 跖骨膨胀性骨质破坏（箭号），呈 T1WI 低、FS T2WI 高信号，增强扫描呈散在斑片状明显强化

峰年龄30～40岁（年龄范围1～86岁，中位年龄36岁），男/女比例接近。内生软骨瘤常见于短管状骨（多位于手部），其次为长管状骨，扁骨少见（＜1%）[1]。内生软骨瘤直径通常小于3 cm，84%小于2 cm，发生在手或足短管状骨时可出现明显肿胀、疼痛和病理性骨折，而发生在长骨的内生软骨瘤通常无明显症状[1]。

内生软骨瘤病少见，确切发病率不详，常于儿童早期发现；相应并发症取决于肿瘤的数量和位置，发生于长骨干骺端的软骨瘤可导致肢体畸形和不对称。内生软骨瘤病有多种不同亚型，其中以Ollier病和Maffucci综合征最为常见。内生软骨瘤数量大于2个即称为Ollier病（图1-1-8），该病患病率约1/10万，最常发生在短管状骨和长骨，骨盆和肋骨等扁骨也可受累，但颅面骨和椎骨受累少见；病变多累及身体单侧或单个肢体，表现为多发质硬肿块。内生软骨瘤数量大于2个，且同时存在皮肤、软组织或内脏静脉畸形（旧称“海绵状血管”）和（或）梭形细胞血管瘤时，称为Maffucci综合征[1]；梭形细胞血管瘤术后局部复发率高但无转移潜能[1]。其他极为罕见的内生软骨瘤病亚型还包括基因软骨瘤病1型和2型（genochondromatosis types 1 and 2）与混合型软骨瘤病（metachondromatosis）等[1-3]。约75%的Ollier病和Maffucci综合征在患者20岁之前被确诊[2-3]。

内生软骨瘤和内生软骨瘤病的发生与异柠檬酸脱氢酶（isocitrate dehydrogenase，IDH）基因1和2（*IHD1*、*IDH2*）的杂合突变有关，该突变见于52%的散发性内生软骨瘤和90%的内生软骨瘤病患者中[1]。IDH是三羧酸循环中的关键限速酶，在三羧酸循环中负责将异柠檬酸转化为α-酮戊二酸（α-ketoglutarate，α-KG），而当其发生突变时，IDH2则催化异柠檬酸生成2-羟戊二酸（2-hydroxyglutarate，2-HG），2-HG与α-KG结构相似，可竞争性抑制依赖α-KG的双加氧酶系，引起细胞内DNA和组蛋白甲基化异常，导致细胞分化障碍[4-5]；研究表明高水平2-HG可促进内生软骨瘤前体细胞（间充质干细胞）的软骨生成并抑制其成骨分化，由此可能促进软骨瘤形成[1, 3]。此外*IDH*突变还可出现在其他不同起源的肿瘤中，尤其是神经胶质瘤和急性髓系白血病，而这些恶性肿瘤也可发生于部分Ollier病和Maffucci综合征患者中[1]。

大体标本上，内生软骨瘤多表现为骨髓腔内边缘清晰、以蓝白色软骨成分为主的结节状肿瘤，骨皮质完整[1]。镜下，内生软骨瘤主要成分为透明

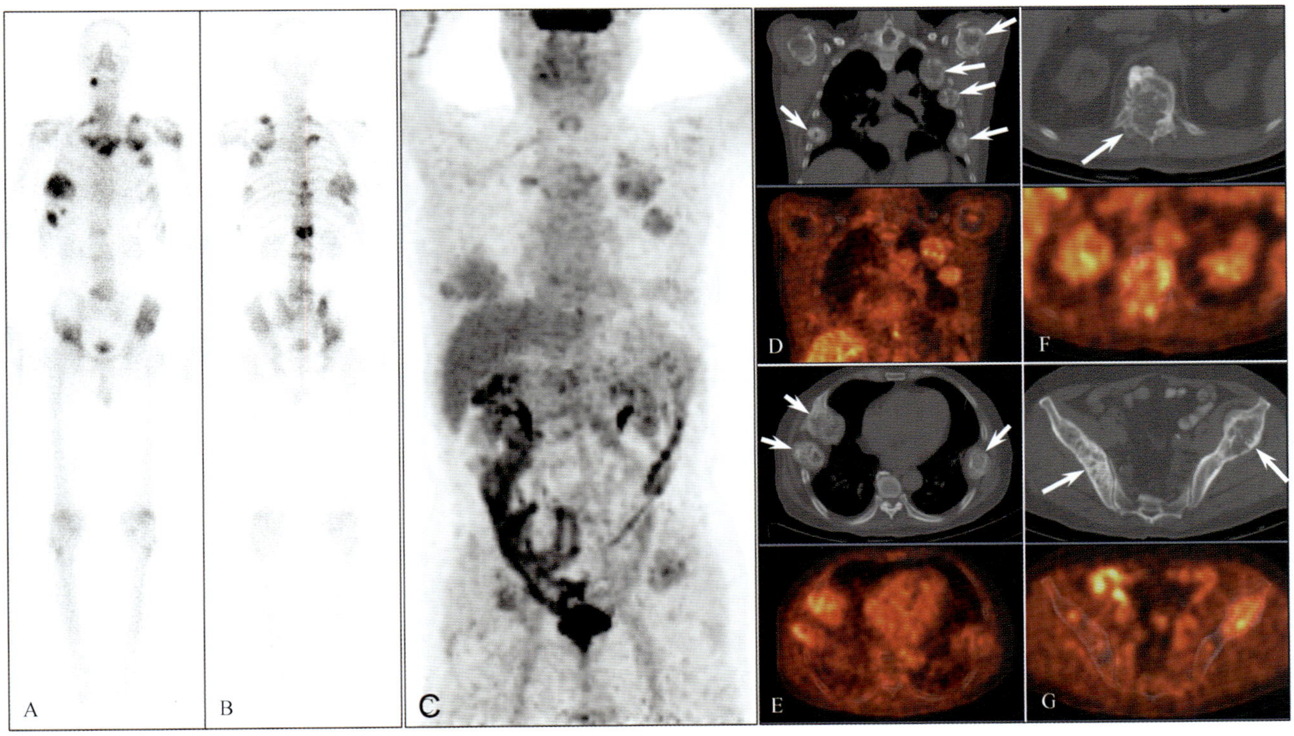

图1-1-8 Ollier病（男，72岁）。全身骨显像（**A**～**B**）示双侧肋骨、左肩胛骨、左肱骨、脊柱、胸骨及双侧髂骨多发放射性异常浓聚；^{18}F-FDG PET/CT（**C**，MIP；**D**，冠状断层；**E**～**G**，横断层）示双侧肋骨（**D**～**E**）及左肱骨头（**D**）、胸12椎体及右侧附件（**F**）、双侧髂骨（**G**）多发膨胀性骨质破坏（箭号），其中右髂骨病变伴局部骨质硬化（**G**），多数病灶^{13}F-FDG摄取轻度增高（SUV_{max} 1.5～3.0）

软骨基质，细胞数量相对少，分散于透明软骨基质的腔隙内，细胞核多小而圆，不伴细胞异型和有丝分裂。结节状生长的瘤体具有纤细的纤维分隔，分隔内可伴有小血管[1]。Ollier 病和 Maffucci 综合征的细胞数量相对较多，偶有轻度异型细胞，但并未达到软骨肉瘤的诊断标准[1]。内生软骨瘤和内生软骨瘤病一般不会出现侵犯骨皮质以及邻近软组织的征象[1]。

内生软骨瘤在 X 线片或 CT 上的典型表现为干骺端髓腔内的软骨性病变，多包绕硬化边，受累骨膨胀（尤其是手足短管状骨），局部皮质受压变薄；特征性表现为病灶内环形或弧形高密度影（为基质矿化所致），多见于年轻患者以及手足短管状骨的病灶内，多个环形或弧形高密度影可融合成较大钙化区；此外，少部分病灶可出现骨膜反应[1]。内生软骨瘤在 MRI 上多表现为 T1WI 低至中等信号与 T2WI 高信号，并可显示瘤体内钙化、黏液及脂肪成分，增强扫描瘤体内纤维血管间隔表现为延迟期强化[6-7]；MRI 还可显示非硬化的分叶状边缘（为肿瘤组织压迫骨内膜而形成的压迹）。全身骨显像可用于筛查患者全身潜在病灶（特别是非常见部位的病灶）以及良恶性评估；相较于软骨肉瘤，内生软骨瘤的放射性浓聚程度通常较低，内生软骨瘤和 1 级软骨肉瘤之间的放射性浓聚程度存在显著差异[7-8]。^{18}F-FDG PET/CT 有助于鉴别包括内生软骨瘤在内的良性软骨肿瘤和软骨肉瘤，通常良性软骨肿瘤的葡萄糖代谢水平偏低（SUV_{max} 均值为 1.6），如果 $SUV_{max} < 2.0$，其阳性预测值为 84%，而 1～3 级软骨肉瘤的葡萄糖代谢水平逐渐增高（SUV_{max} 均值分别为 2.5、4.7 和 7.7），当 $SUV_{max} > 4.4$ 时，诊断 2～3 级软骨肉瘤的特异性高达 99%[9]。内生软骨瘤的 SUV_{max} 为 1.5～3.3[10-11]，但内生软骨瘤与 1 级软骨肉瘤的鉴别仍是临床难点，需要结合其他临床信息[9-11]。

无症状内生软骨瘤可常规影像随访，病理性骨折、生长畸形或可疑恶变者需要手术治疗。非恶变病灶一般采取刮除法，病变范围较大时需要进行骨移植及内固定术。内生软骨瘤的恶变率小于 1%。Ollier 病进展为软骨肉瘤的风险明显增加（5%～50%）[1]，累及部位是主要风险因素，若仅局限于手和足，其风险相对较低（约 15%），若长骨受累者，则风险高达 45%～46%，恶变患者中约 26% 发展为多发软骨肉瘤[3]。Maffucci 综合征进展为骨肉瘤的风险可能更高（53%），恶变患者中约 33% 为多发软骨肉瘤[3]。患处疼痛、持续性肿胀以及成年后肿瘤重新生长应怀疑恶性转化[1, 6-7]。

（廖栩鹤　张毓艺　杨芳　张伟　顾程　张晓明　付占立）

参考文献

[1] The WHO Classification of Tumours Editorial Board. WHO Classification of Tumours Soft Tissue and Bone Tumours, 5th ed. Lyon: IARC Press, 2020.

[2] Silve C, Juppner H. Ollier disease. Orphanet J Rare Dis, 2006, 1: 37.

[3] Verdegaal SH, Bovee JV, Pansuriya TC, et al. Incidence, predictive factors, and prognosis of chondrosarcoma in patients with Ollier disease and Maffucci syndrome: an international multicenter study of 161 patients. Oncologist, 2011, 16 (12): 1771-1779.

[4] Suijker J, Baelde HJ, Roelofs H, et al. The oncometabolite D-2-hydroxyglutarate induced by mutant IDH1 or-2 blocks osteoblast differentiation in vitro and in vivo. Oncotarget, 2015, 6 (17): 14832-14842.

[5] Lo Presti C, Fauvelle F, Jacob MC, et al. The metabolic reprogramming in acute myeloid leukemia patients depends on their genotype and is a prognostic marker. Blood Adv, 2021, 5 (1): 156-166.

[6] 刘鸿利，蒋静，徐磊，等. 长骨高分化软骨肉瘤与内生软骨瘤的临床及 MRI 影像特征对比分析. 医学影像学杂志，2024，34（6）：129-133.

[7] 赵宗璇，孙丽颖，熊革，等. 多发内生软骨瘤病临床及遗传学研究进展. 中华手外科杂志，2022，38（3）：249-253

[8] Choi WH, Han EJ, Chang KB, et al. Quantitative SPECT/CT for differentiating between enchondroma and grade I chondrosarcoma. Sci Rep, 2020, 10 (1): 10587.

[9] Subhawong TK, Winn A, Shemesh SS, et al. F-18 FDG PET differentiation of benign from malignant chondroid neoplasms: a systematic review of the literature. Skeletal Radiol, 2017, 46 (9): 1233-1239.

[10] Gundavda MK, Agarwal MG, Singh N, et al. Can ^{18}F-FDG PET/CT alone or combined with radiology be used to reliably grade cartilage bone neoplasms for surgical decision making? Nucl Med Commun, 2022, 43 (2): 220-231.

[11] Mukherjee A, Singla S, Das CJ, et al. Enchondroma of clivus: appearance on ^{18}F-FDG PET-CT in contrast with MRI. Clin Nucl Med, 2015, 40 (1): e53-54.

二、骨软骨瘤

病例 1

【简要病史】 女，45 岁，左髋疼痛 2 年；X 线片发现左股骨小转子肿物。

【影像所见】 CT（图 1-1-9 A～B）示左股骨小转子骨性突出肿物，内可见囊状透亮区；MRI（图 1-1-9 C～D）示上述肿物呈 T1WI 等信号与 T2WI 稍高信号，其中囊状区呈 T1WI 低信号与 T2WI 更高信号，伴周围软组织水肿。全身骨显像（图 1-1-10 A～B）示左股骨小转子区放射性异常浓聚；SPECT/CT（图 1-1-10 C～D）示左股骨小转

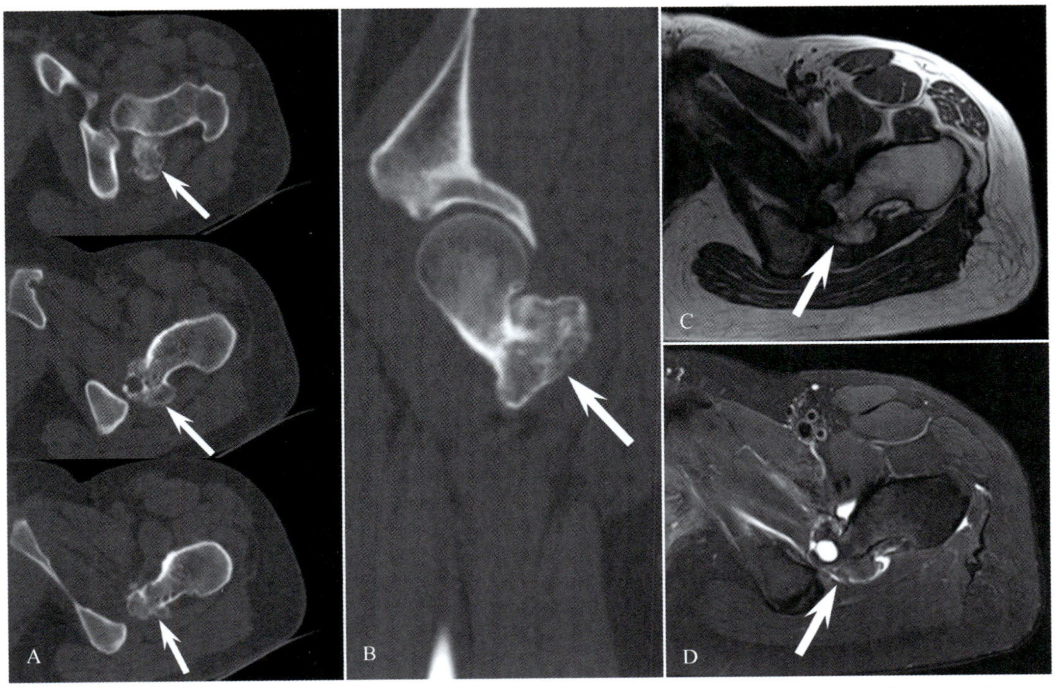

图 1-1-9 髋关节 CT 横断层（**A**）及矢状断层（**B**）示左股骨小转子骨性突出肿物（箭号），肿物突向后内侧，内可见囊状透亮区；MRI 横断层（**C**，T1WI；**D**，FS T2WI）示上述肿物呈 T1WI 等信号与 FS T2WI 稍高信号（箭号），其中囊状区呈 T1WI 低信号与 T2WI 更高信号，伴周围软组织水肿（**D**）

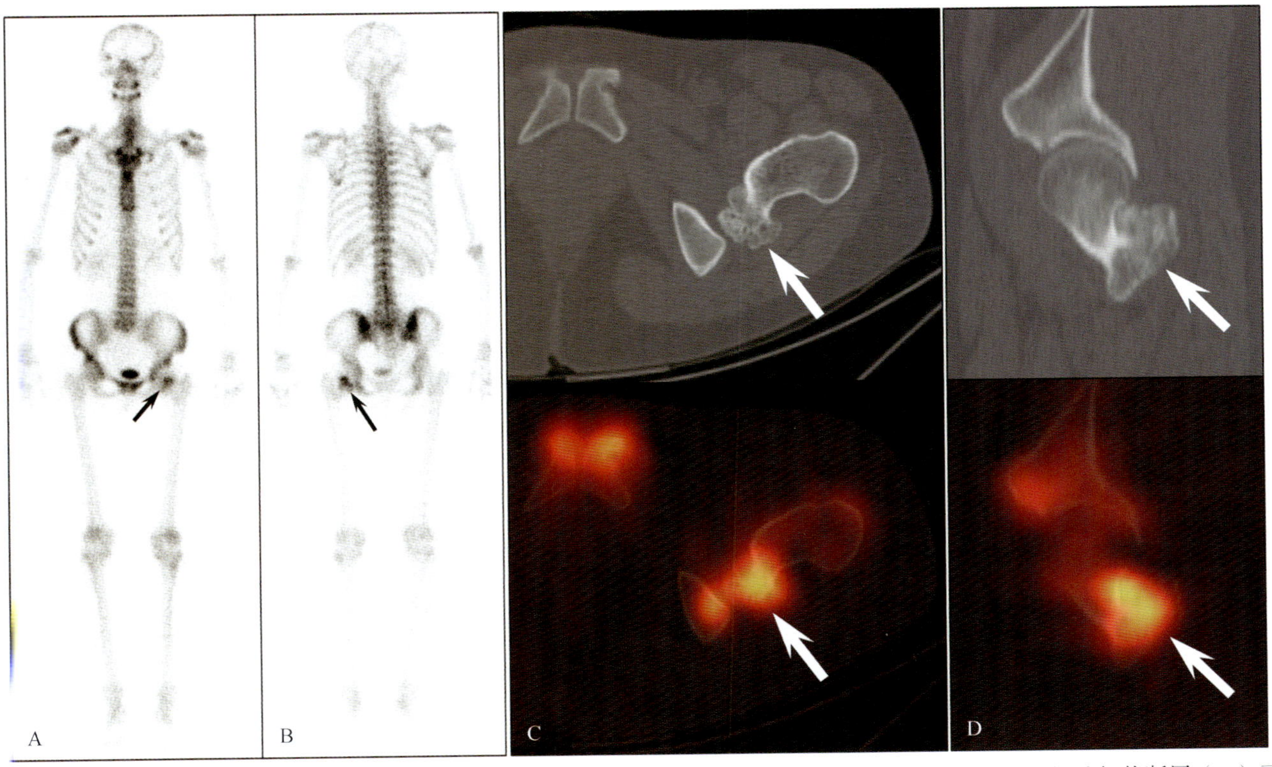

图 1-1-10 全身骨显像（**A～B**）示左股骨小转子区放射性异常浓聚（箭号）；SPECT/CT 横断层（**C**）及矢状断层（**D**）示左股骨小转子骨性突出肿物，放射性摄取增高（箭号）

子骨性突出肿物，放射性摄取增高。

【术后病理】大体所见：（左股骨近端）骨组织一块，大小4.5 cm×3.0 cm×2.5 cm，表面附软骨帽，厚约0.2～0.3 cm，切面骨组织内可见最大直径0.5 cm囊腔，囊壁似为软骨；病理诊断：骨软骨瘤。

病例2

【简要病史】男，26岁，多关节肿物20年，近年来右髋及左膝肿物生长加快伴疼痛。

【相关检查】查体：体格发育不良，身高1.59米；全身多关节可扪及肿物，位于皮下，质硬无活动，无压痛及红肿；部分四肢骨畸形且影响肢体活动；右髋表面皮肤静脉曲张。血清钙、磷、甲状旁腺激素（PTH）及碱性磷酸酶（ALP）均正常。

【影像所见】X线片（图1-1-11）示左尺骨、右髂骨及双股骨上端、左股骨远端及胫腓骨近端多发骨性突起。CT（图1-1-12 A）示右髋关节旁巨大钙化性肿物；全身骨显像（图1-1-12 B～C）示右髂骨及双下肢诸骨多发放射性异常浓聚。

【病理结果及临床诊断】（右髂骨翼）骨活检：骨软骨瘤（无恶变）；临床诊断：多发性骨软骨瘤。

病例3

【简要病史】男，55岁，发现右膝关节前方质硬肿物伴局部疼痛及右下肢肿胀感1年。

【影像所见】MRI（图1-1-13）示右股骨远端前方巨大肿物，伴局部骨皮质破坏，肿物呈不均匀T1WI低信号与FS PDWI高信号，增强扫描可见不均匀“蜂窝状”强化；全身骨显像及SPECT/CT（图1-1-14）示左肩胛骨、右股骨远端及双胫腓骨近端多发骨病变伴不同程度放射性摄取增高。

【手术及病理结果】行右膝肿物切除术，术中见右段骨髁前侧大块赘生物，呈近似长方形，大小约15 cm×10 cm×5 cm，与远端骨皮质融合，股骨髁前侧骨皮质破坏；仔细分离后切除赘生物，股骨髁前侧骨皮质缺损予骨水泥填塞。病理：（右膝）骨软骨瘤。

【临床诊断与术后随访】临床诊断：多发性骨软骨瘤。术后6个月复查右膝关节X线片（图1-1-15）示原右股骨前方肿物消失，右胫骨近端外侧及右腓骨近端局部骨膨胀伴密度减低，右腓骨近端可见小的骨性突起。

【讨论】骨软骨瘤（osteochondroma）又称骨软骨性外生骨疣，表现为生长于骨表面且有软骨帽的骨性突起，内有骨髓腔，并与载瘤骨的骨髓腔相延续。根据2020年WHO（第5版）骨与软组织肿瘤分类[1]，骨软骨瘤属于骨肿瘤大类中软骨源性肿瘤亚类的良性组，其中具有抑癌基因*ETX1*或

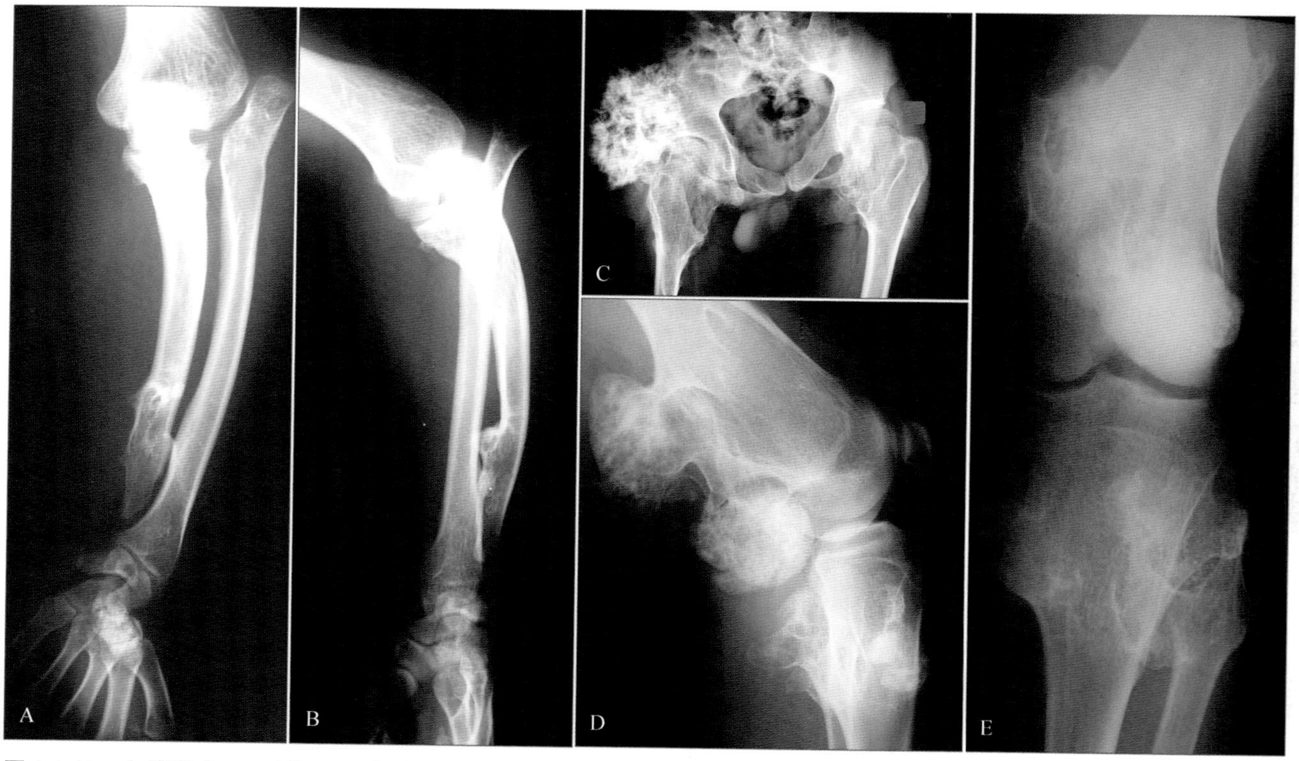

图1-1-11 左前臂（**A**，正位；**B**，侧位）、骨盆（**C**）及左膝关节（**D**，侧位；**E**，正位）X线片示左尺骨（**A～B**）、右髂骨及双股骨上端（**C**）、左股骨远端及胫腓骨近端（**D～E**）多发骨性突起

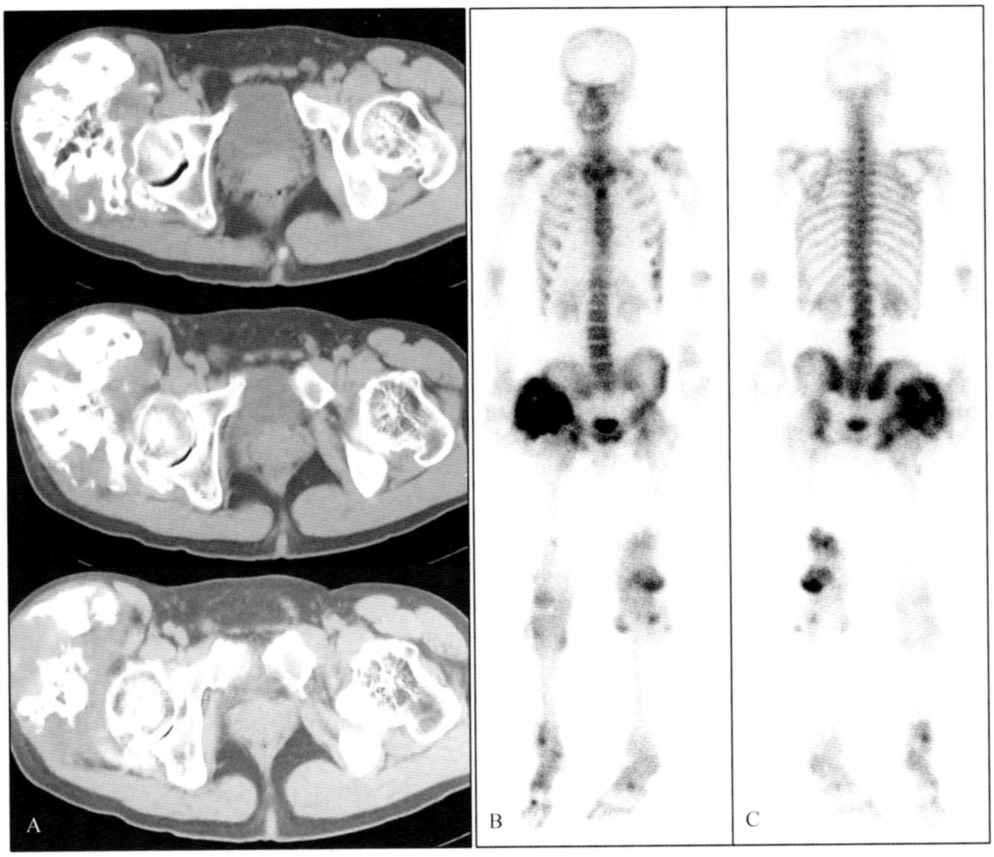

图 1-1-12 骨盆 CT（**A**）示右髋关节旁巨大钙化性肿物；全身骨显像（**B**～**C**）示右髂骨及双下肢诸骨多发放射性异常浓聚

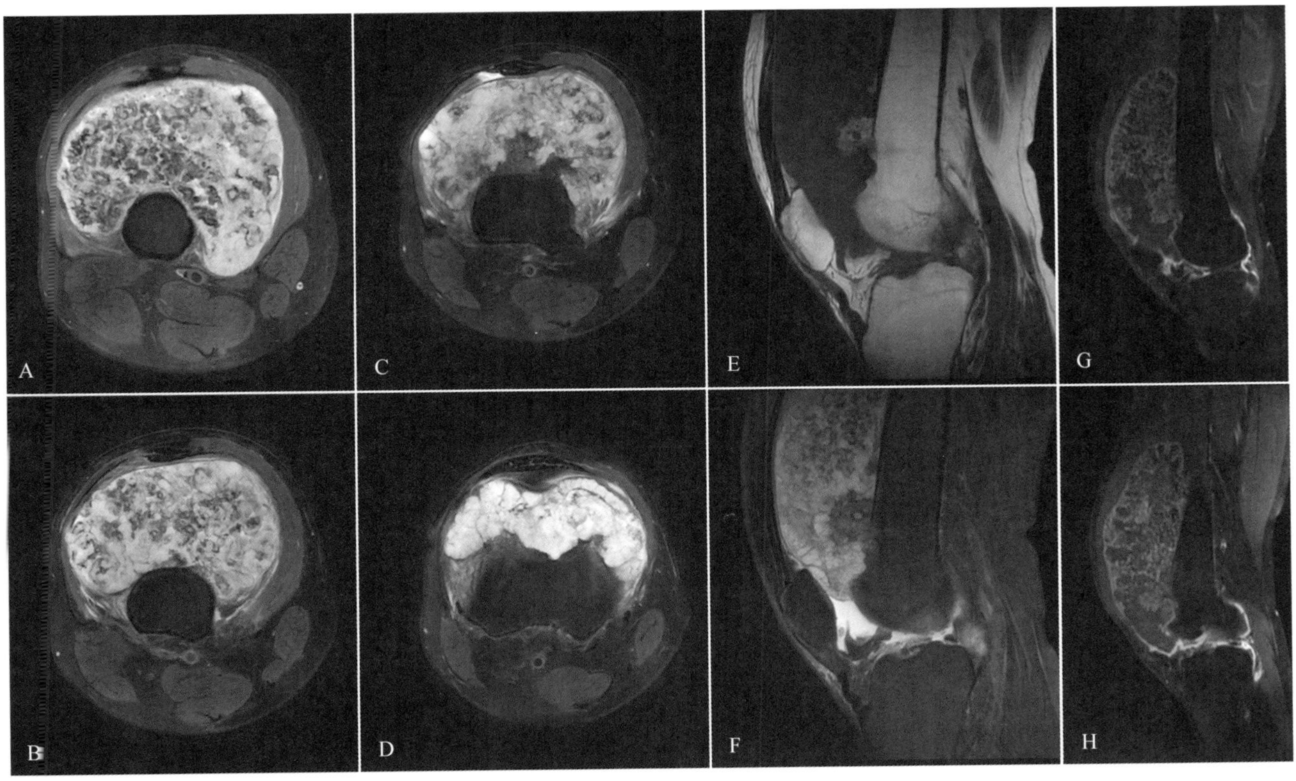

图 1-1-13 右膝关节 MRI（横断层：**A**～**D**，FS PDWI；矢状断层：**E**，T1WI；**F**，FS PDWI；**G**～**H**，增强）示右股骨远端前方巨大肿物，伴局部骨皮质破坏，肿物呈不均匀 T1WI 低信号与 FS PDWI 高信号，增强扫描可见不均匀“蜂窝状’强化

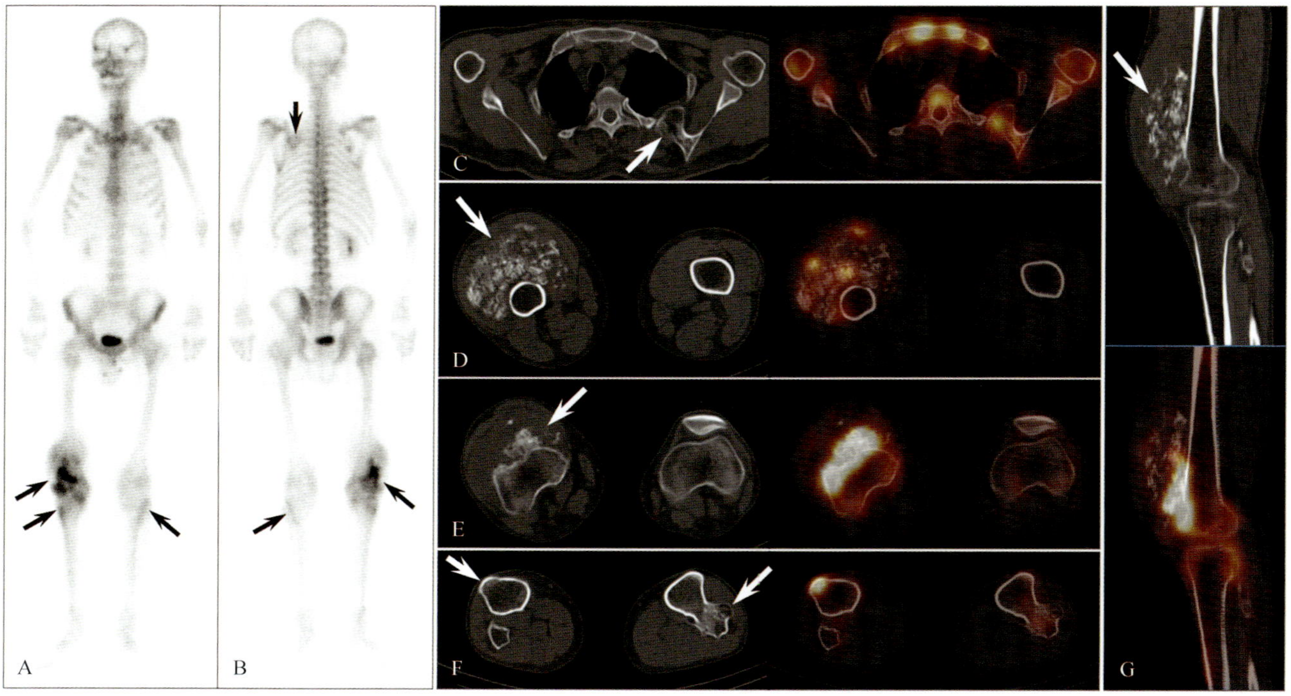

图 1-1-14 全身骨显像（A～B）示左肩胛骨、右股骨远端及双侧胫腓骨近端不同程度放射性摄取增高（箭号）。SPECT/CT 横断层（C～F）及矢状断层（G）示左肩胛骨局部膨胀伴骨质密度减低（C，箭号），放射性摄取增高；右股骨远端前方巨大软组织密度肿物伴钙化（D～E、G，箭号），放射性摄取增高，局部骨皮质可见破坏（G）；右胫骨近端前外侧、左胫骨近端后外侧及左腓骨近端局部骨膨胀伴密度减低，放射性摄取不同程度增高（F，箭号）

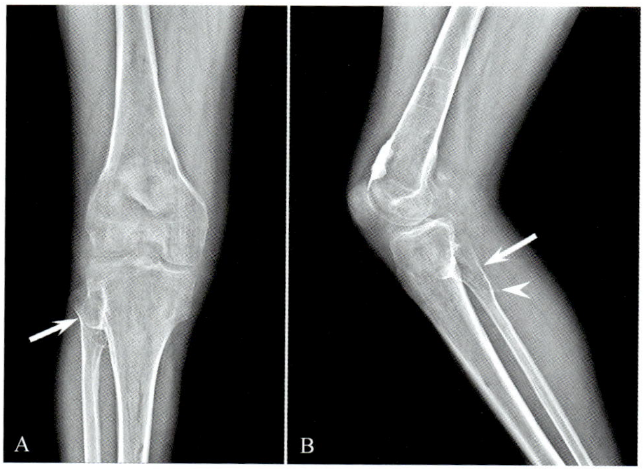

图 1-1-15 （术后 6 个月）右膝关节正位（A）及侧位（B）X 线片示原右股骨前方肿物消失，右胫骨近端外侧及右腓骨近端局部骨膨胀伴密度减低（A～B，箭号），右腓骨近端可见小的骨性突起（B，箭头）

ETX2 突变的多发性骨软骨瘤（占比 15%），则归于“遗传性骨与软组织肿瘤综合征”。

骨软骨瘤为最常见的骨肿瘤之一，发病率占良性骨肿瘤的 35%[1-2]，占所有骨肿瘤的 8%[1]，约 80% 可发现 *EXT1* 纯合缺失[1]。多发性骨软骨瘤为常染色体显性遗传，患病率 1/50 000[1, 3-4]，大多为 *ETX1* 或 *ETX2* 突变所致，多为杂合性种系突变[1]。由于患者多无症状而不就诊，因此发/患病率统计值可能低于实际[1]。骨软骨瘤平均诊断年龄为 15 岁（范围 2～77 岁），男性多于女性（65%/35%）[1, 5]；多发性骨软骨瘤的男性患病率稍高于女性[1]。

骨软骨瘤多发生于软骨化骨的部位，最常见的累及部位是股骨远端、肱骨近端、胫骨及腓骨近端的干骺区，累及扁骨者少见，扁骨受累中以髂骨和肩胛骨相对多见，颅面骨一般不受累。骨软骨瘤患者多无症状，病灶在 10 岁前会生长变大，青春期左右停止生长；偶然发现时表现为关节附近的无痛性硬肿块[1]。有症状的病例中，症状往往与病变大小和部位相关，如疼痛、功能障碍（如活动度减小）、畸形、病理性骨折等；肋骨的骨软骨瘤偶尔可导致气胸、血胸、心包积液等[1]。由于骨软骨瘤可影响附近的生长板[6-7]，故多发性骨软骨瘤可导致患者身材矮小和肢体成角畸形（内翻或外翻畸形）[6]。骨软骨瘤恶性转化小于 1%，多发性骨软骨瘤恶变率 1%～5%[8-9]；渐进性疼痛和（或）肿块逐渐增大提示可能有骨软骨瘤恶变。

大体病理上，骨软骨瘤为有蒂或广基底病变，其皮质和骨髓腔均与载瘤骨的皮质和骨髓腔相延续，瘤体的软骨帽通常较薄，厚度一般随年龄增长而减少，增厚和不规则的软骨帽（成人＞ 2 cm、儿童＞ 3 cm）提示肿瘤有较高的恶性潜能[6, 10]。在 X 线片和 CT 上，骨软骨瘤表现为骨性突起，瘤体外周密度高于内部，内部密度不均，散在不规则钙化灶。对于未钙化的软骨帽，X 线平片和 CT 显示不佳，MRI 可清晰显示特征性的软骨帽，表现为 T2WI/PDWI 高信号或等高混杂信号，形态可为条带状、“菜花状”或不规则块状[11]。全身骨显像有助于全身骨病变的探查，可弥补 X 线片、CT 和 MRI 的局限性[12]。^{18}F-FDG PET/CT 可用于骨软骨瘤肉瘤转化的评估，通常骨软骨瘤 ^{18}F-FDG 摄取较低（SUV_{max} 0.8～1.3），而存在恶变的瘤体 ^{18}F-FDG 摄取较高（SUV_{max} 3.3～6.9）[13]。

大部分骨软骨瘤无需治疗，但需告知患者或家属该病偶尔可发生恶性转化，并告知恶变后的相关症状和体征，建议必要时随诊。对于多发性骨软骨瘤患者，建议接受定期监测是否出现肢体畸形，并告知椎管侵犯的相关症状和体征。骨软骨瘤手术切除的适应证包括局部刺激症状或畸形、存在恶变征象（成人软骨帽＞ 2 cm；骨骼成熟后肿瘤体积不断增大）、影响生长发育等[14]。

（廖栩鹤　张毓艺　杨芳　张卫方　高雅　付占立）

参考文献

[1] The WHO Classification of Tumours Editorial Board. WHO Classification of Tumours Soft Tissue and Bone Tumours, 5th ed. Lyon：IARC Press，2020.

[2] Hakim DN，Pelly T，Kulendran M，et al. Benign tumours of the bone：A review. J Bone Oncol，2015，4（2）：37-41.

[3] Bovee JV. Multiple osteochondromas. Orphanet J Rare Dis，2008，3：3.

[4] Wicklund CL，Pauli RM，Johnston D，et al. Natural history study of hereditary multiple exostoses. Am J Med Genet，1995，55（1）：43-46.

[5] Tong K，Liu H，Wang X，et al. Osteochondroma：Review of 431 patients from one medical institution in South China. J Bone Oncol，2017，8：23-29.

[6] The WHO Classification of Tumours Editorial Board. WHO Classification of Tumours Soft Tissue and Bone Tumours，4th ed. Lyon：IARC Press，2013.

[7] Imai K，Suga Y，Nagatsuka Y，et al. Pneumothorax caused by costal exostosis. Ann Thorac Cardiovasc Surg，2014，20（2）：161-164.

[8] Pannier S，Legeai-Mallet L. Hereditary multiple exostoses and enchondromatosis. Best Pract Res Clin Rheumatol，2008，22（1）：45-54.

[9] Pedrini E，Jennes I，Tremosini M，et al. Genotype-phenotype correlation study in 529 patients with multiple hereditary exostoses：identification of “protective” and “risk” factors. J Bone Joint Surg Am，2011，93（24）：2294-2302.

[10] Kim HK，Horn P，Dardzinski BJ，et al. T2 Relaxation Time Mapping of the Cartilage Cap of Osteochondromas. Korean J Radiol，2016，17（1）：159-165.

[11] 沈末伦，朱凌，王旭东 . 髁突骨软骨瘤的 CT 与 MRI 诊断价值比较 . 中国口腔颌面外科杂志，2017，15（2）：147-152.

[12] 欧蕾，吴骥，龚维冬，等 . 骨软骨瘤全身骨显像联合 SPECT：CT 融合显像的图像特征 . 临床放射学杂志，2021，40（8）：1568-1572.

[13] Purandare NC，Rangarajan V，Agarwal M，et al. Integrated PET/CT in evaluating sarcomatous transformation in osteochondromas. Clin Nucl Med，2009，34（6）：350-354.

[14] Biermann JS. Common benign lesions of bone in children and adolescents. J Pediatr Orthop，2002，22（2）：268-273.

三、软骨母细胞瘤

病例 1

【简要病史】 男，23 岁，间断右髋疼痛 5 个月，加重 3 个月。

【影像所见】 X 线片（图 1-1-16）示右股骨头骨破坏。全身骨显像及 SPECT/CT（图 1-1-17）示右股骨头溶骨性病变伴周围硬化边，局部放射性分布减低，周围骨呈环形放射性浓聚。

【术后病理结果】（右股骨头病变）富含巨细胞的病变，组织形态学符合软骨母细胞瘤。

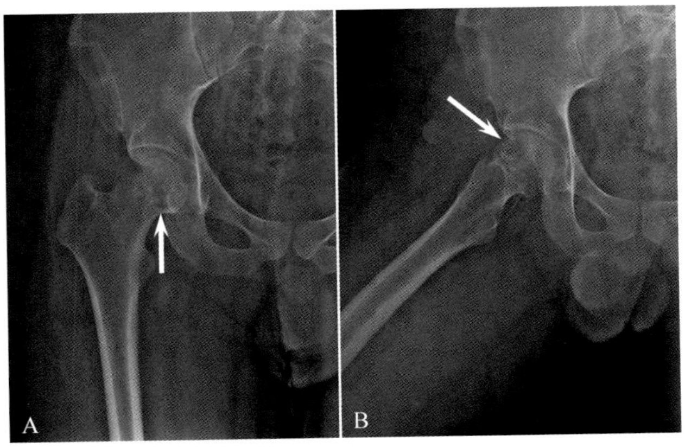

图 1-1-16　右髋关节正位（A）及侧位（B）X 线片示右股骨头骨破坏（箭号）

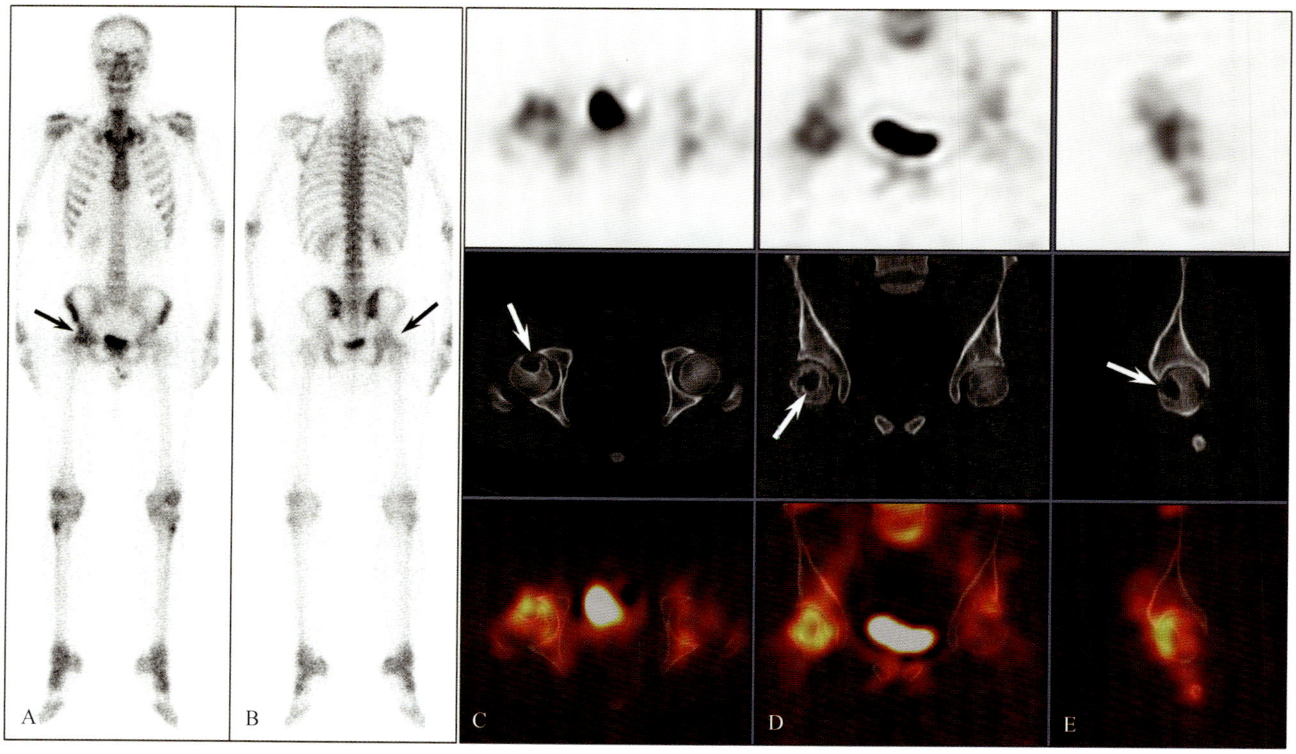

图 1-1-17 全身骨显像（**A**～**B**）示右股骨头局限性放射性浓聚（箭号）；SPECT/CT 横断层（**C**）、冠状断层（**D**）及矢状断层（**E**）示右股骨头溶骨性病变伴周围硬化边（箭号），局部放射性分布减低，周围骨呈环形放射性浓聚

病例 2

【**简要病史**】男，19 岁，左髋部疼痛 8 个月，加重伴活动受限 2 个月。

【**影像所见**】MRI（图 1-1-18）示左髋臼及坐骨区域 T1WI 稍低信号与 FS T2WI 高信号肿物，其内可见 T1WI 稍高信号与 FS T2WI 更高信号区。血流相、血池相及全身骨显像（图 1-1-19 A～D）示左坐骨区轻度放射性浓聚；SPECT/CT（图 1-1-19 E～G）示左髋臼及坐骨区膨胀性骨破坏，局部呈

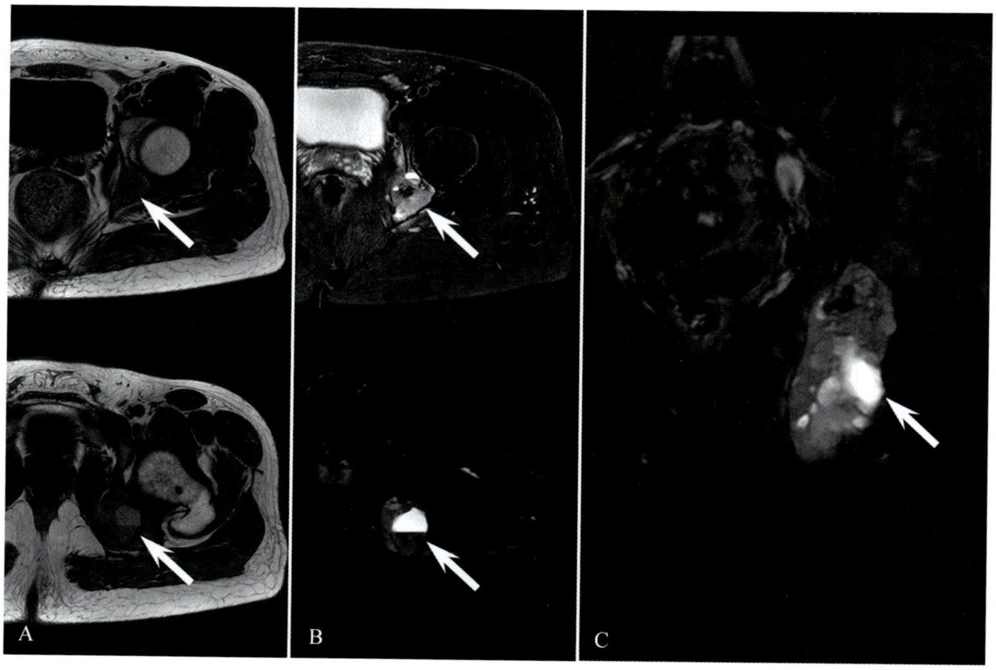

图 1-1-18 左髋关节 MRI 横断层（**A**，T1WI；**B**，FS T2WI）及冠状断层（**C**，FS T2WI）示左髋臼及坐骨区域 T1WI 稍低信号与 FS T2WI 高信号肿物（箭号），其内信号不均，可见 T1WI 稍高信号与 FS T2WI 更高信号区

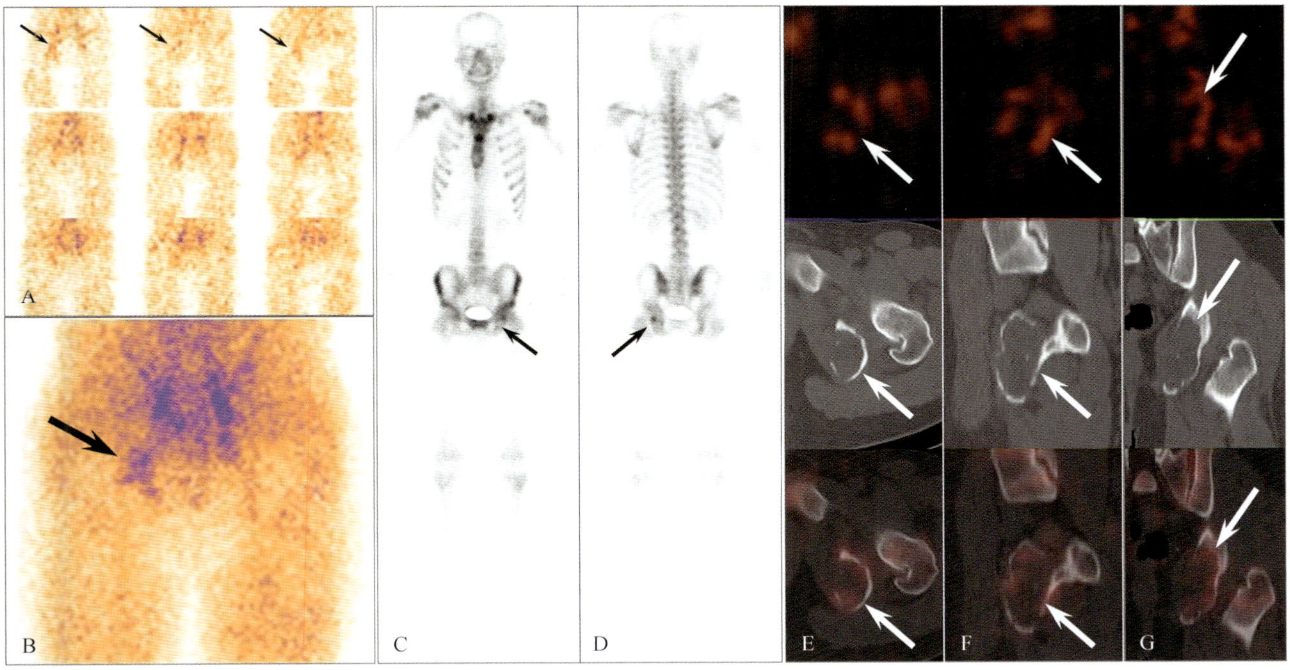

图 1-1-19 血流相（A，后位）、血池相（B，后位）及全身骨显像（C～D）示左坐骨区轻度放射性浓聚（箭号）；SPECT/CT 横断层（E）、矢状断层（F）及冠状断层（G）示左髋臼及坐骨区膨胀性骨破坏，局部呈放射性摄取减低区，周边骨质放射性略浓聚

放射性摄取减低区，周边骨质放射性略浓聚。

【术后病理结果】（左坐骨）软骨母细胞瘤，并见较多梗死变性。

病例 3

【简要病史】 男，28 岁，间断性右足疼痛 8 个月，加重 1 个月；当地医院 X 线片及 CT 发现右跟骨病变。

【影像所见】 MRI（图 1-1-20）示右跟骨占位，呈 T1WI 低信号与 T2WI 不均匀高信号，增强扫描病灶周边可见强化。全身骨显像（图 1-1-21 A～B）示右跟骨放射性异常浓聚；SPECT/CT（图 1-1-21 C～E）示右跟骨溶骨性骨破坏，病变周围骨质可见放射性异常浓聚。

【手术及病理结果】 行右跟骨病变刮除、植骨及内固定术，术中用刮勺反复刮除暗红色血凝块（内含软组织成分）。病理结果：光镜下瘤细胞圆形或多边形，片状分布，其中散在破骨样多核巨细胞，细胞边界清楚，胞质透明或轻度嗜酸性，核圆形或卵圆形，可见核沟；免疫组化（IHC）：H3K36M（+），特异 AT 序列结合蛋白 2（SATB2）（+），H3.3 G34R、H3.3 G34V、H3.3 G34W 均（－），

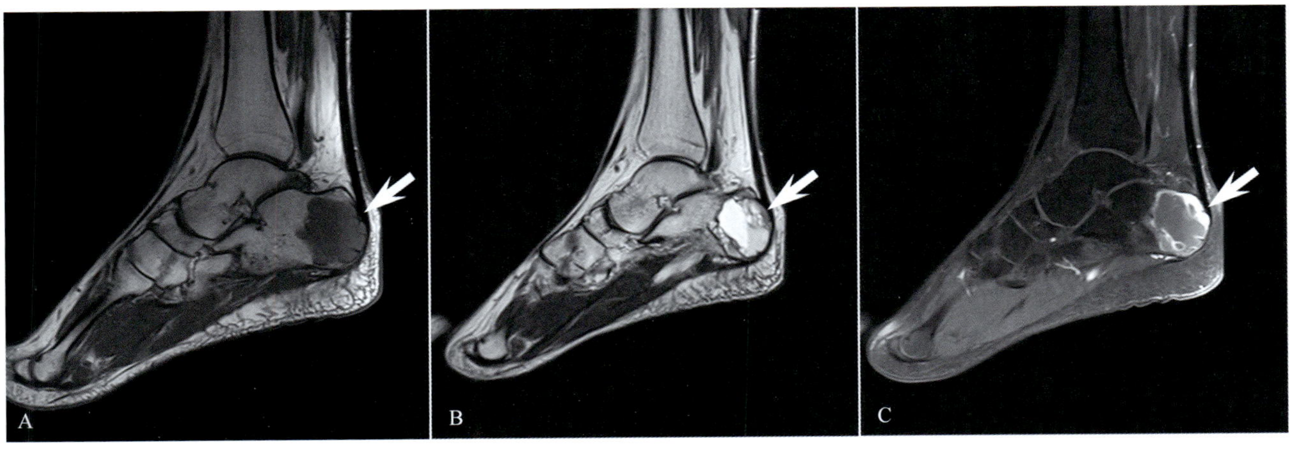

图 1-1-20 右足 MRI 矢状断层（A，T1WI；B，T2WI；C，增强）示右跟骨占位（箭号），呈 T1WI 低信号与 T2WI 不均匀高信号，增强扫描病灶周边可见强化

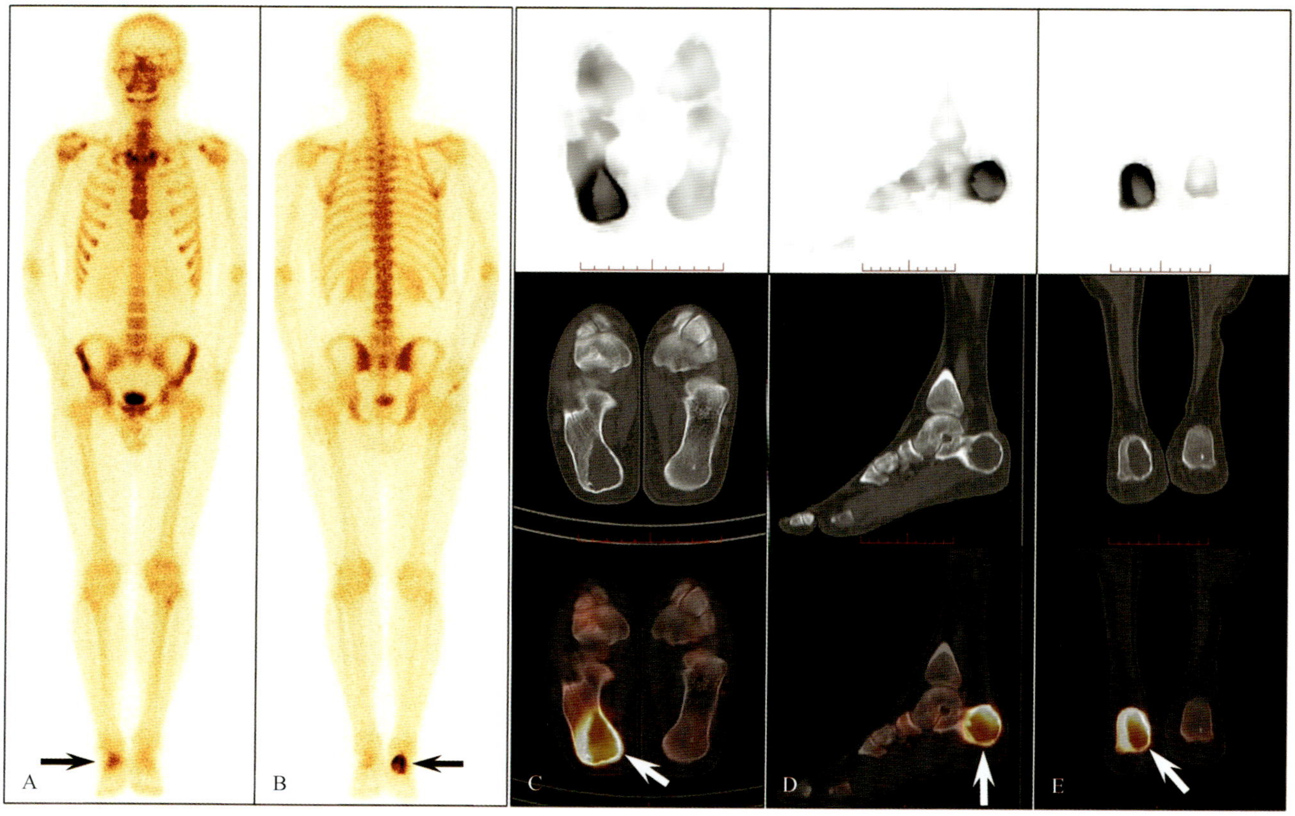

图 1-1-21 全身骨显像（**A**～**B**）示右跟骨放射性异常浓聚（箭号）；SPECT/CT 横断层（**C**）、矢状断层（**D**）及冠状断层（**E**）示右跟骨溶骨性骨破坏，病变周围骨质可见放射性异常浓聚（箭号）

P53（散在+，提示野生型表达），P63（散在+），Ki-67 约 7%；病理诊断：（右跟骨）软骨母细胞瘤。

【讨论】 软骨母细胞瘤（chondroblastoma，CB）是一种少见的良性软骨源性肿瘤，约占骨肿瘤的 1%。CB 好发于长骨的骨骺或干骺端（如股骨近端与远端、胫骨近端及肱骨近端），多见于年轻人，好发年龄 19～23 岁，男性发病率高于女性（男 / 女 2：1），临床多表现为受累部位的疼痛、肿胀及邻近关节活动受限[1-3]。

在 2013 版 WHO 骨肿瘤分类中，CB 归类为偶见转移的中间型肿瘤，转移发生率< 1%[4]，肺为最常见的转移部位[5]，而在 2020 版 WHO 骨肿瘤分类中，CB 则归类为良性肿瘤[4]。CB 镜下可见软骨母细胞、破骨细胞样巨细胞及软骨样基质，肿瘤细胞表达 S-100、性别决定区 Y 盒（SOX）9（SOX9）、唾液酸糖蛋白（D2-40）、SATB2、胃肠间质瘤蛋白 1（DOG1）；近年来研究表明，H3K36M 表达在 CB 中具有较高的敏感度和特异性，可作为 CB 诊断的重要标志物[6-7]。

CB 的 X 线及 CT 表现为溶骨性骨质破坏，边界清晰，边缘骨质可有不同程度硬化，其内可见斑点状或片状钙化；肺转移瘤在 CT 上可表现为无钙化的实性、囊性或空洞性结节[8-9]。MRI 表现为 T1WI 稍低信号，T2WI 混杂信号，病灶周围可有骨髓水肿[10]。CB 病灶在骨显像上多表现为放射性摄取增高[11-14]，肺转移灶也可表现为放射性异常浓聚[15]。PET/CT 表现为 ^{18}F-FDG 摄取明显增高，延迟显像摄取可进一步增高[16-17]。

病灶内扩大刮除术是 CB 的主要治疗方式，通过精细的病灶内刮除术，多数患者预后良好，甚至治愈[18]。

（殷雷　张毓艺　杨芳　郝婷婷　石雪
赵银龙　周成　李国权　付占立）

参考文献

[1] Chen W，DiFrancesco LM. Chondroblastoma：An Update. Arch Pathol Lab Med，2017，141（6）：867-871.

[2] Alkadumi M，Duggal N，Kaur S，et al. Chondroblastoma of the knee in a teenager. Radiol Case Rep，2021，16（12）：3729-3733.

[3] Behjati S，Tarpey PS，Presneau N，et al. Distinct H3F3A and H3F3B driver mutations define chondroblastoma and giant cell tumor of bone. Nat Genet，2013，45（12）：1479-1482.

[4] Anderson WJ，Doyle LA. Updates from the 2020 world

health organization classification of soft tissue and bone tumours. Histopathology，2021，78（5）：644-657.
[5] Ozkoc G，Gonlusen G，Ozalay M，et al. Giant chondroblastoma of the scapula with pulmonary metastases. Skeletal Radiol，2006，35（1）：42-48.
[6] Qi X，Yu F，Wen Y，et al. Integration of transcriptome-wide association study and messenger RNA expression profile to identify genes associated with osteoarthritis. Bone Joint Res，2020，9（3）：130-138.
[7] Amary MF，Berisha F，Mozela R，et al. The H3F3 K36M mutant antibody is a sensitive and specific marker for the diagnosis of chondroblastoma. Histopathology，2016，69（1）：121-127.
[8] Focaccia M，Gambarotti M，Hakim R，et al. Chondroblastoma's lung metastases treated with denosumab in pediatric patient. Cancer Res Treat，2021，53（1）：279-282.
[9] Tamura M，Oda M，Matsumoto I，et al. Chondroblastoma with pulmonary metastasis in a patient presenting with spontaneous bilateral pneumothorax：report of a case. Surg Today，2011，41（10）：1439-1441.
[10] Wang F，Li J，Yu D，et al. Chondroblastoma of the distal femoral metaphysis：A case report with emphasis on imaging findings and differential diagnosis. Medicine（Baltimore），2018，97（17）：e0336.
[11] Humphry A，Gilday DL，Brown RG. Bone scintigraphy in chondroblastoma. Radiology，1980，137（2）：497-499.
[12] Brower AC，Moser RP，Kransdorf MJ. The frequency and diagnostic significance of periostitis in chondroblastoma. AJR Am J Roentgenol，1990，154（2）：309-314.
[13] Lang Y，Yu Q，Liu Y，et al. Chondroblastoma of the patella with pathological fracture in an adolescent：a case report. World J Surg Oncol，2019，17（1）：218.
[14] 刘昱，郝婷婷，熊晓亮，等. 1例软骨母细胞瘤三相骨显像表现为骨巨细胞瘤的误诊案例分析. 标记免疫分析与临床，2022，29（06）：941-943，948.
[15] Naspinsky S，Siegel A. Chondroblastoma metastasis to lung visualized on bone scan. Clin Nucl Med，2005，30（2）：110-111.
[16] Toriihara A，Tsunoda A，Takemoto A，et al. Dual-time-point FDG-PET/CT Imaging of Temporal Bone Chondroblastoma：A Report of Two Cases. Asia Ocean J Nucl Med Biol，2015，3（2）：120-124.
[17] Hamada K，Ueda T，Tomita Y，et al. False positive ^{18}F-FDG PET in an ischial chondroblastoma：an analysis of glucose transporter 1 and hexokinase II expression. Skeletal Radiol，2006，35（5）：306-310.
[18] Jaovisidha S，Siriapisith R，Chitrapazt N，et al. Radiological findings in 31 patients with chondroblastoma in tubular and non-tubular bones. Singapore Med J，2013，54（5）：275-280.

四、软骨黏液样纤维瘤

病例 1

【简要病史】 女，18 岁，左小腿疼痛 3 年，发现左胫骨肿物 1 年。

【影像所见】 MRI（图 1-1-22 A～D）示左胫骨前方肿物，呈 TIWI 低信号与 FS T2WI 高信号，增强扫描肿物周围可见“花边样”强化；全身骨显像及 SPECT/CT（图 1-1-22 E～H）示左胫骨近端前方溶骨性病变，放射性摄取增高。

【术后病理结果】 软骨黏液样纤维瘤。

病例 2

【简要病史】 女，21 岁，左髋疼痛 1 年，伴左膝疼痛。

【影像所见】 MRI（图 1-1-23 A～B）示左髂骨翼膨胀性肿物，呈 TIWI 低信号与 FS T2WI 高信号；^{18}F-FDG PET/CT（图 1-1-23 C～E）示左髂骨翼膨胀性骨破坏，内呈软组织密度并可见点状高密度影，周围部分骨皮质不连续，^{18}F-FDG 摄取增高。

【术后病理结果】 软骨黏液样纤维瘤

【讨论】 软骨黏液样纤维瘤（chondromyxoid fibroma，CMF）是一种较罕见的软骨起源肿瘤，由 Jaffe 和 Lichtenstein 于 1948 年首次报道[1]，2020 年 WHO 第 5 版软组织和骨肿瘤分类将其归类为“良性软骨源性肿瘤”，占所有原发性骨肿瘤的 1% 左右[2]。CMF 发病年龄范围广，但以 20～30 岁多见，发病率无性别差异[3]；可发生于全身任何骨骼，常见于长骨干骺端（尤其股骨远端和胫骨近端），也可发生于扁骨、手足骨及颌面骨等部位；该病起病缓慢、病程长，可出现局部疼痛和肿胀等非特异性症状，较少发生病理性骨折。

CMF 发病可能与 6 号染色体长臂结构重排有关，该结构重排将代谢型谷氨酸受体 1（GRM1）蛋白编码序列置于几个强活性启动子（伴侣基因）的下游，形成不同的融合基因，并导致 *GRM1* 过度表达而发病[4-5]。病理上，CMF 是由软骨样、黏液样基质及纤维组织成分组成的特征性分叶状结构。镜下典型表现是在黏液样和软骨样基质中存在星状或梭形细胞的假小叶结构，假小叶中央细胞稀疏，为低细胞区，主要为黏液样和软骨样组织；假小叶周边细胞密集，为富细胞区，在假小叶外周形成围绕带，即肿瘤增生带，包括成纤维细胞样细胞、成软骨细胞样细胞和多核巨细胞，有时在

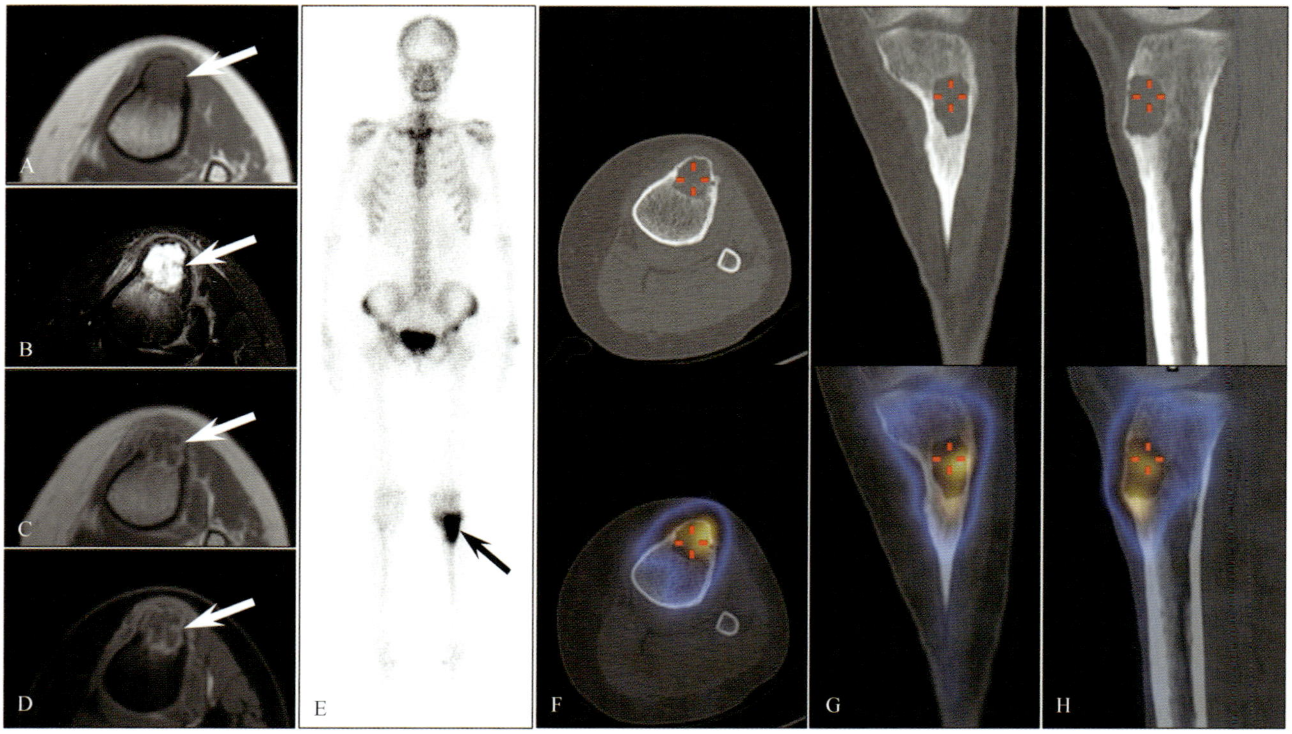

图 1-1-22 MRI 横断层（**A**，T1WI；**B**，FS T2WI；**C**～**D**，增强）示左胫骨前方肿物（箭号），呈 TIWI 低信号与 FS T2WI 高信号，增强扫描肿物周围可见“花边样”强化；全身骨显像（**E**，前位）示左胫骨近端放射性异常浓聚（箭号）；SPECT/CT 横断层（**F**）、冠状断层（**G**）及矢状断层（**H**）示左胫骨近端前方溶骨性病变，放射性摄取增高（十字星）

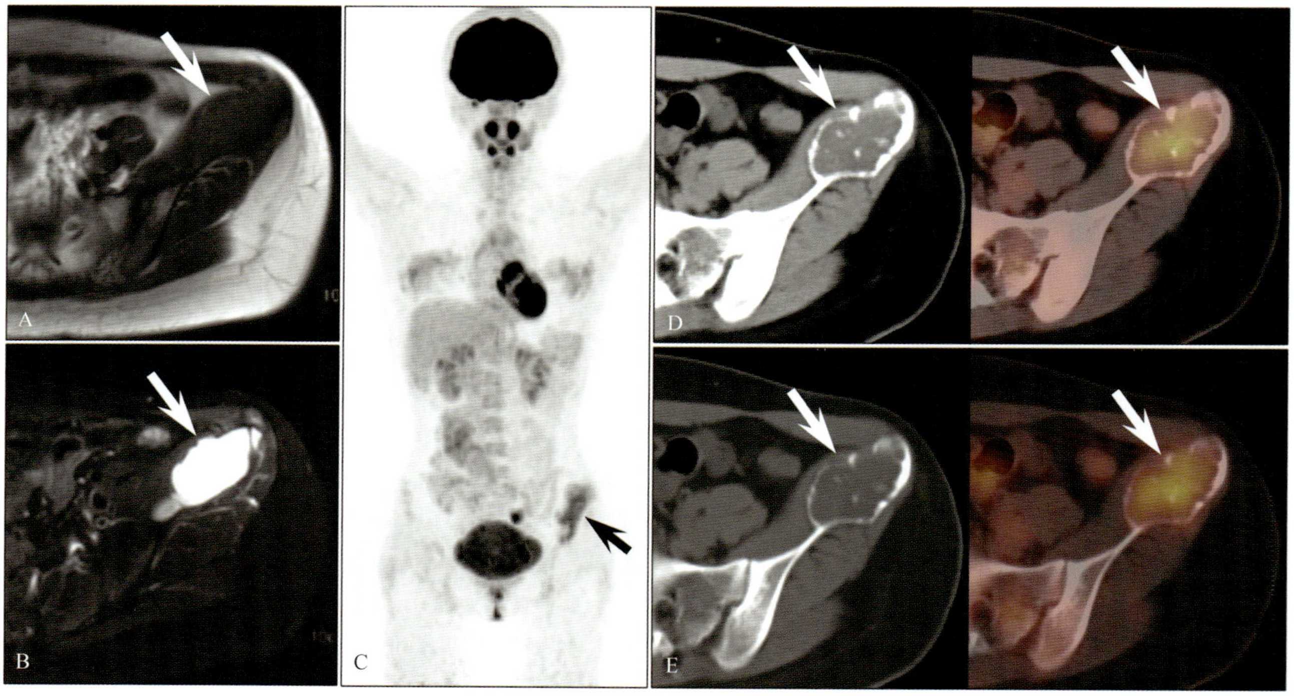

图 1-1-23 MRI 横断层（**A**，T1WI；**B**，FS T2WI）示左髂骨翼膨胀性肿物，呈 TIWI 低信号与 FS T2WI 高信号（箭号）；^{18}F-FDG PET/CT（**C**，MIP；**D**～**E**，横断层）示左髂骨翼膨胀性骨破坏，内呈软组织密度并可见点状高密度影，周围部分骨皮质不连续，^{18}F-FDG 摄取增高（箭号）

成软骨样细胞周围可出现钙化或骨化（但较软骨肉瘤少见）；纤维结构较少，主要位于小叶间分隔带，内有动、静脉血管和多核巨细胞[6]。免疫组化 S-100、SMA 和 CD34 可呈阳性，但缺乏特异性，较有特征性的是 GRM1 阳性表达，有助于 CMF 与其他有类似组织学表现的骨肿瘤或软组织来源肿瘤相鉴别[5]。

CMF 的 X 线和 CT 典型表现为圆形或卵圆形

囊状溶骨性骨质破坏，边界尚清，多呈偏心性、膨胀性改变，发生于长骨者病变长轴多与骨干长轴一致，毗邻骨皮质受压变薄，局部可出现皮质中断与破坏，可见硬化边，可向软组织方向延伸，但骨膜反应及软组织肿块少见，部分病灶内可见骨嵴分隔，少数见点状钙化或骨化[7]。CT 较 X 线片能更好地评估病灶周围骨质改变、骨嵴和基质内钙化[8]。MRI 在显示病灶范围、内部成分、与邻近组织关系及周围骨髓、软组织水肿等方面具有优势。MRI 多表现为信号不均的分叶状肿物，信号改变与病灶内组织成分有关[9]；软骨样和黏液样基质 T1WI 多呈低至等信号，T2WI 以中至高信号为主，纤维成分及钙化在 T2WI 表现为斑片、条索或点状低至等信号，周围骨髓及软组织水肿较轻；增强后病灶呈“花边样”或结节状不均匀强化，以周边强化为主，中央黏液样区域不强化，少量纤维间隔由于含有血管可呈条索或分隔状强化。全身骨显像可表现为单发局限性放射性浓聚灶[10]；SPECT/CT 可进一步了解肿瘤内部结构及邻近骨质改变情况，有助于提高诊断的特异性。CMF 病灶在 PET/CT 表现为 ^{18}F-FDG 摄取轻至中度增高（接近或稍高于肝脏，SUV_{max} 3～6）[11-12]，^{18}F-FDG 摄取增高可能与肿瘤小叶内多核巨细胞聚集有关[13]。此外，在 PSMA 及生长抑素受体 PET/CT 上 CMF 可出现假阳性结果[14-15]。

CMF 首选手术完全切除治疗，绝大多数患者预后良好，少数患者可出现局部复发，但远处转移罕见；放疗可能导致其恶性转化为肉瘤[3]。

（周建明　孙贞魁　颜兵　付占立）

参考文献

[1] Jaffe HL，Lichtenstein L. Chondromyxoid fibroma of bone; a distinctive benign tumor likely to be mistaken especially for chondrosarcoma. Arch Pathol（Chic），1948，45（4）：541-551.

[2] Choi JH，Ro JY. The 2020 WHO Classification of Tumors of Bone：An Updated Review. Adv Anat Pathol，2021，28（3）：119-138.

[3] HemanthaKumar G，Sathish M. Diagnosis and Literature Review of Chondromyxoid Fibroma-A Pathological Puzzle. J Orthop Case Rep，2019，9（4）：101-105.

[4] Nord KH，Lilljebjorn H，Vezzi F，et al. GRM1 is upregulated through gene fusion and promoter swapping in chondromyxoid fibroma. Nat Genet，2014，46（5）：474-477.

[5] Toland AMS，Lam SW，Varma S，et al. GRM1 Immunohistochemistry Distinguishes Chondromyxoid Fibroma From its Histologic Mimics. Am J Surg Pathol，2022，46（10）：1407-1414.

[6] Wangsiricharoen S，Wakely PE Jr，Siddiqui MT，et al. Cytopathology of chondromyxoid fibroma：a case series and review of the literature. J Am Soc Cytopathol，2021，10（4）：366-381.

[7] Sakamoto A，Tanaka K，Matsuda S，et al. Chondromyxoid fibroma of the clavicle. J Orthop Sci，2006，11（5）：533-536.

[8] Cappelle S，Pans S，Sciot R. Imaging features of chondromyxoid fibro ma：report of 15 cases and literature review. Br J Radiol，2016，89：20160088.

[9] Kim HS，Jee WH，Ryu KN，et al. MRI of chondromyxoid fibroma. Acta Radiol，2011，52（8）：875-880.

[10] Merine D，Fishman EK，Rosengard A，et al. Chondromyxoid fibroma of the fibula. J Pediatr Orthop，1989，9（4）：468-471.

[11] Makis W，Ciarallo A，Lisbona R. Chondromyxoid fibroma of the rib mimics a chondrosarcoma on ^{18}F-FDG PET/CT. Acta Radiol，2011，52（1）：554-556.

[12] Hamada K，Tomita Y，Konishi E，et al. FDG-PET evaluation of chondromyxoid fibroma of left ilium. Cin Nucl Med，2009，34（1）：15-17.

[13] Aoki J，Watanabe H，Shinozaki T，et al. FDG-PET in differential diagnosis and grading of chondrosarcomas. J Comput Assist Tomogr，1999，23（4）：603-608.

[14] Jang A，Caputo SA，Hawkins ME，et al. PSMA PET/CT Detection of Chondromyxoid Fibroma. Clin Nucl Med，2023，48（6）：545-546.

[15] Lococo F，Cafarotti S，Filice A，et al. A false positive finding on the PET of somatostatin receptor due to a chondromyxoid fibroma. Rev Esp Med Nucl Imagen Mol，2014，33（4）：245-246.

五、软骨瘤病

病例 1

【简要病史】 男，33 岁，左髋部疼痛伴活动受限 1 年；X 线片发现左髋关节周围高密度影。

【影像所见】 MRI（图 1-1-24 A～B）示左股骨颈前内侧软组织内不规则团片状 T1WI 低信号与 FS T2WI 不均匀高信号肿物；全身骨显像（图 1-1-24 C～D）示左股骨颈区放射性异常浓聚；SPECT/CT（图 1-1-24 E）示左股骨颈前内侧软组织内不规则团片状钙化影伴放射性异常浓聚。

【术后病理结果】（左髋关节）软骨瘤病（图 1-1-25）。

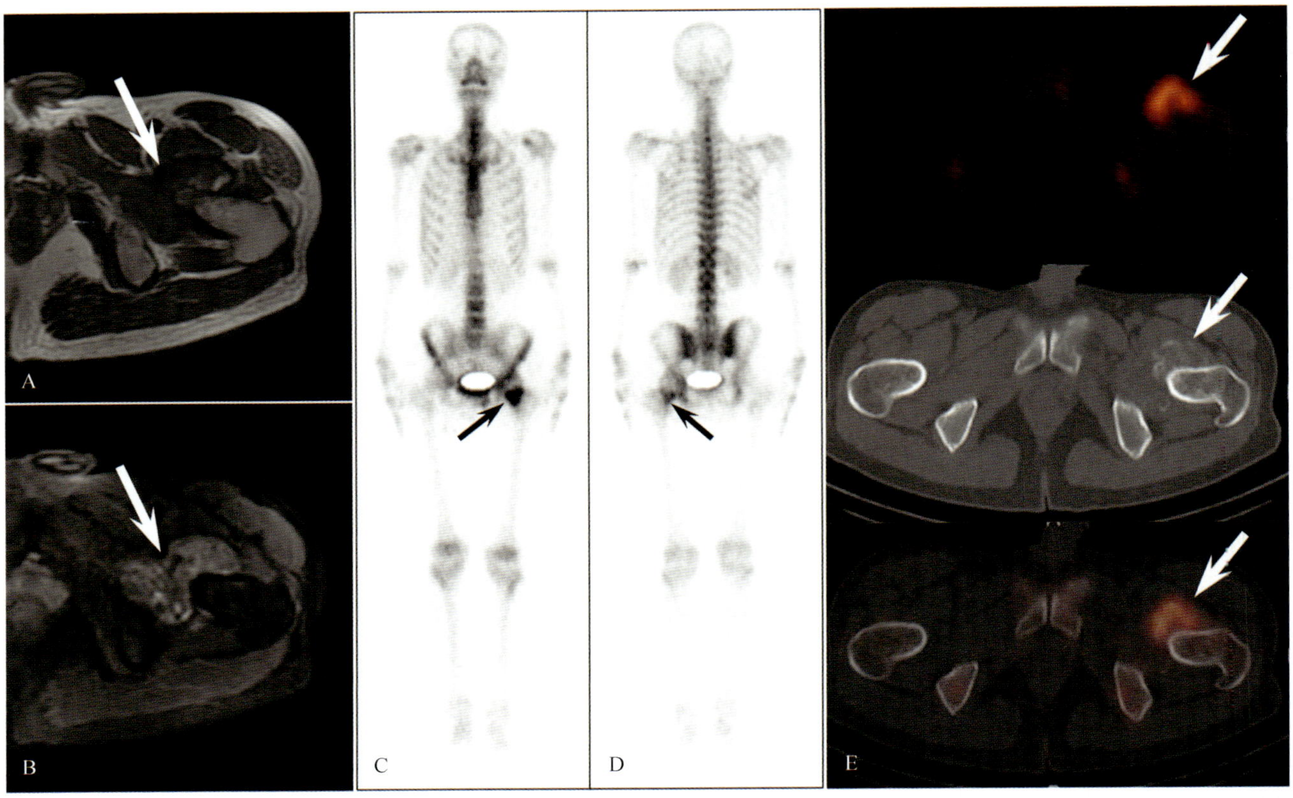

图 1-1-24 左髋关节 MRI 横断层（**A**，T1WI；**B**，FS T2WI）示左股骨颈前内侧软组织内不规则团片状 T1WI 低信号与 FS T2WI 不均匀高信号肿物（箭头）；全身骨显像（**C**～**D**）示左股骨颈区放射性异常浓聚（箭号），前位（**C**）为著；SPECT/CT 横断层（**E**）示左股骨颈前内侧软组织内不规则团片状钙化影伴放射性异常浓聚（箭号）

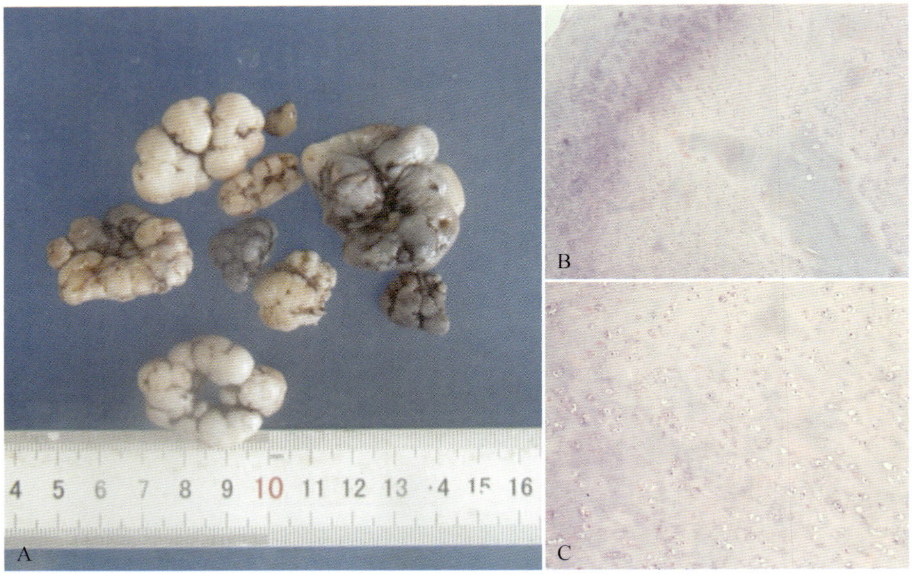

图 1-1-25 病理图像（**A**，大体病理；**B**，HE，×100；**C**，HE，×200）示软骨瘤病

病例 2

【简要病史】 女，73 岁，左膝肿胀伴疼痛 2 年。

【专科查体】 左膝关节前方肿物，大小约 4 cm×3 cm，质硬，不可推动，轻压痛，皮温稍高，左膝屈曲活动受限。

【影像所见】 CT（图 1-1-26 A～B）示左膝关节前方钙化肿物，关节腔内可见游离体；全身骨显像及 SPECT/CT（图 1-1-26 C～E）示左膝关节前方（髌骨下方）钙化肿物伴放射性异常浓聚，关节腔内可见游离体。

【术后病理结果】（左膝关节）软骨瘤病伴钙化。

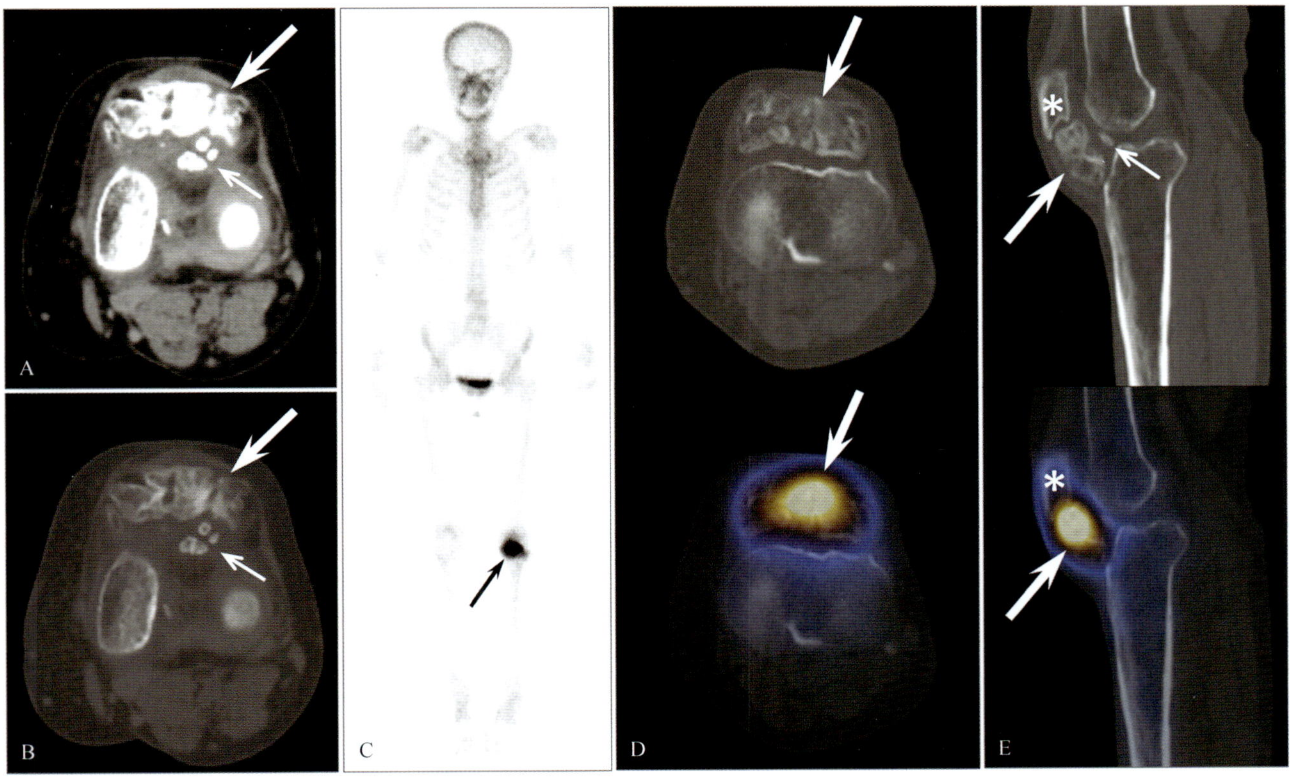

图 1-1-26 左膝关节 CT 横断层（**A**，软组织窗；**B**，骨窗）示左膝关节前方钙化肿物（大箭号），关节腔内可见游离体（小箭号）；全身骨显像（**C**，前位）示左膝关节处放射性异常浓聚（箭号）；SPECT/CT 横断层（**D**）及矢状断层（**E**）示左膝关节前方、髌骨（* 号）下方钙化肿物伴放射性异常浓聚（大箭号），关节腔内可见游离体（**E**，小箭号）

【讨论】 软骨瘤病（chondromatosis），旧称滑膜骨软骨瘤病（synovial osteochondromatosis）、滑膜软骨瘤病（synovial chondromatosis），是一种以关节囊、滑囊或腱鞘的滑膜产生多个透明软骨结节为特征的局部侵袭性肿瘤[1]。软骨瘤病可分为原发性和继发性，原发性软骨瘤病的病因不明，继发性与某些骨关节疾病或损伤相关（如骨关节炎、类风湿关节炎及其他炎性或非炎性关节病变及创伤等）[2-4]；通常原发性软骨瘤病侵袭性更强，复发率也更高[5]。

软骨瘤病年发病率约 1.8/1 000 000，发病高峰年龄 20～50 岁，男 / 女比约 2∶1[1]。至少半数软骨瘤病患者经荧光原位杂交（FISH）检测具有 *FN1* 与 *ACVR2A* 基因的融合，但该融合基因异常与本病的发生发展关系尚不明确[1]。软骨瘤病通常只累及一个关节，多发生于大关节，以膝关节最为多见（占 60%～70%），其次为髋、肘、腕、踝、肩和下颌关节；发生于关节外者（关节外亚型）以手部多见（占 57%）[1-2]。

软骨瘤病的病理进程可分成 3 期：1 期（早期）仅滑膜受累，受累滑膜局限性或弥漫性增厚；2 期（过渡期）表现为滑膜增厚伴关节腔游离体或非游离性小结节（位于滑膜内或与滑膜相连）；3 期（进展期）呈多发游离体或非游离性结节改变，但滑膜病变趋于静止或萎缩。这些小结节数量可从几个到上千个不等，呈（蓝）灰白色，光滑且不规则，直径从小于 1 毫米到数厘米不等；若发生融合则可呈肿块状，直径可达 20 厘米。镜下可见数量不等的簇状透明软骨细胞团，可见多核、核聚集、核增大及深染等不典型改变，可伴有骨化或钙化，偶于结节内的骨小梁间见脂肪性骨髓，透明软骨细胞团通常被残余的滑膜组织包绕[1-2, 6]。1 期较为隐匿，临床表现不明显，但随着病程进展，游离体或非游离性滑膜结节的出现可引发多种症状和体征，如患处肿胀及疼痛（85%～100%）、活动性肿块（42%～58%）和功能障碍（38%～55%，如关节绞锁、关节异响、活动受限等），游离体或非游离性滑膜结节甚至会对关节软骨造成不可逆的损伤，引起继发压力性侵蚀和关节退行性变。关节外亚型多表现为无痛性肿块，功能障碍少见[1-2]。

75%～90% 的软骨瘤病患者 X 线片可见患处多发的钙化或骨化结节。CT 对软骨结节内细微钙化较 X 线片更敏感，典型者呈“环弧形”（ring-and-arc）高密度。MRI 则对软骨结节显示更清晰，呈 T1WI 和 T2WI 高信号，钙化或骨化结节呈 T1WI 和 T2WI 低信号，较大结节中央可伴骨髓样高信号；MRI 对仅表现为滑膜增厚的早期病变有独特检出优势：增厚滑膜沿关节囊及腱鞘浸润性生长，呈 T1WI 稍低或等信号，T2WI 和 T2 STIR 高信号[2]。此外，CT 和 MRI 还能显示受累关节的其他改变，如关节积液、关节间隙狭窄、关节软骨破坏、周围软组织受累等[2]。继发性软骨瘤病通常存在相关的其他关节病变，其软骨结节形态和大小也多差异较大[2]。软骨瘤病在全身骨显像上可表现为患处放射性摄取增高，SPECT/CT 表现为患处多发钙化或骨化结节伴放射性浓聚[7-9]。

原发性软骨瘤病的治疗方式为手术清除关节内游离体以及切除病变滑膜，术后复发率为 3%～23%，多为病变滑膜切除不完全所致[1-2]。多次复发、邻近软组织或骨髓侵犯时需警惕恶变可能，1%～6% 的软骨瘤病可进展为软骨肉瘤[1-2, 10-11]。

（廖栩鹤　郝婷婷　王丽星　孔维建
赵银龙　孙贞魁　付占立）

参考文献

[1] The WHO Classification of Tumours Editorial Board. WHO Classification of Tumours Soft Tissue and Bone Tumours, 5th ed. Lyon：IARC Press，2020.

[2] Murphey MD，Vidal JA，Fanburg-Smith JC，et al. Imaging of synovial chondromatosis with radiologic-pathologic correlation. Radiographics，2007，27（5）：1465-1488.

[3] Fujita S，Yoshida H，Tojyo I，et al. Synovial chondromatosis of the temporomandibular joint：clinical and immunohistopathological considerations. Br J Oral Maxillofac Surg，2004，42（3）：259-260.

[4] Helmy ES，Bays RA，Sharawy MM. Synovial chondromatosis associated with experimental osteoarthritis in adult monkeys. J Oral Maxillofac Surg，1989，47（8）：823-827.

[5] Villacin AB，Brigham LN，Bullough PG. Primary and secondary synovial chondrometaplasia：histopathologic and clinicoradiologic differences. Hum Pathol，1979，10（4）：439-451.

[6] Milgram JW. The classification of loose bodies in human joints. Clin Orthop Relat Res，1977，124：282-291.

[7] Jenzer AC，Trotta R，Hechler BL，et al. Synovial chondromatosis：a case series and review of the literature. Oral Surg Oral Med Oral Pathol Oral Radiol，2023，136（3）：276-283.

[8] Shanley DJ，Evans EM，Buckner AB，et al. Synovial osteochondromatosis demonstrated on bone scan：correlation with CT and MRI. Clin Nucl Med，1992，17（4）：338-339.

[9] Datz FL. Uptake of technetium-99m MDP in synovial osteochondromatosis. Another cause of nonosseous activity on bone scan. Clin Nucl Med，1985，10（5）：367-368.

[10] Evans S，Boffano M，Chaudhry S，et al. Synovial chondrosarcoma arising in synovial chondromatosis. Sarcoma，2014，2014：647939.

[11] Urwin JW，Cooper K，Sebro R. Malignant Transformation of Recurrent Synovial Chondromatosis：A Case Report and Review. Cureus，2019，11（10）：e5839.

六、软骨肉瘤

病例 1

【简要病史】 男，29 岁，左大腿疼痛 5 月余，加重 2 个月。

【体格检查】 左大腿肌肉萎缩（膝上 10 cm 右侧周径约 48 cm，左侧周径约 42 cm），左腘窝下部可触及一约 5 cm×4 cm 肿物，不活动、不可压缩、无压痛，左膝关节强迫伸直位，屈曲因疼痛受限。

【影像所见】 X 线片（图 1-1-27 A～B）示左胫骨近端骨破坏；MRI（图 1-1-27 C～D）示左胫骨近端骨肿物，呈 T1WI 低信号与 FS T2WI 不均匀高信号；全身骨显像（图 1-1-27 E～F）示左胫骨上端放射性摄取增高。

【手术及病理结果】 行左胫骨近端切除＋人工铰链膝关节置换术；台下切开肿瘤，肿瘤范围 5.7 cm×4.5 cm×5.0 cm，呈灰白色半透明软骨样组织，侵犯胫骨上段骨皮质，肿瘤向后方突出。术后病理：（左胫骨近端）高分化软骨肉瘤（WHO Ⅰ级），侵犯骨、骨髓腔及骨周围软组织。

病例 2

【简要病史】 女，37 岁，右大腿疼痛 10 余天。

【体格检查】 右大腿增粗，局部静脉怒张，皮温略增高；右大腿中上部后方可及一约 18 cm×13 cm 肿物，肿瘤部位周径 60 cm，左大腿相应部位周径 55 cm。

【影像所见】 2009-12-31 X 线片（图 1-1-28 A～B）示右股骨干上段局限性皮质缺损，伴周围软组织肿块及小斑片状成骨改变，局部骨髓腔略窄；2010-1-3 CT（图 1-1-28 C～D）示双肺多发大小不等软组织肿块及结节伴强化。

【病理结果及后续治疗】 2010-1-4 右大腿中部

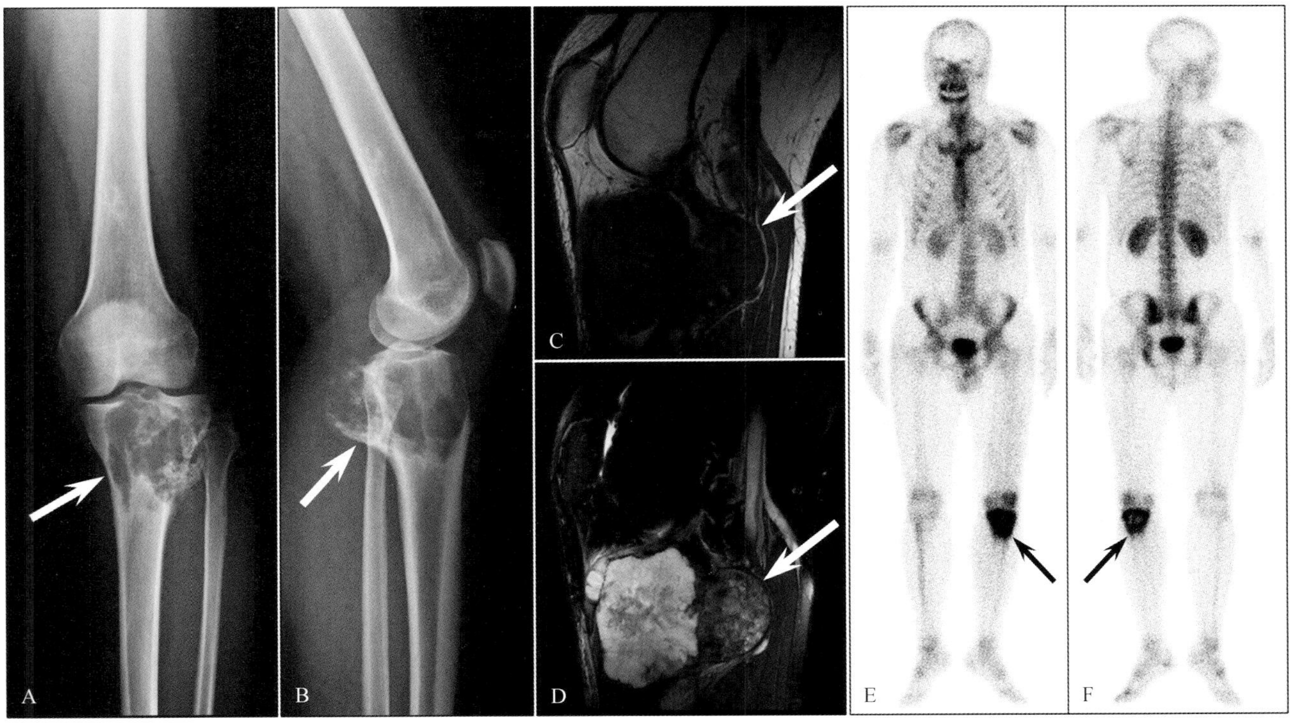

图 1-1-27 左膝关节正位（**A**）及侧位（**B**）X 线片示左胫骨近端骨破坏，病变向后方突出，内可见不规则环状及网格状钙化（箭号）；左膝关节 MRI 矢状位（**C**，T1WI；**B**，FS T2WI）示左胫骨近端骨肿物（箭号），呈 T1WI 低信号与 FS T2WI 不均匀高信号，病变向后方突出；全身骨显像（**E**～**F**）示左胫骨上端放射性摄取增高（箭号）

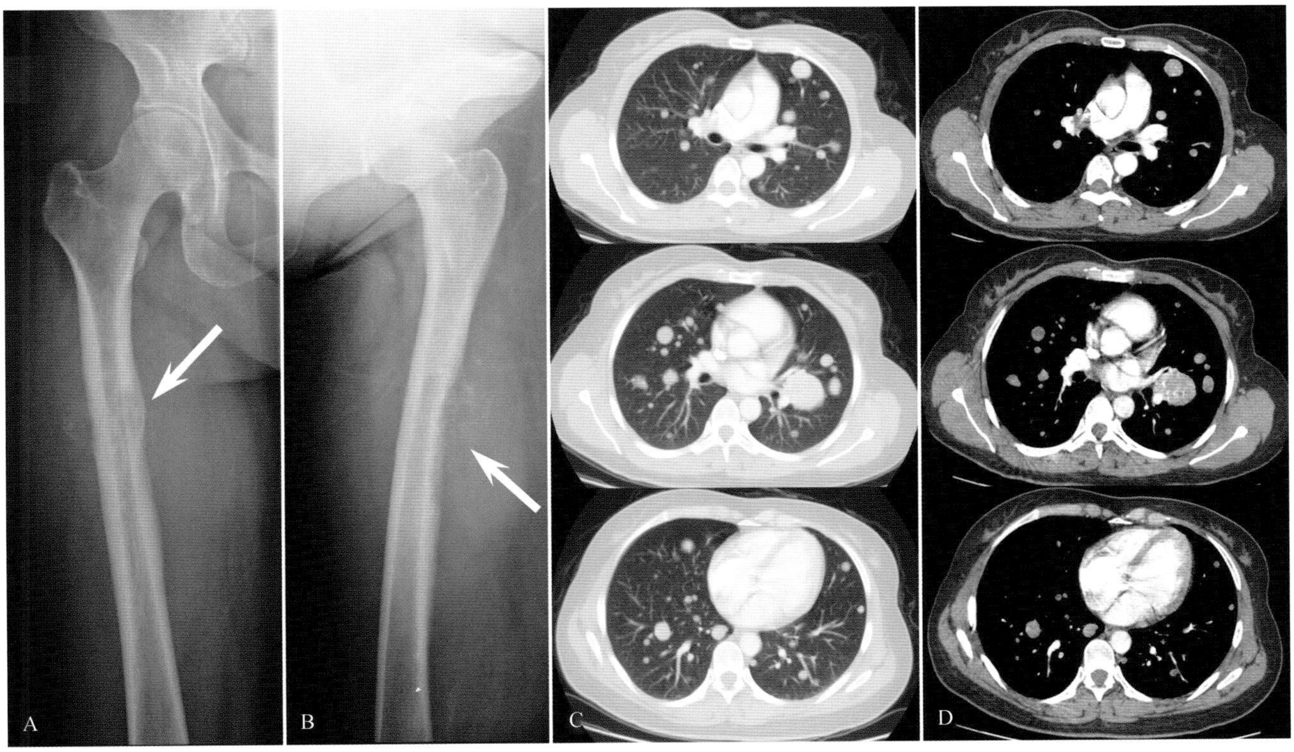

图 1-1-28 （2009-12-31）右股骨正位（**A**）及侧位（**B**）X 线片示右股骨干上段局限性皮质缺损（箭号），伴周围软组织肿块及小斑片状成骨改变，局部骨髓腔略窄；（2010-1-6）胸部增强 CT 肺窗（**C**）及相应层面纵隔窗（**D**）示双肺多发大小不等软组织肿块及结节伴强化

肿物穿刺活检：送检组织中见大量小细胞成分，并见小灶软骨样分化；IHC：波形蛋白（Vimentin）（＋＋/＋＋＋），CD99（＋＋＋），B 细胞淋巴瘤因子 2（BCL2）（＋＋＋），CD56（＋），广谱细胞角蛋白（CKpan）、白细胞共同抗原（LCA）、突触素（Syn）、S-100、平滑肌肌动蛋白（SMA）、嗜

铬粒蛋白（chromogranin）均（－）；综上，考虑为间叶性软骨肉瘤。临床诊断:（右股骨干）软骨肉瘤伴肺转移；经4周期化疗后右股骨干病变及肺内转移灶均有缩小；2010-3-8 CT（图1-1-29 A～C）示右股骨上段骨皮质不规则破坏，部分呈“虫蚀状”改变，周围可见大量不规则网织状新生骨向后方生长；2010-5-24全身骨显像（图1-1-29 D～E）示右股骨中上段放射性异常浓聚。2010-6-1行右股骨中上段切除，术后病理：肿瘤组织学形态呈双态性，可见未分化间质病变及高分化软骨病变交错分布，未分化成分细胞呈椭圆或短梭形、较小、密集交错排列，局部可见血管外皮细胞瘤样形态，符合间叶性软骨肉瘤；肿瘤大小4 cm×3 cm×3 cm，累及骨、周围骨骼肌及纤维组织。

病例3

【简要病史】 男，66岁，右大腿疼痛2月余，加重2周。

【体格检查】 右大腿上段轻度增粗，可触及质韧肿块，边界不清，位置固定，无压痛，浅表静脉无明显曲张，皮温较对侧增高。

【影像所见】 2022-12-22 X线片（图1-1-30 A～B）示右股骨上段骨破坏；2022-12-23 CT（图1-1-30 C～E）示右股骨上段骨破坏，伴近端骨质硬化及远端髓腔扩大。2022-12-26 MRI（图1-1-31 A～B）示右股骨上段髓腔内占位伴骨质破坏；2022-12-29全身骨显像（图1-1-31 C～D）示右股骨上段放射性异常浓聚。

【病理结果及后续病情变化】 2023-01-13行右股骨病灶切除术＋半髋关节置换术。病理：右股骨近端髓腔内为主的灰白色肿瘤，大小6.5 cm×2.5 cm×2.0 cm，广泛破坏髓腔、骨皮质及周围软组织，为大片分化极好的软骨成分及大量高级别梭形细胞瘤成分，梭形细胞肉瘤中伴片状肿瘤性成骨及骨样基质成分，并散在破骨样多核巨细胞反应；IHC：S-100（＋），SATB2（＋＋＋），P53（＋＋），H3.3G34W（－）；FISH：检测到鼠双微体基因2（*MDM2*）基因扩增；综上，考虑为去分化软骨肉瘤，去分化成分呈骨肉瘤及高级别恶性软组织肉瘤形态。术后行化疗，2023-5-19全身骨显像及SPECT/CT（图1-1-32）示右髂骨、右髂血管旁淋巴结、右股骨假体旁肌肉软组织内及双肺内可见多发放射性异常浓聚（提示多发转移），部分骨外病灶内可见钙化。

病例4

【简要病史】 男，66岁，发现右胸壁肿物2年。2年前患者无意中发现右腋中线胸壁肿物，直径约2 cm，触之较硬，不能活动，表皮无破溃，

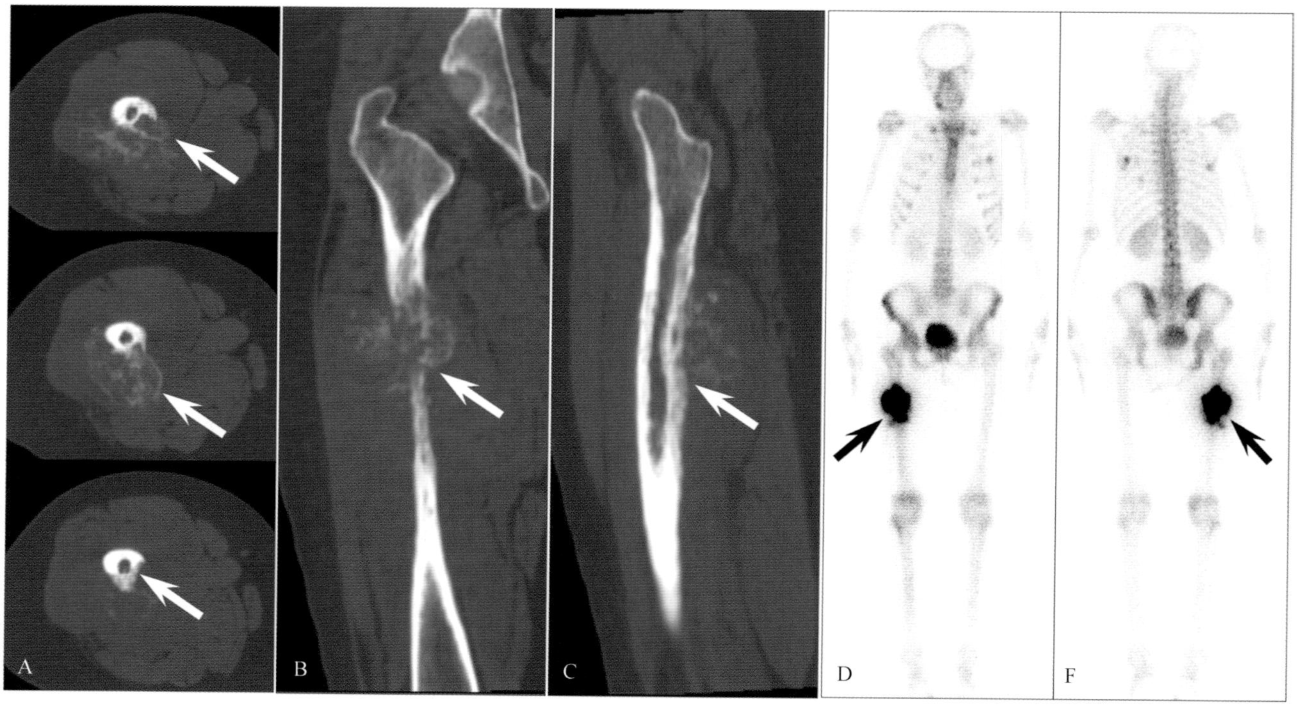

图1-1-29 （2010-3-8）右股骨CT横断层（**A**）、冠状断层（**B**）及矢状断层（**C**）示右股骨上段骨皮质不规则破坏（箭号），长约10 cm，部分呈“虫蚀状”改变，以股骨两侧及后方为著，周围可见大量不规则网织状新生骨向后方生长；（2010-5-24）全身骨显像（**D～E**）示右股骨中上段放射性异常浓聚（箭号）

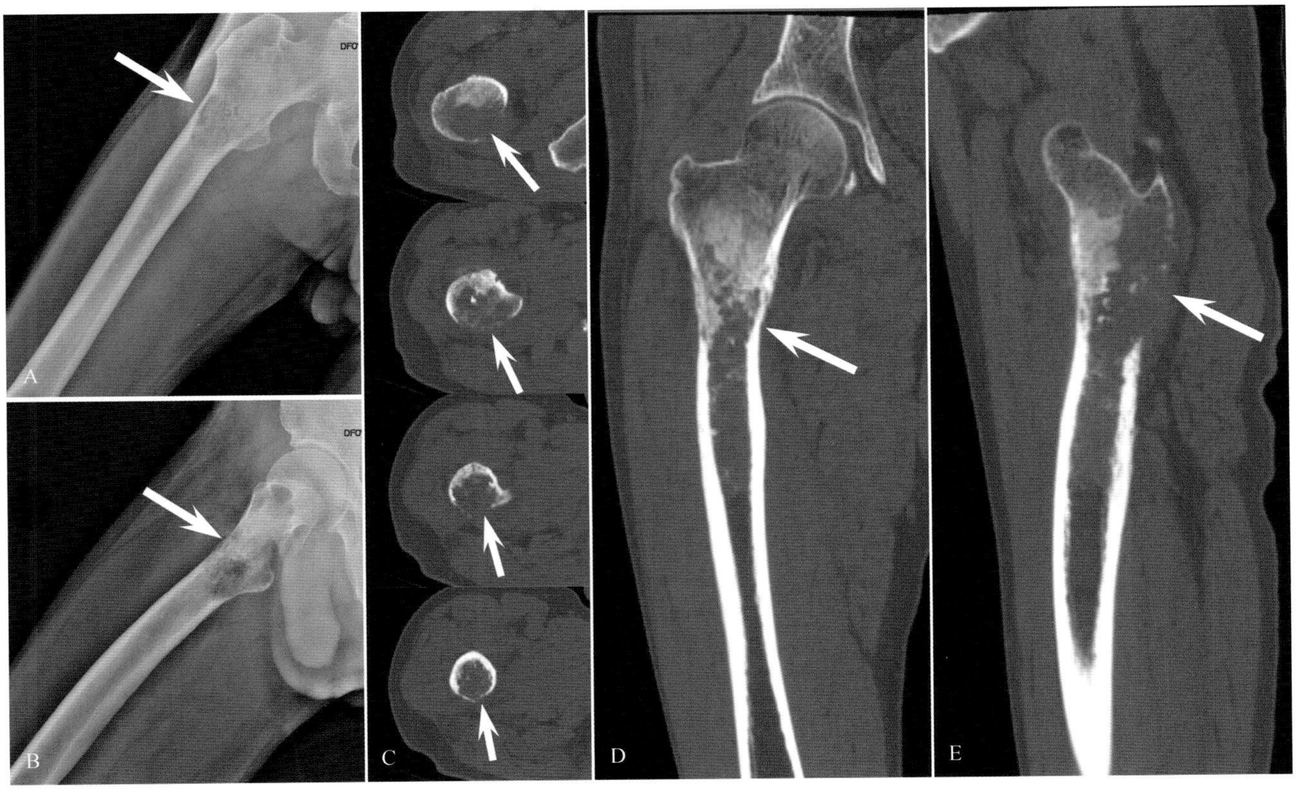

图 1-1-30 （2022-12-22）右股骨正位（**A**）及侧位（**B**）X 线片示右股骨上段骨破坏（箭号）;（2022-12-23）CT 横断层（**C**）、冠状断层（**D**）及矢状断层（**E**）示右股骨上段骨破坏（箭号），伴近端骨质硬化及远端髓腔扩大，髓腔内可见斑片状高密度影

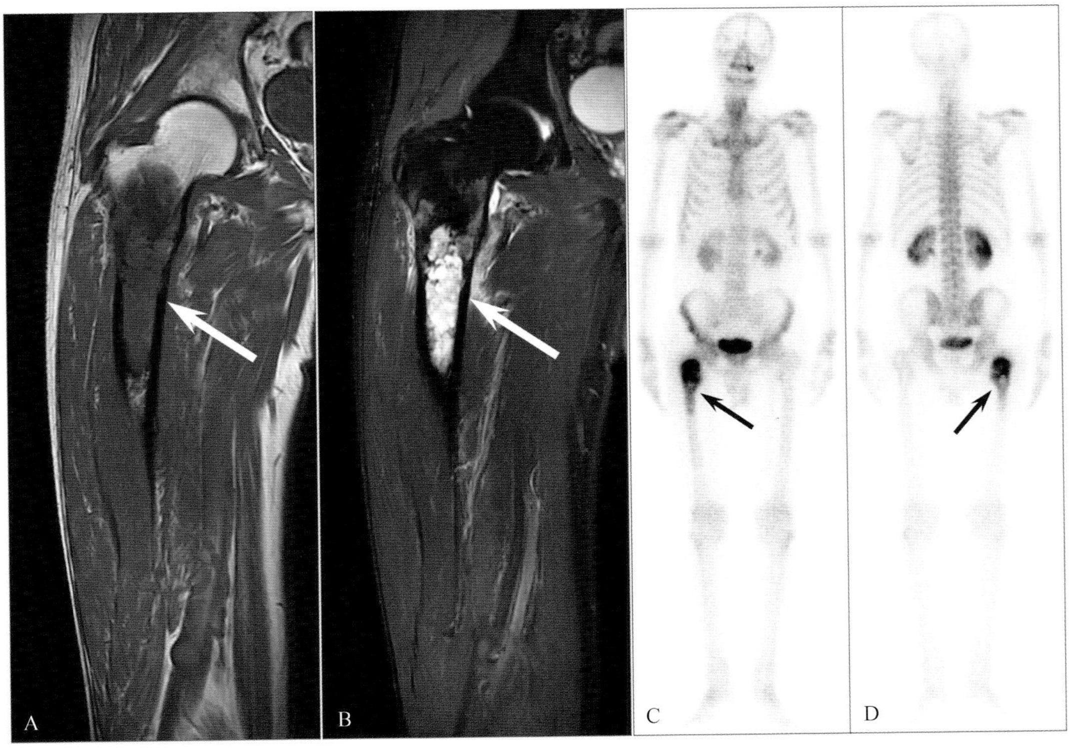

图 1-1-31 （2022-12-26）MRI 冠状断层（**A**，T1WI；**B**，FS T2WI）示右股骨上段髓腔内占位伴骨质破坏，呈 T1WI 低信号与 FS T2WI 高信号（箭号）;（2022-12-29）全身骨显像（**C**～**D**）示右股骨上段放射性异常浓聚（箭号）

无发热、乏力等不适，当时未予以特殊治疗；2 年间肿物逐渐增大，目前直径约 10 cm；外院超声示“右胸壁混合回声肿物”，胸部 CT 示“右胸壁肿物伴骨质破坏”。

【影像所见】 全身骨显像（图 1-1-33 A～B）示右第 9 侧肋放射性摄取轻度增高；SPECT/CT（图

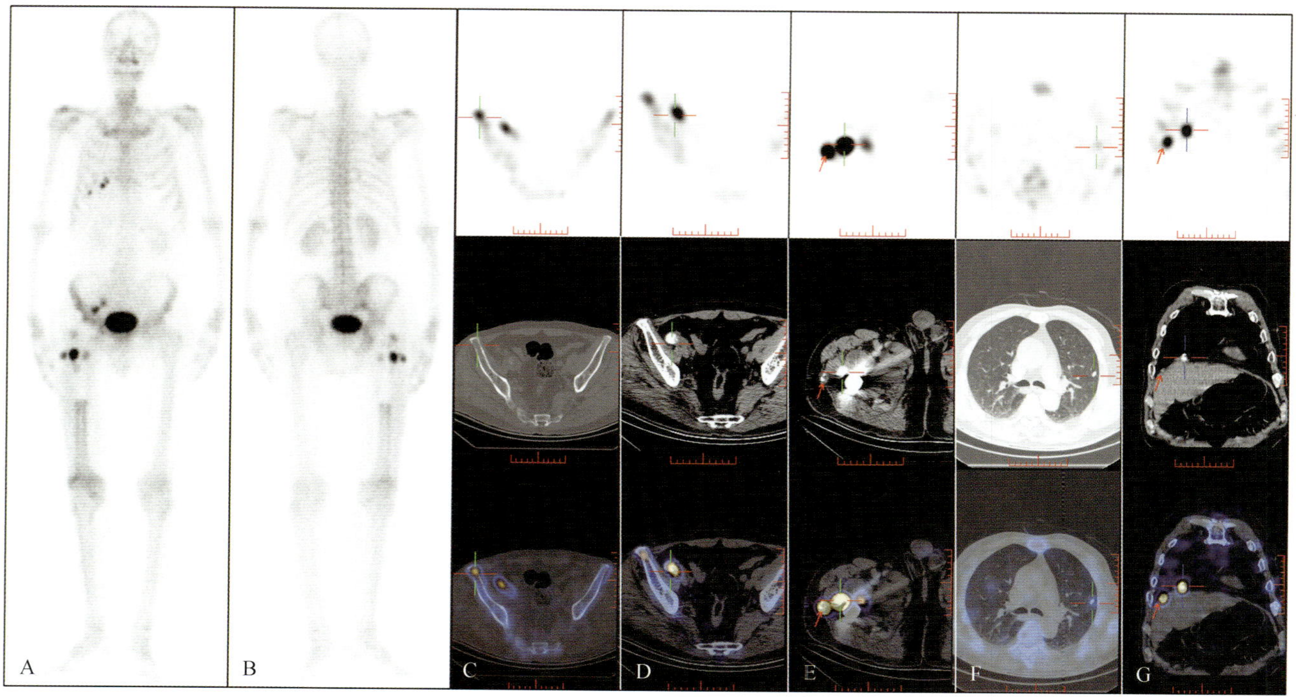

图 1-1-32 （2023-5-19）全身骨显像（**A**～**B**）示右股骨假体周围、右髂骨及盆腔、右胸部多发放射性异常浓聚；SPECT/CT 横断层（**C**～**F**）及冠状断层（**G**）示右髂骨（**C**）、右髂血管旁淋巴结（**D**）、右股骨假体旁肌肉软组织内（**E**）、左肺（**F**）及右肺（**G**）内可见多发放射性异常浓聚（十字星及箭号），部分骨外病灶内可见钙化

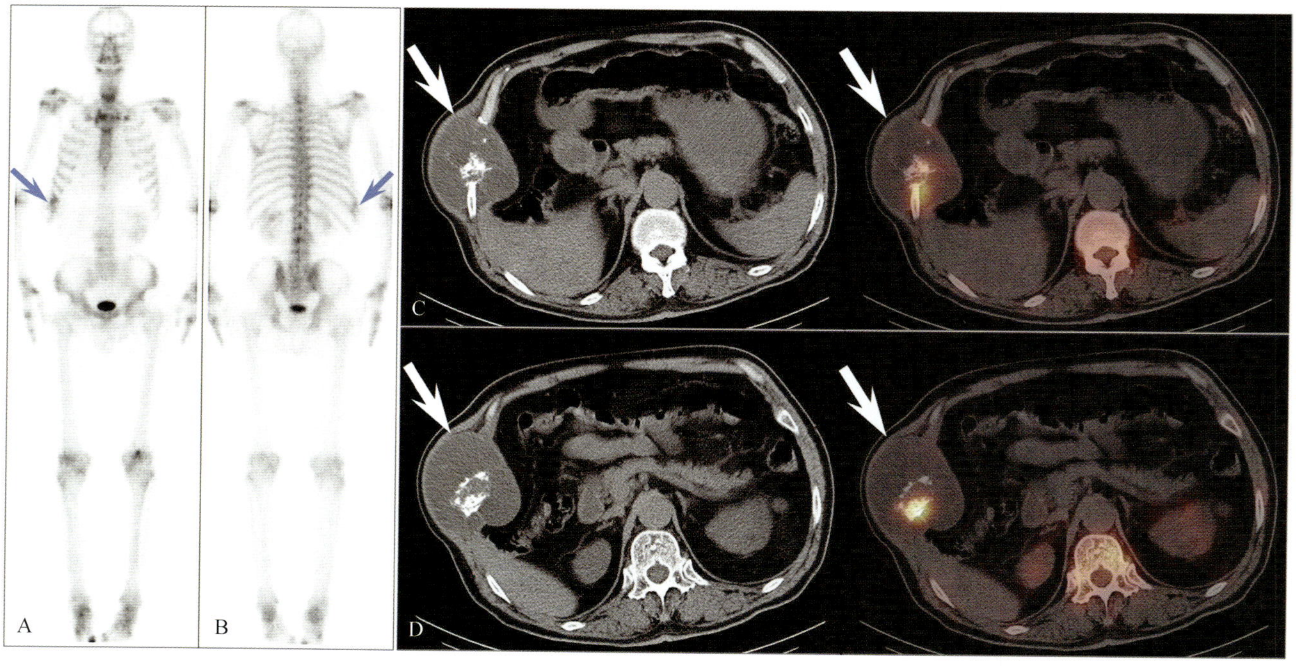

图 1-1-33 全身骨显像（**A**～**B**）示右第 9 侧肋放射性摄取轻度增高（箭号）；SPECT/CT 横断层（**C**～**D**）示右第 9 侧肋骨质破坏伴周围囊性肿物（箭号），肋骨破坏区放射性摄取增高

1-1-33 C～D）示右第 9 侧肋骨质破坏伴周围囊性肿物，肋骨破坏区放射性摄取增高。

【术后病理结果】 大体病理：（右第 9 肋骨）囊性肿物，表面光滑，大小 10 cm×7 cm×3 cm，已切开，未见内容物，囊壁见乳头样隆起，壁厚 0.2～1 cm；病理诊断：（右第 9 肋骨）高分化软骨肉瘤，可疑为内生软骨瘤恶变。

【讨论】 软骨肉瘤（chondrosarcoma）发病率仅次于骨髓瘤和骨肉瘤，居原发恶性骨肿瘤的第三位，占原发恶性骨肿瘤的 9.2%，年发病率约

1/200 000，发病高峰年龄 40～70 岁，男性多于女性（55% *vs.* 45%）[1-2]，常见发病部位依次是盆骨（髂骨最常受累）、股骨近端、肱骨近端、股骨远端和肋骨。

根据 2020 年第 5 版 WHO 骨与软组织肿瘤分类[3]，软骨肉瘤分为：普通型软骨肉瘤（conventional chondrosarcoma）、骨膜软骨肉瘤（periosteal chondrosarcoma）、透明细胞软骨肉瘤（clear cell chondrosarcoma）、间叶性软骨肉瘤（mesenchymal chondrosarcoma）和去分化软骨肉瘤（dedifferentiated chondrosarcoma）。

普通型软骨肉瘤占所有软骨肉瘤的 85%，根据软骨细胞丰富程度、异型性、核分裂象以及黏液变性程度不同，可分为Ⅰ～Ⅲ级，级别越高恶性程度越大[3]；又可以根据发生部位分为中央型和外周型，根据有无内生性软骨瘤相关病史或是否继发于骨软骨瘤的软骨帽分为原发性和继发性。去分化软骨肉瘤组织学上呈双态现象，即由低级别软骨肉瘤合并去分化成分组成，镜下两种成分界限分明；去分化成分可为恶性纤维组织细胞瘤、骨肉瘤和纤维肉瘤等[4-5]。间叶性软骨肉瘤可起源于骨或软组织，病理上由未分化间变性小细胞和软骨性病变组成，骨病灶易累及中轴骨及颅面骨，骨外病灶则好发于下肢和头颈部。透明细胞软骨肉瘤约占软骨肉瘤的 2% 左右[6]，含有大量透明软骨细胞，可见显著骨化生，类似于骨母细胞瘤；生物学行为属低度恶性肿瘤，好发于长骨干骺端，股骨最多见。骨膜软骨肉瘤约占软骨肉瘤的 2.5%[7]，发生于骨皮质表面的骨膜，常侵犯其下方骨皮质，范围多大于 5 cm；常发于 30 岁以前，长骨多见，多位于干骺端，临床表现为局部疼痛性质硬肿块；影像学上表现为皮质旁分叶状肿块，局部骨皮质增生或变薄，髓质较少受累，肿瘤表面可见钙化的包壳。

普通型软骨肉瘤整体 5 年生存率为 70% 左右，预后与分级密切相关；大多数普通型软骨肉瘤为Ⅰ级或Ⅱ级，Ⅲ级较少见。Ⅰ级局部复发率为 7.5%～11%，约 10% 复发的中心型病灶可进展至更高级别的软骨肉瘤，局部复发率与肿瘤发生部位密切相关，难以完全切除的肿瘤复发率高；Ⅱ、Ⅲ级 5 年生存率为 40%～50%。去分化软骨肉瘤预后最差，5 年生存率仅为 1%～20%[8]。

软骨肉瘤的影像学特征是肿瘤软骨基质钙化，可呈多发钙化，以环状、弓状钙化最具有定性诊断价值[9]。肿瘤边缘常有轻度骨质硬化，骨膜反应少见，软组织肿块多见，且通常软组织肿块较大而骨破坏相对较轻。X 线平片能够清晰显示各种形态的骨质破坏、钙化、骨化及骨膜反应，但对髓腔浸润、软组织肿块及周围组织侵犯情况显示欠佳。CT 能准确识别肿瘤的出血、坏死、囊变、钙化及骨化，可以明确显示肿瘤的生长方式、新生瘤软骨及钙化的分布；增强扫描可以清晰显示肿瘤的血供、坏死及与周围组织的关系。软骨肉瘤 MRI 通常 T1WI 呈低信号或等信号，T2WI 呈明显高信号（因内富含水分的透明软骨），信号常不均匀，病灶内由胶原纤维及钙化形成的间隔呈弓形或环状 T2WI 低信号，病灶与正常组织的分界面可呈“扇贝状”或“花边状”[10-11]。CT 或 MRI 增强扫描显示肿瘤中心多呈轻中度强化，周缘及分隔强化相对明显，且分隔状强化自周边延伸向中心[12]。

软骨肉瘤原发灶在 ^{99m}Tc-MDP 骨显像上可表现为轻度到高度放射性浓聚，可以显示原发肿瘤的解剖范围[13-15]，部分肺转移患者胸部可出现多灶性放射性摄取[16-17]。

在 PET/CT 上，软骨肉瘤对 ^{18}F-FDG 的摄取差异较大（SUV_{max} 1.3～13.2）[18]；^{18}F-FDG 摄取程度与病理分级相关，SUV_{max} 越高越倾向于病理高分级且预后越差，故 ^{18}F-FDG PET/CT 可对软骨肉瘤分化程度及预后提供一定的有价值信息[19]。

（宋娟娟　王涛　张国建　许玉峰
王鹤　付占立）

参考文献

[1] Gelderblom H，Hogendoorn PC，Dijkstra SD，et al. The clinical approach towards chondrosarcoma. Oncologist，2008，13（3）：320-329.

[2] Riedel RF，Larrier N，Dodd L，et al. The clinical management of chondrosarcoma. Curr Treat Options Oncol，2009，10（1-2）：94-106.

[3] Choi JH，Ro JY. The 2020 WHO Classification of Tumors of Bone：An Updated Review. Adv Anat Pathol，2021，28（3）：119-138.

[4] Murphey MD，Walker EA，Wilson AJ，et al. From the archives of the AFIP：imaging of primary chondrosarcoma：radiologic pathologic correlation. Radiographics，2003，23（5）：1245-1278.

[5] MacSweeney F，Darby A，Saifuddin A，et al. Dedifferentiated chondrosarcoma of the appendicular skeleton：MRI-pathological correlation. Skeletal Radiol，2003，32（12）：671-678.

[6] 孙昆昆，谢璐，郭卫，等. 透明细胞软骨肉瘤的临床

和病理特点分析．中华骨科杂志，2020，40（15）：979-987.
［7］刘斯润，蔡香然，邱麟．新版（2020）WHO 骨肿瘤分类解读．磁共振成像，2020，11（12）：1086-1091.
［8］郭卫，姬涛，杨毅，等．165 例骨盆软骨肉瘤外科治疗的疗效分析．中华外科杂志，2014，34（11）：1079-1087.
［9］周建军，丁建国，王建华，等．骨盆软骨肉瘤影像特征及其病理基础．中华放射学杂志，2008，42（6）：632-635.
［10］唐浩，邹丹凤，赵静，等．软骨肉瘤的影像诊断．实用放射学杂志，2010，26（12）：1795-1797.
［11］周建军，丁建国，曾蒙苏，等．原发性软骨肉瘤影像学表现与病理关系．放射学实践，2008，23（1）：62-65.
［12］Geirnaerdt MJ，Hogendoorn PC，Bloem JL，et al. Cartilaginous tumors：fast contrast-enhanced MR imaging. Radiology，2000，214（2）：539-546.
［13］Ehara S，Nakayama T，Nishida J，et al. Bone scintigraphic and CT evaluation of chondrosarcoma of the rib：correlation with histological grade in 6 cases. Ann Nucl Med，2004，18（7）：633-636.
［14］Douis H，James SL，Grimer RJ，et al. Is bone scintigraphy necessary in the initial surgical staging of chondrosarcoma of bone？Skeletal Radiol，2012，41（4）：429-436.
［15］Douis H，Saifuddin A. The imaging of cartilaginous bone tumours. II. Chondrosarcoma. Skeletal Radiol，2013，42（5）：611-626.
［16］Razi M，Hassan A. An unusual presentation of metastatic chondrosarcoma on Tc-99m MDP Bone scan. J Pak Med Assoc，2019，69（5）：752-753.
［17］Mekhmandarov S，Engelberg S，Nass D，et al. Tc-99m MDP uptake by metastatic chondrosarcoma in the lung. Clin Nucl Med，1989，14（5）：369-371.
［18］Brenner W，Conrad EU，Eary JF. FDG PET imaging for grading and prediction of outcome in chondrosarcoma patients. Eur J Nucl Med Mol Imaging，2004，31（2）：189-195.
［19］Zhang Q，Xi Y，Li D，et al. The utility of ^{18}F-FDG PET and PET/CT in the diagnosis and staging of chondrosarcoma：a meta-analysis. J Orthop Surg Res，2020，15（1）：229.

第二节　骨源性肿瘤

一、骨样骨瘤

【简要病史】 女，34 岁，右大腿疼痛 1 年余，加重 2 个月；开始为间歇性隐痛，与运动及负重无关，2 个月前加重，伴夜间痛，疼痛影响睡眠。外院 X 线示“右股骨中上段骨肿瘤”。

【影像所见】 全身骨显像（图 1-2-1 A～B）示右股骨中上段放射性异常浓聚；SPECT/CT（图 1-2-1 C～D）示右股骨中上段外侧骨皮质增厚，内可见“鸟眼样”低密度区，局部放射性摄取增高。

【术后病理】 骨样骨瘤。

【讨论】 骨样骨瘤（osteoid osteoma）是一种良性成骨性肿瘤，是继内生软骨瘤和非骨化性纤维瘤之后第三常见的良性骨肿瘤，通常肿瘤直径＜ 2 cm，具有生长自限性[1]。骨样骨瘤中央区瘤巢（nidus）含有分化好的骨母细胞，骨母细胞产生呈放射状或网状排列的骨样组织，可伴有不同程度的钙化或骨化，但不能分化为成熟的骨小梁，骨样组织间是富于血管的结缔组织；瘤巢直径多小于 1.5 cm，瘤巢周围环以弥漫增生硬化的致密骨（成熟骨）[1-2]。骨样骨瘤好发于 10～20 岁年轻人[1, 3-4]，男 / 女比（2～3）：1[3, 5]，常见于下肢，尤其是股骨近端，其他常见部位有胫骨、股骨的其他部位和脊柱；脊柱发生率为 10%～20%[2]，腰椎附件多见[6-7]。骨样骨瘤的主要临床表现为疼痛，具有逐渐加重、夜间为著以及与活动无关等特点，可能与病灶产生前列腺素有关：一方面，前列腺素可引起瘤巢内血管扩张充血、张力增高，压迫瘤巢内的无髓神经纤维导致剧烈疼痛，另一方面，前列腺素还可引起周围组织的炎症反应；因此具有抑制前列腺素合成作用的非甾体抗炎药可迅速缓解疼痛[1, 8]。

在 X 线片和 CT 上，骨样骨瘤中央瘤巢表现为低密度透亮区伴或不伴骨化或钙化影，周围增生硬化致密骨表现为高密度硬化带，有时硬化带可占据瘤体大部。MRI 上瘤巢表现为 TIWI 低信号与 T2WI 高信号，增强扫描可有强化；边缘硬化带呈 TIWI 与 T2WI 低信号，不伴强化；部分瘤体周围可伴有骨髓及软组织水肿（呈斑片状 T1WI 低信号与 T2WI 高信号）。^{99m}Tc-MDP SPECT/CT 骨显像诊断骨样骨瘤的敏感性接近 100%[9-11]，典型表现为“双浓聚”（double density）征，即放射性显著浓聚的中央瘤巢区，伴周围更大范围放射性轻度

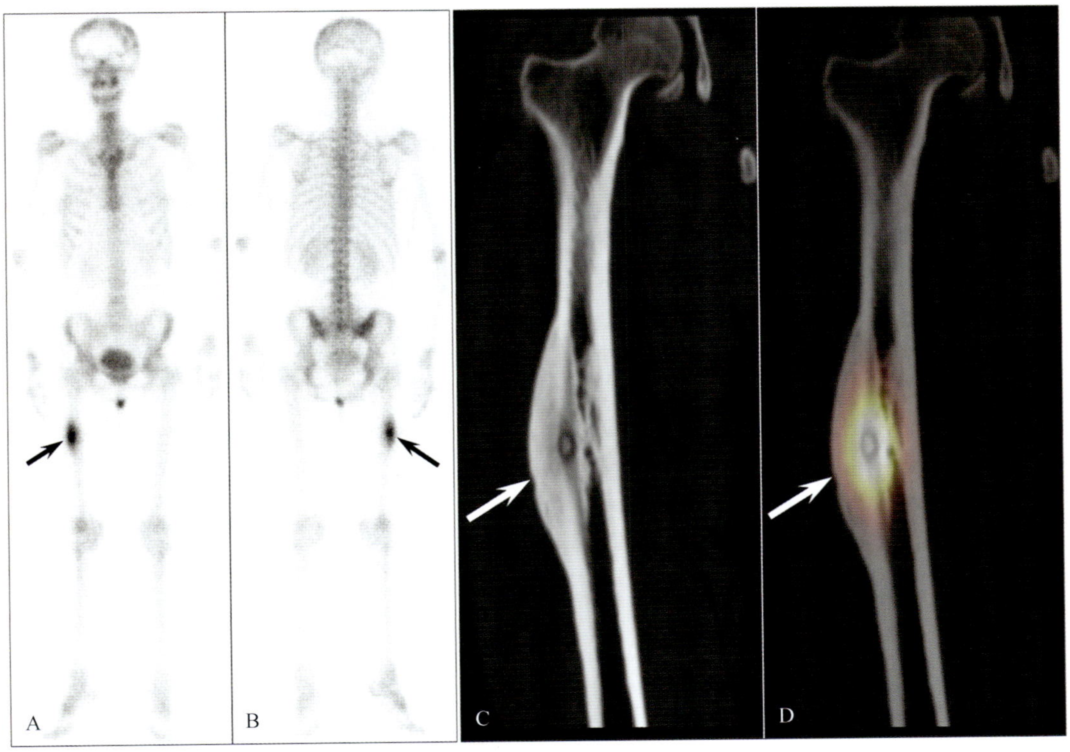

图 1-2-1 全身骨显像（**A**～**B**）示右股骨中上段放射性异常浓聚（箭号）；SPECT/CT 冠状断层（**C**，CT；**D**，融合图像）示右股骨中上段外侧骨皮质增厚，内可见“鸟眼样”低密度区，局部放射性摄取增高（箭号）

浓聚的反应性骨硬化区[2, 12]。“双浓聚”征有助于鉴别局限性骨脓肿（Brodie 脓肿）、应力性骨折、骨转移等[2]。“双浓聚”征在四肢骨骨样骨瘤中较常见，且具有特异性，但在脊柱骨样骨瘤中不常见，可能与发生在脊柱的骨样骨瘤其反应性骨硬化程度较轻有关[12-13]。相比 ^{99m}Tc-MDP SPECT/CT，^{18}F-NaF PET/CT 靶 / 非靶比值和空间分辨率更高、病灶定位更为准确（尤其是关节区病灶），骨样骨瘤的“双浓聚”征也更为清晰；^{18}F-NaF PET/CT 对包括儿童在内的髋臼、骶骨以及股骨骨样骨瘤的诊断中具有较高价值[2]。骨样骨瘤在 ^{18}F-FDG PET/CT 上的表现并不特异，有些表现为代谢减低，有些则表现为瘤巢的代谢增高[14]；目前瘤巢的 ^{18}F-FDG 摄取机制尚不清楚[2]，但对于代谢增高的骨样骨瘤，可应用 ^{18}F-FDG PET/CT 进行疗效评估，比如成功射频消融后，骨样骨瘤的代谢程度会显著降低[15]。

（廖栩鹤　王思云　姜磊　付占立）

参考文献

[1] The WHO Classification of Tumours Editorial Board. WHO Classification of Tumours Soft Tissue and Bone Tumours，5th ed. Lyon：IARC Press，2020.

[2] Bhure U，Roos JE，Strobel K. Osteoid osteoma：multimodality imaging with focus on hybrid imaging. Eur J Nucl Med Mol Imaging，2019，46（4）：1019-1036.

[3] Orlowski JP，Mercer RD. Osteoid osteoma in children and young adults. Pediatrics，1977，59（4）：526-532.

[4] Kaweblum M，Lehman WB，Bash J，et al. Diagnosis of osteoid osteoma in the child. Orthop Rev，1993，22（12）：1305-1313.

[5] Cohen MD，Harrington TM，Ginsburg WW. Osteoid osteoma：95 cases and a review of the literature. Semin Arthritis Rheum，1983，12（3）：265-281.

[6] Graham GN，Browne H. Primary bony tumors of the pediatric spine. Yale J Biol Med，2001，74（1）：1-8.

[7] Healey JH，Ghelman B. Osteoid osteoma and osteoblastoma. Current concepts and recent advances. Clin Orthop Relat Res，1986（204）：76-85.

[8] Greenspan A. Benign bone-forming lesions：osteoma，osteoid osteoma，and osteoblastoma. Clinical，imaging，pathologic，and differential considerations. Skeletal Radiol，1993，22（7）：485-500.

[9] Wells RG，Miller JH，Sty JR. Scintigraphic patterns in osteoid osteoma and spondylolysis. Clin Nucl Med，1987，12（1）：39-44.

[10] Park JH，Pahk K，Kim S，et al. Radionuclide imaging in the diagnosis of osteoid osteoma. Oncol Lett，2015，10（2）：1131-1134.

[11] Sharma P, Mukherjee A, Karunanithi S, et al. ^{99m}Tc-methylene diphosphonate SPECT/CT as the one-stop imaging modality for the diagnosis of osteoid osteoma. Nucl Med Commun, 2014, 35(8): 876-883.

[12] Helms CA. Osteoid osteoma. The double density sign. Clin Orthop Relat Res, 1987, 222: 167-173.

[13] Roach PJ, Connolly LP, Zurakowski D, et al. Osteoid osteoma: comparative utility of high-resolution planar and pinhole magnification scintigraphy. Pediatr Radiol, 1996, 26(3): 222-225.

[14] Kong J, Xiao H, Liu T, et al. The valuation of using FDG PET-CT in detecting osteoid osteoma of the cervical spine. J Spinal Disord Tech, 2015, 28(2): E67-E73.

[15] Imperiale A, Moser T, Ben-Sellem D, et al. Osteoblastoma and osteoid osteoma: morphofunctional characterization by MRI and dynamic F-18 FDG PET/CT before and after radiofrequency ablation. Clin Nucl Med, 2009, 34(3): 184-188.

二、骨母细胞瘤

病例 1

【简要病史】 女，53 岁，腰背疼痛 1 年余，加重 6 个月。

【影像所见】 CT（图 1-2-2 A）示胸 10 椎体椎板占位，相应椎管狭窄，胸 10 椎体局部骨质密度增高；MRI（图 1-2-2 B～C）示胸 10 椎体椎板病变呈 T1WI 低信号与 T2WI 稍高信号，胸 10 椎体后部信号异常；全身骨显像（图 1-2-2 D～E）示胸 10 椎体放射性异常浓聚。

【手术及病理结果】 行后路胸 10 全椎体切除＋人工椎体＋椎弓钉固定术；术后病理：（胸 10 椎板内病变）不规则灶性成骨病变，为不同成熟表现的新生骨（骨样基质－编织状小梁骨－钙化小梁骨），小梁排列相对较规则，局灶性骨母细胞增生较密集，轻度异型，部分骨母细胞围绕骨小梁呈单层排列，骨小梁间为较丰富的脉管组织及散在不等量的反应性多核巨细胞，周围宿主骨呈压迫性边缘，组织学未见明确浸润性生长，结合影像学表现（局部骨皮质破坏）及发病部位，较符合局部生长活跃的骨母细胞瘤，可疑局部侵袭性表现。

病例 2

【简要病史】 女，48 岁，左腿憋胀 10 年，右腿憋胀 4 个月。

【影像所见】 X 线片（图 1-2-3 A）示腰 3 椎体右侧椎弓根显示不清；CT（图 1-2-3 B）示腰 3 椎体右侧椎板占位，相应椎管狭窄，腰 3 椎体及右侧附件骨质硬化；MRI（图 1-2-3 C～D）示腰 3 椎

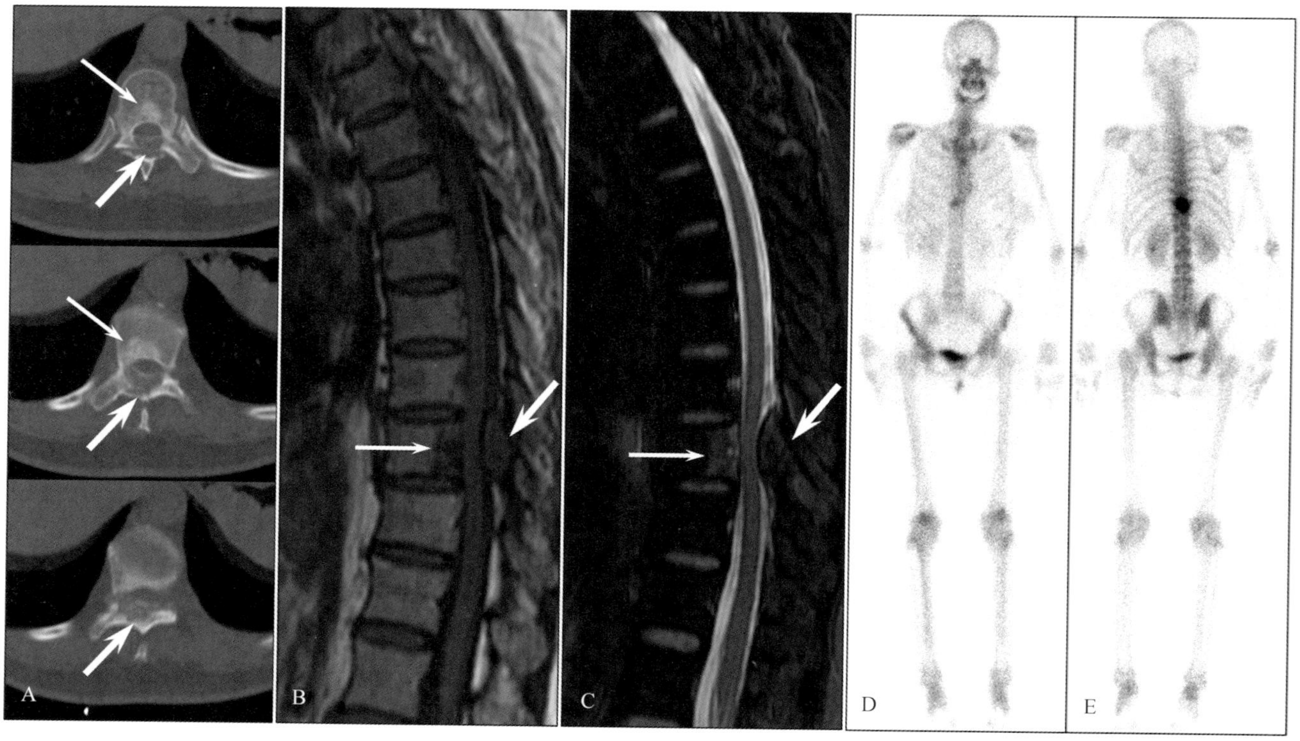

图 1-2-2 CT 横断层（**A**）示胸 10 椎体椎板占位（粗箭号），相应椎管狭窄，胸 10 椎体局部骨质密度增高（细箭号）；MRI 矢状断层（**B**，T1WI；**C**，FS T2WI）示胸 10 椎体椎板病变呈 T1WI 低信号与 T2WI 稍高信号（粗箭号），胸 10 椎体后部信号异常（细箭号）；全身骨显像（**D**～**E**）示胸 10 椎体放射性异常浓聚

体右侧椎板病变呈 T2WI 不均匀低信号，腰 3 椎体呈 T2WI 高信号。全身骨显像（图 1-2-4 A～B）示腰 3 椎体放射性异常浓聚；SPECT/CT（图 1-2-4 C～E）示腰 3 椎体右侧椎板占位，伴局部放射性异常浓聚。

【手术及病理结果】 行腰 3 椎体矢状面切除＋

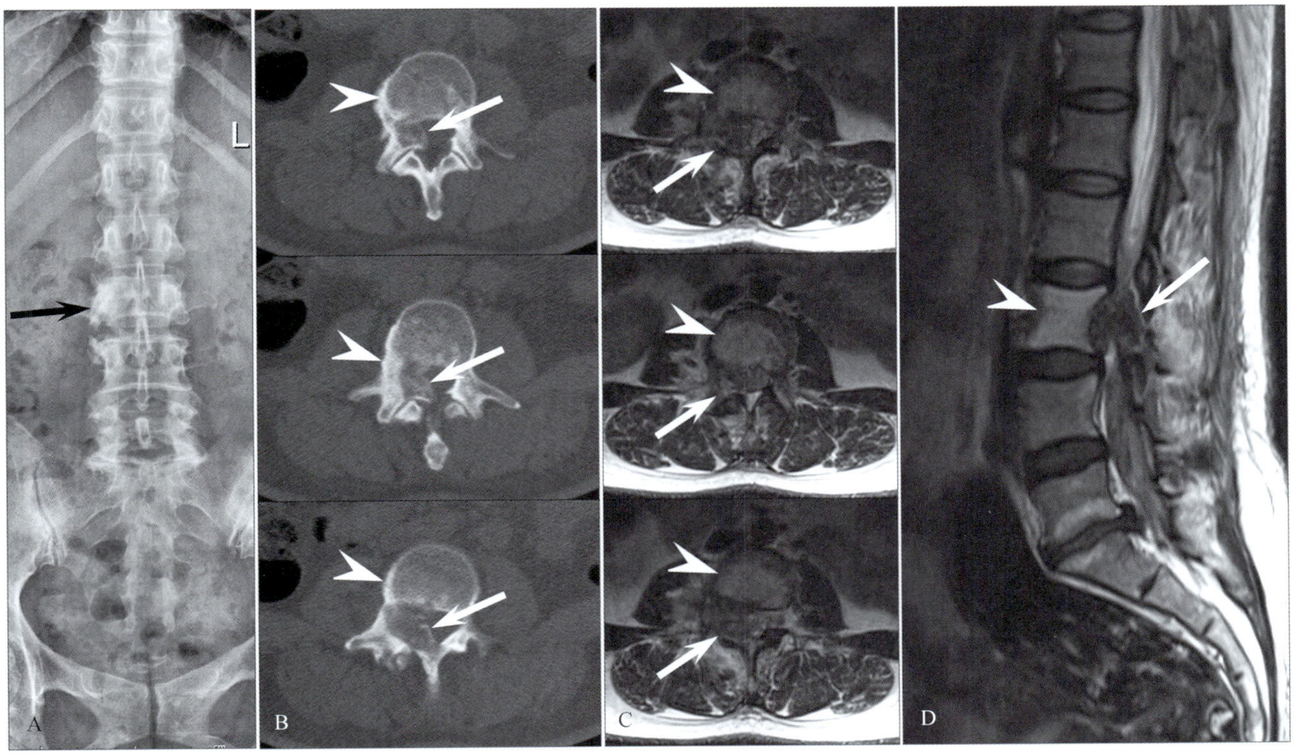

图 1-2-3 腰椎 X 线片（A）示腰 3 椎体右侧椎弓根显示不清（箭号）；CT 横断层（B）示腰 3 椎体右侧椎板占位（箭号），相应椎管狭窄，腰 3 椎体及右侧附件骨质硬化（箭头）；MRI 横断层（C）及矢状断层（D）T2WI 示腰 3 椎体右侧椎板病变呈不均匀低信号（箭号），腰 3 椎体呈高信号（箭头）

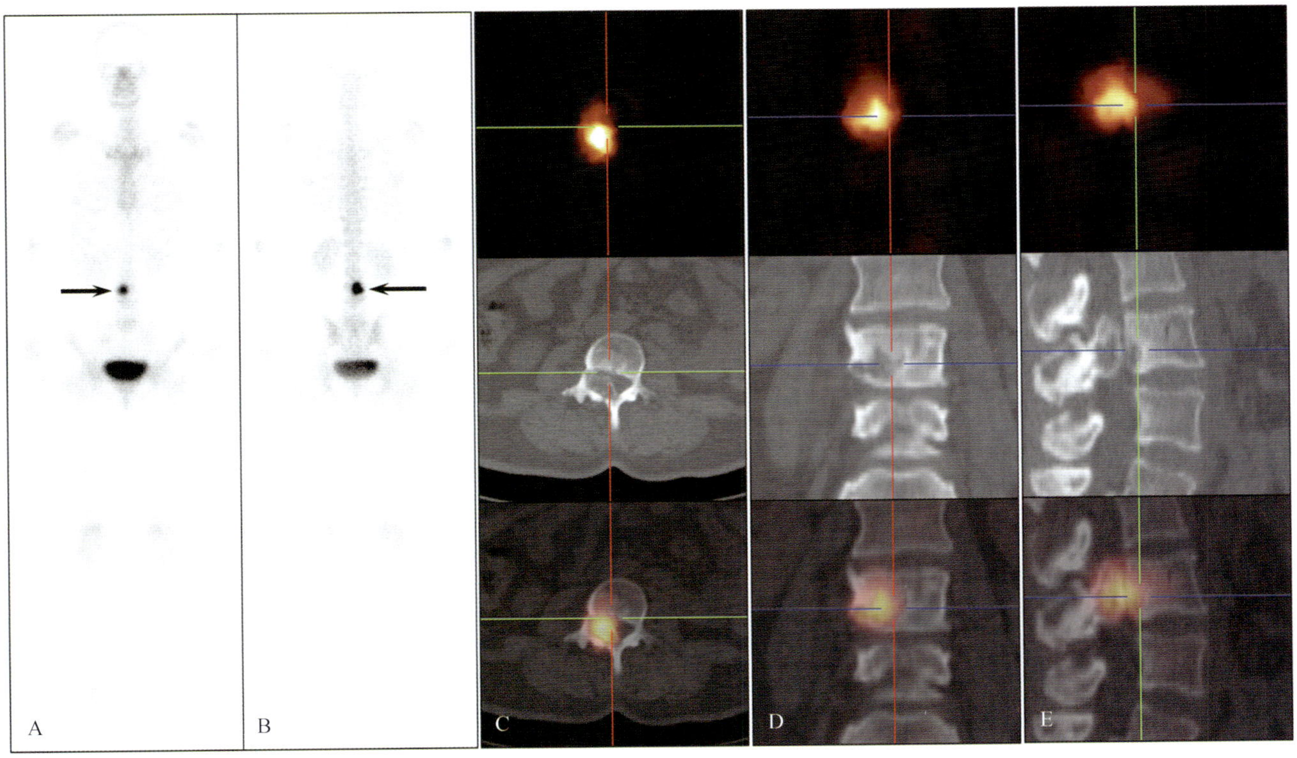

图 1-2-4 全身骨显像（A～B）示腰 3 椎体放射性异常浓聚（箭号）；SPECT/CT 横断层（C）、冠状断层（D）及矢状断层（E）示腰 3 椎体右侧椎板占位，伴局部放射性异常浓聚（十字线）

附件病灶切除+椎间钛网支撑+椎弓根内固定术，术后病理：侵袭性骨母细胞瘤，可见宿主骨骨髓侵犯。

【讨论】 骨母细胞瘤（osteoblastoma）是一种少见的中间型局部侵袭性成骨性肿瘤[1]，约占所有骨肿瘤的1%，发病年龄10～30岁，男/女比2.5∶1[1]。骨母细胞瘤好发于脊柱（28%～36%）[2]，特别是椎体的后侧附件和骶骨（占所有脊柱骨母细胞瘤的40%～55%），其次是股骨近端、股骨远端和胫骨近端，再次是跗骨（距骨和跟骨）[1]。骨母细胞瘤和骨样骨瘤均属于成骨性肿瘤，都可产生骨样基质，且具有非常相似的组织病理学特征，但二者临床与影像表现以及生物学行为有所不同，因此目前认为是两种不同的骨肿瘤[1]。骨母细胞瘤含有较多增生的骨母细胞，且可见核分裂象，骨样组织可形成分化成熟的骨小梁，瘤体内可散布破骨细胞样多核巨细胞[1]。骨母细胞瘤患者常诉有慢性疼痛，但非甾体抗炎药疗效不如骨样骨瘤；发生于脊柱的骨样骨瘤和骨母细胞瘤均可出现跛行、脊柱侧凸、局部压痛、活动受限和（或）椎旁肌痉挛[3]。骨母细胞瘤影像学表现与骨样骨瘤类似，呈圆形或椭圆形溶骨性破坏，边界清楚，周围伴不同程度骨质硬化带，但硬化程度多较骨样骨瘤轻，且病灶直径＞2 cm，可具有类似动脉瘤样骨囊肿的膨胀性生长特点，或具有类似恶性骨肿瘤的侵袭性特征，但很少累及软组织[1]。^{99m}Tc-MDP SPECT/CT是骨母细胞瘤最敏感的影像检查[4]，绝大多数骨母细胞瘤表现为放射性明显浓聚[4]，以中央的溶骨性区域为著[5]，结合病灶位置、大小以及同机CT的影像表现，^{99m}Tc-MDP SPECT/CT可有效诊断骨母细胞瘤[4]。^{18}F-FDG PET/CT上，骨母细胞瘤同样表现为^{18}F-FDG高摄取，且延迟显像^{18}F-FDG摄取进一步增高，有别于骨样骨瘤延迟显像多无明确进一步增高的特点[5-7]。

（廖栩鹤　冯贵生　许玉峰　付占立）

参考文献

[1] The WHO Classification of Tumours Editorial Board. WHO Classification of Tumours Soft Tissue and Bone Tumours，5th ed. Lyon：IARC Press；2020.

[2] Wu M，Xu K，Xie Y，et al. Diagnostic and Management Options of Osteoblastoma in the Spine. Med Sci Monit，2019，25：1362-1372.

[3] Orlowski JP，Mercer RD. Osteoid osteoma in children and young adults. Pediatrics，1977，59（4）：526-532.

[4] Ma WH，Quan ZY，Wang J，et al. The one-in-all diagnostic value of ^{99m}Tc-MDP bone scan combining with single-photon emission tomography（SPECT）/CT imaging in spinal osteoblastoma. J Orthop Surg Res，2020，15（1）：181.

[5] Mächler AL，Fernández JPS，Grande MLD，et al. Osteoblastoma of the Lumbar Spine：Findings in SPECT/CT. Clin Nucl Med，2022，47（1）：e87-e88.

[6] Lim CH，Park YH，Lee SY，et al. F-18 FDG uptake in the nidus of an osteoid osteoma. Clin Nucl Med，2007，32（8）：628-630.

[7] Imperiale A，Moser T，Ben-Sellem D，et al. Osteoblastoma and osteoid osteoma：morphofunctional characterization by MRI and dynamic F-18 FDG PET/CT before and after radiofrequency ablation. Clin Nucl Med，2009，34（3）：184-188.

三、骨肉瘤

病例 1

【简要病史】 女，18岁，右小腿近端疼痛3月余。

【影像所见】 X线片（图1-2-5）示右胫骨近端髓腔内斑片状硬化，未见明显骨膜反应。全身骨显像及SPECT/CT（图1-2-6）示右胫骨近端髓腔内骨质硬化，未见明显骨膜反应，放射性摄取增高。

【病理结果】 行右胫骨病变切开活检术+骨水泥填塞术，术中见右胫骨近端硬化性改变，内部有溶骨性骨质破坏。术后病理：（右胫骨）骨肉瘤，普通型。

病例 2

【简要病史】 男，17岁，左小腿疼痛1月余，伴局部包块形成。

【影像所见】 MRI（图1-2-7 A～B）示左胫骨近端前内侧不规则囊状影，其内多发分隔及液-液平面，呈不均匀T1WI低信号与FS T2WI高信号，局部突向胫骨前软组织，邻近胫骨近端广泛骨髓水肿，周围软组织肿胀。全身骨显像及SPECT/CT（图1-2-7 C～E）示左胫骨近端前内侧溶骨性骨破坏伴周围骨质硬化，骨质硬化区放射性异常浓聚。

【手术及病理结果】 术中所见：包块内有大量暗红色积液流出，将包块内积液抽吸后包块塌陷，切除包块囊壁后，见胫骨近端内侧大小约4 cm×3 cm×3 cm骨皮质缺损，病灶内膨胀性骨质破坏，皮质

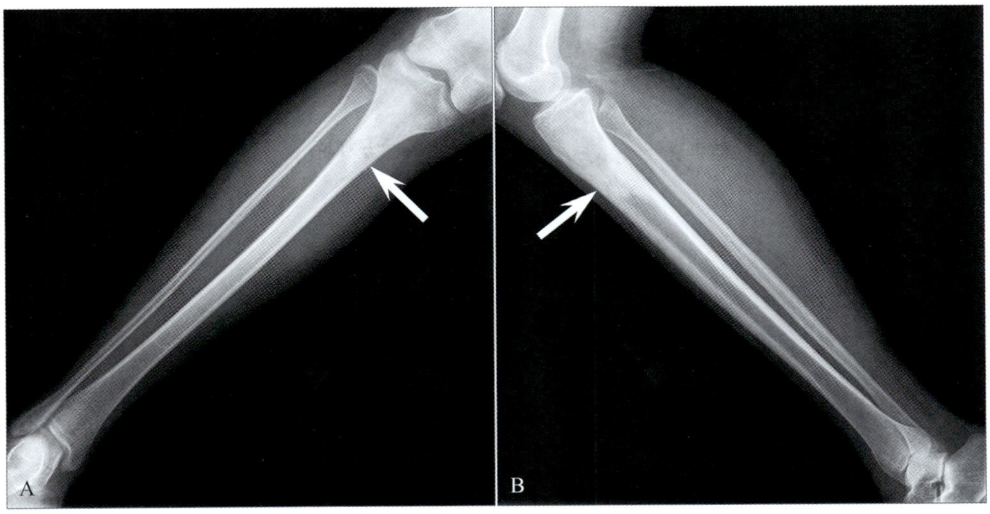

图 1-2-5 右胫骨正位（**A**）及侧位（**B**）X 线片示胫骨近端髓腔内斑片状硬化（箭号），未见明显骨膜反应

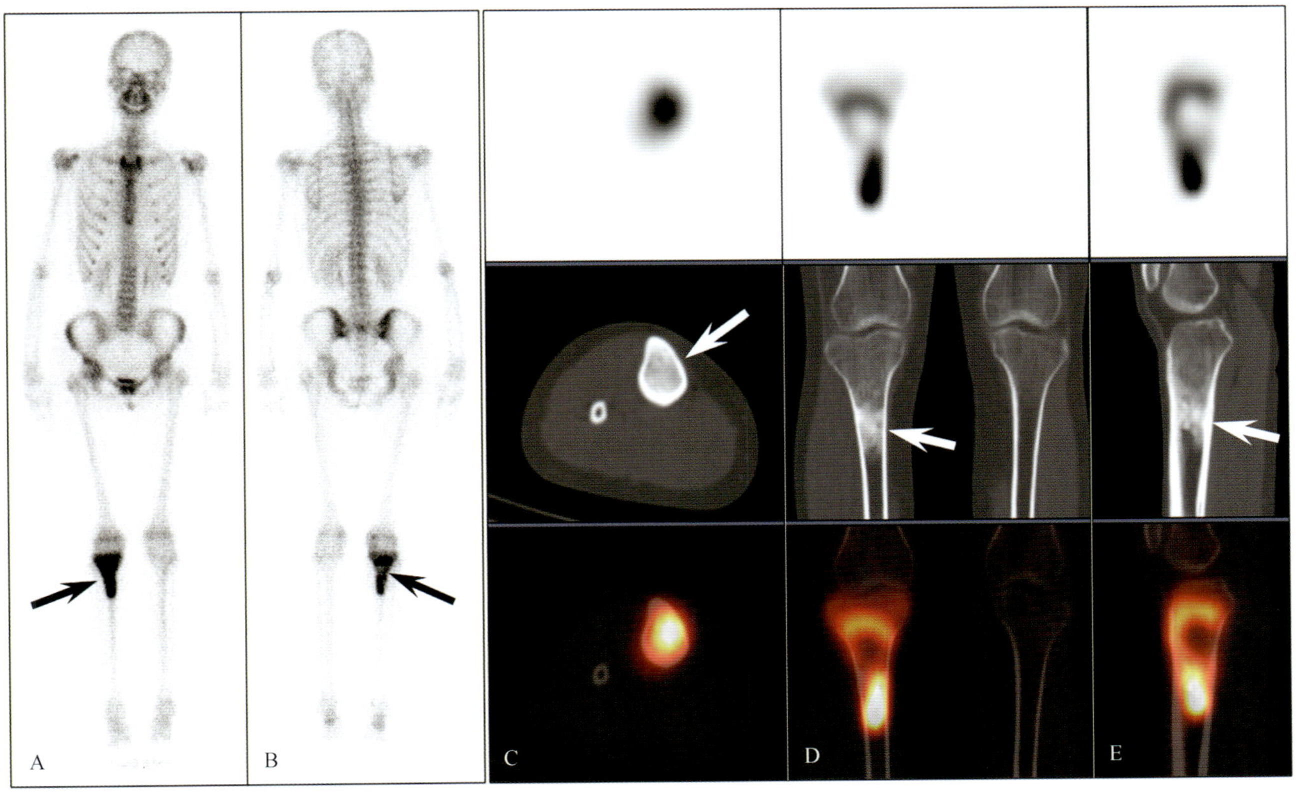

图 1-2-6 全身骨显像（**A**～**B**）示右胫骨近端放射性摄取明显增高（箭号）；SPECT/CT 横断层（**C**）、冠状断层（**D**）及矢状断层（**E**）示右胫骨近端髓腔内骨质硬化（箭号），未见明显骨膜反应，放射性摄取增高

明显变薄，部分突破骨皮质，瘤壁内可见少量灰白色质软组织。术后病理结果：毛细血管扩张型骨肉瘤。

病例 3

【简要病史】 女，42 岁，发现右腓骨肿物 4 月余。

【影像分析】 2013-3 MRI（图 1-2-8 A～D）示右腓骨上端肿物伴周围肌肉水肿，增强扫描可见明显强化；同期全身骨显像（图 1-2-8 E～F）示右腓骨上端放射性异常浓聚。

【术后病理结果及治疗转归】 2013-5 行右腓骨上段切除术，术后病理：骨肉瘤；术后行 4 周期化疗。2018-9 因“气促 1 周”行胸部 CT（图 1-2-9 A～B）示双肺多发结节，病变内可见明显钙化，伴右侧胸腔积液；同期全身骨显像（图 1-2-9 C～D）示双肺多发放射性异常浓聚灶。肺部病变活检示骨肉瘤肺转移。

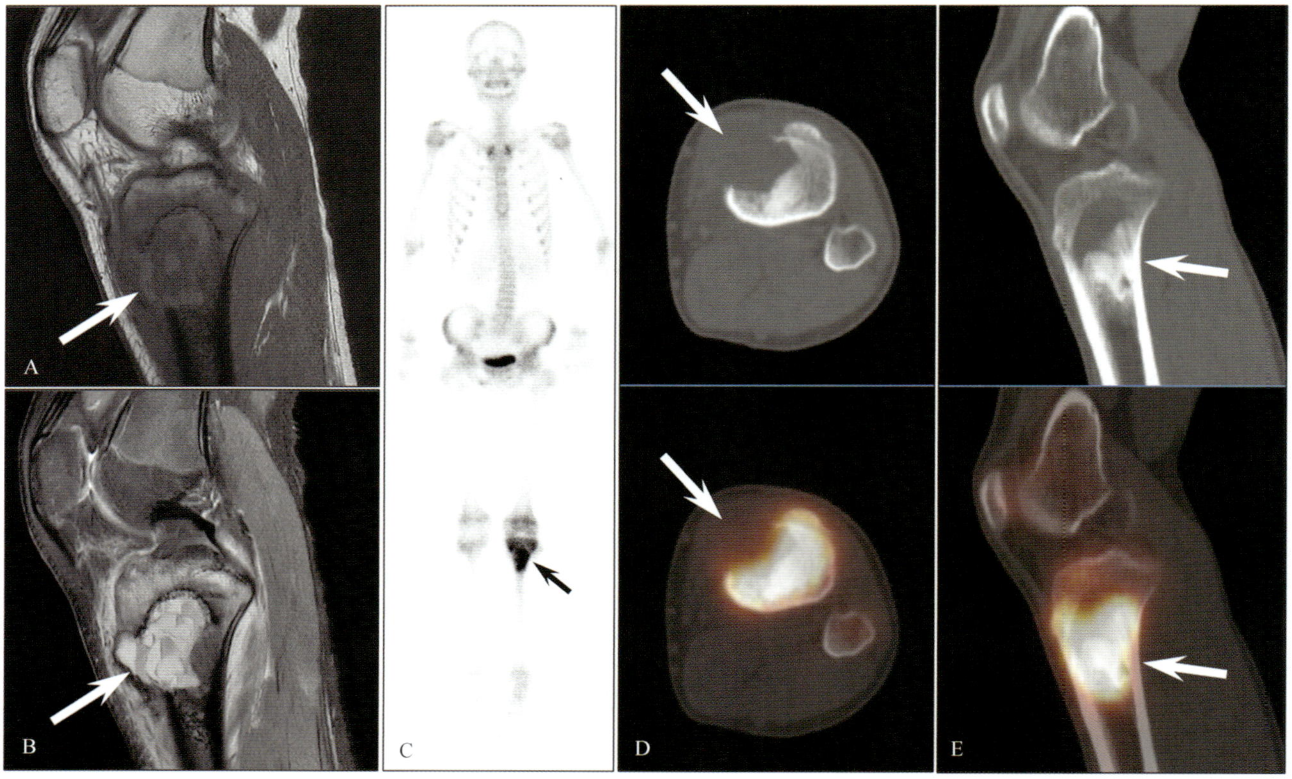

图 1-2-7 左膝关节 MRI 矢状断层（**A**，T1WI；**B**，FS T2WI）示左胫骨近端前内侧不规则囊状影（箭号），其内可见多发分隔及液-液平面，呈不均匀 T1WI 低信号与 FS T2WI 高信号，病灶边界较清晰，范围约 31 mm×38 mm×39 mm，局部突向胫骨前软组织，邻近胫骨近端广泛骨髓水肿，周围软组织肿胀。全身骨显像（**C**，前位）示左胫骨近端放射性异常浓聚（箭号）；SPECT/CT 横断层（**D**）及矢状断层（**E**）示左胫骨近端前内侧溶骨性骨破坏伴周围骨质硬化，骨质硬化区放射性异常浓聚（箭号）

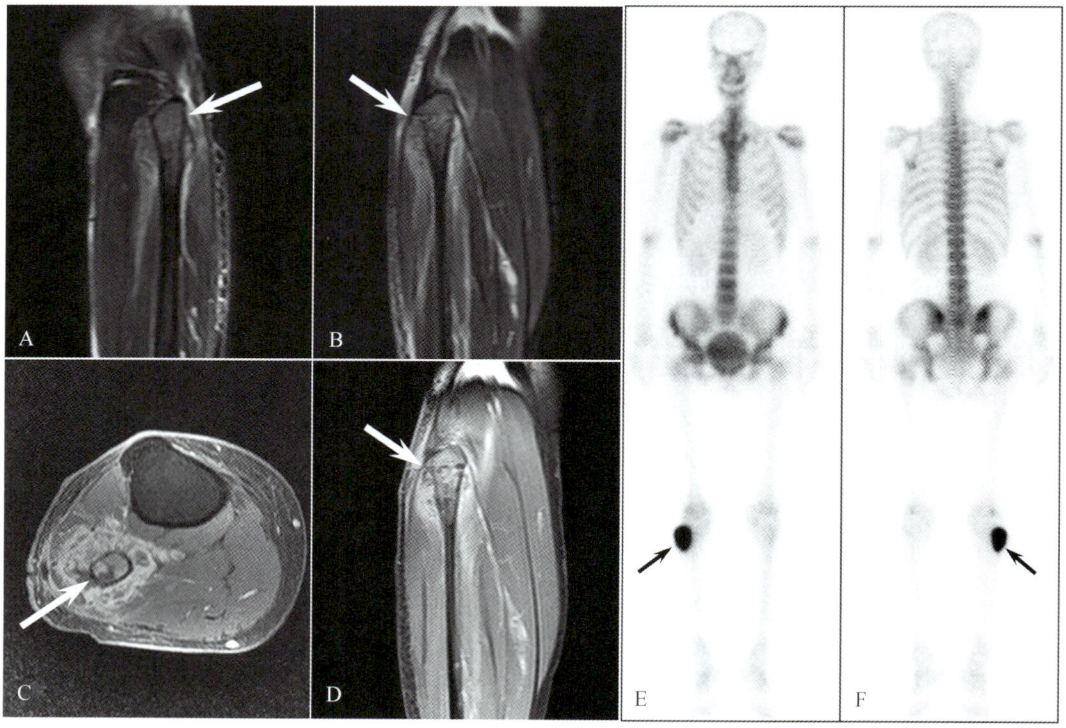

图 1-2-8 （2013-3）MRI FS T2WI（**A**，矢状断层；**B**，冠状断层）及增强扫描（**C**，横断层；**D**，冠状断层）示右腓骨上端肿物（箭号）伴周围肌肉水肿，FS T2WI 呈高信号，增强扫描可见明显强化；同期全身骨显像（**E**～**F**）示右腓骨上端放射性异常浓聚（箭号）

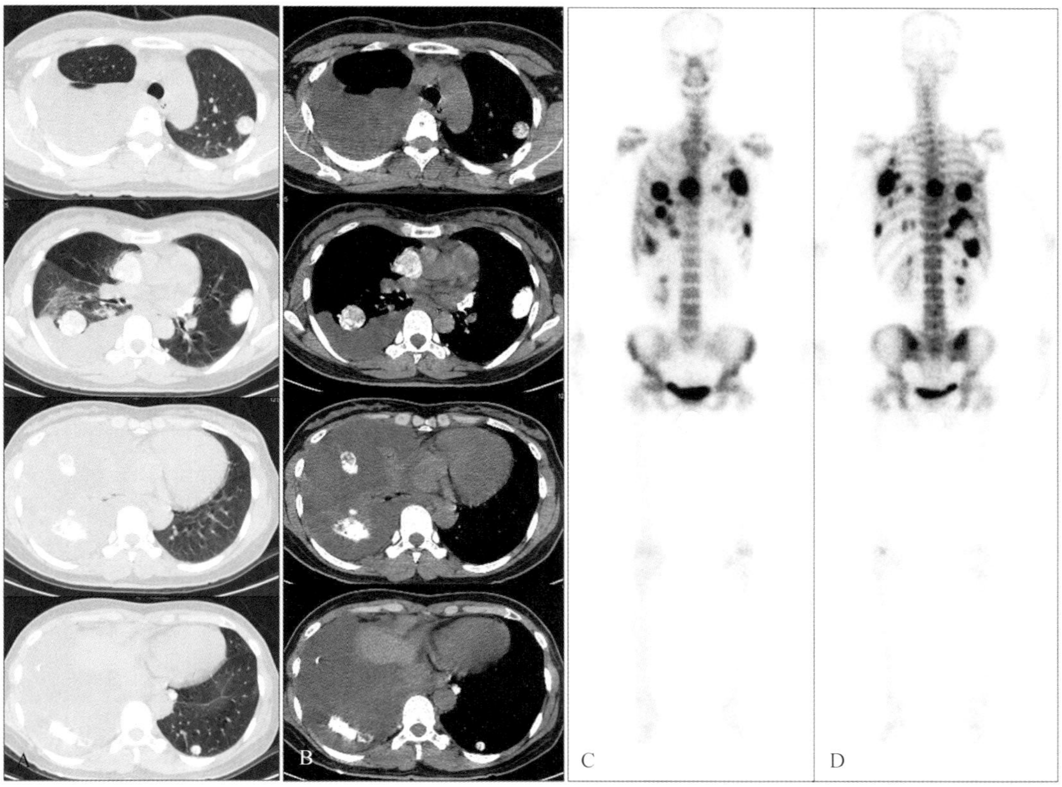

图 1-2-9 （2018-9）胸部 CT 横断层（**A**，肺窗；**B**，纵隔窗）示双肺多发结节，病变内可见明显钙化，伴右侧胸腔积液；同期全身骨显像（**C**～**D**）示双肺多发放射性异常浓聚灶

病例 4

【简要病史】 男，37 岁，间断咳嗽 2 个月。

【影像分析】 CT（图 1-2-10）示双肺多发结节伴钙化。全身骨显像及 SPECT/CT（图 1-2-11）示双肺及右髋关节周围多发占位性病变伴钙化及放射性异常浓聚。

【病理结果及临床诊断】 右髋关节周围及肺

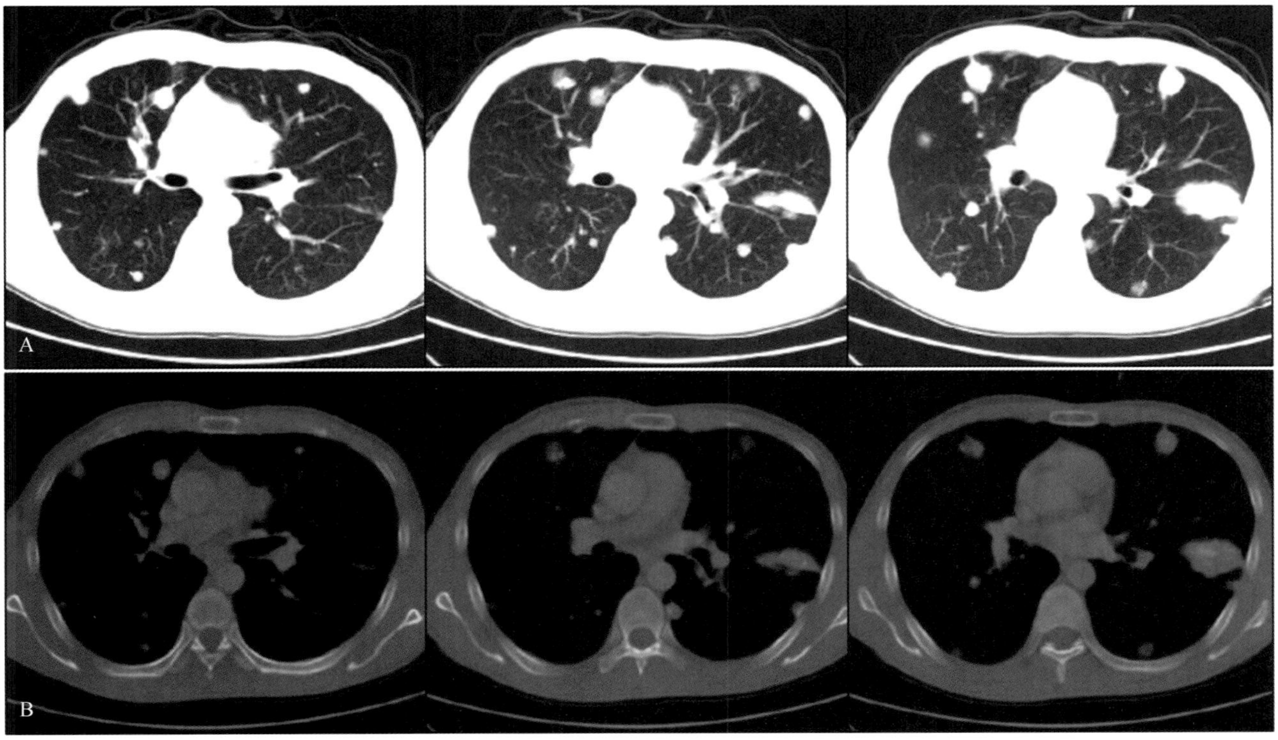

图 1-2-10 胸部 CT 横断层（**A**，肺窗；**B**，骨窗）示双肺多发结节伴钙化

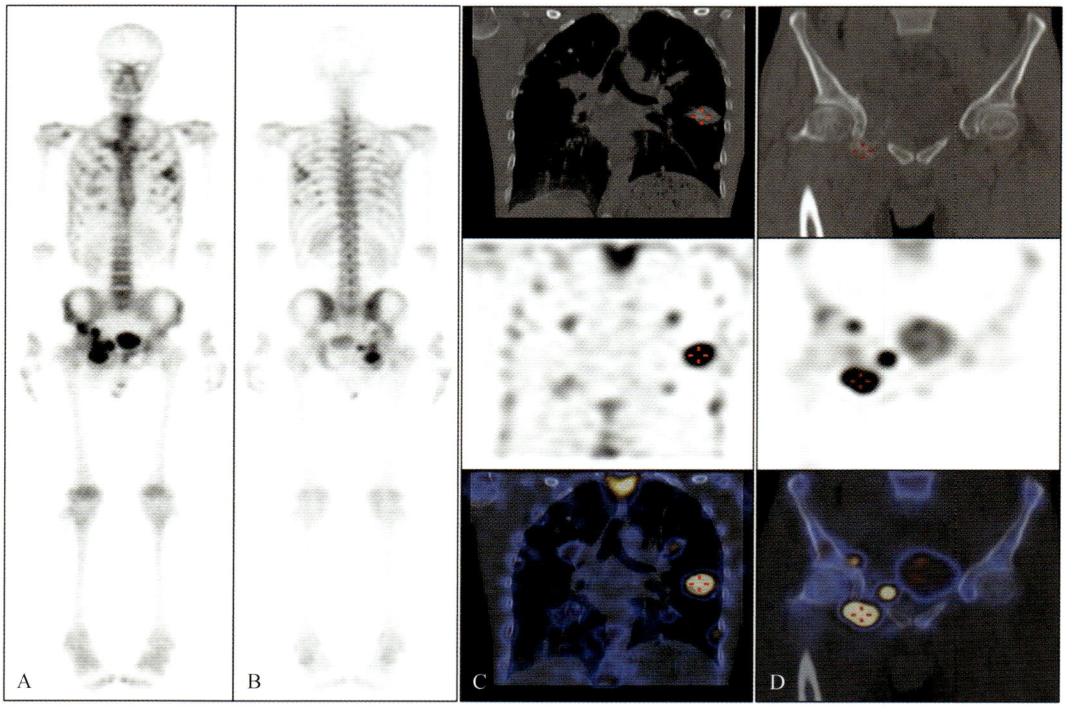

图 1-2-11 全身骨显像（**A～B**）示胸部及右髋关节周围多发放射性异常浓聚；SPECT/CT 冠状断层（**C～D**）示双肺（**C**）及右髋关节周围（**D**）多发占位性病变伴钙化及放射性异常浓聚

部肿物穿刺活检示骨肉瘤；临床诊断：右髋骨外骨肉瘤伴右侧盆腔淋巴结及双肺转移。

【讨论】 骨肉瘤（osteosarcoma）又称为成骨肉瘤（osteogenic sarcoma），主要起源于骨原始间充质细胞，极少数起源于软组织[1]，占原发性骨肿瘤的 15%，男 / 女比 2.3∶1，是儿童和青少年最常见的原发恶性骨肿瘤[2-3]。骨肉瘤具有双峰年龄分布特点，发病高峰分别为青少年和老年，青少年高峰年龄在 15 岁左右，主要为原发性骨肉瘤，老年高峰年龄在 75 岁左右，主要是继发性骨肉瘤[3]。原发骨肉瘤 80%～90% 发生于四肢长骨干骺端，尤其是股骨远端、胫骨近端和肱骨近端；扁骨和不规则骨中以髂骨受累最多见，其次为骶骨、胸骨、肋骨、脊椎和颅骨；手、足短管骨最少见[4]。骨肉瘤主要表现为局部疼痛、肿胀和运动障碍三大症状，以疼痛最为常见。血清 ALP 可有不同程度的升高[5]。

骨肉瘤根据瘤骨的多寡可分为成骨型、溶骨型和混合型；具体包括以下病理类型：低级别中心型骨肉瘤、骨肉瘤非特指型（包括普通型、毛细血管扩张型和小细胞型）、骨旁骨肉瘤、骨膜骨肉瘤、高级别表面骨肉瘤以及继发性骨肉瘤[6]。普通型骨肉瘤（conventional osteosarcoma，COS）可分为成骨细胞型（76%～80%）、软骨细胞型（10%～13%）和成纤维细胞型（10%）[6]。COS 绝大多数起源于四肢的长骨，最常见的是股骨远端（30%），其次是胫骨近端（15%）和肱骨近端（15%）。毛细血管扩张性骨肉瘤也常发生于膝关节周围（约 60%）和肱骨近端（约 20%）[6]。骨肉瘤主要成分为肿瘤性成骨细胞、肿瘤性骨样组织和肿瘤骨；部分肿瘤还可见多少不等的瘤性软骨组织和纤维肉瘤样结构。肿瘤细胞大小不一，染色质丰富，常见核分裂象；肿瘤细胞分泌的基质将其包埋并连接起来，形成大小不等、形态各异的片状结构，即肿瘤性骨样组织，如有较多钙盐沉积即为肿瘤骨[4]。

原发性骨肉瘤 X 线平片及 CT 的主要影像学特征包括[4, 7]：①溶骨性骨质破坏；②瘤骨，包括象牙质瘤骨、棉絮状瘤骨和针样瘤骨；③软组织肿块，内可有瘤骨；④骨膜反应，可出现骨膜三角（Codman's triangle）；⑤侵犯骨骺和关节；⑥病理性骨折；⑦远处转移，肺为最常见的转移部位，20% 的骨肉瘤在初诊时即有远处转移[8]。骨肉瘤 MRI 多表现为不均匀 T1WI 低信号与 T2WI 高信号，边缘清楚、外形不规则；增强扫描由于肿瘤边缘强化时间明显早于中心部位，而表现为中心充盈延迟。

继发性骨肉瘤可分为 6 个亚型：继发于 Paget 病骨肉瘤、放疗相关性骨肉瘤、梗死相关性骨肉瘤、慢性骨髓炎所致骨肉瘤、植入假体相关性骨肉瘤、继发于早期合子后疾病（如纤维结构不良）的骨肉瘤[6]。继发性骨肉瘤的发病年龄多较大，病理类型多为高级别骨肉瘤，预后极差。继发性骨肉瘤的影像学表现多样，多有原发基础病变的背景，并与之关系密切。

骨外骨肉瘤（extraskeletal osteosarcoma，EOS）是一种软组织恶性间叶性肿瘤，发生于骨骼以外，又称软组织骨肉瘤；肿瘤不附着于骨，能产生类骨质或软骨基质[9-10]。EOS 发病率极低，占全部软组织肿瘤的 1%～2%，占全部骨肉瘤的 2%～5%[13]。EOS 发病年龄偏大，多为 40 岁以上的中老年人，高峰年龄在 50～70 岁，男 / 女比约 1.9：1[11]。肿瘤好发于四肢深部的软组织内，其中发生于大腿者最为常见（约 50%），其他常见部位有肩胛带区、躯干、腹膜后等[12-13]。

EOS 根据起源分为原发性与继发性两种：原发性 EOS 是指发生于骨外器官和软组织的骨肉瘤，不依附于骨或骨膜，且无全身骨起源的原发骨肉瘤存在；继发性 EOS 多为骨起源的骨肉瘤向骨外器官和软组织内转移而来，或继发于某些原发疾病，如继发于骨化性肌炎的 EOS（图 1-2-12）等[14]。

原发性 EOS 起病隐匿，无典型临床表现，首发症状多为进行性肿大的软组织肿块，伴或不伴疼痛，肿块可压迫周围脏器，产生相应的症状和体征。CT 平扫通常表现为骨外软组织内非均质性软组织密度肿块，可伴有不同程度钙化或瘤骨成分，约有 10% 的病例表现为广泛的出血囊性变[12-13]。MRI 上，肿瘤实质呈 T1WI 中等或偏低信号，T2WI 中等或偏高信号，信号多不均匀；钙化或瘤骨成分呈低信号区；此外，肿瘤内坏死、囊变及出血更使得 MRI 信号混杂与多变；增强扫描 EOS 多呈明显不均匀强化。

由于骨肉瘤能产生数量不等的新生骨样组织且血供丰富，^{99m}Tc-MDP 骨显像原发病灶和转移病灶均可表现出对骨显像剂的高度摄取[15-16]，故全身骨显像不仅可用于了解原发肿瘤的局部侵犯情况，同时还可检出肺或其他软组织的转移病灶。全身骨显像由于图像前后重叠的影响，部分肺内转移灶易被误诊为骨转移，此时加做 SPECT/CT 可做出客观判断[17-18]。

^{18}F-FDG PET/CT 可对骨肉瘤的恶性程度进行评价，通常 ^{18}F-FDG 摄取越高，肿瘤恶性程度（分级）越高[19]。此外，^{18}F-FDG PET/CT 还可用于骨肉瘤的分期、疗效评估以及系统治疗后局部复发或

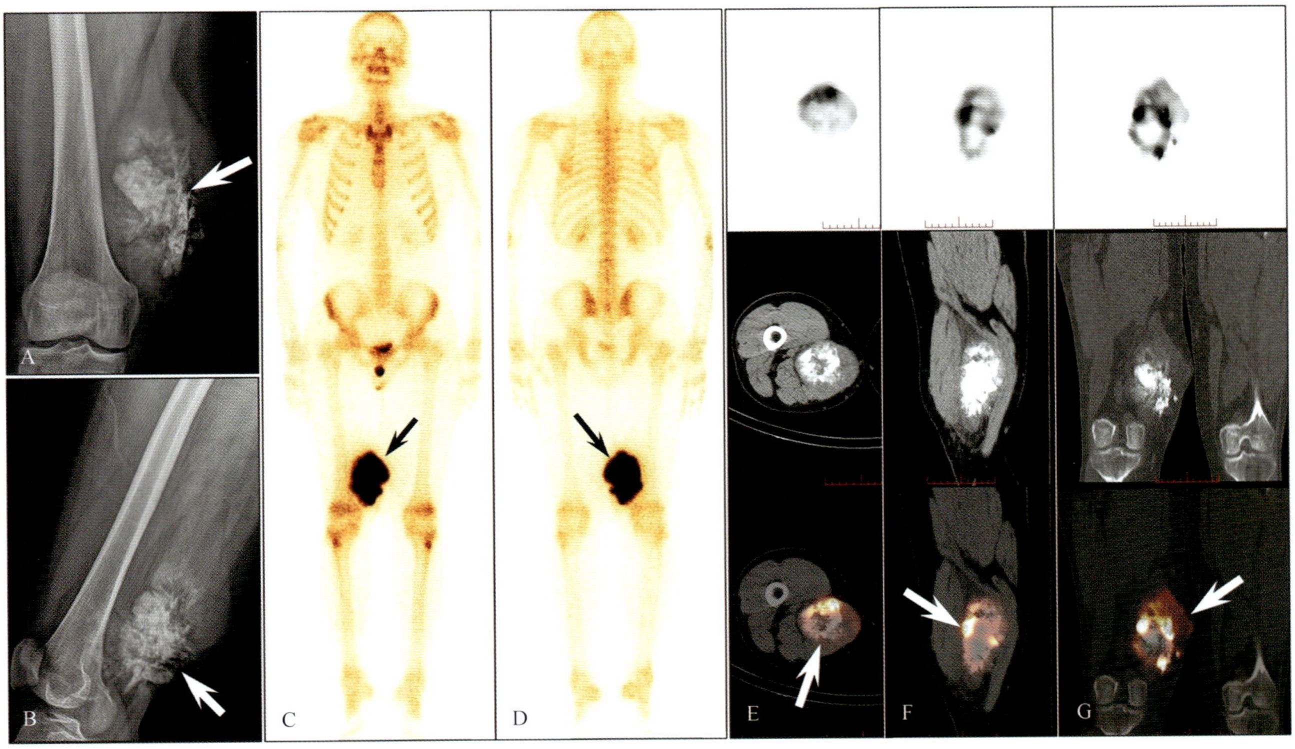

图 1-2-12 确诊外伤性骨化性肌炎 2 年 7 个月后恶变为骨肉瘤（男，20 岁）。右大腿下段正位（**A**）及侧位（**B**）X 线片示右股骨下段内侧软组织内不规则斑片状钙化影（箭号）；全身骨显像（**C～D**）示右股骨下段内侧软组织内放射性异常浓聚（箭号）；SPECT/CT 横断层（**E**）、矢状断层（**F**）及冠状断层（**G**）示右大腿下段内侧肌肉内钙化灶，放射性摄取不均匀增高（箭号）

远处转移的监测[20]。

（宋娟娟　黄定德　郭威　黄敏　姜磊　王思云　李眉　罗莎　周成　李国权　付占立）

参考文献

[1] Ritter J，Bielack SS. Osteosarcoma. Ann Oncol，2010，21（Suppl 7）：vii 320-325.

[2] ESMO/European Sarcoma Network Working Group. Bone sarcomas. ESMO clinical practice guidelines for diagnosis, treatment and follow-up. Ann Oncol，2014，25（Suppl 3）：iii113-123.

[3] Mirabello L，Troisi RJ，Savage SA. Osteosarcoma incidence and survival rates from 1973 to 2004：data from the Surveillance，Epidemiology，and End Results Program. Cancer，2009，115（7）：1531-1543.

[4] 曹来宾，刘吉华. 骨肉瘤的影像学诊断（一）. 放射实践学，2001，16（3）：193-195.

[5] Adamkova Krakorova D，Vesely K，Zambo I，et al. Analysis of prognostic factors in osteosarcoma adult patients，a single institution experience. Klin Onkol，2012，25（5）：346-358.

[6] Choi JH，Ro JY. The 2020 WHO Classification of Tumors of Bone：An Updated Review. Adv Anat Pathol，2021，28（3）：119-138.

[7] 梁碧玲. 骨与关节疾病影像诊断学. 北京：人民卫生出版社，2006：433-447.

[8] Kager L，Zoubek A，Pötschger U，et al. Primary metastatic osteosarcoma：presentation and outcome of patients treated on neoadjuvant Cooperative Osteosarcoma Study Group protocols. J Clin Oncol，2003，21（10）：2011-2018.

[9] Allan CJ，Soule EH. Osteogenic sarcoma of the somatic soft tissues：clinicopathologic study of 26 cases and review of literature. Cancer，1971，27（5）：1121-1133.

[10] Doyle LA. Sarcoma classification：an update based on the 2013 World Health Organization Classification of Tumors of Soft Tissue and Bone. Cancer，2014，120（12）：1763-1774.

[11] Bane BL，Evans HL，Ro JY，et al. Extraskeletal osteosarcoma：a clinicopathologic review of 26 cases. Cancer，1990，65（12）：2762-2770.

[12] Fletcher CDM，Bridge JA，Hogendoorn P，et al. WHO Classification of tumours of soft tissue and bone. 4th ed. Lyon：IARC Press，2013.

[13] The WHO Classification of Tumours Editorial Board. WHO Classification of Tumours Soft Tissue and Bone Tumours，5th ed. Lyon：IARC Press，2020.

[14] Murphey MD，Robbin MR，McRae GA，et al. The many faces of osteosarcoma. Radiographics，1997，17（5）：1205-1231.

[15] Hu B，Liu Y，Cheng L，et al. SPECT/CT imaging of retroperitoneal extraskeletal osteosarcoma. Clin Nucl Med，2014，39（2）：200-202.

[16] 彭京京，张清，蔡伯，等. 放射性核素显像在骨肉瘤诊断中的应用. 中华核医学杂志，2000，20（2）：65-67.

[17] Mebarki M，Medjahedi A，Menemani A，et al. Osteosarcoma pulmonary metastasis mimicking abnormal skeletal uptake in bone scan：utility of SPECT/CT. Clin Nucl Med，2013，38（10）：e392-394.

[18] 高平，王茜，赵赟赟，等. $^{99}Tc^{m}$-MDP SPECT/CT 显像用于骨肉瘤肺转移的诊断. 国际放射医学核医学杂志，2014，38（3）：148-151.

[19] Eary JF，O'Sullivan F，Powitan Y，et al. Sarcoma tumor FDG uptake measured by PET and patient outcome：a retrospective analysis. Eur J Nucl Med Mol Imaging，2002，29（9）：1149-1154.

[20] Palmerini E，Colangeli M，Nanni C，et al. The role of FDG PET/CT in patients treated with neoadjuvant chemotherapy for localized bone sarcomas. Eur J Nucl Med Mol Imaging，2017，44（2）：215-223.

第三节　纤维源性肿瘤

一、促结缔组织增生性纤维瘤

【简要病史】 男，47 岁，腰部疼痛 1 月余，发现右髂骨肿物 1 周。

【专科查体】 右髂骨可触及隆起性包块，质硬，不可推动，局部无压痛。

【影像所见】 X 线片（图 1-3-1 A）及 CT（图 1-3-1 B～D）示右髂骨翼膨胀性骨破坏；MRI（图 1-3-1 E～F）示右髂骨翼肿物，呈 T1WI 等信号与 FS T2WI 不均匀高信号。全身骨显像及 SPECT/CT（图 1-3-2）示右髂骨翼肿物，病变周边骨质放射性摄取轻度增高。

【手术及病理结果】 行右髂骨内病灶刮除＋活检术。大体病理：灰白色碎组织一堆，总大小

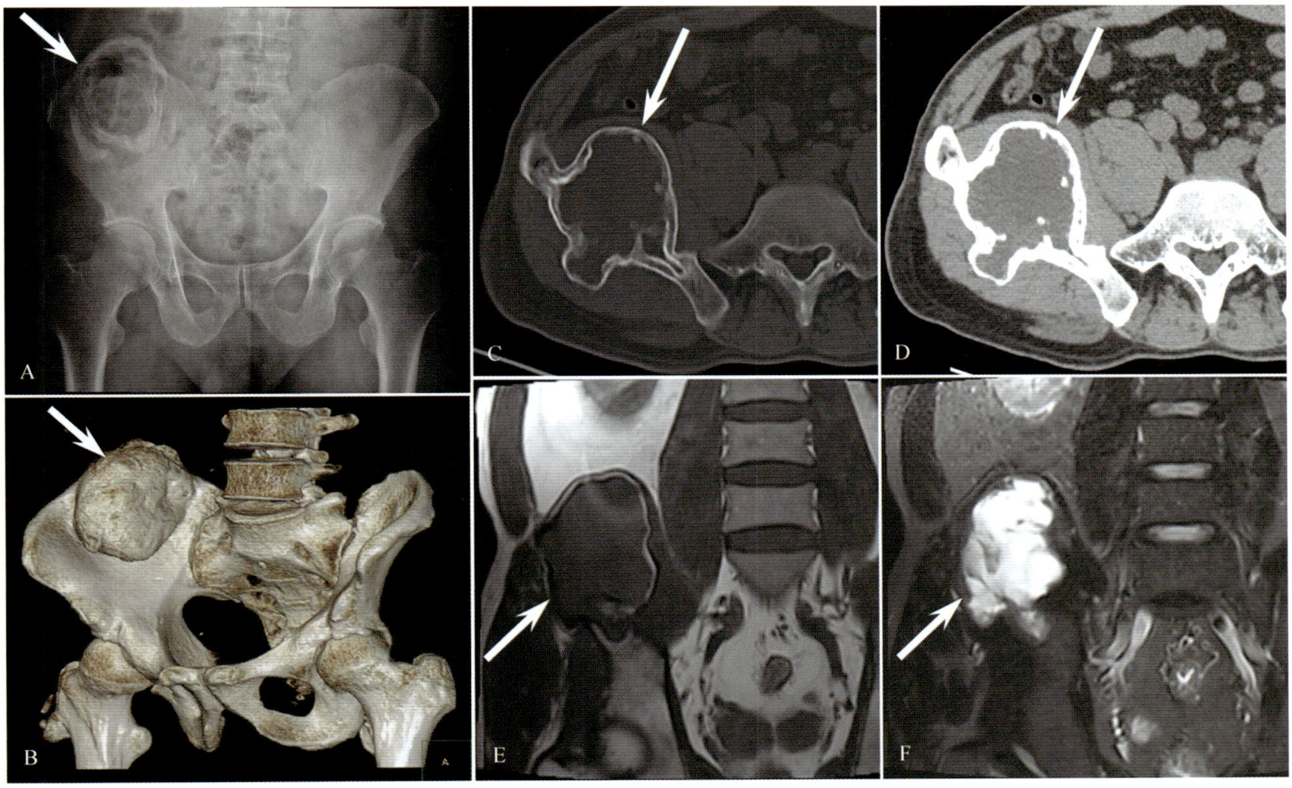

图 1-3-1 骨盆 X 线片（**A**）及 CT 容积再现（**B**）与横断层（**C**，骨窗；**D**，软组织窗）示右髂骨翼膨胀性骨破坏（箭头），内可见骨嵴，骨皮质完整；MRI 冠状断层（**E**，T1WI；**F**，FS T2WI）示右髂骨翼肿物，呈 T1WI 等信号与 FS T2WI 不均匀高信号

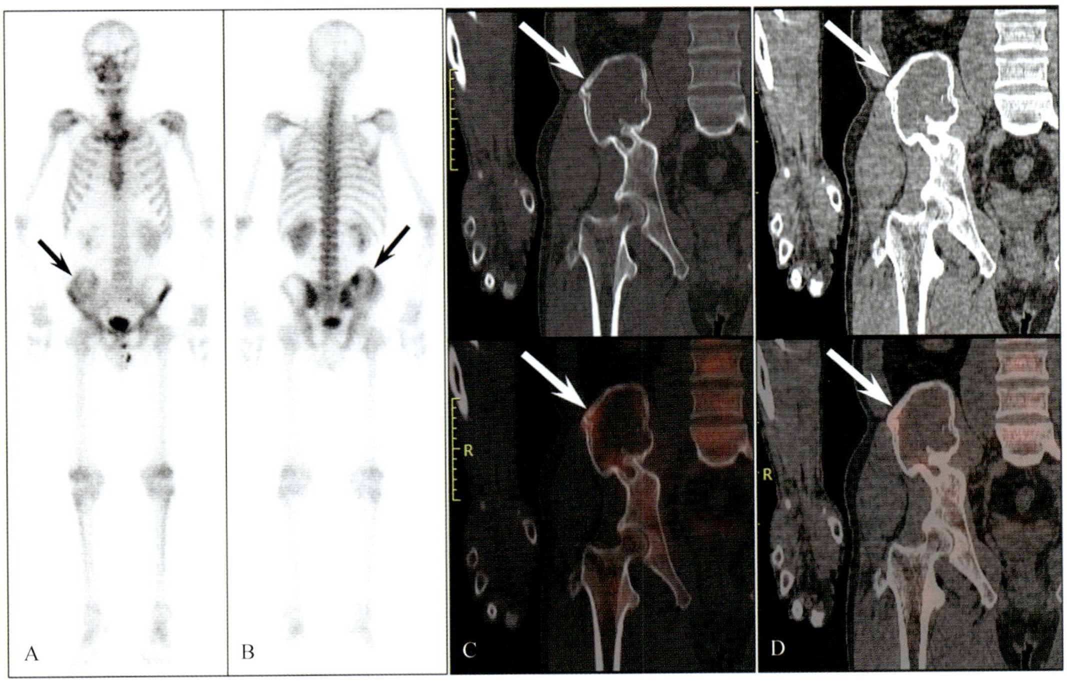

图 1-3-2 全身骨显像（**A**～**B**）及 SPECT/CT 冠状断层骨窗（**C**）与软组织窗（**D**）示右髂骨翼肿物，病变周边骨质放射性摄取轻度增高（箭号）

9 cm×7 cm×3 cm，切面灰白，实性、质中，内含少量骨质；镜下：见梭形细胞呈束状或旋涡状排列，细胞密度不均，核分裂少见，其间见少量分化尚好的编织骨，未见骨母细胞被覆，局部区域出血、变性坏死，部分梭形细胞于宿主骨间穿插生长；IHC：SMA（+），β-连环蛋白（β-catenin）（胞

质+，部分核+），SATB2（+），Ki-67 约 2%～5%，结蛋白（Desmin）、CD34、信号转导和转录激活因子 6（STAT6）、S-100（-）；结合 IHC 结果，考虑为（骨）促结缔组织增生性纤维瘤。

【讨论】 骨促结缔组织增生性纤维瘤（desmoplastic fibroma of bone）是一种极为罕见的局部侵袭性骨肿瘤，在 2020 年 WHO 第 5 版骨肿瘤分类中归于纤维源性肿瘤，中间型，又名骨韧带样纤维瘤[1]。该病好发于 30 岁以下青少年（84%），无明显性别差异；病因不明，可能与体内激素、外伤及遗传等因素有关；全身各部位骨均可发病，以下颌骨（22%）最为多见，其次为股骨（15%）、骨盆（13%）、桡骨（12%）和胫骨（9%），偶可累及脊柱；病情发展缓慢，症状较轻，临床主要表现为病变部位的疼痛与肿胀；该病具有局部侵袭性，术后易复发（25%～75%），并可发生恶性转化（可转化为骨肉瘤、黏液性纤维肉瘤及恶性纤维组织细胞瘤），未见远处转移报道。病理上，镜下可见丰富的胶原纤维和少量梭形纤维细胞，免疫组化可不同程度表达 Vimentin、SMA 及 β-catenin[2]。

骨促结缔组织增生性纤维瘤的影像学表现多样，但多无特异性。X 线和 CT 表现因受累部位不同而异，累及长骨时多表现为膨胀性骨破坏，干骺端与骨干均可累及，病变长径与骨长轴一致，呈中心性或偏心性，可见薄层硬化边，一般无明显钙化基质及骨膜反应，内可见粗大骨嵴或残存骨小梁（呈“树根样”或“胡须样”），骨皮质可变薄或被突破，形成密度稍低于邻近软组织的肿块向外侵犯[3]；发生于髂骨的病变多表现为“地图样”骨质破坏，边缘可见硬化和不规则残留骨小梁[4]；发生于下颌骨者多表现为膨胀性骨质破坏，部分病灶可见骨小梁构成的“花边状”或“多房网格状”改变[5]。根据 X 线 /CT 表现病变可分为囊状扩张性破坏（膨胀性骨质破坏，骨皮质变薄中断，伴“树根样”改变）、溶骨性破坏（正常骨结构消失，类似于恶性软组织肿瘤形成的肿块）、混合性破坏（软组织密度内混合有粗大不规则残留骨嵴或边缘硬化）和骨旁破坏（偏心浸润性骨破坏，边界不清，软组织肿块明显）四种类型[6]。MRI 以 T1WI 不均匀等或低信号为主，T2WI 信号多不均匀，肿瘤内胶原成分及残存骨嵴表现为 T2WI 低信号，而富纤维细胞或囊变坏死区则表现为 T2WI 高信号；MRI 增强扫描多呈不均匀明显强化。MRI 显示的病变范围多大于 X 线片和 CT 扫描，可清晰显示周围软组织肿块和病变范围，可作为切除范围的可靠参考[6-7]。在骨显像上，由于病变无明显成骨特性，多表现为放射性稀疏区，仅边缘反应性成骨及内部残存骨嵴可表现骨显像剂摄取增高，较少表现为整体摄取增高，而在 ^{18}F-FDG PET/CT 可表现为不均匀轻中度摄取[8]。

（徐燕　代文莉　付占立）

参考文献

[1] Choi JH，Ro JY. The 2020 WHO Classification of Tumors of Bone：An Updated Review. Adv Anat Pathol，2021，28（3）：119-138.

[2] Evans S，Ramasamy A，Jeys L，et，al. Desmoplastic fibroma of bone：A rare bone tumour. J Bone Oncol，2014，3（3-4）：77-79.

[3] Tanwar YS，Kharbanda Y，Rastogi R，et，al. Desmoplastic Fibroma of Bone：a Case Series and Review of Literature. Indian J Surg Oncol，2018，9（4）：585-591.

[4] Rouchy RC，Courvoisier A，Wimsey S，et，al. Desmoplastic fibroma of the ilium. Int J Surg Case Rep，2013，4（10）：875-878.

[5] Karimi A，Derakhshan S，Moradzadeh Khiavi M，et，al. Desmoplastic Fibroma of the Jaws：A Case Series and Review of Literature. Iran J Pathol，2020，15（2）：134-143.

[6] Zhang ZZ，Cao L，Zhong ZW，et al. Clinical and Imaging Features of Desmoplastic Fibroma of Bone for Correct Diagnosis and Differentiation. Curr Med Imaging，2022，18（10）：1093-1098.

[7] Vanhoenacker FM，Hauben E，De Beuckeleer LH，et al. Desmoplastic fibroma of bone：MRI features. Skeletal Radiol，2000，29（3）：171-175.

[8] Zhang J，Nian S，Bai Y，et al. FDG PET/CT and Bone Scintigraphy in Desmoplastic Fibroma of the Bone. Clin Nucl Med，2022，47（10）：878-881.

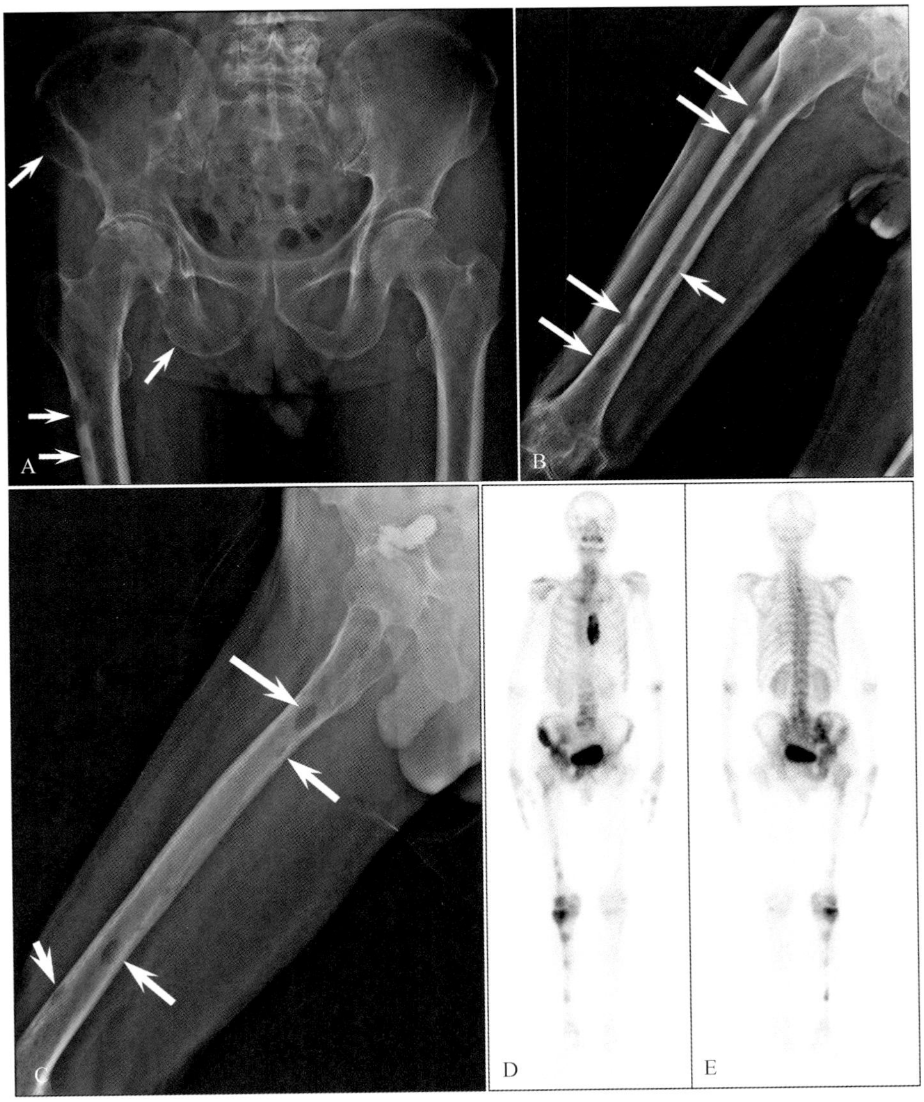

图 1-4-4 骨盆（**A**）及右股骨正位（**B**）与侧位（**C**）X 线片示右髂骨翼、右坐骨、右股骨多发溶骨性骨破坏（箭号）；全身骨显像（**D**～**E**）示胸骨体、右侧骨盆、右股骨及胫骨多发放射性异常浓聚

规则，核仁模糊，部分胞质透亮，并微空泡形成，呈中–重度异型，肿瘤团片状分布，未见明确迷路状及幼稚血管形态；IHC：Vimentin（＋＋＋），CD34（＋＋＋），FLI1（＋＋＋），ERG（＋＋＋），CD56（＋＋），CD31、CKpan 及 S-100 均（－），Ki-67 70%；综上，（骨）血管肉瘤。

病例 4

【简要病史】 女，71 岁，左膝关节疼痛 3 个月。

【影像所见】 MRI（图 1-4-5 A～D）示左股骨下段及胫骨皮质多发异常信号；全身骨显像（图 1-4-5 E～F）示左股骨下段、胫骨及足踝多发放射性异常浓聚。^{18}F-FDG PET/CT（图 1-4-6）示左股骨下段、胫骨及第 1 跖骨多发溶骨性骨质破坏，葡萄糖代谢局灶性增高。

【病理结果】（左下肢病灶）穿刺活检病理：陈旧性出血病灶内见少量条索样或腔隙样上皮样细胞，胞质丰富，核偏位；IHC：CD31（＋），ERG（＋），FLI1（＋），整合酶相互作用分子 1（INI1）（＋），CKpan（弱＋），Ki-67 40%，LCA、上皮糖蛋白 2（MOC31）、CK7、CD38、CD138、CD68（KP1）、人黑色素瘤抗体 45（HMB45）、黑色素 A（Melan A）、S-100、CD34 及转录因子结合 IGHM 增强子 3（TFE3）（－）；结合免疫表型诊断为具有上皮样特征的血管内皮细胞肿瘤，结合临床（肿瘤由骨内侵犯至骨外软组织），考虑为上皮样血管肉瘤。

【讨论】 骨原发血管肿瘤临床少见，仅占原发骨肿瘤的 1%～2%[1]。2020 年第 5 版 WHO 骨与软组织肿瘤分类，将骨血管肿瘤分为 3 类[2-4]：①良性，血管瘤；②中间型，上皮样血管瘤；③恶

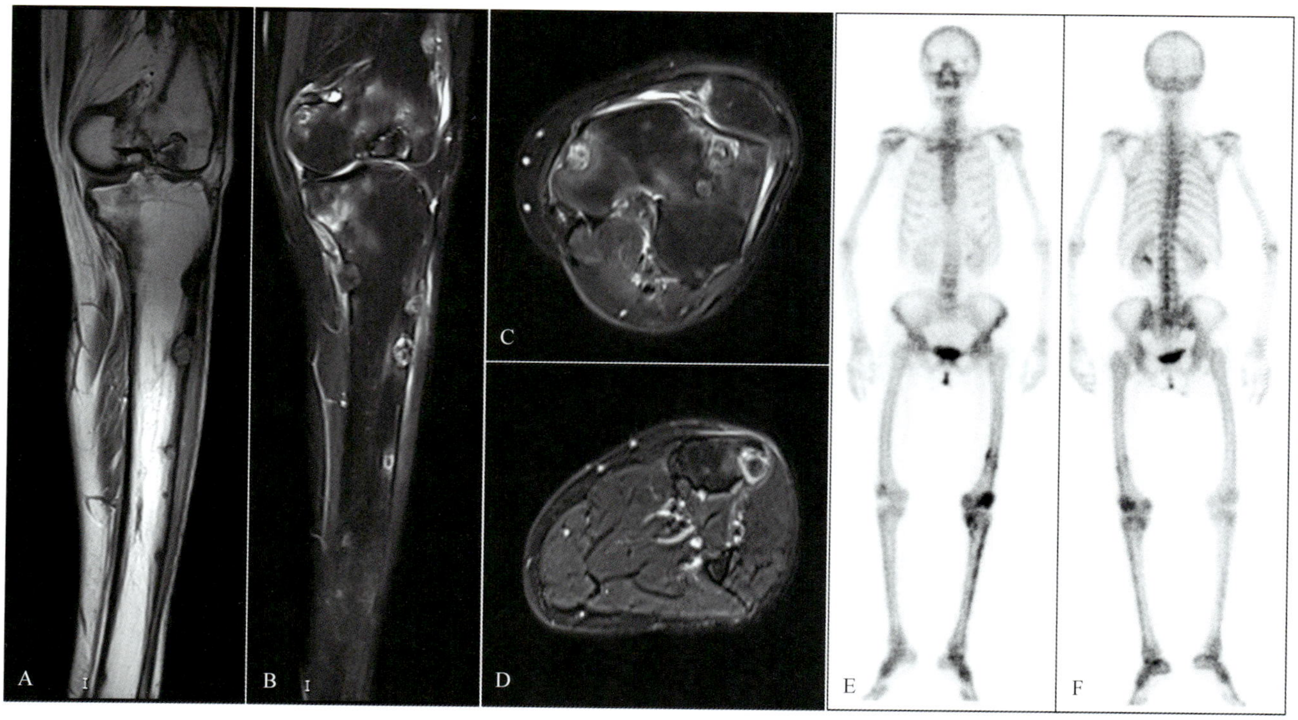

图 1-4-5 左下肢 MRI 冠状断层（**A**，T1WI；**B**，FS T2WI）及横断层（**C**～**D**，FS T2WI）示左股骨下段及胫骨皮质多发异常信号；全身骨显像（**E**～**F**）示左股骨下段、胫骨及足踝多发放射性异常浓聚

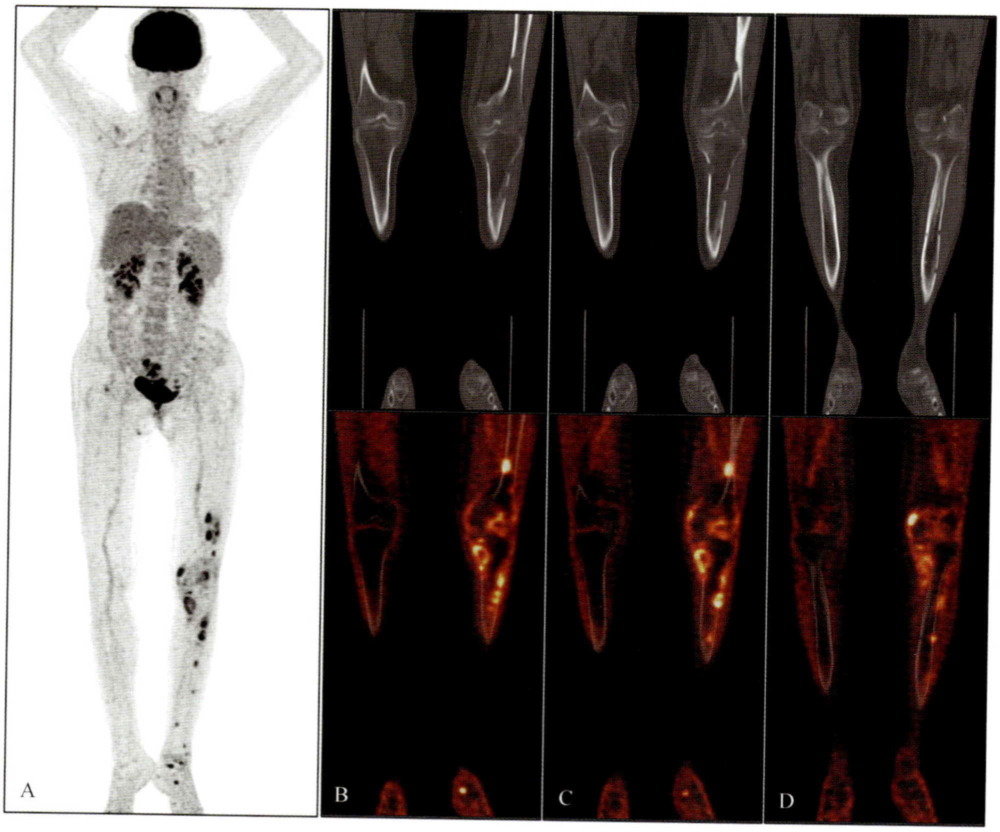

图 1-4-6 ^{18}F-FDG PET/CT（**A**，MIP；**B**～**D**，冠状断层）示左股骨下段、胫骨及第 1 跖骨多发溶骨性骨质破坏，多数位于骨皮质，葡萄糖代谢局灶性增高

性，上皮样血管内皮瘤和血管肉瘤。

骨血管肉瘤（angiosarcoma，AS）十分罕见，发病率在肉瘤中＜1%，多见于男性（男/女 2：1），可单发或多发（多发占 30%～40%）[5-7]。镜下肿瘤性血管结构不规则，相互吻合形成复杂的迷路样结构，并侵犯骨组织；部分分化差的肿瘤性血管仅由单个瘤细胞构成（一个内皮细胞形成一个空腔，内含一个红细胞），肿瘤细胞异型性明显，核分裂象多见[8-9]。上皮样血管肉瘤（epithelioid angiosarcoma）是一种特殊类型的 AS，因其肿瘤细胞呈“上皮样”且多数表达细胞角蛋白而得名，占所有骨 AS 的 20%～30%，由于其预后与非上皮样 AS 无明显差异，故在 WHO 骨与软组织肿瘤分类中未单独列出[8]。骨 AS 临床主要表现为局部疼痛和肿胀；好发于长骨（股骨、胫骨和肱骨），以股骨多见，病变多位于干骺端或骨干，可延伸至骨端或骨骺；少数病灶可位于骨盆、脊柱和肋骨；多中心性骨 AS 常累及同一解剖区域的多块骨[6]。骨 AS 常见 X 线及 CT 表现为溶骨性病变，呈不规则的斑片状或大片状骨破坏，边界清或不清（肿瘤恶性程度越高边界越模糊），骨皮质和髓质多同时受累，软组织肿块常见，而放射状骨针及骨膜反应少见。MRI 上软组织肿块较大时可见向心性强化或边缘强化[6, 10]。骨 AS 病灶在 ^{18}F-FDG PET/CT 上代谢多明显增高，极少数病灶呈轻度摄取，SUV_{max} 3.2～32.3[11-12]；PET/CT 对探及多发病灶有一定意义。^{99m}Tc-MDP 全身骨显像表现为病变处放射性摄取增高[13-14]。

AS 的恶性程度高，预后较差，目前尚无有效的治疗措施，多采取手术结合放、化疗等综合疗法[5, 8-9]。

（宋娟娟　蒋亚群　何勇　许玉峰
王鹤　付占立）

参考文献

[1] Righi A，Sbaraglia M，Gambarotti M，et al. Primary Vascular Tumors of Bone：A Monoinstitutional Morphologic and Molecular Analysis of 427 Cases With Emphasis on Epithelioid Variants. Am J Surg Pathol，2020，44（9）：1192-1203.

[2] The WHO Classification of Tumours Editorial Board. WHO Classification of Tumours Soft Tissue and Bone Tumours，5th ed. Lyon：IARC Press，2020.

[3] 刘斯润，蔡香然，邱麟．新版（2020）WHO 骨肿瘤分类解读．磁共振成像，2020，11（12）：1086-1091.

[4] Choi JH，Ro JY. The 2020 WHO Classification of Tumors of Bone：An Updated Review. Adv Anat Pathol，202，28（3）：119-138.

[5] van IJzendoorn DGP，Bovée JVMG. Vascular Tumors of Bone：The Evolvement of a Classification Based on Molecular Developments. Surg Pathol Clin，2017，10（3）：621-635.

[6] 李俊，陈瑞莹，杨怡，等．骨血管肉瘤的 CT、MRI 征象分析．临床放射学杂志，2019，38（3）：508-511.

[7] Palmerini E，Leithner A，Windhager R，et al. Angiosarcoma of bone：a retrospective study of the European Musculoskeletal Oncology Society（EMSOS）. Sci Rep，2020，10（1）：10853.

[8] 吕蓓蓓，魏帅帅，王强修．骨原发性上皮样血管肿瘤的临床病理特点．医学综述，2016，22（17）：3382-3385.

[9] 李兰，孙晓淇，张铭，等．骨原发性上皮样血管肉瘤 3 例临床病理分析．临床与实验病理学杂志，2016，32（1）：83-85.

[10] Yoo MY，Lee ES，Kim SK，et al. Multicentric primary angiosarcoma of bone mimicking metastasis on ^{18}F-FDG PET/CT in a patient with a history of sigmoid colon cancer：a case report. Nucl Med Mol Imaging，2015，49（4）：321-324.

[11] Song L，Han S，Jiang L，et al. F18-fluorodeoxyglucose positron emission tomography/computed tomography in the evaluation of vertebral vascular tumors. Clinical Imaging，2020，65（9）：24-32.

[12] Li F，Ou X. A low-grade bone angiosarcoma presented as low to mild ^{18}F-FDG uptake mimicking multiple myeloma. Hell J Nucl Med，2020，23（3）：360-361.

[13] 郝辉，万娅敏，陈扬扬，等．原发性长骨骨血管肉瘤的诊断与治疗．中华骨科杂志，2020，40（10）：653-660.

[14] Xu Y，Chen W，Cheng H，et al. Epithelioid hemangioendothelioma of the bone：A case report with findings of bone scintigraphy. Medicine（Baltimore），2019，98（19）：e15546.

第五节　富含破骨巨细胞的肿瘤

一、动脉瘤样骨囊肿

【简要病史】 男，34 岁，发现右膝肿块伴疼痛 2 天。

【影像所见】 X 线片（图 1-5-1 A～B）示右股骨外侧髁膨胀性溶骨性破坏，病灶边缘骨质硬化，周围未见明显骨膜反应；MRI（图 1-5-1 C～D）示上述病变内多发囊性异常信号。骨三相及全身骨显像（图 1-5-2 A～E）示右股骨下端放射性摄取增高；SPECT/CT（图 1-5-2 F～G）示右股骨外侧髁溶骨性病变处放射性分布减低，病灶周围骨质硬化边呈环形放射性摄取增高。

【病理结果】 术后病理：动脉瘤样骨囊肿。

【讨论】 动脉瘤样骨囊肿（aneurysmal bone cyst，ABC）是一种含有多房囊腔的骨良性病变，囊腔内充盈血液[1]，病灶生长迅速，具有局部侵袭

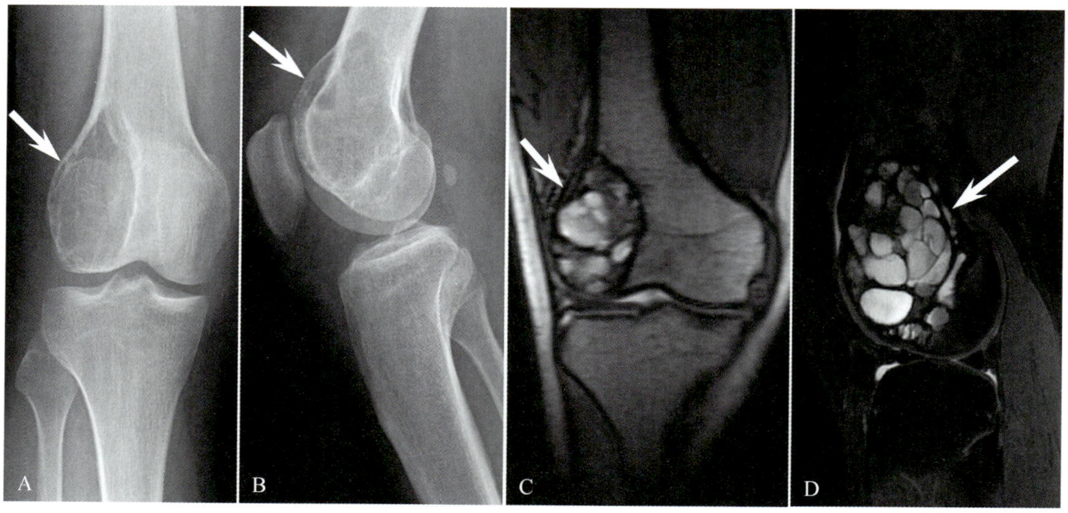

图 1-5-1　右膝关节正位（A）及侧位（B）X 线片示右股骨外侧髁膨胀性溶骨性破坏（箭号），病灶边缘骨质硬化，周围未见明显骨膜反应；右膝关节 MRI 冠状断层（C，T2WI）及矢状断层（D，FS T2WI）示上述病变内多发囊性高信号（箭号）

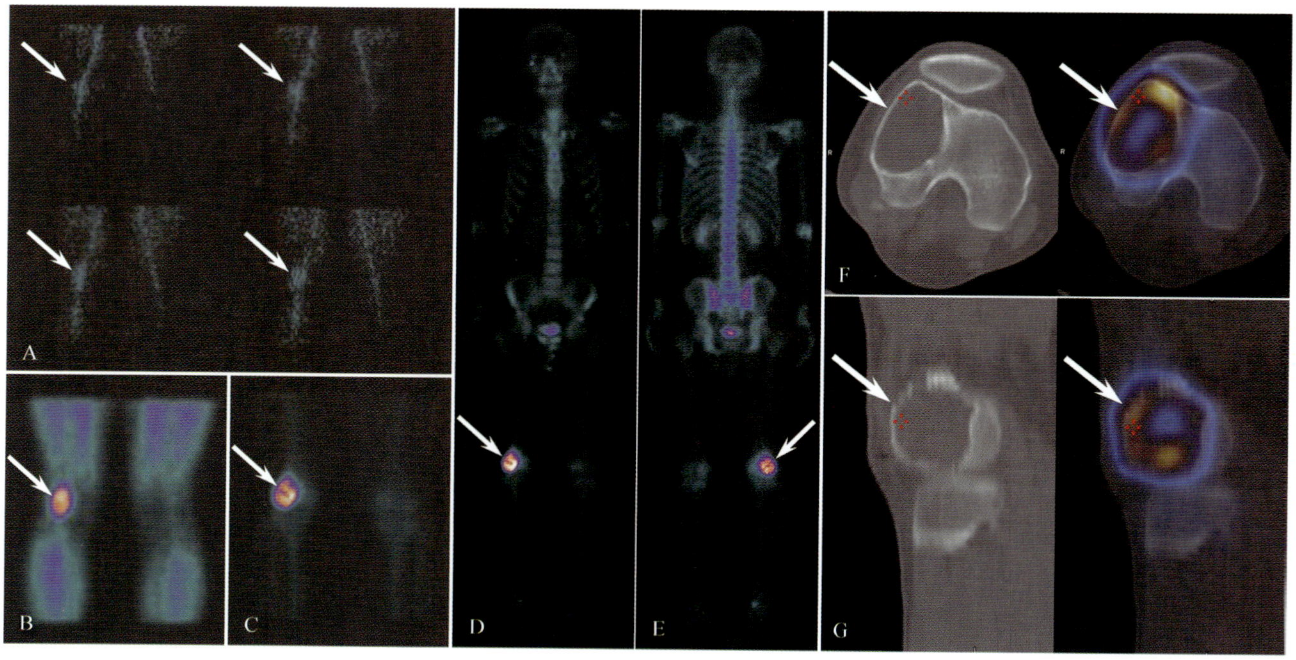

图 1-5-2　骨三相（A，血流相；B，血池相；C，延迟相）及全身骨显像（D～E）示右股骨下端放射性摄取增高（箭号）；SPECT/CT 横断层（F）及矢状断层（G）示右股骨外侧髁溶骨性病变处放射性分布减低，病灶周围骨质硬化边呈环形放射性摄取增高（箭号）

性，于 1942 年由 Jaffe 和 Lichtenstein 首次提出[2]。

既往认为 ABC 是由于髓腔内静脉压力升高而导致骨腔隙扩大并充满血液而引起的反应性病变[3]，并非真正的肿瘤，分为原发性和继发性两种[4-5]。目前研究表明，ABC 的发病可能与 17p13.2 染色体的泛素特异性蛋白酶 6（USP6）基因重排有关[1]，其中以 17 号染色体短臂与 16 号染色体长臂的平衡易位 t（16；17）（q22；p13）最常见，导致成骨细胞钙黏蛋白 11（*CDH 11*）基因与 *USP6* 基因融合，引起 *USP6* 基因转录上调而具有致瘤活性[6]。在 2020 年第 5 版 WHO 骨肿瘤分类中，将 ABC 确立为一种独立的肿瘤，并建议分别使用“ABC”和“ABC 样改变”代替“原发性 ABC”和“继发性 ABC”[1]。“ABC 样改变”（既往称为继发性 ABC）发生于原有骨病变的基础上，约占所有 ABC 的 30%[7]，尚未发现存在遗传异常，不被认为是肿瘤[5]；大部分“ABC 样改变”与骨的良性病变有关，常见于骨巨细胞瘤、骨母细胞瘤、软骨母细胞瘤及骨纤维结构不良等[4-5]。“ABC 样改变”的临床特点与原有骨病变的特征密切相关。

ABC 可发生于任何年龄段，但以 20 岁之前最为常见（80%）[1]，无性别差异[5, 8]，估计年发病率为 0.15/100 万[9]，约占所有骨肿瘤的 1%[7]。ABC 可累及全身任何骨骼，尤以长骨（股骨、胫骨和肱骨）的干骺端以及椎体的后部最为多见[1, 3, 7]，多为单发[2]。极少数 ABC 可发生于软组织内[10-11]。最常见的临床症状是局部疼痛和肿胀，可发生病理性骨折[3]；椎骨 ABC 可压迫脊神经和脊髓并引起神经系统症状[1]。

ABC 大体病理表现为边界清晰、充满血液的多房囊性包块，囊内有棕褐色或灰白色海绵样间隔，外周软组织成分被一层薄薄的反应性成骨壳所包绕[1, 3]。镜下囊腔内富含红细胞（RBC）和淡棕色含铁血黄素，被结缔组织形成的间隔分隔，该纤维性间隔由中等细胞密度成分构成，包括细胞形态温和的成纤维细胞、散在的破骨细胞样多核巨细胞以及围绕骨母细胞的反应性编织骨[1, 3]；在约 1/3 的病例中，可看到由软骨样物质形成的特征性网状花边，或称为具有软骨样边缘的钙化基质[12]；核分裂象常见，且可为多个，但无病理性核分裂象[1]。除非发生病理性骨折，否则坏死很少见[1]。

ABC 在 X 线片上表现为边界清晰的膨胀性、溶骨性病变，大多数肿瘤含有一层由反应性成骨构成的硬化边[1]；长管状骨中病灶多为偏心性分布，短管状骨可为中心性分布[7]；由于病变内的骨小梁状分隔或骨嵴可形成多房性外观，呈“皂泡样”改变[3]。CT 和 MRI 可显示囊内间隔和特征性的多液平面[1]，这些液面差异是由于囊内容物的不同密度和信号强度所致；在 MRI 上，囊壁和间隔 T1WI 与 T2WI 均为低信号，增强扫描可见强化[8, 12]。在骨显像上，ABC 表现为病灶外周骨质放射性摄取增加，而中央溶骨性区域放射性分布减低[1]。

ABC 是一种具有局部复发潜能的良性病变。刮除术后的复发率从 20% 到 70% 不等，不完全刮除而自发消退的情况非常少见[1]。

（赵靖　黄琦　王攀　付占立）

参考文献

[1] WHO Classification of Tumours Editorial Board eds. World Health Organization classification of soft tissue and bone tumours. 5th ed. Lyon：IARC Press，2020.

[2] Jaffe H，Lichtenstein L. Solitary unicameral bone cyst：with emphasis on the roentgen picture，the pathologic appearance and the pathogenesis. Arch Surg，1942，44(6)：1004-1025.

[3] Park HY，Yang SK，Sheppard WL，et al. Current management of aneurysmal bone cysts. Curr Rev Musculoskelet Med，2016，9（4）：435-444.

[4] Bonakdarpour A，Levy WM，Aegerter E. Primary and secondary aneurysmal bone cyst：a radiological study of 75 cases. Radiology，1978，126（1）：75-83.

[5] Martinez V，Sissons HA. Aneurysmal bone cyst. A review of 123 cases including primary lesions and those secondary to other bone pathology. Cancer，1988，61（11）：2291-2304.

[6] Oliveira AM，Hsi BL，Weremowicz S，et al. USP6（Tre2）fusion oncogenes in aneurysmal bone cyst. Cancer Res，2004，64（6）：1920-1923.

[7] Bakarman KA. Diagnosis and Current Treatment of Aneurysmal Bone Cysts. Cureus，2024，16（2）：e53587.

[8] Vergel De Dios AM，Bond JR，Shives TC，et al. Aneurysmal bone cyst. A clinicopathologic study of 238 cases. Cancer，1992，69（12）：2921-2931.

[9] Leithner A，Windhager R，Lang S，et al. Aneurysmal bone cyst. A population based epidemiologic study and literature review. Clin Orthop Relat Res，1999，(363)：176-179.

[10] Nielsen GP，Fletcher CD，Smith MA，et al. Soft tissue aneurysmal bone cyst：a clinicopathologic study of five cases. Am J Surg Pathol，2002，26（1）：64-69.

[11] Song W，Suurmeijer AJH，Bollen SM，et al. Soft tissue aneurysmal bone cyst：six new cases with imaging details，molecular pathology，and review of the

literature. Skeletal Radiol，2019，48（7）：1059-1067.
［12］Kransdorf MJ，Sweet DE. Aneurysmal bone cyst：concept，controversy，clinical presentation，and imaging. AJR Am J Roentgenol，1995，164（3）：573-580.

二、非骨化性纤维瘤

病例 1

【简要病史】男，16 岁，活动后右大腿疼痛 3 个月。

【影像所见】X 线片（图 1-5-3 A）及 CT（图 1-5-3 B～D）示右股骨下段内侧膨胀性、多房囊性低密度灶，伴周围硬化边形成，并向内突入骨髓腔；MRI（图 1-5-3 E～G）示上述病变 T1WI 呈低信号，FS T2WI 病灶周边呈不均匀高信号。全身骨显像及 SPECT/CT（图 1-5-4）示右股骨下段内侧病灶放射性摄取轻度增高。

【病理结果】行右胫骨远端病灶刮除术；病理：非骨化性纤维瘤。

病例 2

【简要病史】女，18 岁，偶然发现右下肢多发骨病变 2 月余。2 月余前因右踝扭伤肿胀，X 线片发现右踝病变，进一步检查发现右下肢多发骨病变。

【影像所见】X 线片（图 1-5-5）示右股骨头、右股骨远端及右胫骨近端、右胫骨远端及距骨多发偏心囊性骨病变。CT（图 1-5-6 A～C）示右股骨远端、胫骨近端及距骨多发囊性骨病变伴边缘硬化；全身骨显像（图 1-5-6 D～E）示上述病变放射性异常浓聚。

【病理结果】患者分别行右胫骨近端、远端病变刮除及骨水泥填充术，术后病理:（多发性）非骨化性纤维瘤。

【讨论】非骨化性纤维瘤（non-ossifying fibroma，NOF）是由成纤维细胞构成的干骺端错构瘤，又称干骺端纤维性缺损、非成骨性纤维瘤、组织细胞纤维瘤、干骺端错构瘤、纤维皮质缺损。当病变较小且局限于骨膜下或皮质内时称之为干骺端纤维性缺损或纤维皮质缺损；当病灶较大时，可侵入髓腔，则称之为 NOF，故 NOF 和纤维皮质缺损属于同一种疾病中的两种不同表现。

NOF 最常见于儿童及青少年，发病高峰年龄 10～20 岁，发病部位多位于下肢长骨干骺端，约

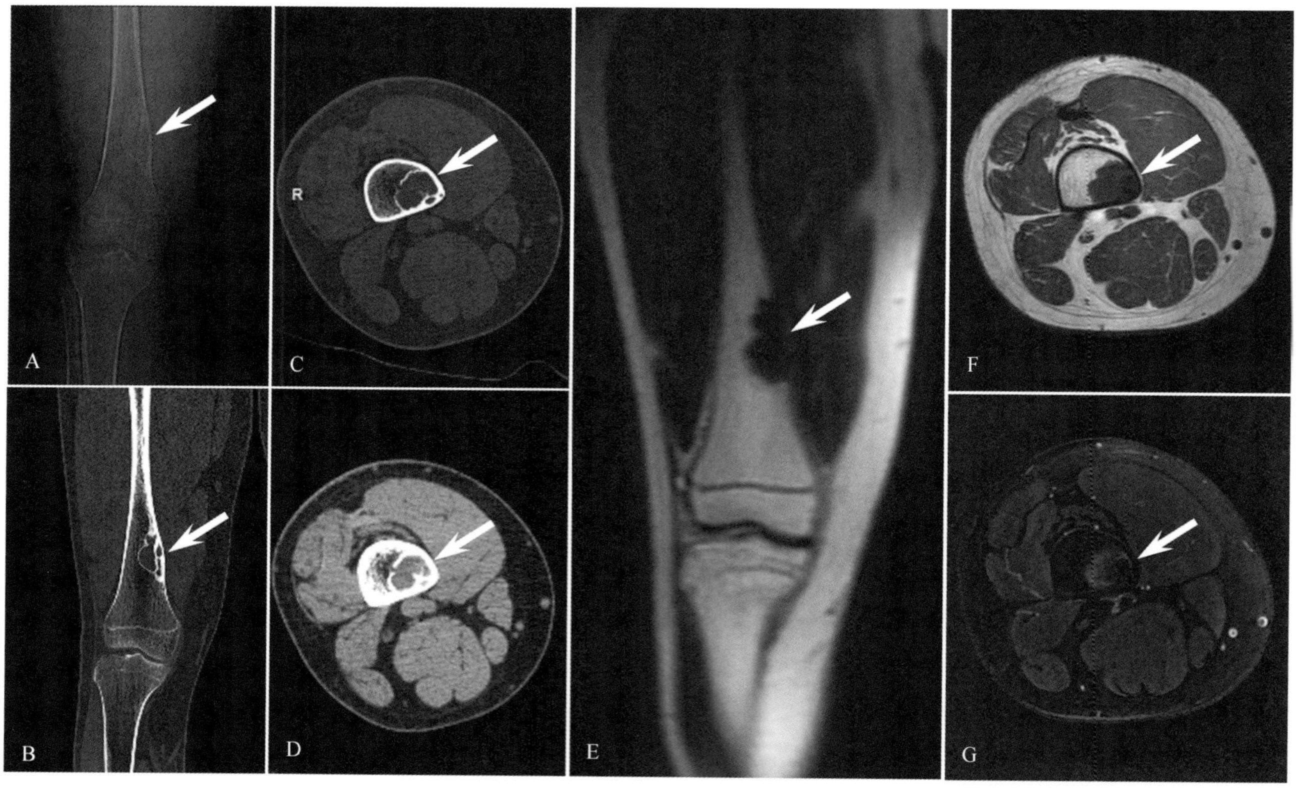

图 1-5-3 右膝关节 X 线片（**A**）及 CT 冠状断层（**B**）与横断层（**C**，骨窗；**D**，软组织窗）示右股骨下段内侧膨胀性、多房囊性低密度灶，伴周围硬化边形成，并向内突入骨髓腔（箭号）；MRI 矢状断层（**E**，T1WI）及横断层（**F**，T1WI；**G**，FS T2WI）示上述病变 T1WI 呈低信号，FS T2WI 病灶周边呈不均匀高信号（箭号）

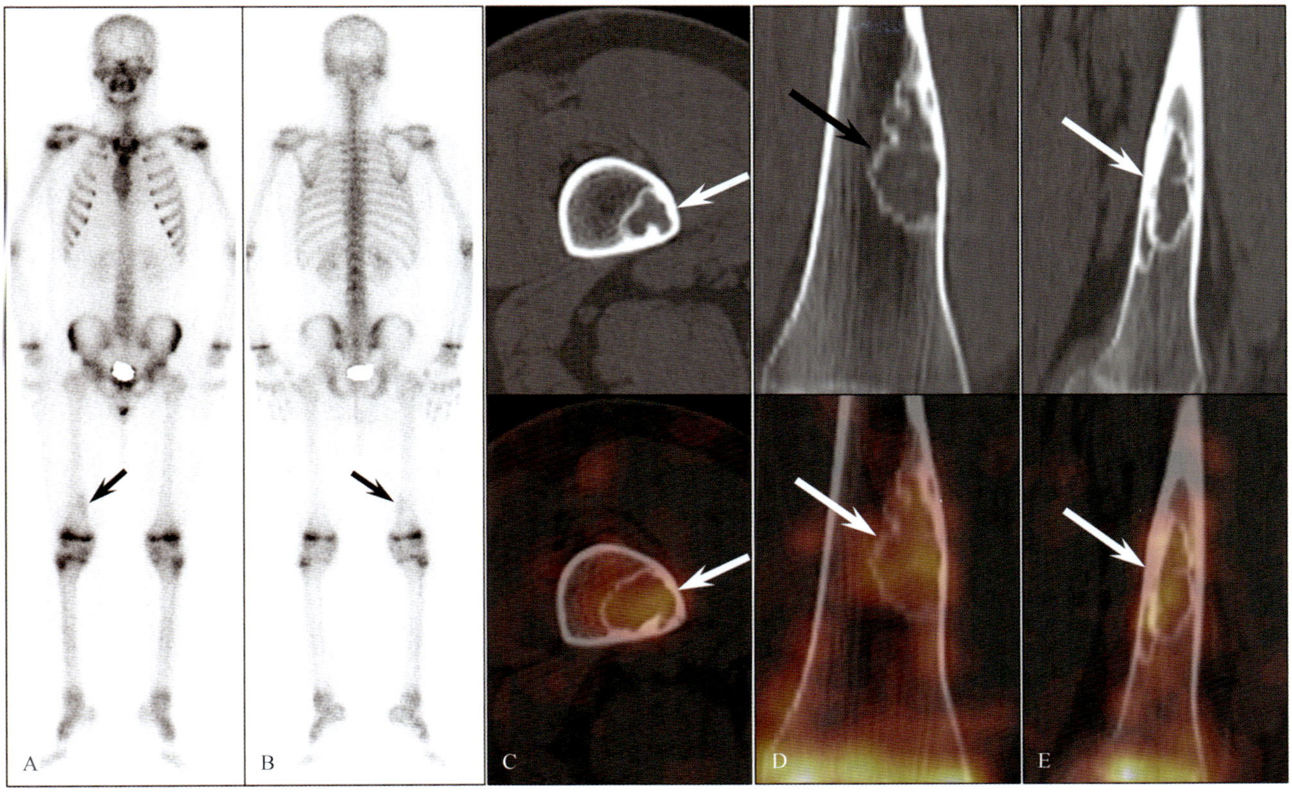

图 1-5-4 全身骨显像（A～B）示右股骨下段内侧放射性摄取轻度增高（箭号）；SPECT/CT 横断层（C）、冠状断层（D）及矢状断层（E）示右股骨下段内侧病灶放射性摄取轻度增高（箭号）

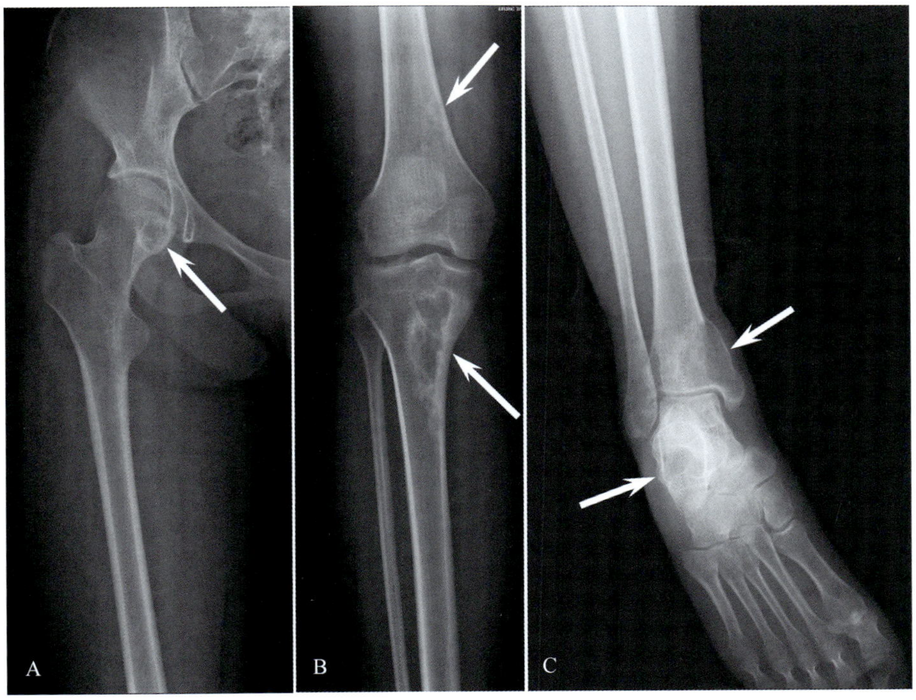

图 1-5-5 右髋（A）、右膝（B）及右踝（C）关节 X 线片示右股骨头（A）、右股骨远端及右胫骨近端（B）、右胫骨远端及距骨（C）可见多发偏心囊性骨病变（箭号）

55% 发生于股骨远端和胫骨近端，亦可见于胫骨远端，但很少发生于上肢[1]。NOF 可有多发病灶，可发生于同一骨的不同部位，亦可发生在不同骨。当多发 NOF 合并“牛奶咖啡斑”而不伴有神经纤维瘤病时，则被称为 Jaffe-Campancci 综合征，由 Mirra 于 1982 年首次命名[2]。1983 年 Campanacci

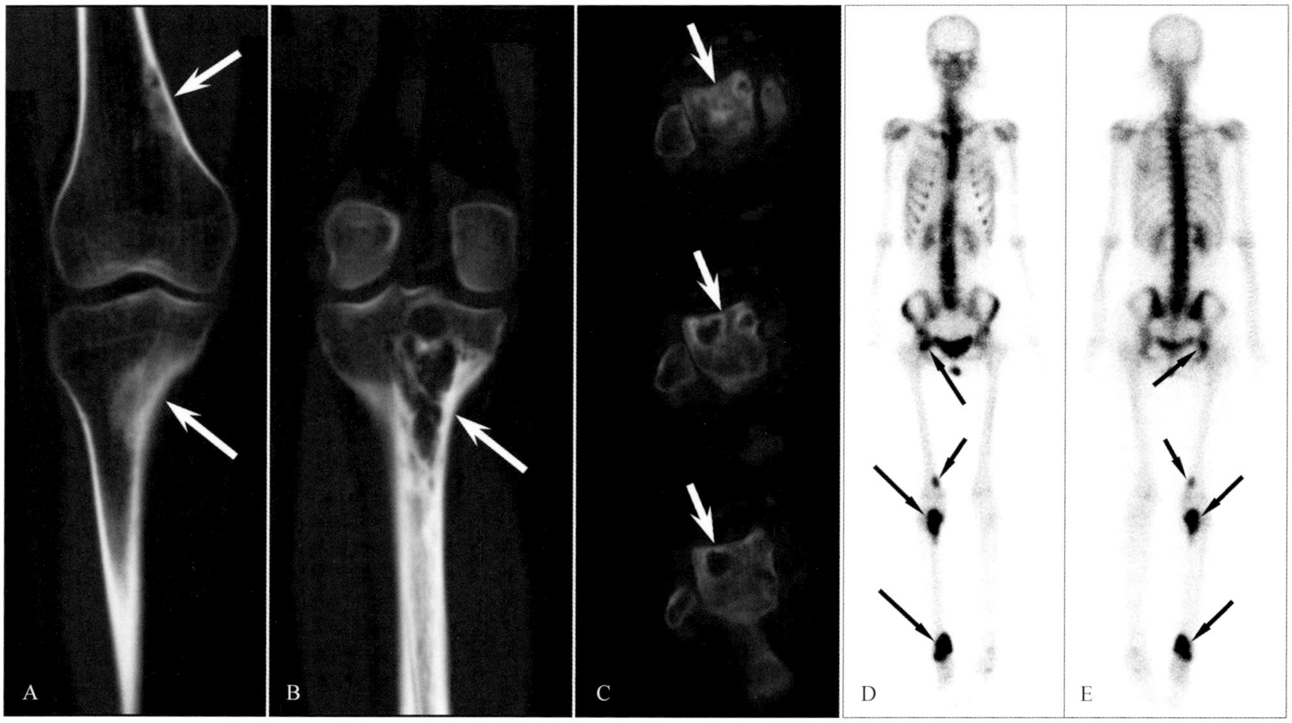

图 1-5-6 右膝关节 CT 冠状断层（**A**～**B**）及右踝关节横断层（**C**）示右股骨远端（**A**）、胫骨近端（**A**～**B**）及距骨（**C**）多发囊性骨病变伴边缘硬化（箭号）；全身骨显像（**D**～**E**）示上述病变放射性异常浓聚（箭号）

报道 10 例此类患者，其中 4 例未出现牛奶咖啡斑，但都合并其他骨外表现，如智力发育障碍、先天性失明、性早熟、脊柱侧突等[3]。

NOF 的 X 线表现为骨皮质内沿长轴分布且伴较厚硬化边的单发或多发囊状透亮区，可向内膨胀突入髓腔，但有硬化边与髓腔分隔，骨皮质外缘多有较完整骨壳[4]。CT 能更清楚显示病灶在骨内的位置、周围骨结构及邻近软组织改变。NOF 通常呈现非侵袭性骨肿瘤的影像表现，如病变边界清晰锐利、不伴有骨膜反应、不伴骨皮质连续性中断、无软组织肿块等。唯一可能与侵袭性病变混淆的表现为病理性骨折，常发生于肿瘤较大时。NOF 在 MRI 的 T1WI 常呈低信号，由于组织学成分（纤维组织、含铁血黄素和组织细胞）的构成比例不同，在 T2WI 可呈现出高、混杂或低信号[5]。

NOF 病灶的成骨活跃程度直接影响其对骨显像剂的摄取。全身骨显像对 NOF 病变检出一般具有较高灵敏性，但特异性不足，鉴别诊断需结合其他影像学表现[6]。全身骨显像可一次成像显示全身骨骼的特点，使其对多发病变的检出独具优势。

（张毓艺　熊晓亮　赵银龙　付占立）

参考文献

[1] Henry J Mankin，Carol A Trahan，Gertrud Fondren，et al. Non-ossifying fibroma，fibrous cortical defect and Jaffe-Campanacci syndrome：a biologic and clinical review. Chir Organi Mov，2009，93（1）：1-7.

[2] Mirra JM，Gold RH，Rand F. Disseminated nonossifying fibromas in association with café-au-lait spots（Jaffe-Campanacci syndrome）. Clin Orthop Relat Res，1982，（168）：192-205.

[3] Campanacci M，Laus M，Boriani S. Multiple non-ossifying fibromata with extraskeletal anomalies：a new syndrome? J Bone Joint Surg Br，1983，65（5）：627-632.

[4] 高振华，孟悛非，陈应明，等. 骨良性纤维病变的影像与病理学分析. 临床放射学杂志，2008，27（1）：72-76.

[5] Naveen Subhas，Kimmie L Bui，Murali Sundaram，et al. Incidental tumor and tumor-like lesions around the knee. Semin Musculoskelet Radiol，2009，13（4）：353-370.

[6] Nir Hod，Yeheskel Levi，Gil Fire，et al. Scintigraphic characteristics of non-ossifying fibroma in military recruits undergoing bone scintigraphy for suspected stress fractures and lower limb pains. Nucl Med Commun，2007，28（1）：25-33

三、骨巨细胞瘤

【简要病史】 男，21 岁，左膝部疼痛、不适 4 个月，以负重时疼痛明显。

【影像所见】 左膝关节 X 线片（图 1-5-7 A～B）

及 CT（图 1-5-7 C～E）示左股骨外侧髁溶骨性骨破坏；MRI（图 1-5-7 F～G）示上述病灶信号异常。血流相、血池相及全身骨显像（图 1-5-8 A～D）示左股骨远端外侧放射性摄取增高；SPECT/CT（图 1-5-8 E～G）示左股骨外侧髁溶骨性病变处放射性摄取减低，病变周围骨质及髌骨放射性摄取增高。

【病理结果】 术后病理：骨巨细胞瘤（非特指型）。

【讨论】 骨巨细胞瘤（giant cell tumor of bone，GCTB）因肿瘤组织中出现大量破骨样多核巨细胞而得名，是一类具有局部侵袭性、少见转移的骨肿瘤[1-2]。GCTB 主要由多核巨细胞、基质细胞和单

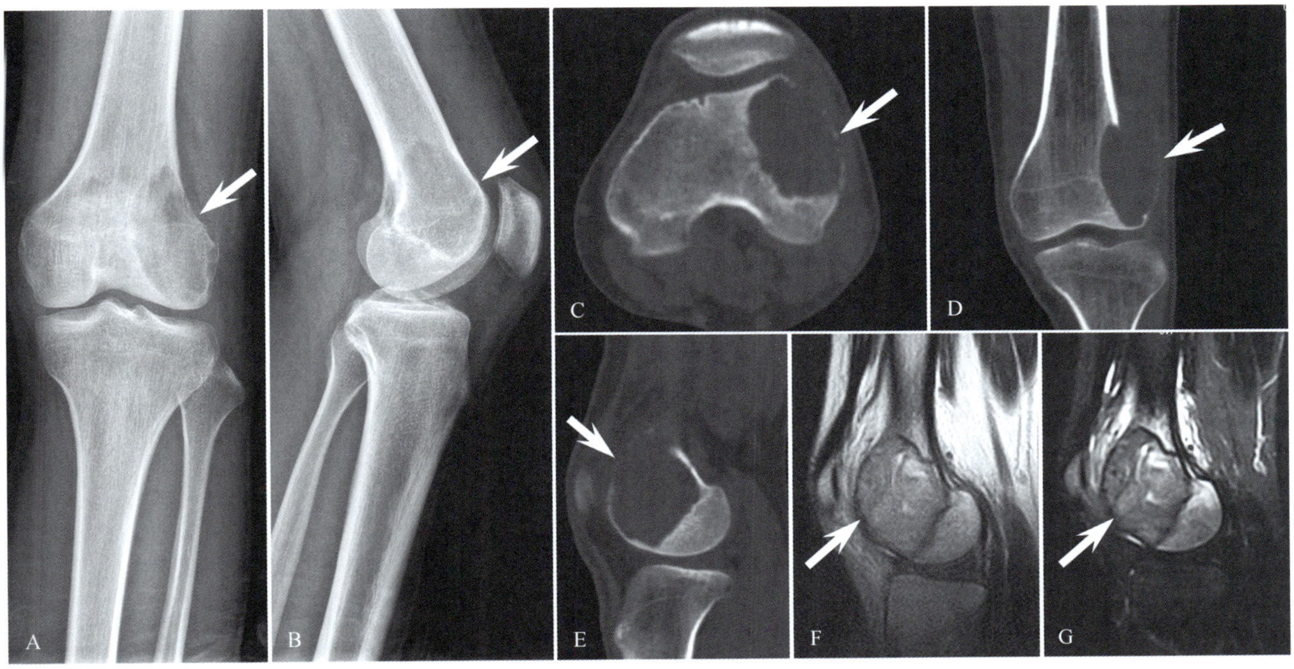

图 1-5-7 左膝关节正位（**A**）与侧位（**B**）X 线片及 CT 横断层（**C**）、冠状断层（**D**）与矢状断层（**E**）示左股骨外侧髁膨胀性溶骨性骨破坏（箭号），外侧骨皮质连续性不佳，病灶边界清晰，周围未见明显骨膜反应；MRI 矢状断层（**F**，T1WI；**G**，FS T2WI）示上述病变呈 T1WI 等信号与 FS T2WI 高信号（箭号）

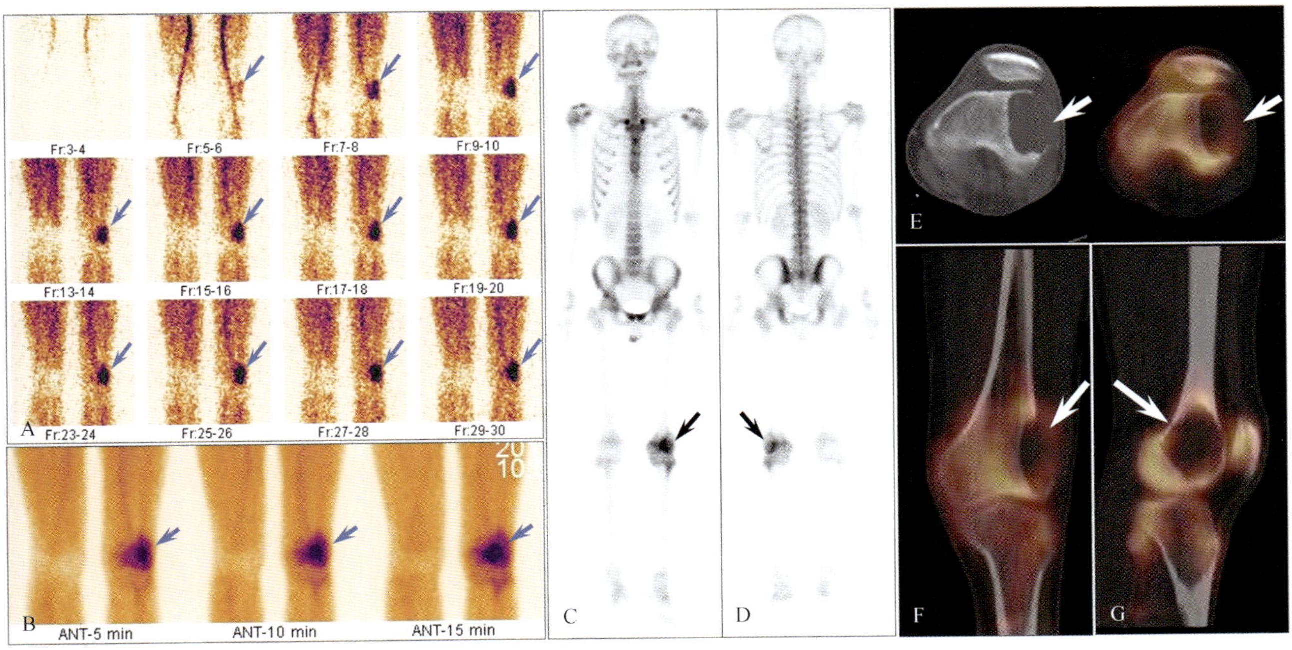

图 1-5-8 血流相（**A**）、血池相（**B**）及全身骨显像（**C**～**D**）示左股骨远端外侧病灶在上述影像中均表现为放射性摄取增高（箭号）；SPECT/CT 横断层（**E**）、冠状断层（**F**）及矢状断层（**G**）示左股骨外侧髁溶骨性病变处放射性摄取减低，病变周围骨质及髌骨放射性摄取增高（箭号）

核细胞（mononuclear monocyte cells，MNMC）构成，其中基质细胞才是真正意义上的肿瘤细胞，而多核巨细胞和 MNMC（巨噬细胞和破骨细胞前体）仅为 GCTB 的反应性成分[3]。目前尚无能够有效预测 GCTB 局部复发、转移或预后的病理学指标[1]。

GCTB 好发于年轻人，发病高峰年龄 20～45 岁，女性发病率（51.5%～60%）稍高于男性[1]。西方人群中，经活检证实的 GCTB 约占原发性骨肿瘤的 5%[4-6]，而中国人群则为 20%[7]。GCTB 好发部位依次为膝关节周围（股骨远端和胫骨近端）、股骨近端、桡骨远端、胫骨远端以及骶骨，且多发生于骨骺或干骺端，可侵犯关节腔。临床主要表现为局部疼痛和触痛，部分患者局部可触及肿块，此外邻近或直接受累的关节可出现活动受限、活动时疼痛以及关节积液[1]。除骶骨外的脊柱其他部位 GCTB 发病率仅为 2%～4%[8]，发病率从高到低依次为胸椎、颈椎和腰椎。GCTB 可偶尔发生转移，以肺转移最常见，来源四肢的 GCTB 肺转移发生率为 1.8%～9.1%[1]，脊柱 GCTB 的肺转移发生率为 13.7%[9]。

GCTB 的 X 线及 CT 影像特点有[10]：①骨端病变，肿瘤可直达骨性关节面下，以致骨性关节面成为肿瘤的部分骨性包壳；②膨胀性、偏心性生长，可造成多发性骨质吸收，典型者呈“皂泡样”改变，骨皮质变薄、连续性中断；③肿瘤横向膨胀倾向，其最大径线往往与骨干垂直；④肿瘤边界清晰，伴或不伴硬化边，多无骨膜反应。MRI 多表现为膨胀性的富血供包块，呈囊性改变，T1WI 呈低至中等信号，T2WI 呈不均匀中至高信号；此外，由于瘤体内的富血供区常伴有出血，造成大量含铁血黄素沉着，故在 T1WI 与 T2WI 上常可见低信号区[11]。GCTB 在骨三相显像中均表现为放射性增高，由于肿瘤外周显像剂摄取高于中央而呈“炸面圈样”[12]；GCTB 骨转移与肺转移病灶也可以有骨显像剂摄取增高[13]。^{18}F-FDG PET/CT 上 GCTB 多表现为 ^{18}F-FDG 高摄取（SUV_{max} 9.2±3.8）[14]，可能与肿瘤内细胞的己糖激酶 -2 过度表达有关[15]。

（廖栩鹤　武军　付占立）

参考文献

[1] Amanatullah DF，Clark TR，Lopez M J，et al. Giant cell tumor of bone. Orthopedics，2014，37（2）：112-120.

[2] Fletcher CD，Bridge JA，Hogendoorn PC，et al. WHO Classification of tumours of soft tissue and bone. Lyon：IARC Press，2013.

[3] Werner M. Giant cell tumour of bone：morphological，biological and histogenetical aspects. Int Orthop，2006，30（6）：484-489.

[4] Hoch B，Inwards C，Sundaram M，et al. Multicentric giant cell tumor of bone. Clinicopathologic analysis of thirty cases. J Bone Joint Surg Am，2006，88（9）：1998-2008.

[5] Donthineni R，Boriani L，Ofluoglu O，et al. Metastatic behaviour of giant cell tumour of the spine. Int Orthop，2009，33（2）：497-501.

[6] Lewis VO，Wei A，Mendoza T，et al. Argon beam coagulation as an adjuvant for local control of giant cell tumor. Clin Orthop Relat Res，2007，454：192-197.

[7] Sung HW，Kuo DP，Shu WP，et al. Giant-cell tumor of bone：analysis of two hundred and eight cases in Chinese patients. J Bone Joint Surg Am，1982，64（5）：755-761.

[8] Thangaraj R，Grimer RJ，Carter SR，et al. Giant cell tumour of the sacrum：a suggested algorithm for treatment. Eur Spine J，2010，19（7）：1189-1194.

[9] Donthineni R，Boriani L，Ofluoglu O，et al. Metastatic behaviour of giant cell tumour of the spine. Int Orthop，2009，33（2）：497-501.

[10] 张立云，沈丽荣，黄聪. 骨巨细胞瘤的 X 线、CT 表现及临床意义. 影像研究与医学应用，2020，4（14）：56-58.

[11] Murphey M D，Nomikos G C，Flemming D J，et al. From the archives of AFIP. Imaging of giant cell tumor and giant cell reparative granuloma of bone：radiologic-pathologic correlation. Radiographics，2001，21（5）：1283-1309.

[12] Wang K，Allen L，Fung E，et al. Bone scintigraphy in common tumors with osteolytic components. Clin Nucl Med，2005，30（10）：655-671.

[13] Oueriagli SN，Ghfir I，Guerrouj HE，et al. What role for radiobiphosphonates bone scintigraphy in the monitoring of an unusual bone giant cell tumor：a case report and literature review. Am J Nucl Med Mol Imaging，2016，6（2）：128-134.

[14] Muheremu A，Ma Y，Huang Z，et al. Diagnosing giant cell tumor of the bone using positron emission tomography/computed tomography：A retrospective study of 20 patients from a single center. Oncol Lett，2017，14（2）：1985-1988.

[15] Hoshi M，Takada J，Oebisu N，et al. Overexpression of hexokinase-2 in giant cell tumor of bone is associated with false positive in bone tumor on FDG-PET/CT. Arch Orthop Trauma Surg，2012，132（11）：1561-1568.

第六节　脊索肿瘤

一、脊索瘤

【简要病史】女，50岁，骶尾部疼痛4月余。

【专科检查】步入病房，双下肢等长、等粗；骶尾部未触及肿块，皮温不高，体表压痛阳性。

【影像所见】X线片（图1-6-1 A）、CT（图1-6-1 B～D）及MRI（图1-6-1 E～F）示骶骨破坏伴软组织影。全身骨显像及SPECT/CT（图1-6-2）示骶骨病变中心放射性分布减低，周边骨质放射性摄取略增高。

【病理结果】行后入路骶3以下肿瘤切除活检+硬膜囊及神经根探查松解+腰5及双侧髂骨内固定+肌瓣成形术。病理:（大体所见）骨病变切除标本，不规则骨组织一块，大小7.5 cm×6.5 cm×3.5 cm，切面可见一肿物，面积4.5 cm×3.5 cm，灰白、灰红色，质软;（光镜所见）瘤细胞胞质透亮，呈条索状或片状分布在黏液样背景中，局部可见软骨样分化；IHC：短尾蛋白（Brachyury）（+），CKpan（+），INI1（+），H3 K27me3（+），S100（－），Ki-67约5%；病理结论:（骶骨）脊索瘤（普通型）。

【讨论】脊索瘤（chordoma）是一类起源于胚胎残余脊索组织的原发恶性骨肿瘤[1]。在胚胎发育的胚层分化期，脊索大部分退化消失，残留部分演化为椎间盘髓核，有部分脊索细胞可散落于椎体内，当这些残余脊索细胞发生恶变时即为脊索瘤[2-3]。脊索瘤发病率0.08/100 000[4]，占原发性恶性骨肿瘤的1%～4%[5]；多于30岁以后发病，50～60岁高发（占30%），20岁以前罕见（1%），男/女比1.8∶1[6]；可发生于由颅底至骶尾部中轴骨的任何部位，以脊椎两端的骶骨（60%）和颅底（蝶-枕/鼻部）（25%）最常见，其次为颈椎（10%）和胸、腰椎（5%）[6]。

根据2020年第5版WHO软组织与骨肿瘤分类[7]，脊索瘤可分为三种亚型：①普通型脊索瘤（conventional chordoma）：由以往WHO分类的经典型脊索瘤和软骨样脊索瘤合并而成，占脊索瘤病例的90%以上，以肿瘤内含有的空泡状上皮细胞为特征，瘤体内还含有黏液基质和形成瘤体内分隔的纤维组织；部分普通型含有多少不等的透明软骨样基质（软骨样脊索瘤）；普通型高表达Brachyury蛋白，可作为区分软骨肉瘤等其他肿瘤的依据；该型呈低-中度恶性，生长缓慢、起病隐匿，症状不典型。②去分化脊索瘤（dedifferentiated chordoma）：占脊索瘤的不到5%，该型由表达Brachyury蛋白的普通型脊索瘤细胞和不表达Brachyury蛋白的类似高级别肉瘤的细胞构成，比普通型侵袭性强，生长快、易发生转移。

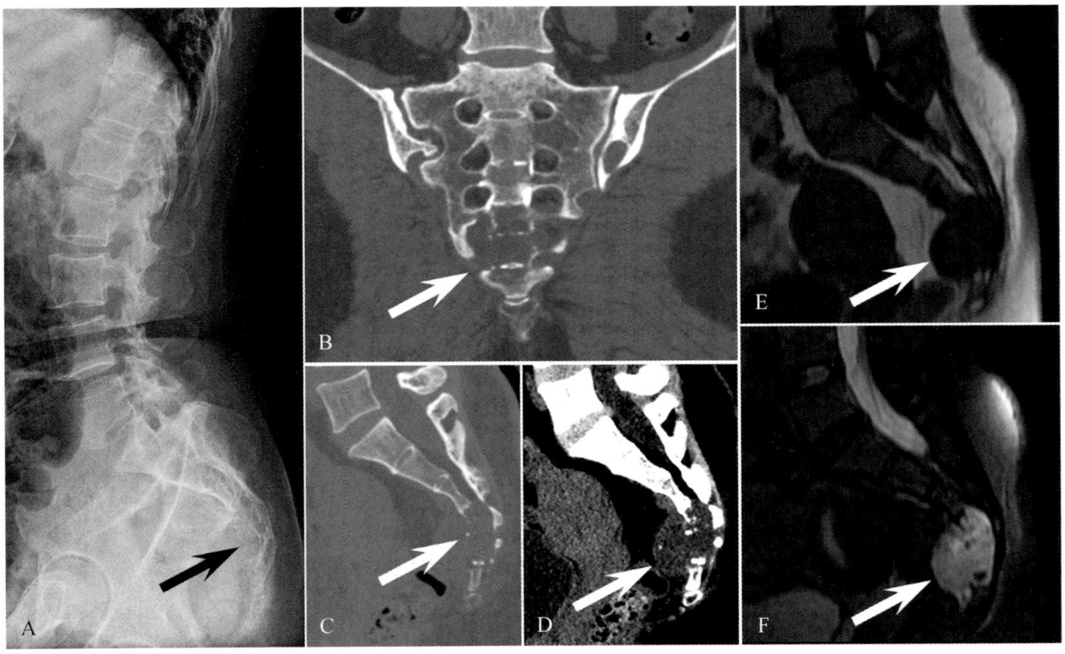

图1-6-1　腰椎侧位X线片（**A**）示骶骨中下段骨质破坏（箭号）；骶椎CT冠状断层（**B**）及矢状断层（**C**，骨窗；**D**，软组织窗）示骶骨第4～5椎体骨质破坏伴周围软组织影（箭号）；骶骨MRI矢状断层（**E**，T1WI；**F**，FS T2WI）示骶骨第4～5椎体肿物，呈T1WI低信号与FS T2WI高信号

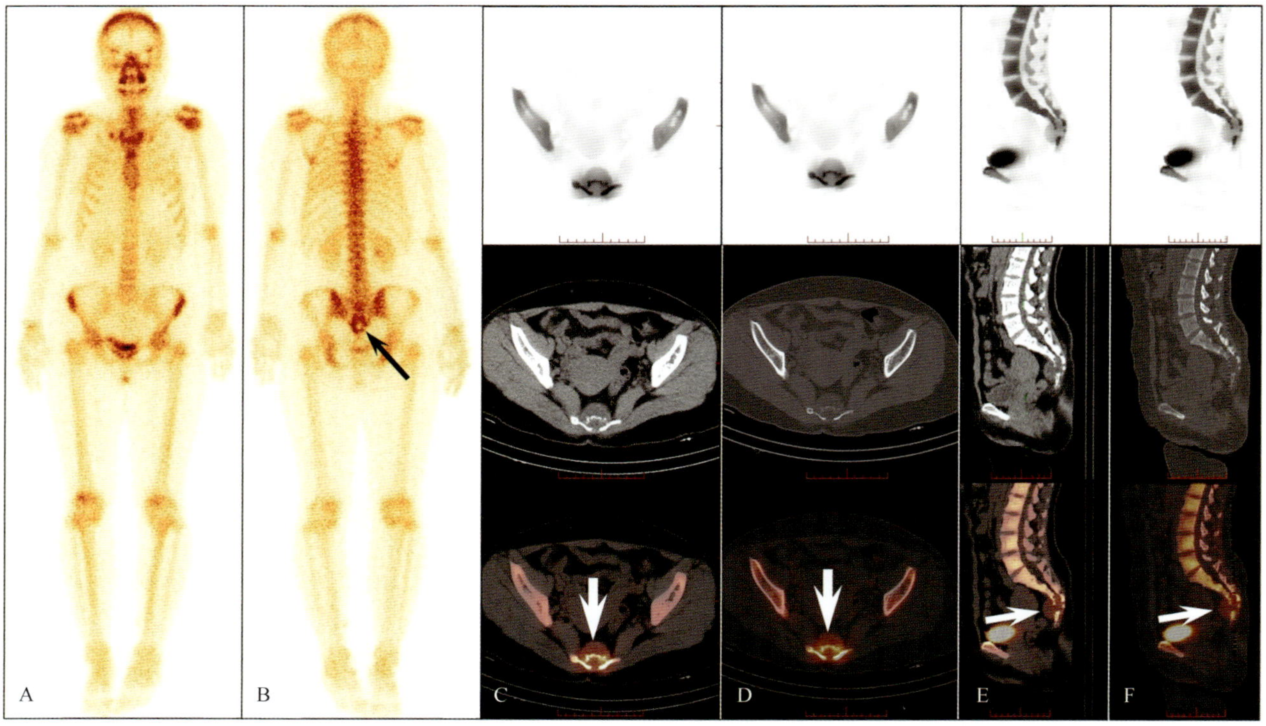

图 1-6-2 全身骨显像（A～B）示骶骨下段放射性摄取轻度增高（B，箭号），中心呈放射性分布减低区；SPECT/CT 横断层（C，软组织窗；D，骨窗）及矢状断层（E，软组织窗；F，骨窗）示骶骨第 4～5 椎体骨质破坏伴周围软组织影（箭号），中心放射性分布减低，周边骨质放射性摄取略增高

③低分化脊索瘤（poorly differentiated chordoma，PDC）：为罕见亚型，该型在第 5 版 WHO 分类中首次得到正式确认，典型特征是 *SMARCB1*［（SWI/SNF 相关基质关联肌动蛋白依赖染色质调控因子亚家族 B 1）/INI1（整合酶相互作用子 1）］基因缺失，且没有去分化的证据；该型多见于年轻患者（3 个月至 42 岁），女性多见（女 / 男比 1.4∶1），多发生在颅底和颈椎，侵袭性强、生长快、易发生转移，放化疗效果不佳，预后极差[8]。

脊索瘤的临床表现与病变部位和侵犯程度相关。骶骨脊索瘤最常见的症状是骶尾部疼痛，确诊时多数肿瘤体积较大，可在骶尾部扪及肿块，压迫肠道可导致便秘，神经侵犯可出现麻木、感觉异常等神经功能障碍[9-10]。蝶-枕区脊索瘤可有慢性头痛和邻近颅神经（视神经最常见）及垂体压迫受侵的症状和体征，如果肿瘤继续向两侧生长，可出现脑桥小脑角综合征，向下生长可导致鼻塞、鼻衄和鼻腔包块。脊索瘤转移好发部位为肝脏、肺、局部淋巴结、腹膜等[9]；脊索瘤局部复发率高（26.7%～66.7%），5 年生存率为 65%[11-13]。NCCN 指南建议脊索瘤应予以手术切除，或辅以新辅助化疗，对无法切除或未能完全切除者建议进行放射治疗[14]。

脊索瘤的典型 CT 表现是位于中轴骨的孤立性、溶骨性、破坏性的占位性病变，瘤体以软组织肿块为主，由于瘤体内空泡状细胞、黏液基质、纤维间隔的含量不同以及囊变、出血、坏死、钙化程度的差异，其内密度多不均匀，边缘可见骨壳构成的薄硬壳[9, 15]。MRI 可以更好地显示肿瘤累及范围以及与周围组织结构的关系，瘤体 T1WI 呈均匀或混杂的低-等信号，T2WI 呈高信号，甚至可与脑脊液信号相当，反映了脊索瘤组织内较多的空泡样细胞和黏液基质；瘤体内较多的纤维间隔（T1WI 与 T2WI 均呈低信号，增强扫描明显强化）与肿瘤实质（T1WI 呈低-等信号、T2WI 高信号，增强扫描轻-中度强化）相间可呈特征性的“蜂窝状”表现；肿瘤破坏上部椎体后缘突入椎管内，椎管内的肿瘤上缘高于椎管外肿瘤与椎体交界处的高度，从而形成“反引号”表现，有文献认为该征象亦是脊索瘤较特征性的表现[16]；此外，瘤体内伴点片状出血时呈 T1WI 高信号与 T2WI 低信号，点状、条索状钙化或骨质破坏后的死骨在 T1WI 与 T2WI 均呈低信号[9, 17]。在 ^{18}F-FDG PET/CT 上，脊索瘤对 ^{18}F-FDG 摄取水平不一（SUV_{max} 4.5～13.2），且摄取不均，对于脊索瘤局部复发和远处转移的探查具有一定的应用价值[18-20]。在全身骨显像及 SPECT/CT 上，脊索瘤可以表现为放射性摄取正常 / 减低[21-23]或增高[24-25]，脊索瘤骨转移灶也可放射性摄取增高[26]。骶尾部巨大脊索瘤前突可将膀胱向前推挤，对膀胱内放射性衰减增加，从而使膀胱内放射性在后位图像上对骶骨的重叠影响减少（图1-6-3），此种情况亦见于其他骶前巨大肿瘤（图1-6-4），可作为推测盆腔内占位的依据[27]。

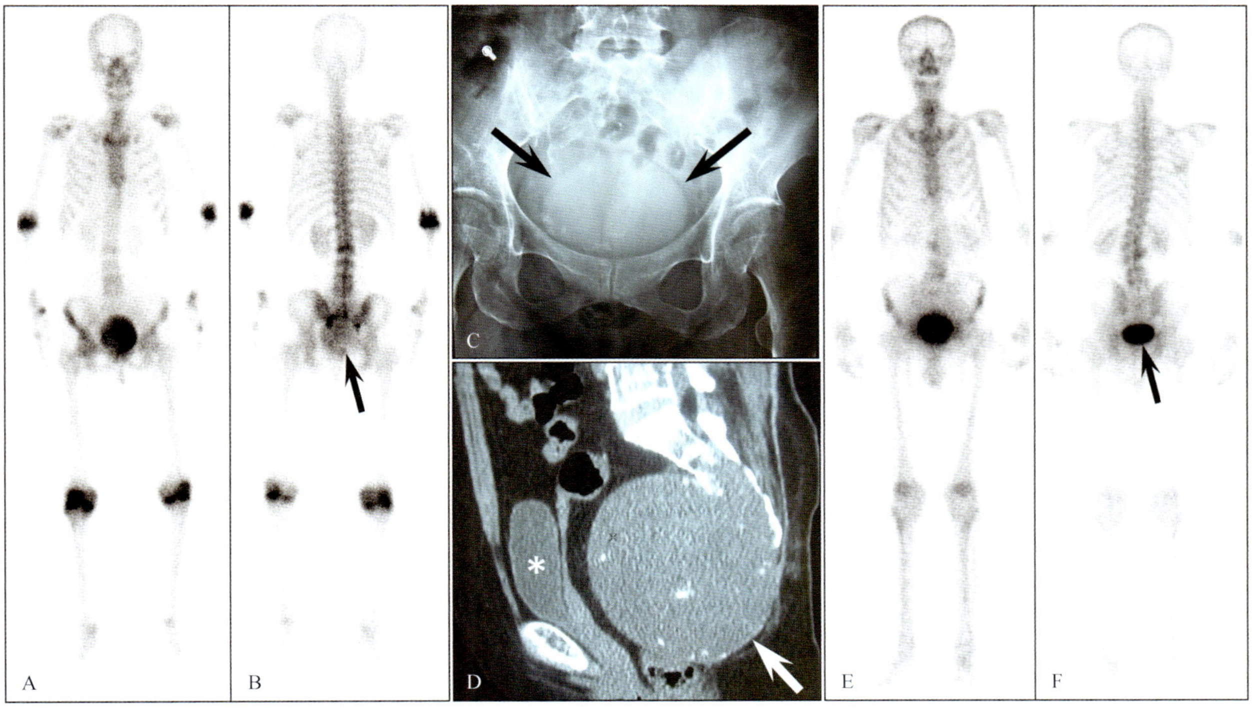

图 1-6-3 骶骨巨大脊索瘤（女，51 岁）。全身骨显像（**A**～**B**）示双肘、膝关节放射性摄取增高（关节炎），在前位图像（**A**）显示膀胱充盈状态下，后位图像（**B**）骶尾部未见明显放射性分布（箭号）；骨盆平片（**C**）示盆腔占位（箭号）；盆腔 CT 矢状断层（**D**）示骶前巨大占位（箭号），肿物内可见散在钙化（死骨），骶尾骨溶骨性骨破坏，膀胱（* 号）受压向前移位。正常情况下，全身骨显像（**E**～**F**）示膀胱内放射性可透过骶尾骨，在后位图像形成放射性浓聚区（**F**，箭号）

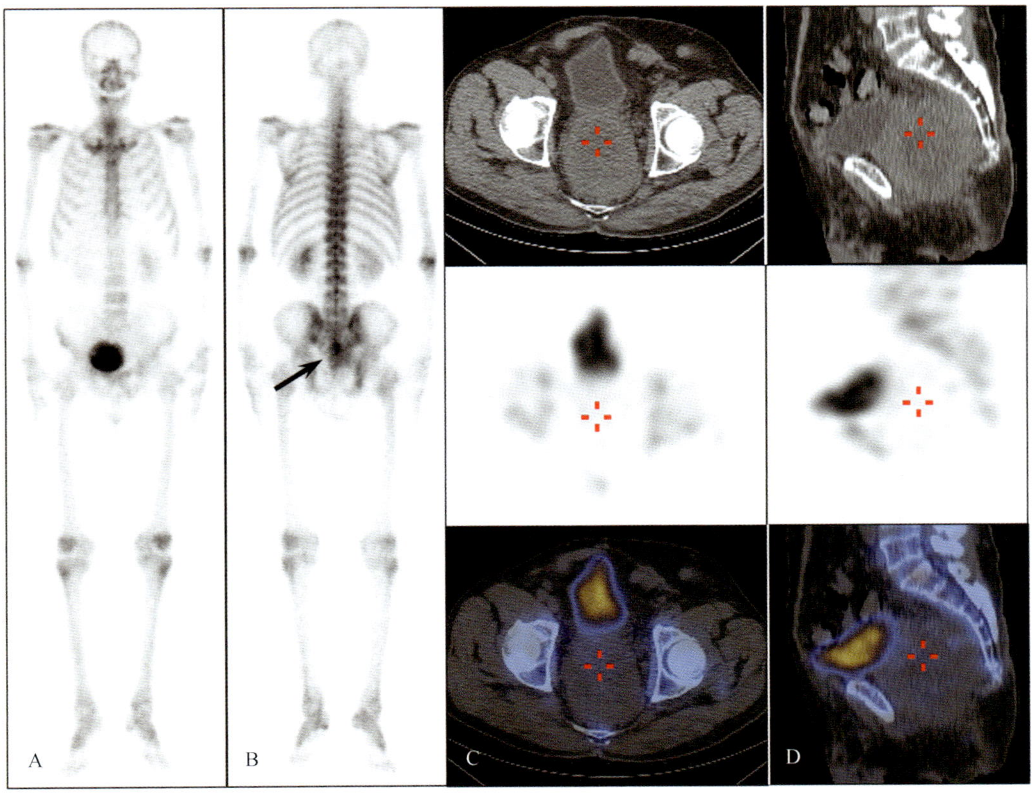

图 1-6-4 直肠癌。全身骨显像（**A**～**B**）示在前位图像（**A**）显示膀胱明显充盈状态下，后位图像（**B**）骶骨未明显受到膀胱内放射性重叠影响（箭号）；SPECT/CT 横断层（**C**）及矢状断层（**D**）示直肠巨大肿物（十字星），向前方推压膀胱，使膀胱与骶骨间距离增大，对膀胱内放射性衰减增加

（廖栩鹤　周成　李国权　申强　李小东　付占立）

参考文献

[1] Boriani S, Bandiera S, Biagini R, et al. Chordoma of the mobile spine: fifty years of experience. Spine (Phila Pa 1976), 2006, 31 (4): 493-503.

[2] Heffelfinger MJ, Dahlin DC, Maccarty CS, et al. Chordomas and cartilaginous tumors at the skull base. Cancer, 1973, 32 (2): 410-420.

[3] George B, Bresson D, Bouazza S, et al. Chordoma. Neurochirurgie, 2014, 60 (3): 63-140.

[4] Frezza AM, Botta L, Trama A, et al. Chordoma: update on disease, epidemiology, biology and medical therapies. Curr Opin Oncol, 2019, 31 (2): 114-120.

[5] Hsieh PC, Xu R, Sciubba DM, et al. Long-term clinical outcomes following en bloc multimodality resections for sacral chordomas and chondrosarcomas: a series of twenty consecutive patients. Spine (Phila Pa 1976), 2009, 34 (20): 2233-2239.

[6] Fletcher CD, Bridge JA, Hogendoorn PC, et al. WHO Classification of tumours of soft tissue and bone. Lyon: IARC Press, 2013.

[7] Anderson WJ, Doyle LA. Updates from the 2020 World Health Organization Classification of Soft Tissue and Bone Tumours. Histopathology, 2021, 78 (5): 644-657.

[8] Yeter H G, Kosemehmetoglu K, Soylemezoglu F. Poorly differentiated chordoma: review of 53 cases. APMIS, 2019, 127 (9): 607-615.

[9] Hain KS, Pickhardt PJ, Lubner MG, et al. Presacral masses: imaging of a multidisciplinary space. Radiographics, 2013, 33 (4): 1145-1167.

[10] Bethke KP, Neifeld JP, Lawrence WJ. Diagnosis and management of sacrococcygeal chordoma. J Surg Oncol, 1991, 48 (4): 232-238.

[11] Yakkioui Y, van Overbeeke JJ, Santegoeds R, et al. Chordoma: the entity. Biochim Biophys Acta, 2014, 1846 (2): 655-669.

[12] Jahangiri A, Chin AT, Wagner JR, et al. Factors predicting recurrence after resection of clival chordoma using variable surgical approaches and radiation modalities. Neurosurgery, 2015, 76 (2): 179-185, 185-186.

[13] Zou MX, Lv GH, Wang XB, et al. Letter: Factors Predicting Recurrence after Resection of Clival Chordoma Using Variable Surgical Approaches and Radiation Modalities. Neurosurgery, 2017, 81 (2): E28-E31.

[14] Sciubba DM, Chi JH, Rhines D, et al. Chordoma of the spinal column. Neurosurg Clin N Am, 2008, 19 (1): 5-15.

[15] Cui F, Su M, Zhang H, et al. Humeral metastasis of sacrococcygeal chordoma detected by fluorine-18 fluorodeoxyglucose positron emission tomography-computed tomography: A case repor. Radiol Case Rep, 2018, 13 (2): 449-452.

[16] 廖金生，陆勇，丁晓毅，等. 骶尾椎脊索瘤 X 线、CT 和 MRI 表现. 实用放射学杂志，2012，28 (3): 412-416.

[17] Welzel T, Meyerhof E, Uhl M, et al. Diagnostic accuracy of DW MR imaging in the differentiation of chordomas and chondrosarcomas of the skull base: A 3.0-T MRI study of 105 cases. Eur J Radiol, 2018, 105: 119-124.

[18] Park S A, Kim H S. F-18 FDG PET/CT evaluation of sacrococcygeal chordoma. Clin Nucl Med, 2008, 33 (12): 906-908.

[19] Ochoa-Figueroa MA, Martínez-Gimeno E, Allende-Riera A, et al. Role of ^{18}F-FDG PET-CT in the study of sacrococcygeal chordoma. Rev Esp Med Nucl Imagen Mol, 2012, 31 (6): 359-361.

[20] Roth C, Sabri O, Kluge R, et al. Simultaneous F18-FDG-PET/MR optimized treatment planning in a young patient with sacro-coccygeal chordoma. Klin Padiatr, 2018, 230 (6): 326-327.

[21] Shih WJ, Reba RC, Huang TY. Scintigraphic photopenia in sacrococcygeal chordoma. Eur J Nucl Med, 1983, 8 (6): 279-280.

[22] Rossleigh MA, Smith J, Yeh SD. Scintigraphic features of primary sacral tumors. J Nucl Med, 1986, 27 (5): 627-630.

[23] Mechri M, Riahi H, Sboui I, et al. Imaging of malignant primitive tumors of the spine. J Belg Soc Radiol, 2018, 102 (1): 56.

[24] Kamaleshwaran KK, Bhattacharya A, Harisankar CN, et al. Sacrococcygeal chordoma: Increased ^{99m}Tc methylene diphosphonate uptake on single photon emission computed tomography/computed tomography bone scintigraphy. Indian J Nucl Med, 2012, 27 (3): 199-200.

[25] Fakhar Y, Gholami G, Bakhshi Golestani Z, et al. Unusual presentation of lumbar chordoma on bone scintigraphy in a young patient. Asia Ocean J Nucl Med Biol, 2021, 9 (1): 76-79.

[26] Chang C, Chebib I, Torriani M, et al. Osseous metastases of chordoma: imaging and clinical findings. Skeletal Radiol, 2017, 46 (3): 351-358.

[27] Huang J, Xie P. Massive pelvic lymphadenopathy due to recurrent non-hodgkin lymphoma incidentally revealed on a ^{99m}Tc-MDP bone scintigraphy. Clin Nucl Med, 2016, 41 (6): 502-503.

第七节 其他骨间叶性肿瘤

一、骨纤维结构不良

1. 单骨型

【简要病史】 男，27 岁，右膝关节隐痛半年余。

【影像所见】 X 线片（图 1-7-1 A～B）示右胫骨近端囊性病灶；膝关节 MRI（图 1-7-1 C～D）示胫骨近端异常信号；全身骨显像（图 1-7-1 E～F）示右胫骨近端放射性异常浓聚。

【病理结果】 病灶刮除术后病理：骨纤维结构不良。

2. 多骨型

病例 1

【简要病史】 女，7 岁 10 月，右小腿疼痛 1 月余。

【实验室检查】 ALP 433 U/L（参考值 50～350 U/L），血钙、血常规及肝、肾功能正常。

【影像所见】 X 线片（图 1-7-2 A～D）示右肱骨、右尺骨与桡骨、右髋臼上缘与股骨、右胫骨与腓骨多发密度增高影；CT（图 1-7-2 E～F）示右腓骨及胫骨磨玻璃样密度增高影，其中右腓骨病变呈膨胀性改变。MRI（图 1-7-3 A～D）示右腓骨及胫骨中段信号异常；全身骨显像（图 1-7-3 E～F）示颅骨、右肱骨远段、右尺骨与桡骨近段、右髋臼上缘与股骨上段、右腓骨与胫骨中段多发放射性异常浓聚。

【病理结果】 右胫骨活检病理：病变符合骨纤维结构不良。

病例 2

【简要病史】 男，25 岁，右胸痛半个月，活动时加重。

【影像所见】 X 线片（图 1-7-4 A）及 CT（图 1-7-4 B）示双侧肋骨多发膨胀性骨破坏；全身骨显像（图 1-7-4 C～D）示骨骼多发放射性异常浓聚。

【病理结果】 右肋骨穿刺活检病理：骨纤维结构不良。

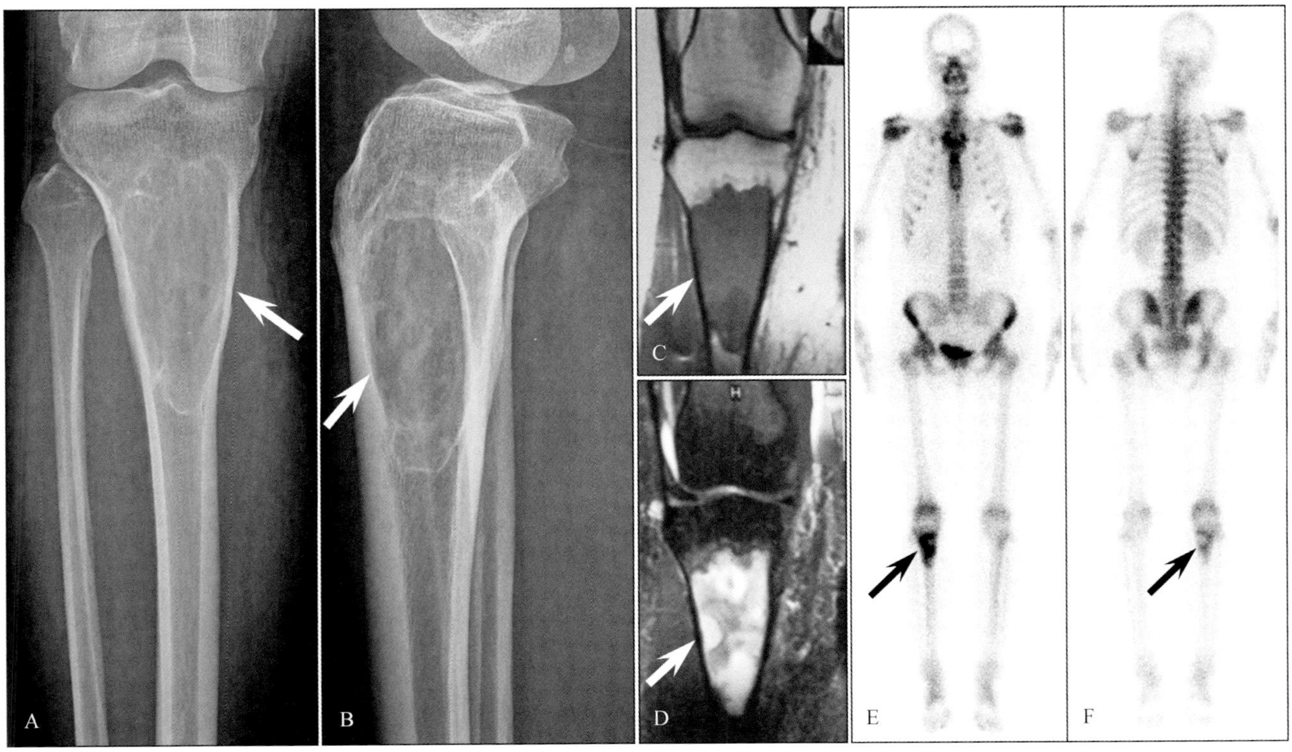

图 1-7-1 右胫骨正位（**A**）及侧位（**B**）X 线片示胫骨近端囊性病灶（箭号），边界清晰，边缘硬化，其内密度欠均匀；右膝关节 MRI 冠状断层（**C**，T1WI；**D**，FS T2WI）示胫骨近端病变呈不均匀 T1WI 低信号与 FS T2WI 高信号（箭号）；全身骨显像（**E**～**F**）示右胫骨近端放射性异常浓聚（箭号）

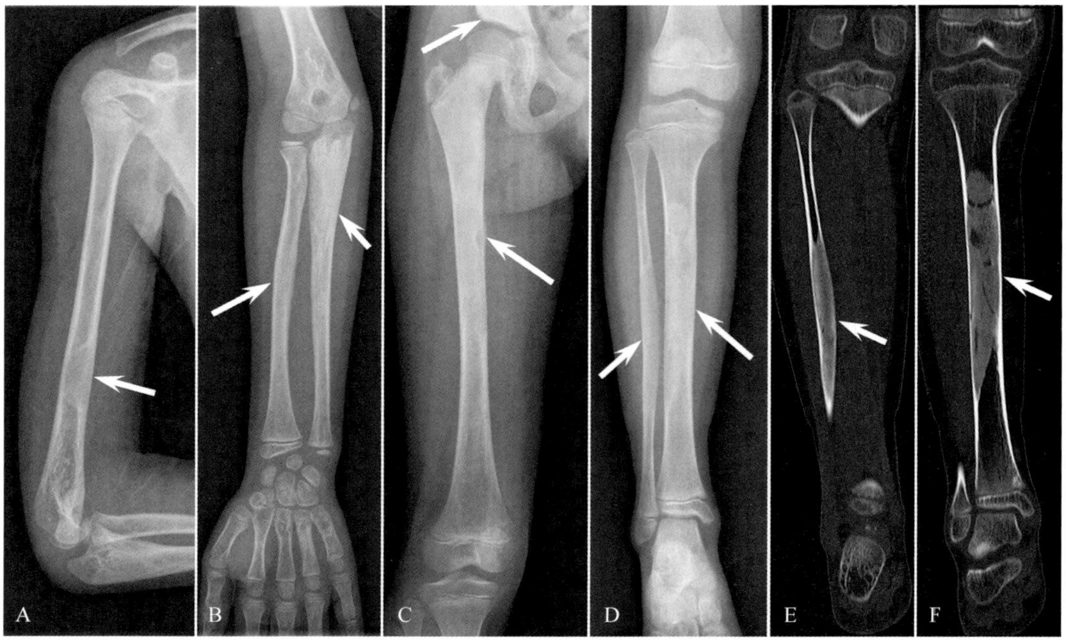

图 1-7-2　右上肢（**A**，上臂；**B**，前臂）及右下肢（**C**，大腿；**D**，小腿）X 线片示右肱骨远段（**A**）、右尺骨与桡骨近段（**B**）、右髋臼上缘与股骨近段（**C**）、右胫骨与腓骨中段（**D**）多发密度增高影（箭号）；右小腿 CT 冠状断层（**E**～**F**）示右腓骨（**E**）及胫骨（**F**）中段磨玻璃样密度增高影（箭号），其中右腓骨中段病变呈膨胀性改变（**D**～**E**，箭号）

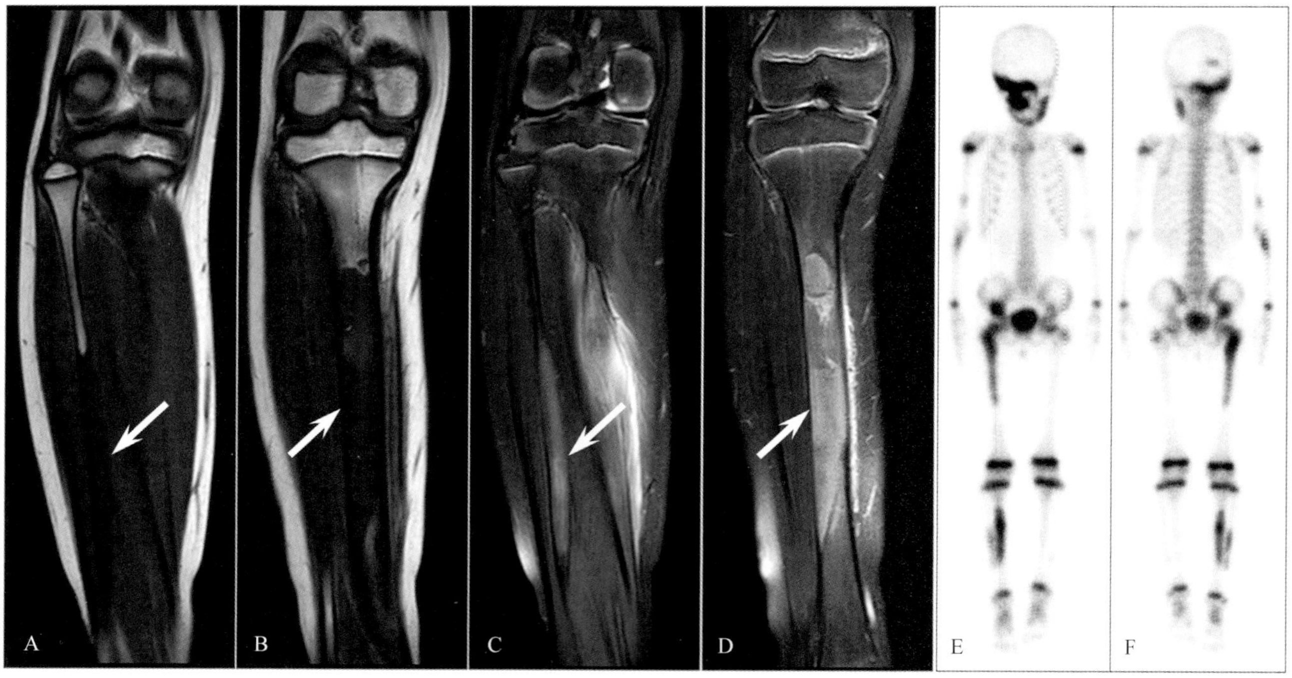

图 1-7-3　右小腿 MRI 冠状断层（**A**～**B**，T1WI；**C**～**D**，FS T2WI）示右腓骨（**A**、**C**）及胫骨（**B**、**D**）中段呈 T1WI 低信号与 FS T2WI 高信号（箭号）；全身骨显像（**E**～**F**）示颅骨、右肱骨远段、右尺骨与桡骨近段、右髋臼上缘与股骨上段、右腓骨与胫骨中段多发放射性异常浓聚

病例 3

【简要病史】女，53 岁，右下肢疼痛半月余；10 年前外伤致左股骨干骨折，后出现左下肢畸形及肌肉萎缩。

【影像所见】X 线片（图 1-7-5 A～B）示左股骨上段畸形，骨质密度不均；左肱骨中段及尺骨上端多发囊状透亮区，呈骨膨胀性改变。全身骨显像（图 1-7-5 C～D）示左下肢骨骼畸形，全身骨骼多发放射性异常浓聚。^{18}F-FDG PET/CT（图 1-7-6）

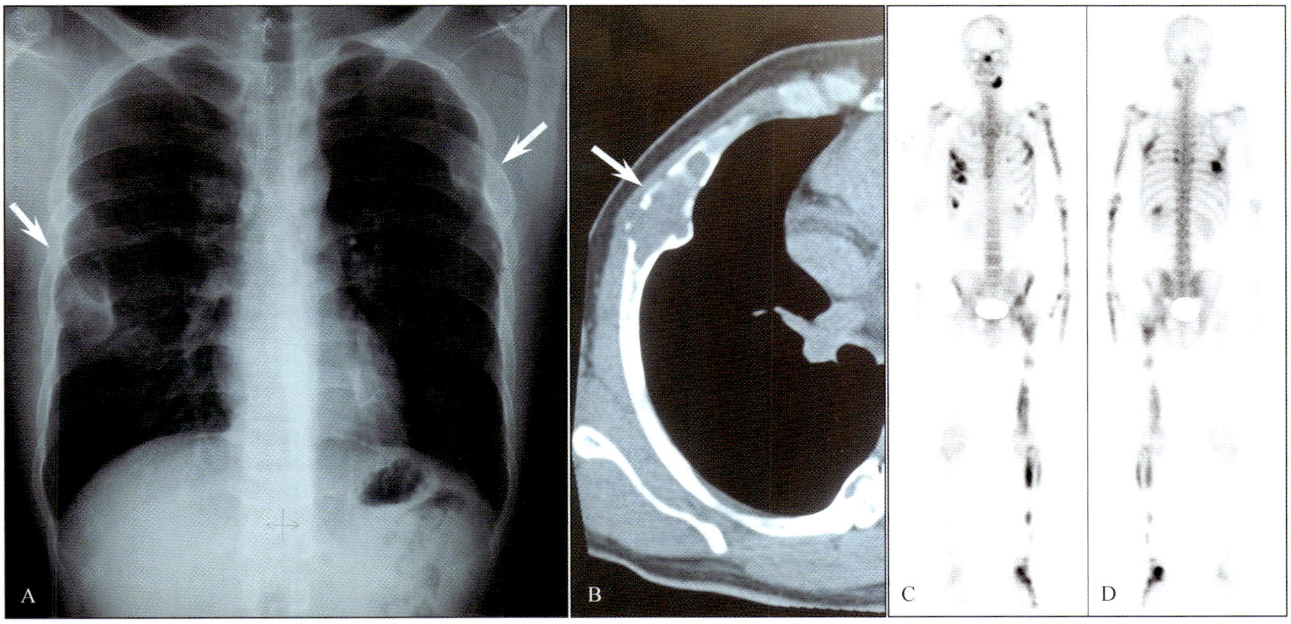

图 1-7-4 胸部 X 线片（**A**）示左第 4、5 肋及右第 4、5、7 肋呈膨胀性骨破坏（箭号）；CT 横断层（**B**）示右侧肋骨膨胀性骨破坏，骨皮质变薄且不连续，病灶内呈软组织密度（箭号）；全身骨显像（**C～D**）示颅骨，肋骨，左上、下肢骨骼多发放射性异常浓聚

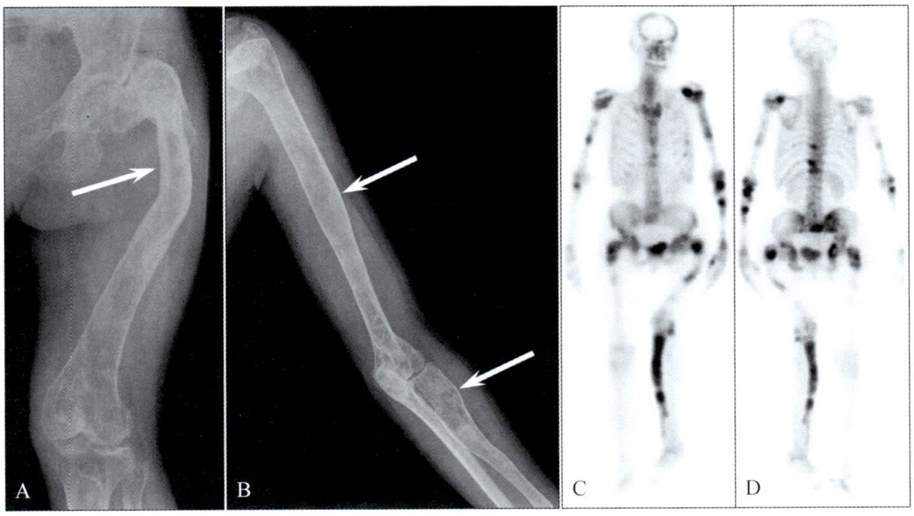

图 1-7-5 左大腿 X 线片（**A**）示左股骨上段畸形（箭号），骨质密度不均；左上肢 X 线片（**B**）示左肱骨中段及尺骨上端多发囊状透亮区，呈骨膨胀性改变（箭号）；全身骨显像（**C～D**）示左下肢骨骼畸形，全身骨骼多发放射性异常浓聚

示全身多发骨质密度异常，部分区域伴 ^{18}F-FDG 摄取增高。

【病理结果】 左股骨活检病理：骨纤维结构不良。

3. 麦丘恩–奥尔布赖特（McCune-Albright）综合征

病例 1

【简要病史】 女，3 岁 4 月，近 1 年内阴道出血 3 次，步态异常半年。1 年内身高增长 10 cm；颈后、背部、臀部、会阴及下肢皮肤多发形状不规则“牛奶咖啡斑”。盆腔超声：左下腹低回声包块，大小 4.0 cm×3.6 cm×3.5 cm。

【影像所见】 X 线片（图 1-7-7 A～B）示左股骨中上段骨质密度减低，左腕骨骨龄超前。CT（图 1-7-8 A～B）示颅骨多发磨玻璃样病变，板障及髓腔消失；全身骨显像（图 1-7-8 C～D）示颅骨、左肱骨与尺骨、左股骨与胫骨多发放射性摄取增高。

【临床诊断】 McCune-Albright 综合征。

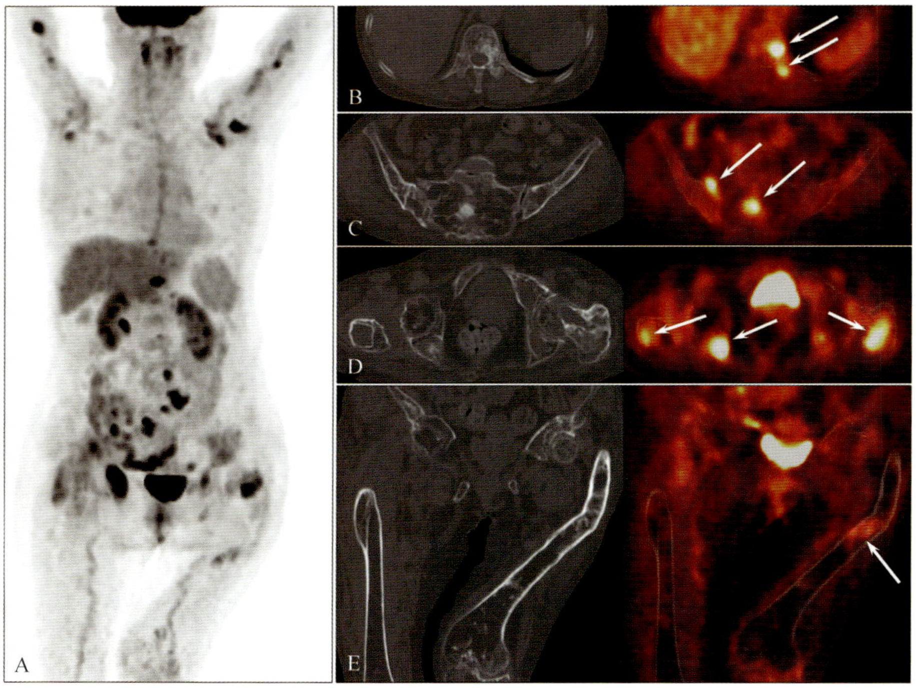

图 1-7-6　^{18}F-FDG PET/CT（**A**，MIP；**B**～**D**，横断层；**E**，冠状断层）示胸椎（**B**）、骨盆（**C**～**E**）、股骨（**D**～**E**）多发骨质密度异常，部分病灶 ^{18}F-FDG 摄取增高（箭号）

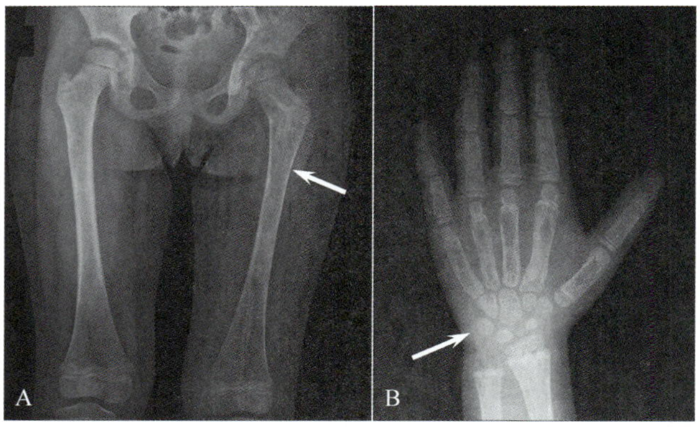

图 1-7-7　股骨 X 线片（**A**）示左股骨中上段骨质密度减低（箭号）；左腕关节 X 线片（**B**）示腕骨骨龄相当于女孩标准 7 岁龄（箭号）

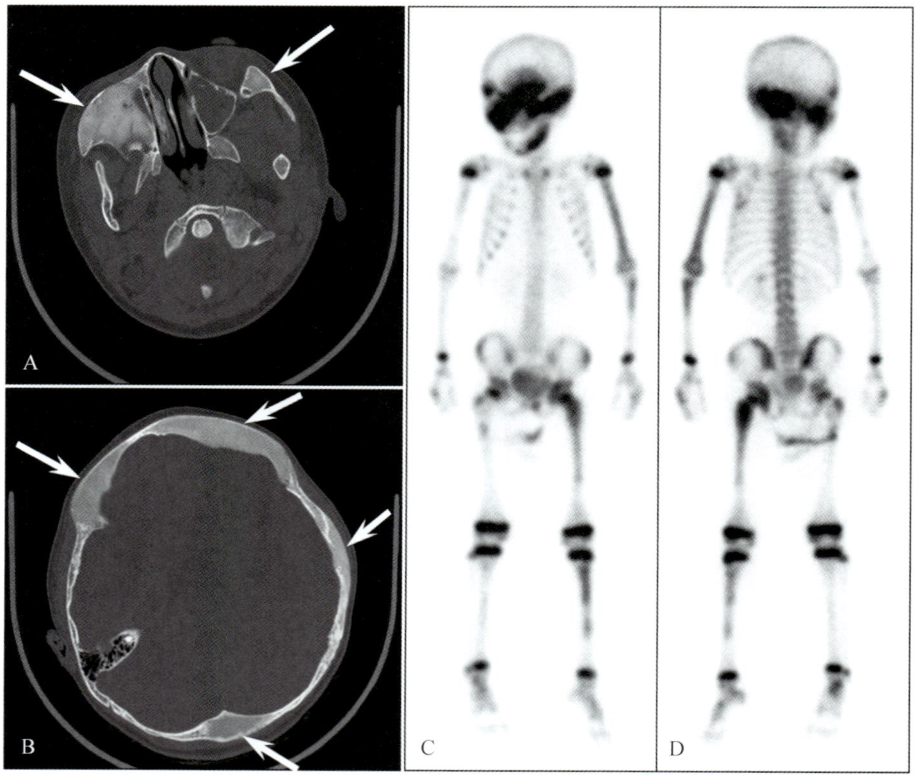

图 1-7-8　头颅 CT 横断层（**A**～**B**）示右上颌骨及下颌骨左侧（**A**），额骨、左顶骨及枕骨（**B**）多发磨玻璃样密度影（箭号），板障及髓腔消失；全身骨显像（**C**～**D**）示颅骨、左肱骨、左尺骨近段、左股骨与胫骨中上段多发放射性摄取增高

病例 2

【简要病史】 女，49 岁，患者自幼较同龄儿童生长迅速，多处骨骼发育畸形，13 岁停止生长发育；自 14 岁开始曾有多次轻微外伤即发生骨折。

【体格检查】 左髋关节、左上臂、头颅、脊柱、胸廓多发畸形。躯干及双下肢可见多处皮肤色素沉着斑。

【影像所见】 X 线片（图 1-7-9 A）示右肱骨多发囊状透亮区；CT（图 1-7-9 B～C）示颈椎及下颌骨多发囊性病变；全身骨显像（图 1-7-9 D～E）示全身多发骨骼畸形及放射性摄取增高灶。

【病理结果及临床诊断】 右肱骨活检病理：骨纤维结构不良；临床诊断：McCune-Albright 综合征。

【讨论】 骨纤维结构不良（fibrous dysplasia，FD）是由于骨的生长发育分化异常，引起正常骨组织和骨髓被增生的纤维组织所替代，从而导致骨成熟障碍，无法形成正常的骨小梁和板层骨。FD 是非遗传性疾病，与位于人类染色体 20q13.2～13.3 的 *GNAS* 基因突变产生的 G 蛋白激活型 α 亚基（Gsα）有关；由于突变的细胞数目常随年龄增加而下降，故 FD 具有年龄自限性特点。FD 为合子后发生的激活性功能突变，患者为体细胞嵌合体，在不同 FD 患者体内受突变影响的细胞比率在各种组织中存在差异，因此病变的分布和严重程度有较大的变异[1]。FD 好发于儿童及青年，无性别差异，约占骨肿瘤的 2.5% 和良性骨肿瘤的 7%[1]；FD 可累及单骨或多骨，单骨型发生率（80%）高于多骨型，好发于股骨、胫骨、肋骨、颌面骨及骨盆，偶可单纯累及脊柱（图 1-7-10），多骨型病灶好发于身体的同侧[2]。多骨型 FD 伴内分泌紊乱（如性早熟）与皮肤色素沉着（如“牛奶咖啡斑”）称为 McCune-Albright 综合征。多骨型 FD 合并软组织多发性纤维瘤和（或）纤维黏液瘤称为 Mazabraud 综合征。

FD 多为偶然发现，可有肿块、畸形、病理性骨折和疼痛等表现；病灶发展缓慢，骨骼成熟之后趋于静止；极少部分（2.5%）FD 患者可发生恶变，可自然起病，也可因放疗、手术、慢性骨髓炎等诱发，恶性转化的组织学类型以骨肉瘤最常见，其次是纤维肉瘤、软骨肉瘤和未分化多形性肉瘤[3]。

FD 病变镜下主要由增生的梭形成纤维细胞和不成熟的编织骨两种成分构成，骨小梁纤细，排列不规则，无板层结构，呈类似英文字母“C”“V”“L”等形状，间质细胞增生活跃，小梁周围缺乏成骨细胞及破骨细胞；血管丰富可有灶状出血及多核巨细胞反应；50%～70% 的骨纤维结构不良患者可以检测到 *GNAS* 突变[1, 4]。

FD 在 X 线平片可表现为膨胀性骨病变，受累的四肢长骨可有弯曲变形，病变区骨皮质变薄但多较完整，无骨膜反应，病灶与正常骨之间可有硬化边。CT 可表现为单纯溶骨性改变、磨玻璃样改变、有硬化边的单囊性或多囊性改变、“丝瓜瓤样”改变等，颅底可表现为高密度斑块样硬化；增强扫

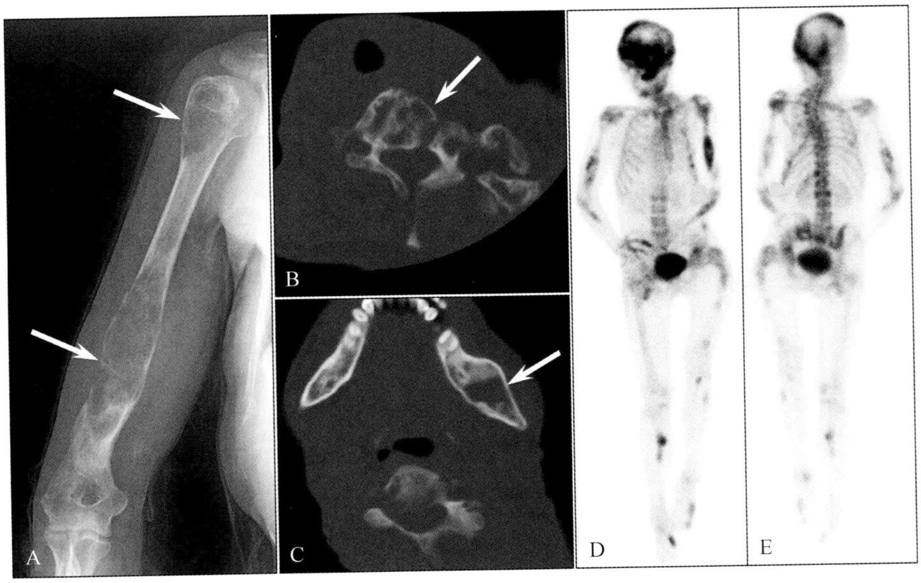

图 1-7-9 右肱骨 X 线片（**A**）示右肱骨多发囊状透亮区（箭号）；颈部 CT 横断层（**B**～**C**）示椎体及附件（**B**）、下颌骨左侧（**C**）多发囊性病变（箭号）；全身骨显像（**D**～**E**）示左胸廓及左股骨畸形，颅骨、下颌骨、脊柱、骨盆、四肢骨多发放射性摄取增高灶

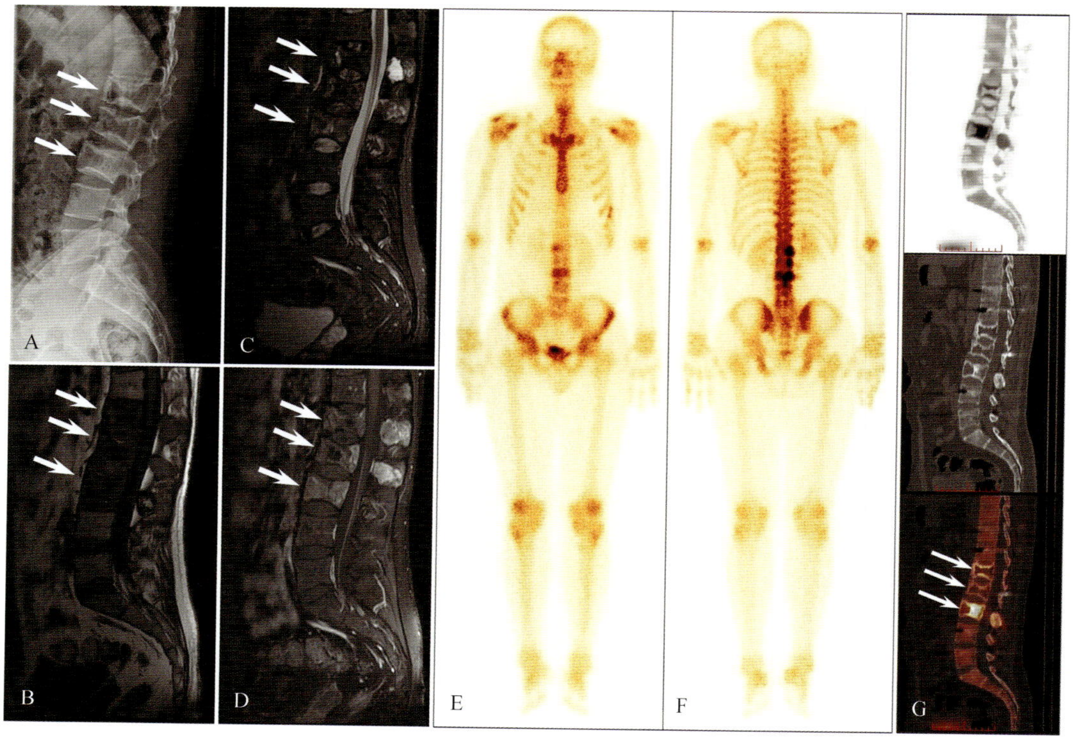

图 1-7-10 脊柱 FD（男，33 岁）。腰椎侧位 X 线片（**A**）示腰 1～3 椎体骨质密度减低、压缩变扁（箭号）；腰椎 MRI 矢状位（**B**，T1WI；**C**，FS T2WI；**D**，增强）示腰 1～3 椎体及棘突病变呈 T1WI 低信号与 FS T2WI 不均匀稍高信号，增强扫描呈明显强化；患者行后路腰 1～3 椎体病变刮除、椎管减压及内固定重建术；（术后 1 年）全身骨显像（**E**～**F**）及 SPECT/CT 矢状断层（**G**）示腰 1～3 椎体内部骨质密度减低伴周围骨质硬化及压缩变扁，部分区域骨质放射性摄取不同程度增高

描可见轻-中度强化或不强化。FD 病灶在 MRI 上边界清楚，病灶周围无水肿、无软组织肿块形成；病灶信号改变无明显规律，在 T1WI 上呈等、低或混杂信号，在 T2WI 上呈低、高或混杂信号[2]。FD 病变的骨显像表现为放射性摄取增高，全身骨显像一次检查可显示全身骨骼病变分布情况，对 FD 病变的检出具有较高的灵敏度，对于临床了解病变分布、选择活检部位以及确定手术范围均有帮助[5]。在 ^{18}F-FDG PET/CT 上，FD 病灶对 ^{18}F-FDG 摄取程度与病灶活性有关，不同病灶间 ^{18}F-FDG 摄取可有较大差异[6]，^{18}F-FDG PET 阳性病灶数目通常少于骨显像[7]。SPECT/CT 骨显像及 ^{18}F-FDG PET/CT 对 FD 恶性转化的鉴别诊断可提供一定帮助[8]。

（付占立　李飞　徐志英　李善春　魏玲格
孙希刚　周成　李国权）

参考文献

[1] 谭萨萨，沈啸翼，岳华，等.骨纤维结构不良临床特征及基因突变检测.中华骨质疏松和骨矿盐疾病杂志，2018，11（4）：339-345.

[2] 司建荣，张雅丽，姜兆侯.骨的纤维结构不良、骨性纤维结构不良和骨化性纤维瘤——易混淆的病名、病理本质和影像学表现.临床放射学杂志，2016，35（2）：308-310.

[3] Sugiura Y，Kanda H，Motoi N，et al. Osteosarcoma arising in fibrous dysplasia，confirmed by mutational analysis of GNAS gene. Pathol Res Pract，2018，214（2）：318-324.

[4] 高振华，孟悛非，陈应明，等.骨良性纤维性病变的影像与病理学分析.临床放射学杂志，2008，27：72-76

[5] Bousson V，Rey-Jouvin C，Laredo JD，et al. Fibrous dysplasia and McCune-Albright syndrome：imaging for positive and differential diagnoses，prognosis，and follow-up guidelines. Eur J Radiol，2014，83：1828-1842.

[6] Pozzessere C，Cicone F，Barberio P，et al. Cross-sectional evaluation of FGD-avid polyostotic fibrous dysplasia：MRI，CT and PET/MRI findings. Eur J Hybrid Imaging，2022，6（1）：19.

[7] Aras M，Ones T，Dane F，et al. False Positive FDG PET/CT Resulting from Fibrous Dysplasia of the Bone in the Work-Up of a Patient with Bladder Cancer：Case Report and Review of the Literature. Iran J Radiol，2012，10（1）：

41-44.

[8] Wei WJ, Sun ZK, Shen CT, et al. Value of ^{99m}Tc-MDP SPECT/CT and ^{18}F-FDG PET/CT scanning in the evaluation of malignantly transformed fibrous dysplasia. Am J Nucl Med Mol Imaging, 2017, 7 (3): 92-104.

二、骨性纤维结构不良

【简要病史】 男，23 岁，右小腿病理骨折 17 年，前屈畸形 8 年。患者 17 年前因外伤致右小腿骨折，当地医院诊断为病理性骨折，给予石膏固定，后行骨病变刮除及植骨术，术后恢复良好；14 年前出现右小腿疼痛，影像学检查示病变复发，再次行病灶刮除及植骨术，术后右小腿逐渐出现前屈畸形，且程度逐渐加重。

【专科查体】 右小腿可见长约 30 cm 陈旧手术瘢痕，无红肿、渗出，小腿呈前屈畸形约 30°，无压痛。

【影像所见】 X 线片（图 1-7-11）及 CT（图 1-7-12 A～B）示右胫骨中段多发膨胀性溶骨性骨破坏，伴骨质硬化及前屈畸形；全身骨显像（图 1-7-12 C～D）示右胫骨中段放射性摄取增高。

【手术及病理结果】 行右胫骨及腓骨截骨术+钛板内固定术。术后病理：（右胫骨干）肿瘤细胞呈短梭形，异型性不明显，未见明显核分裂象，伴不规则活跃新生骨，部分骨周可见骨母细胞围绕；IHC：CKpan（个别+），CK5/6（个别+），人高分子量细胞角蛋白（CK-HMW）（个别+），CD34（血管+）；结合 IHC 结果，符合骨性纤维结构不良。

【讨论】 骨性纤维结构不良（osteofibrous dysplasia，OFD）是一种少见的骨的良性纤维性病变，占所有原发骨肿瘤的 0.2%。OFD 最早由 Frangenheim 于 1921 年报道，称之为先天性纤维性

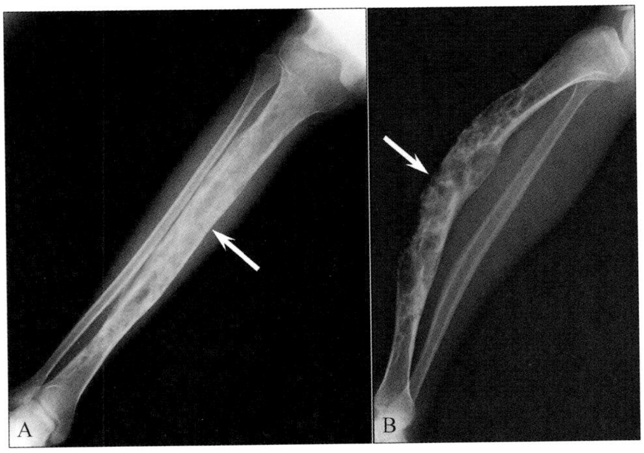

图 1-7-11 右小腿正位（**A**）及侧位（**B**）X 线片示右胫骨中段多发膨胀性溶骨性骨破坏（箭号），伴骨质硬化及前屈畸形

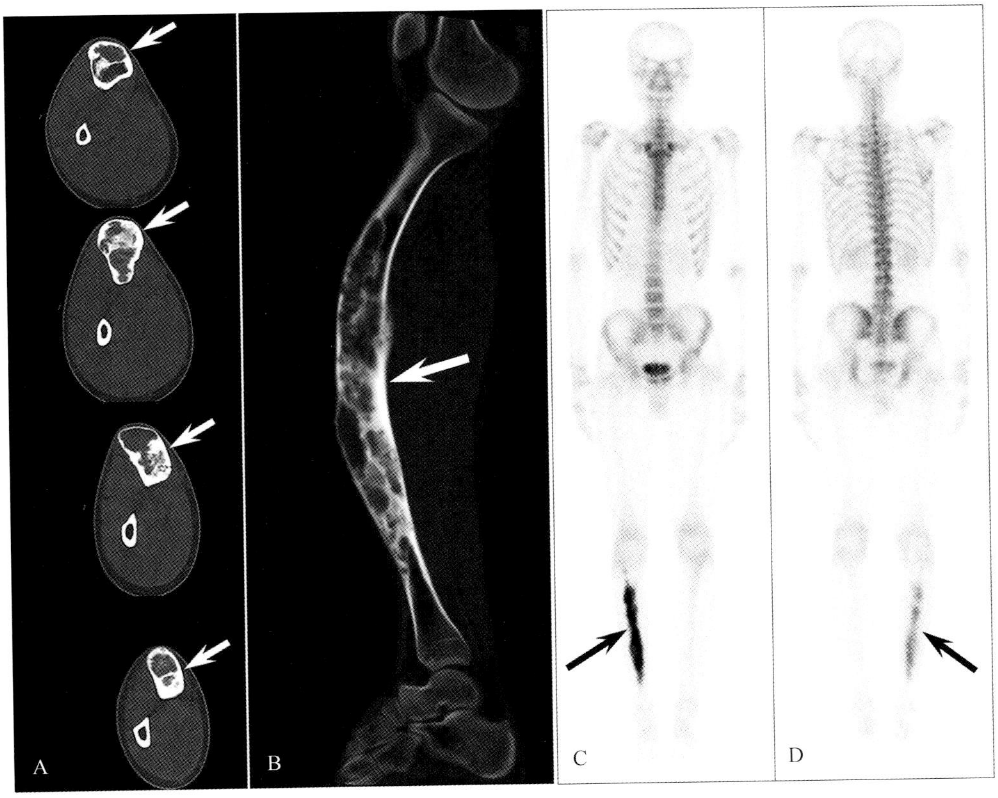

图 1-7-12 右小腿 CT 横断层（**A**）及矢状断层（**B**）示右胫骨中段多发膨胀性溶骨性骨破坏（箭号），伴骨质硬化及前屈畸形；全身骨显像（**C**～**D**）示右胫骨中段放射性摄取增高（箭号）

骨炎（congenital osteitis fibrosa）。1966 年 Kempon 报道了两例发生于儿童胫骨类似纤维结构不良的病例，并将其命名为骨化性纤维瘤。1976 年 Campanacci 将此种病命名为胫腓骨的骨性纤维结构不良[1]。1995 年 WHO 骨肿瘤分类将其正式命名为 OFD，并在 2013 年 WHO 分类中将其归入“未明确肿瘤性质的肿瘤”，在最新的 2020 年第 5 版 WHO 分类中位列“骨的其他间叶性肿瘤”中的良性类别[2-3]。该病发病年龄多在 20 岁以下，无明显性别差别[4]。病灶几乎特异性发生于胫骨骨干，偶可累及同侧腓骨骨干[1]。OFD 临床表现无明显特异性，常无症状，可有小腿隐痛、小腿前方肿块和小腿前弓畸形，少部分患者可出现病理性骨折[5]。在显微镜下，病灶由纤维成分及编织骨小梁构成，骨小梁被骨母细胞环绕，称为骨小梁被包裹征象。本病发病机制尚不明确，目前研究认为其符合常染色体单基因显性遗传病的特征[6]。在 X 线和 CT 上，该病表现为沿胫骨长轴走行的偏心、膨胀性溶骨病变，边界清晰，不伴骨膜反应，常在前侧的皮质内或皮质下延伸，并伴有受累骨向前弯曲畸形；随病程延长与病情进展，病变可沿长轴发展蔓延至干骺端[4, 7]。CT 增强扫描可见各种强化模式。在 MRI 上，OFD 病灶边界清楚，呈 T1WI 低信号与 T2WI 高信号，信号多不均匀；病灶周围无水肿，无软组织肿块形成；增强扫描无明显特异性[8]。发生于腓骨的病灶，除常无偏心性外，其余表现与胫骨相似[3]。全身骨扫描在所有骨的纤维性病变中都可呈现放射性异常浓聚[4]，因此单纯行骨扫描检查对该病并无诊断特异性。目前仅有个案报道该病在 ^{18}F-FDG PET/CT 中的表现，其中 Schulte 报道的 OFD 病灶呈 ^{18}F-FDG 轻度摄取[9]，Hiroaki 报道一例双侧胫骨发病的 OFD 患者，双侧病变均呈高摄取[10]。

（张毓艺　杨芳　付占立）

参考文献

[1] Nascimento AF，Kilpatrick SE，Reith JD. Osteofibrous Dysplasia and Adamantinoma. Surg Pathol Clin，2021，14（4）：723-735.

[2] Fletcher CDM，Bridge JA，Hogendoorn PCW，et al. WHO classification of tumours of soft tissue and bone. 4th Ed，Lyon：IARC Press，2013.

[3] Choi JH，Ro JY. The 2020 WHO Classification of Tumors of Bone：An Updated Review. Adv Anat Pathol，2021，28（3）：119-138.

[4] Bethapudi S，Ritchie DA，Macduff E，et al. Imaging in osteofibrous dysplasia，osteofibrous dysplasia-like adamantinoma，and classic adamantinoma. Clin Radiol，2014，69（2）：200-208.

[5] 司建荣，张雅丽，姜兆侯. 骨的纤维结构不良、骨性纤维结构不良和骨化性纤维瘤——易混淆的病名、病理本质和影像学表现. 临床放射学杂志，2016，35（2）：308-310.

[6] Karol LA，Brown DS，Wise CA，et al. Familial osteofibrous dysplasia. A case series. J Bone Joint Surg Am，2005，87（10）：2297-2307.

[7] Khanna M，Delaney D，Tirabosco R，et al Osteofibrous dysplasia，osteofibrous dysplasia-like adamantinoma and adamantinoma：correlation of radiological imaging features with surgical histology and assessment of the use of radiology in contributing to needle biopsy diagnosis. Skeletal Radiol，2008，37（12）：1077-1084.

[8] Jung JY，Jee WH，Hong SH，et al. MR findings of the osteofibrous dysplasia. Korean J Radiol，2014，15（1）：114-122.

[9] Schulte M，Brecht-Krauss D，Heymer B，et al. Grading of tumors and tumorlike lesions of bone：evaluation by FDG PET. J Nucl Med，2000，41（10）：1695-1701.

[10] Nagano H，Jinguji M，Nakajo M，et al. Bilateral tibial osteofibrous dysplasia on ^{18}F-FDG PET/CT. Clin Nucl Med，2017，42（8）：e375-e376.

三、釉质瘤

【简要病史】 女，48 岁，右小腿疼痛 2 周余。

【影像所见】 右小腿 X 线片（图 1-7-13 A～B）及 CT（图 1-7-13 C～D）示右胫骨中上段髓腔内混杂密度病灶，局部呈溶骨性骨破坏，骨皮质膨胀变薄，其上、下端骨皮质硬化与增厚；全身骨显像（图 1-7-13 E～F）示右胫骨中上段放射性异常浓聚。

【术后病理结果】（右胫骨中段）上皮性恶性肿瘤，肿瘤侵及髓内及骨皮质；IHC：肿瘤细胞 CK（+）、P63（+）、CK5/6（部分+）、SATB2（部分+），CK7、CK20、绒毛蛋白（Villin）均阴性，Ki67 10%～20%；特殊染色：肿瘤细胞阿尔新蓝（AB）/过碘酸雪夫染色（PAS）（-）；综上，结合影像学改变，符合釉质瘤。

【讨论】 造釉细胞瘤（ameloblastoma）是口腔颌面部常见的良性肿瘤，占所有牙源性肿瘤的 60% 以上，多发生于下颌骨[1]。发生于长骨的造釉细胞瘤（adamantinoma，AD）是一种罕见的恶性骨肿瘤，仅占所有骨恶性肿瘤的 0.1%～0.5%[2]。虽然二者形态学上有相似性，但它们的遗传学改变及 ICD 编码并不一致，因此有学者建议将 adamantinoma

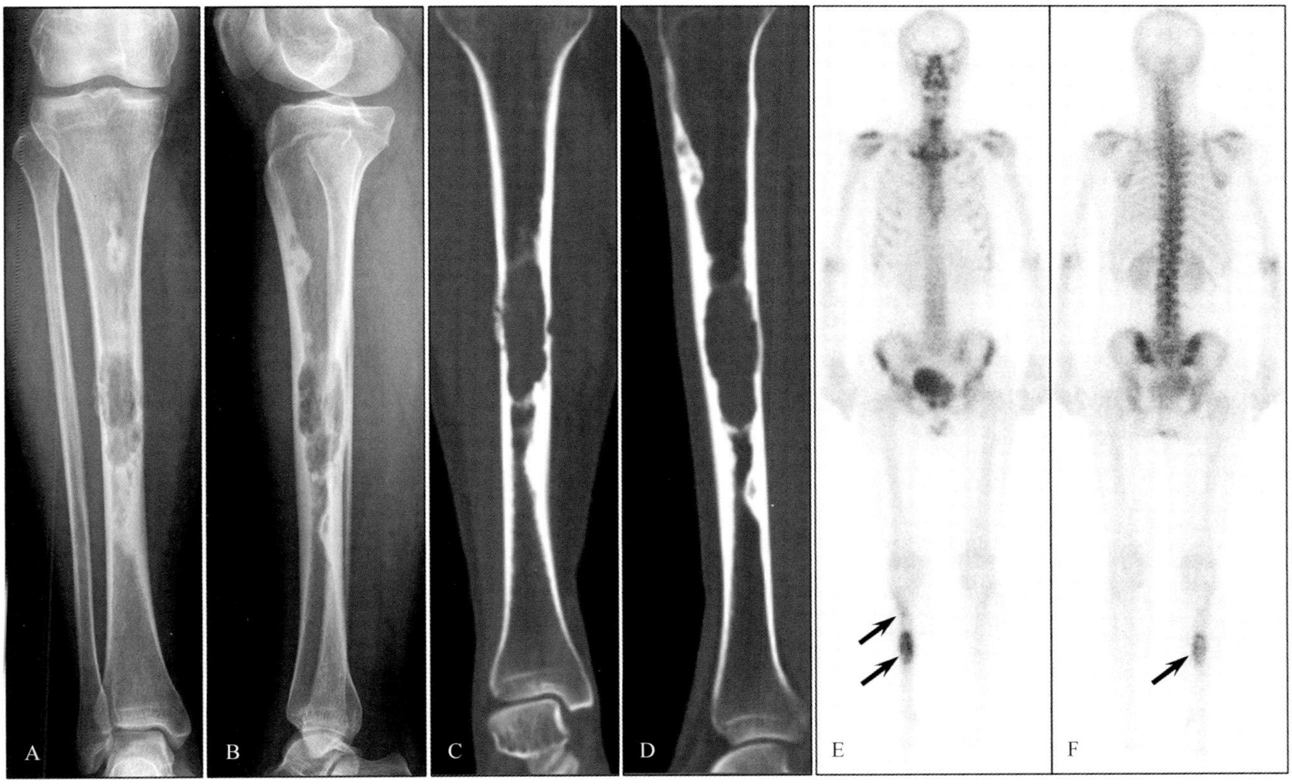

图 1-7-13 右小腿正位（**A**）及侧位（**B**）X 线片与 CT 冠状断层（**C**）及矢状断层（**D**）示右胫骨中上段髓腔内混杂密度病灶，局部呈溶骨性骨破坏，骨皮质膨胀变薄，其上、下端骨皮质硬化、增厚；全身骨显像（**E**～**F**）示右胫骨中上段放射性异常浓聚（箭号）

翻译为釉质上皮瘤，简称釉质瘤[3]。该病首先由 Maier 在 1900 年以“原发性骨髓源性上皮细胞瘤”报道[4]，Fischer 在 1913 年正式称之为“原发于胫骨的釉质细胞瘤”[5]。AD 患者发病年龄广泛，平均年龄 30 岁，10 岁以下儿童发病者仅占 3%，男性略多于女性[6]。AD 与骨性纤维结构不良（osteofibrous dysplasia，OFD）相似，发病部位几乎仅见于胫骨骨干的前侧皮质内，少数可累及同侧腓骨骨干，发生于其他骨（如肱骨、尺骨和桡骨）的报道罕见[3]。临床表现亦与 OFD 患者相似，无明显特异性，即局部疼痛、肿胀及小腿畸形[6-7]，约 23% 的 AD 患者可出现病理性骨折[8]。

2020 年第 5 版 WHO 骨肿瘤分类将其视为具有双相分化特征的骨肿瘤[9]。骨性纤维结构不良（OFD）样型 AD 属于中间型间叶性骨肿瘤，长骨釉质瘤属于恶性间叶性骨肿瘤，其中去分化 AD 是长骨釉质瘤的一种亚型。这几种类型的 AD 在临床、影像学及形态学特征方面存在重叠，在此一并进行介绍。在形态学上，主要由骨-纤维成分和上皮细胞以不同比例混杂构成，骨-纤维成分由束状或“车辐状”排列的梭形细胞和不规则编织状骨小梁构成，骨小梁周边可见增生较活跃的骨母细胞衬覆。上皮细胞可有多种形态，如管状细胞（类似腺体样的分支状或网状上皮细胞）、基底细胞（类似于基底细胞癌中表现出的“栅栏状”外周层）、鳞状细胞（类似于鳞状细胞癌表现）、梭形细胞（类似“纺锤形”，难以与良性间充质细胞鉴别）。免疫表型上，纤维成分表达 Vimentin，上皮细胞可不同程度地表达 CKpan、上皮细胞膜抗原（EMA）、p63、CK5/6、CK14、CK19 等标志物，Ki-67 阳性指数较低[3, 10]。

在 X 线及 CT 上，AD 表现为胫骨干偏心、膨胀性溶骨破坏，病灶周围骨质硬化，偶可呈“皂泡状”外观[11]。CT 可以更清晰地显示骨皮质突破及软组织肿块、髓腔密度改变以及细微的病理性骨折[12]。随病变进展可出现更多侵袭性表现，如边界模糊、软组织肿块增大、纵向延伸至胫骨全长等，也可累及同侧腓骨。AD 病灶在 MRI 上通常呈 T1WI 低信号与 T2WI 高信号，此信号特点无明显特异性。MR 优势在于评估骨皮质病灶、骨髓腔受累以及软组织肿块范围，更准确地判定肿瘤边缘，为肿瘤完整切除提供重要依据[13]。^{99m}Tc-MDP 全身骨显像显示病变部位放射性浓聚[14]。^{18}F-FDG PET/CT 对于 AD 的诊断作用有限，在 AD 转移灶评估及治疗疗效评估中有一定作用[15-16]。

AD 对放、化疗不敏感，目前治疗方法以手术为主，以降低疾病进一步发展及复发风险，改善患者生活质量。

（张毓艺　孙贞魁　付占立）

参考文献

[1] Li TJ, Wu YT, Yu SF, et al. Unicystic ameloblastoma: a clinicopathologic study of 33 Chinese patients. Am J Surg Pathol, 2000, 24 (10): 1385-1392.

[2] Moon NF, Mori H. Adamantinoma of the appendicular skeleton—updated. Clin Orthop Relat Res, 1986, (204): 215-237.

[3] Nascimento AF, Kilpatrick SE, Reith JD. Osteofibrous Dysplasia and Adamantinoma. Surg Pathol Clin, 2021, 14 (4): 723-735.

[4] Maier C. Ein primäres myelogenes platten epithelcarcinom der ulna. Bruns' Beitr Klin Chir, 1900, 26: 553.

[5] Fischer B. Über ein primäres Adamantinoma der Tibia. Virchows Arch, 1913, 12: 422-441.

[6] Kahn LB. Adamantinoma, osteofibrous dysplasia and differentiated adamantinoma. Skeletal Radiol, 2003, 32 (5): 245-258.

[7] Papagelopoulos PJ, Mavrogenis AF, Galanis EC, et al. Clinicopathological features, diagnosis, and treatment of adamantinoma of the long bones. Orthopedics, 2007, 30 (3): 211-215

[8] Jain D, Jain VK, Vasishta RK, et al. Adamantinoma: a clinicopathological review and update. Diagn Pathol, 2008, 3: 8.

[9] Choi JH, Ro JY. The 2020 WHO Classification of Tumors of Bone: An Updated Review. Adv Anat Pathol, 2021, 28 (3): 119-138.

[10] 刘雪青，沈艳玲，杨文圣. 长骨骨纤维结构不良样型釉质瘤 1 例. 中华病理学杂志，2023，52（12）：1287-1289.

[11] Most MJ, Sim FH, Inwards CY. Osteofibrous dysplasia and adamantinoma. J Am Acad Orthop Surg, 2010, 18 (6): 358-366.

[12] Garces P, Romano CC, Vellet AD, et al. Adamantinoma of the tibia: plain-film, computed tomography and magnetic resonance imaging appearance. Can Assoc Radiol J, 1994, 45 (4): 314-317.

[13] Van der Woude HJ, Hazelbag HM, Bloem JL, et al. MRI of adamantinoma of long bones in correlation with histopathology. AJR Am J Roentgenol, 2004, 183 (6): 1737-1744.

[14] Usui K, Yamamoto W, Shuke N, et al. Scintigraphic findings of tibial adamantinoma on a three-phase bone scan. Clin Nucl Med, 2000, 25 (12): 1057-1058.

[15] Martineau P, Bloise I, Gowdy C, et al. Metastatic adamantinoma of the femur on FDG PET/CT: atypical presentation of a rare disease. Clin Nucl Med, 2021, 46 (7): e365-e367.

[16] Albano D, Bosio G, Bertagna F. ^{18}F-FDG PET/CT in staging and follow-up of adamantinoma. Rev Esp Med Nucl Imagen Mol, 2016, 35 (5): 341-343.

四、平滑肌肉瘤

【简要病史】 男，42 岁，右小腿间歇性疼痛 1 月余，夜间为著，加重 2 周。

【专科查体】 右小腿近端偏内侧明显压痛，未触及明显软组织肿块，皮温略高，右下肢感觉及血供可，右膝、踝关节活动正常。

【影像所见】 CT（图 1-7-14）示右胫骨上段髓腔内稍高密度肿物，局部骨皮质不连续。MRI（图 1-7-15）示右胫骨上段髓腔内肿物，呈 T1WI 低信号与 FS T2WI 不均匀高信号。全身骨显像及 SPECT/CT（图 1-7-16）示右胫骨上段髓腔内稍高密度肿物，呈放射性分布减低区，周围骨皮质放射性摄取增高，可见局部骨皮质不连续。

【病理结果】 行右小腿截肢术；病理诊断：（右小腿胫骨近端）梭形细胞肉瘤，结合形态及免疫组化符合平滑肌肉瘤，肿瘤组织累及髓腔内组织。

【讨论】 骨原发性平滑肌肉瘤（primary leiomyosarcoma of bone，PLB）是一种罕见的恶性骨肿瘤，占原发性骨肿瘤的 0.06%，在所有原发恶性骨肿瘤中占比不足 0.7%[1]。PLB 的组织来源尚无定论，一般认为来自于骨滋养血管的中层平滑肌细胞，或骨髓间充质干细胞与具有平滑肌分化倾向的成纤维细胞[2]。PLB 发病年龄 12～75 岁，平均 32.6 岁[3]，男女发病率相仿，好发部位为长管状骨的干骺端[4]；临床最常表现为疼痛（以病灶局部疼痛为主），其次为肿块及病理性骨折，如病灶侵犯、压迫邻近神经或脊髓则可引起相应支配区域运动及感觉障碍；病程从数月至 2 年不等[5]。

PLB 的 X 线和 CT 表现主要有：①溶骨性骨破坏：破坏区呈“虫蚀状”改变，边界不清，可为单纯性溶骨，病程长、生长缓慢的病灶可见硬化边。②混合性骨破坏：病灶表现为斑片状或不规则骨质破坏，骨质破坏区内可见斑点状、斑片状高密度影，这些高密度影病理上可能为骨梗死、钙化、骨化等。③囊状骨破坏：呈中心性囊状改变，多房、膨胀性骨质破坏[6-8]。MRI 上，PLB 在 T1WI 常呈

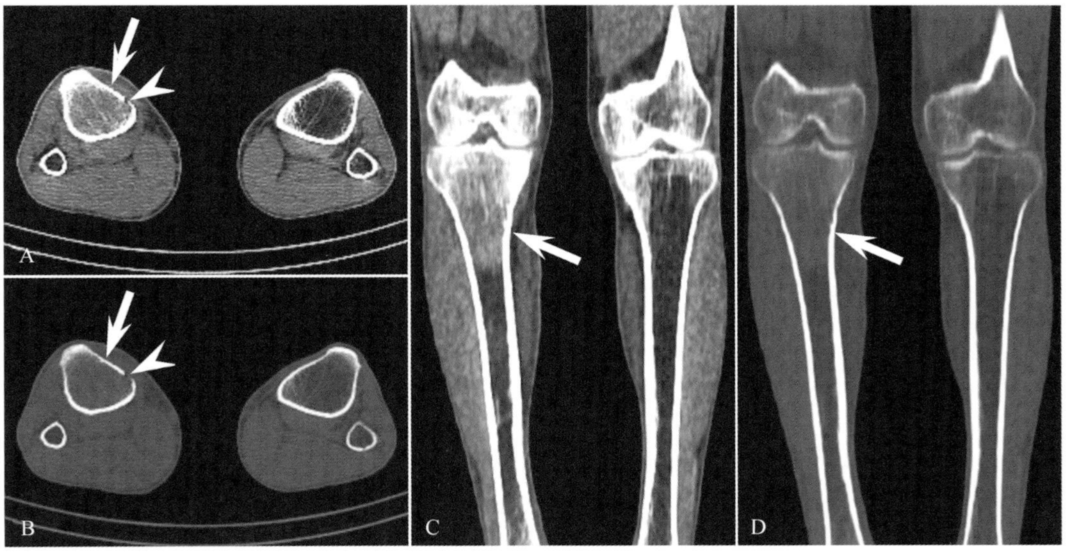

图 1-7-14 双小腿 CT 横断层（**A**，软组织窗；**B**，骨窗）及冠状断层（**C**，软组织窗；**D**，骨窗）示右胫骨上段髓腔内稍高密度肿物（箭号），局部骨皮质不连续（箭头）

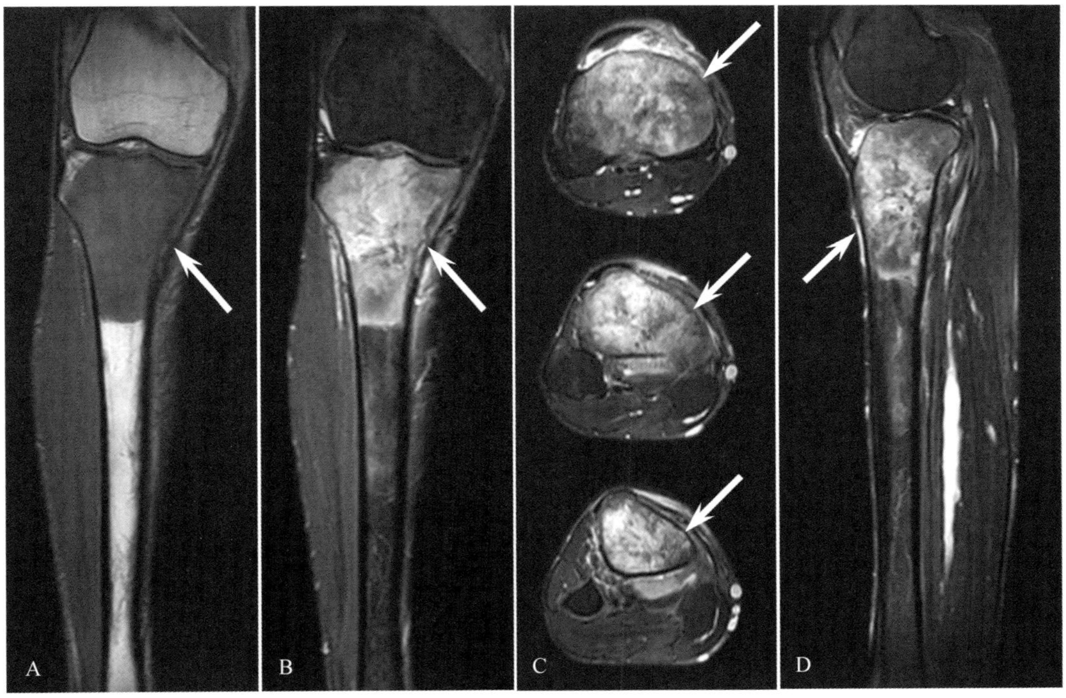

图 1-7-15 双小腿 MRI 冠状断层（**A**，T1WI；**B**，FS T2WI）、横断层（**C**，FS T2WI）及矢状断层（**D**，FS T2WI）示右胫骨上段髓腔内肿物（箭号），呈 T1WI 低信号与 FS T2WI 不均匀高信号

等、略低或略高信号，FS T2WI 多呈高信号，内可见囊变、坏死和出血，增强后不均匀明显强化[9]；MRI 可清楚显示髓内病变扩展到软组织的程度和范围。全身骨显像表现为病变部位明显放射性浓聚，也可出现病变周边放射性浓聚[10]。

诊断 PLB 首先需排除骨外（子宫、胃肠道及软组织）平滑肌肉瘤的骨转移[11]，确诊依赖于组织学检查并结合免疫组化标记，该病 Vimentin、SMA 广泛阳性，约半数 Desmin 阳性，S-100、EMA、CD68、肌源性调节蛋白 1（MyoD1）通常阴性，PAS 染色瘤细胞胞质内含糖原[12]。

根据肿瘤分化程度、是否侵犯周围软组织以及有无远处转移等，PLB 可选择刮除、瘤段切除和截肢术等治疗，再配合放、化疗等措施，临床普遍选择广泛外科切除以提高患者的生存率[13]。PLB 的 5 年生存率为 51.8%[14]，肿瘤分级和大小是预测术后生存期和复发率的重要独立因素[15-16]。

（周奕含　黄敏　黄定德　付占立）

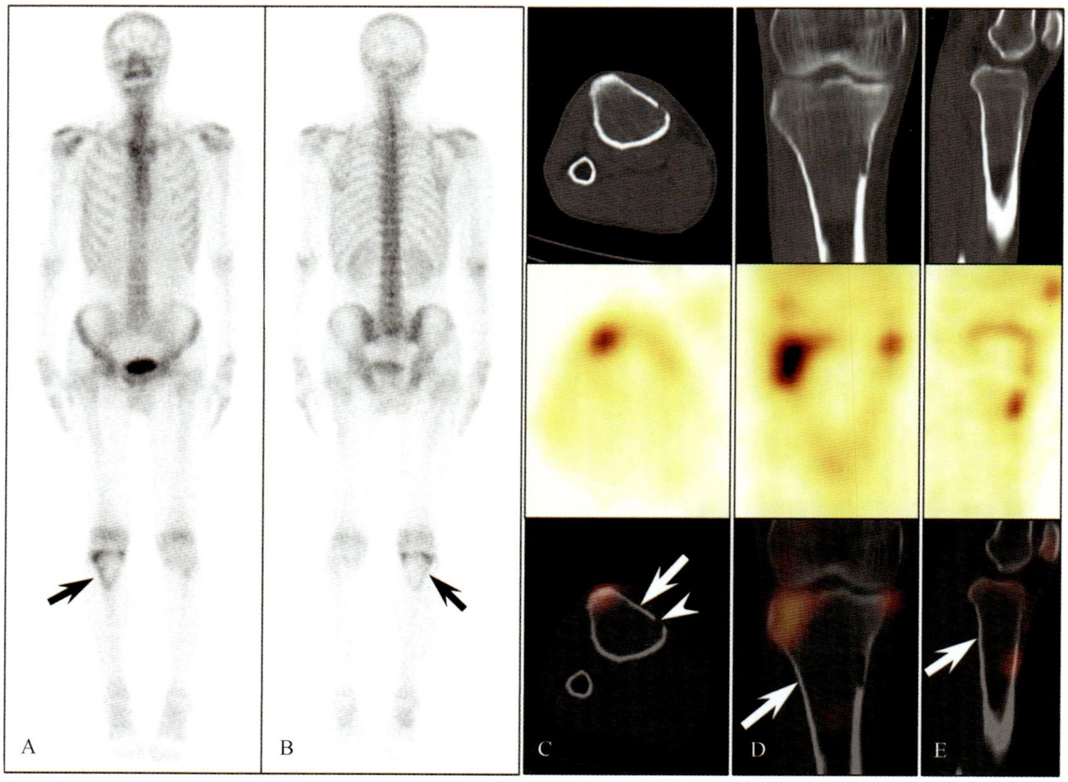

图 1-7-16 全身骨显像（**A**～**B**）示右胫骨上段环形放射性摄取增高（箭号）；SPECT/CT 横断层（**C**）、冠状断层（**D**）及矢状断层（**E**）示右胫骨上段髓腔内稍高密度肿物（箭号），呈放射性分布减低区，周围骨皮质放射性摄取增高，可见局部骨皮质不连续（箭头）

参考文献

[1] Recine F，Bongiovanni A，Casadei R，et al. Primary leiomyosarcoma ofthe bone：A case report and a review of the literature. Medicine，2017，96（45）：e8545.

[2] 张健，张良，赵建华，等 . 原发性脊柱平滑肌肉瘤诊断与治疗的研究进展 . 局解手术学杂志,2021,30（12）：1089-1093.

[3] 蒯鹏伟，王立春 . 原发性骨平滑肌肉瘤诊断与治疗的研究进展 . 中国骨与关节杂志，2012，12（3）：289.

[4] 张家慧，王奇政，陈永晔，等 . 脊柱原发性平滑肌肉瘤的影像和病理特征分析 . 临床放射学杂志，2021，40（5）：970-973.

[5] 石晓莹，任翠萍，程敬亮，等 . 原发性骨平滑肌肉瘤临床、影像学及病理表现分析 . 实用放射学杂志，2014，15（12）：2035-2039.

[6] Zhang J，Chen Y，Xing X，et al. Primary leiomyosarcoma of the spine：an analysis of imaging manifestations and clinicopathological findings. Insights Imaging，2022，13（1）：195.

[7] Rekhi B，Kaur A，Puri A，et al. Primary leiomyosarcoma of bone：a clinicopathologic study of 8 uncommon cases with immunohistochemical analysis and clinical outcomes. Ann Diagn Pathol，2011，15：147-156.

[8] 高振华，尹军强，孟悛非，等 . 原发性骨平滑肌肉瘤的临床、影像学和病理分析及文献复习 . 中国医学影像技术，2012，28（7）：1383-1386.

[9] Adelani MA，Schultenover SJ，Holt GE，et al. Primary leiomyosarcomaof extragnathic bone：clinicopathologic features and reevaluation of prognosis.Arch Pathol Lab Med，2009，133（9）：1448-1456.

[10] 徐丹君，王加伟，徐雷鸣 . 骨原发性平滑肌肉瘤的影像表现 . 中华放射学杂志，2019，53（8）：685-689.

[11] 刘伟，何攀，杨茂江，等 . 原发性额骨平滑肌肉瘤一例并文献复习 . 磁共振成像，2021，12（11）：86-87.

[12] 叶铄，张浩强，许瑞林，等 . 股骨近端平滑肌肉瘤 1 例 . 临床与病理杂志，2017，37（3）：637-640.

[13] Zacher M，Heppt MV，Brinker TJ，et al. Primary leiomyosarcoma of the skin：a comprehensive review on diagnosis and treatment. Med Oncol，2018，35（10）：135.

[14] Charles A，Gusho BS，Alan T，et al. Comparison of clinicopathological features and outcomes in patients with primary leiomyosarcoma of bone and soft tissue. J Surg Oncol，2021，123（5）：1274-1283.

[15] Mori T，Nakayama R，Endo M，et al. Forty-eight cases of leiomyosarcoma ofbone in Japan：a multicenter study from the Japanese musculoskeletal oncology group. J Surg Oncol，2016，114（4）：495-500.

[16] Gladdy RA，Qin LX，Moraco N，et al. Predictors of survival and recurrence in primary leiomyosarcoma. Ann Surg Oncol，2013，20（6）：1851-1857.

五、骨转移瘤

1. “闪烁”现象

【简要病史】 女, 42 岁，左乳腺癌根治术后 2 年。

【影像所见】 2014 年 8 月 11 日首次全身骨显像（图 1-7-17 A）示胸骨放射性分布减低区；同期 CT（图 1-7-17 B）示胸骨溶骨性病变伴软组织影。患者经化疗与胸骨局部放疗，2015 年 9 月 1 日复查全身骨显像（图 1-7-17 C）示原胸骨放射性分布减低区消失，代之以放射性浓聚区；同期 CT（图 1-7-17 D）示原溶骨性病变伴软组织影基本消失，代之以局部成骨性修复；呈“闪烁”现象。

2. 伪改善

【简要病史】 男，75 岁，2007 年 7 月前列腺穿刺活检确诊前列腺癌行内分泌治疗，2008 年 8 月行去势治疗。2009 年初，前列腺特异性抗原（PSA）持续缓慢升高；2010 年 6 月总 PSA（TPSA）13.9 ng/ml（参考值＜ 4 ng/ml，以下同）；2011 年 1 月 TPSA 132 ng/ml；2011 年 5 月 TPSA 427 ng/ml；2012 年 7 月 TPSA 1289 ng/ml，提示为去势抵抗性前列腺癌。

【影像所见】 2010 年 6 月 29 日全身骨显像（图 1-7-18 A～B）示左骶髂关节放射性异常浓聚（转移）；2011 年 1 月 30 日复查骨显像（图 1-7-18 C～D）示全身骨多发放射性异常浓聚（多发骨转移，病情进展）；2011 年 5 月 10 日复查骨显像（图 1-7-18 E～F）示原多发放射性异常浓聚“消失”，同期 CT（图 1-7-18 G～H）示骨盆及腰椎弥漫性骨硬化；2012 年 7 月 19 日再次复查骨显像（图 1-7-18 I～J）示全身骨影进一步增浓，膀胱内放射性明显减少，呈“超级影像（superscan）”。

3. 假阴性

【简要病史】 男，62 岁，肩背部疼痛 2 周。

【相关检查】 查体：左下腹可及包块；纤维结肠镜下活检示乙状结肠中分化腺癌。

【影像所见】 全身骨显像（图 1-7-19 A）未见明显异常。颈椎 MRI（图 1-7-19 B～C）示 T3 椎体及棘突异常信号。^{18}F-FDG PET（图 1-7-19 D）示 T3 椎体及棘突葡萄糖代谢增高。

【临床诊断】 乙状结肠癌伴 T3 椎体及附件转移。

【讨论】 骨骼是肿瘤远处转移的好发部位之一。骨转移是血行转移，最早始于骨髓，然后累及骨质，并引起局部溶骨和反应性成骨。

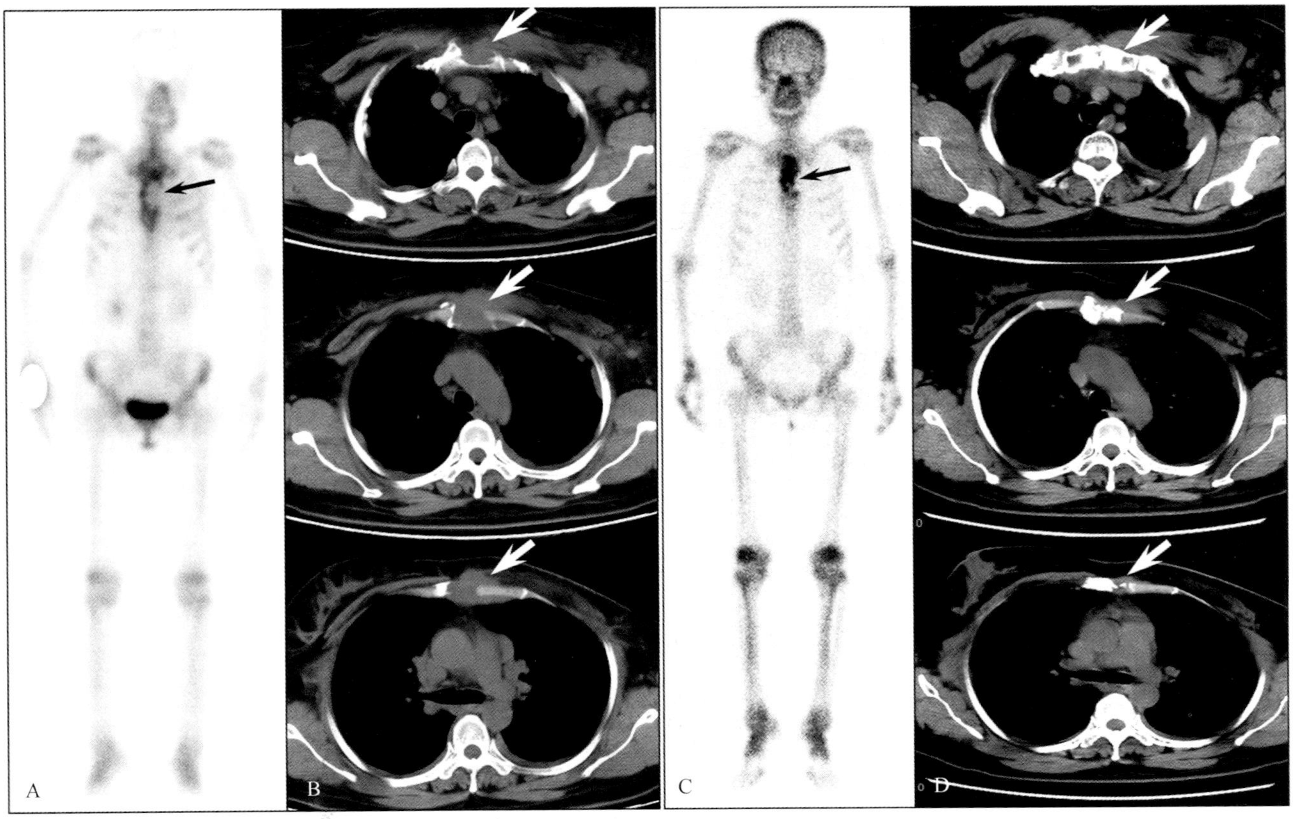

图 1-7-17 （2014-8-11）首次全身骨显像（**A**，前位）示胸骨放射性分布减低区（箭号）；同期 CT 横断层（**B**）示胸骨溶骨性病变伴软组织影（箭号）。放化疗后（2015-9-1）复查全身骨显像（**C**，前位）示原胸骨放射性分布减低区消失，代之以放射性浓聚区（箭号）；同期 CT 横断层（**D**）示原溶骨性病变伴软组织影基本消失，代之以局部成骨性修复（箭号）

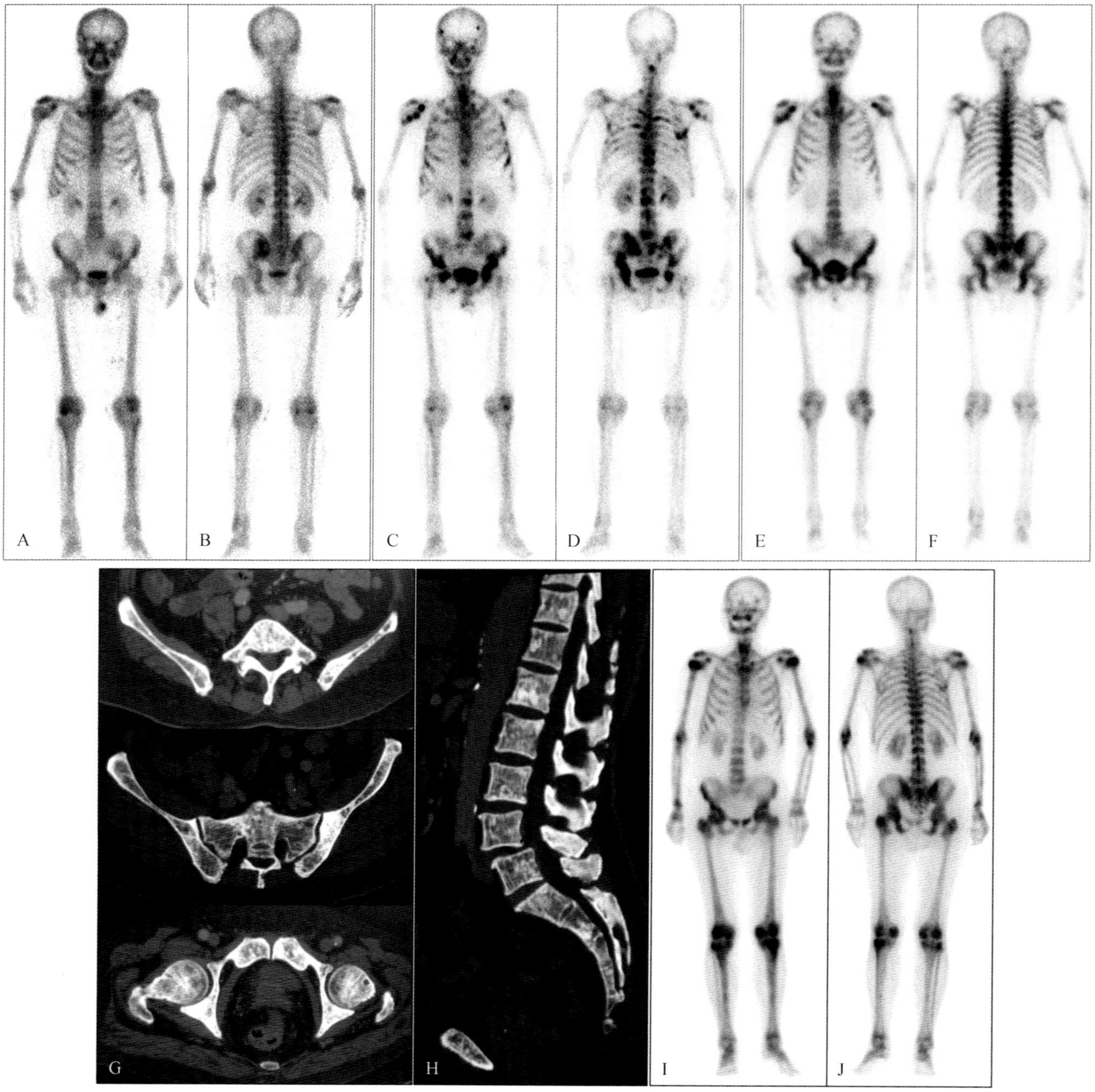

图 1-7-18 （2010-6-29）全身骨显像（**A**～**B**）示左骶髂关节放射性异常浓聚；（2011-1-30）全身骨显像（**C**～**D**）示全身骨多发放射性异常浓聚；（2011-5-10）全身骨显像（**E**～**F**）示原多发放射性异常浓聚“消失”，同期骨盆 CT 横断层（**G**）及腰椎 CT 矢状断层（**H**）示弥漫性骨硬化；（2012-7-19）全身骨显像（**I**～**J**）示全身骨影进一步增浓，膀胱内放射性明显减少，呈“超级影像”

“闪烁”（flare）现象是指骨转移瘤经过有效的治疗后，在骨显像上表现为暂时性的“恶化”（病灶增多、范围扩大、代谢活性增高），随后逐渐好转，又称“假进展”（pseudo-progression），是治疗有效的表现。“闪烁”现象是骨转移瘤得到有效治疗后的一种成骨性修复反应[1]，常见于乳腺癌、肺癌和前列腺癌。“闪烁”现象可以持续长达 8 个月以上，但多数在 3 个月内[2-3]。全身骨显像的定期随访以及多种影像学检查手段的联合应用，有助于“闪烁”现象与骨转移瘤进展的鉴别。

前列腺癌内分泌治疗耐药后进展为去势抵抗性前列腺癌（castration-resistant prostate cancer），此时 PSA 会进行性增高，骨转移瘤也会持续进展，骨显像表现为病灶增多、范围扩大、代谢活性增高[1]。当骨转移瘤引起继发性骨髓纤维化时，全身骨代谢会弥漫性增高，而“湮没”了原来骨转移的高代谢病灶，受核医学图像显示方式的限制，骨显像可表现为骨转移瘤“好转”（伪改善）。紧密结合临床以

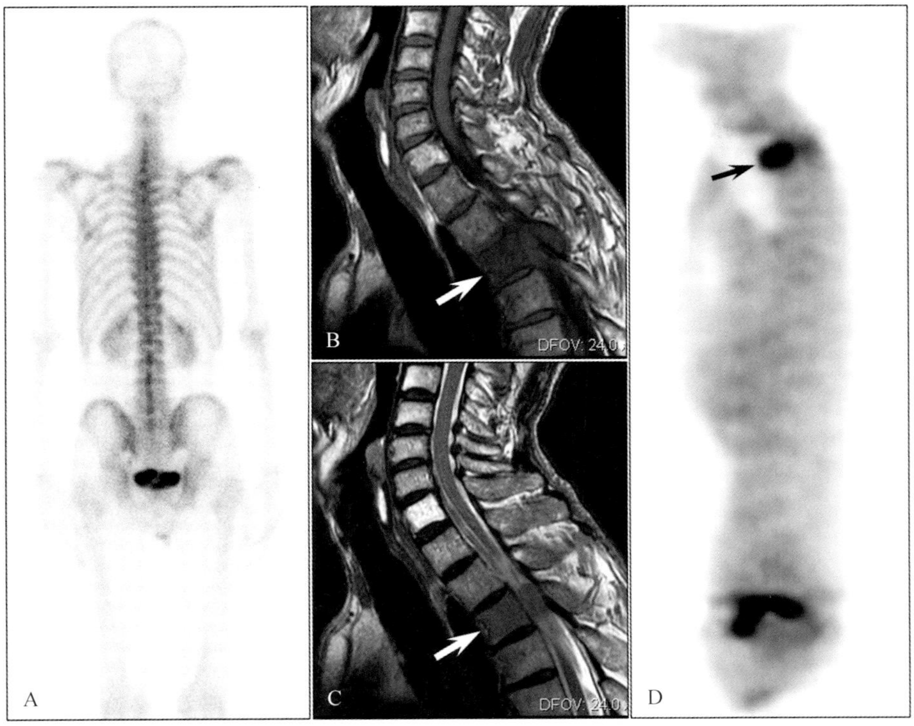

图 1-7-19 全身骨显像（**A**，后位）示脊柱放射性分布未见明显异常；颈椎 MRI 矢状断层（**B**，T1WI；**C**，T2WI）示 T3 椎体及棘突异常信号（箭号）。^{18}F-FDG PET 矢状断层（**D**）示 T3 椎体及棘突葡萄糖代谢增高（箭号）

及其他影像学检查有助于真、假改善的识别。

X 线片、CT、骨显像、MRI 以及 ^{18}F-FDG PET 分别是针对骨转移瘤引起的不同病理生理改变而对其做出诊断[4-5]。X 线片与 CT 主要是通过局部骨质密度（溶骨或成骨）改变对转移瘤进行诊断，发现病灶相对较晚。骨显像主要是根据骨转移瘤引起的反应性成骨所造成的局部骨盐代谢增高来对其进行诊断，理论上发现病灶较 X 线或 CT 要早；骨显像另外一个优势就是可以进行全身扫描；但受到仪器分辨率限制，骨显像对于以溶骨病变为主而反应性成骨较弱的骨转移的检查率较低[4]，SPECT/CT 断层显像可以对此进行补充（图 1-7-20）；此外，骨显像还不能发现那些仅局限在骨髓内而尚未引起骨盐代谢改变的骨转移瘤（假阴性）。MRI 根据骨转移瘤所造成的骨髓信号异常来对其进行诊断；^{18}F-FDG PET 则是根据骨转移瘤所致的骨骼葡萄糖代谢增高来进行判断；故二者对于那些还仅局限于骨髓内，但尚未引起骨盐代谢和骨质密度改变的病灶也能做出诊断，对骨转移的诊断较 X 线片、CT 和骨显像均要早。MRI 较 ^{18}F-FDG PET 有空间分辨率优势，而 ^{18}F-FDG PET 有全身扫描优势。对于那些以成骨病变为主，局部骨组织内肿瘤细胞较少或肿瘤细胞葡萄糖代谢较低的骨转移瘤，^{18}F-FDG PET 检出率反而不及骨显像、MRI、CT，甚至 X 线片（图 1-7-21，图 1-7-22）[5]，PET/CT 中的同机 CT 图像可以对此种情况进行部分弥补。由于上述各种影像手段都是根据骨骼的继发改变来对骨转移瘤做出诊断，故诊断效能均受到各自方法学的限制；多种影像技术手段的合理联合应用，会提高骨转移瘤诊断的准确性。

（付占立　廖栩鹤　洪理伟　胡玉敬）

参考文献

[1] Galasko CS. Mechanism of uptake of bone imaging isotopes by skeletal metastases. Clin Nucl Med，1980，5（12）：565-568.

[2] Pollen JJ，Witztum KF，Ashburn WL. The flare phenomenon on radionuclide bone scan in metastatic prostate cancer. AJR Am J Roentgenol，1984，142（4）：773-776.

[3] Fossa SD，Heilo A，Lindegaard M，et al. Clinical significance of routine follow-up examinations in patients with metastatic cancer of the prostate under hormone treatment. Eur Urol，1983，9（5）：262-266.

[4] Ohta M，Tokuda Y，Suzuki Y，et al. Whole body PET for the evaluation of bony metastases in patients with breast cancer：comparison with ^{99}Tc^{m}-MDP bone scintigraphy. Nucl Med Commun，2001，22（8）：875-879.

[5] 付占立，林景辉，范岩，等. ^{18}F-FDG 符合线路显像诊断骨转移瘤的价值及与 ^{99}Tc^{m}-MDP 骨显像的比较. 中华核医学杂志，2003，23（5）：268-271.

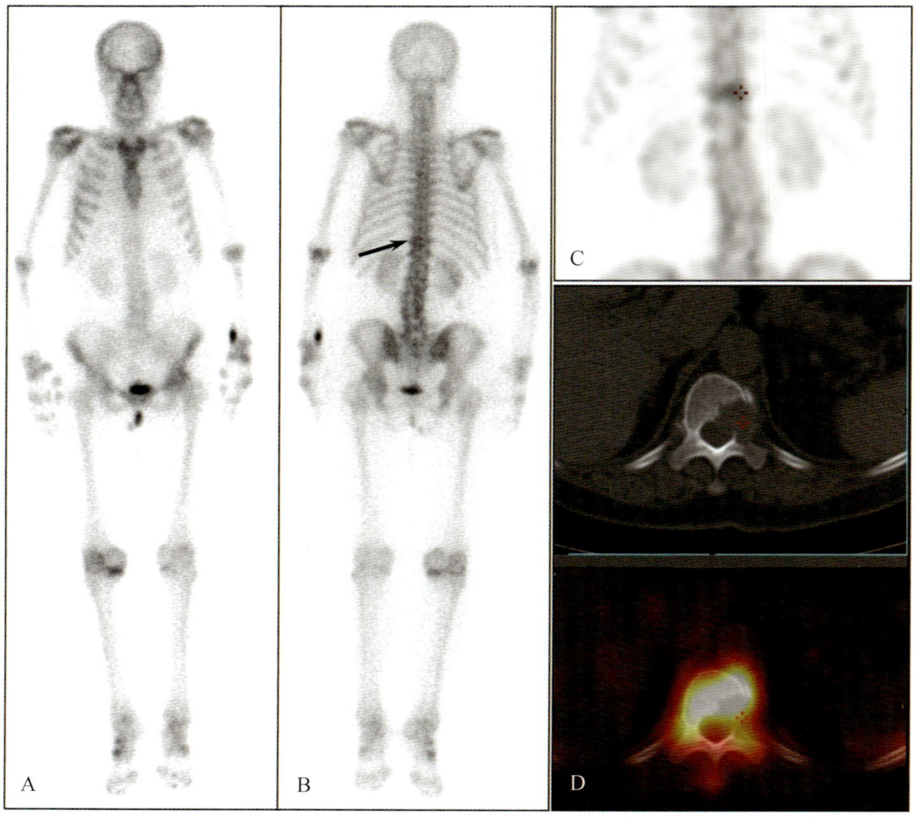

图 1-7-20 （乳癌）T11 椎体转移。全身骨显像（**A**～**B**）示 T11 椎体左侧轻度放射性浓聚（**B**，箭号）；SPECT/CT（**C**，MIP；**D**，横断层）示 T11 椎体及左侧椎弓根溶骨性破坏，周围骨质轻度放射性浓聚（十字星）

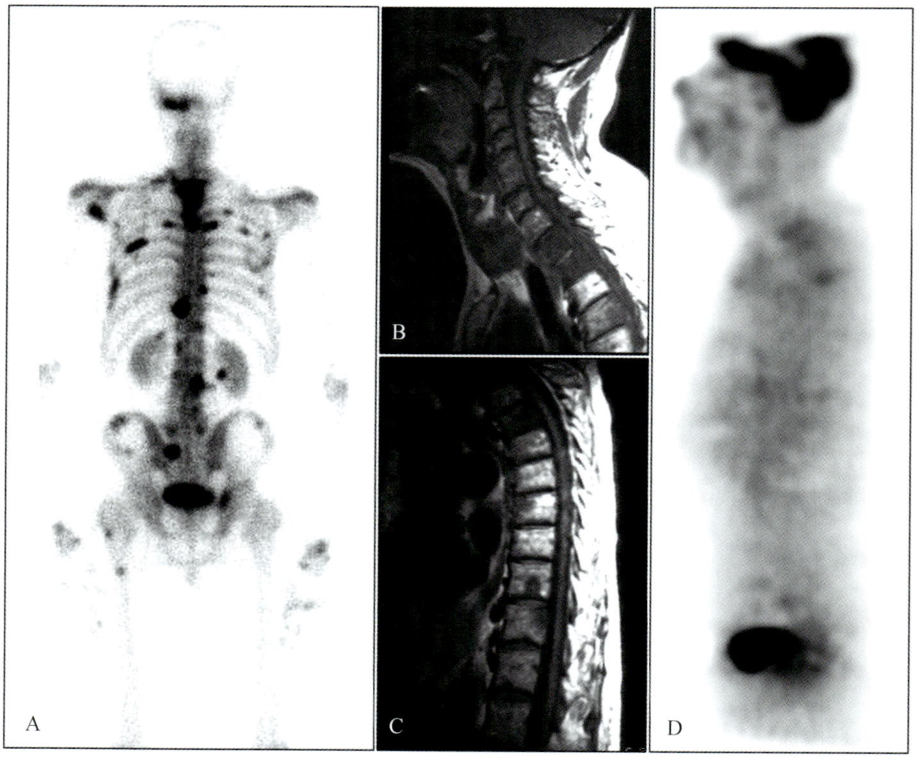

图 1-7-21 （前列腺癌）多发骨转移。全身骨显像（**A**，后位）示多发骨转移；MRI 矢状断层（**B**～**C**，T1WI）示颈、胸椎多发 T1WI 低信号；^{18}F-FDG PET 矢状断层（**D**）仅见上段胸椎轻度葡萄糖代谢增高

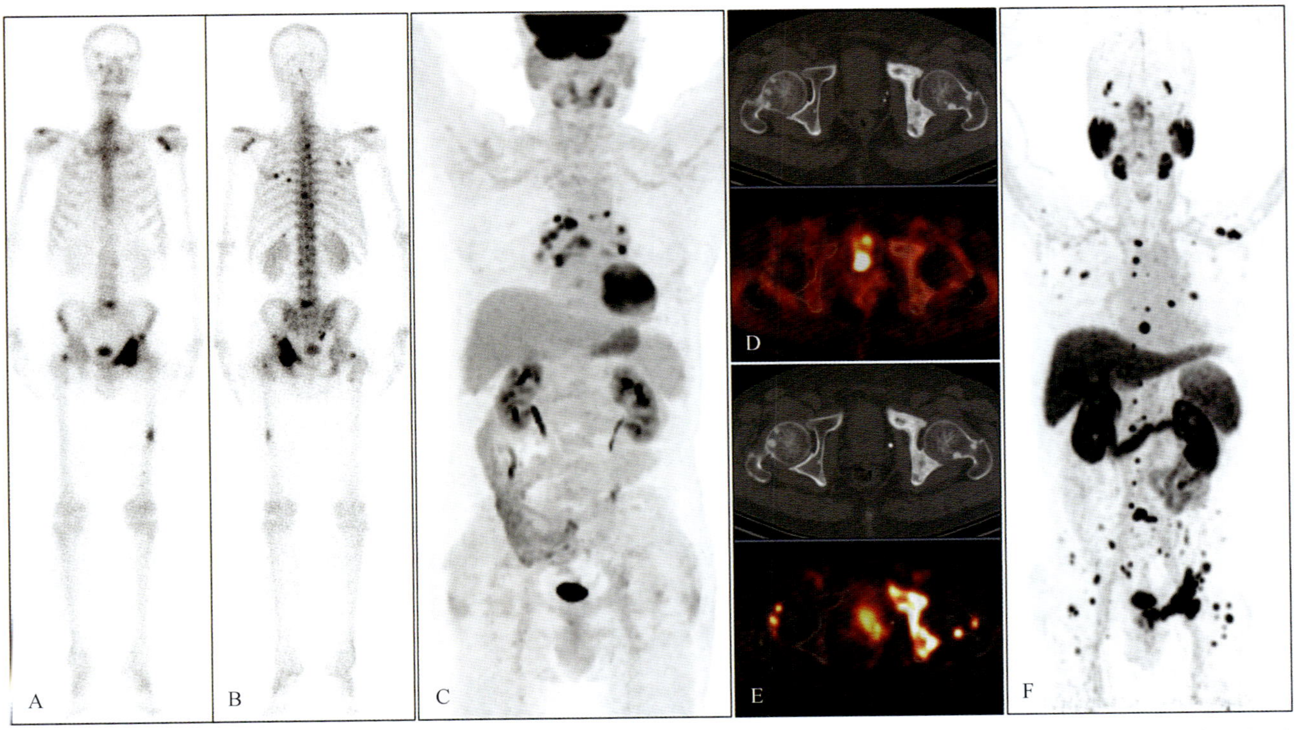

图 1-7-22 （前列腺癌）多发骨转移。全身骨显像（**A**～**B**）示多发骨转移；^{18}F-FDG PET/CT（**C**，MIP；**D**，横断层）及 ^{18}F-PSMA PET/CT（**E**，横断层；**F**，MIP）示左髋臼及双股骨头多发硬化性骨破坏，^{18}F-FDG 摄取未见明显增高，^{18}F-PSMA 摄取显著增高

第八节　骨造血组织肿瘤

一、多发性骨髓瘤

1. 溶骨病变型

【简要病史】 女，43 岁，纳差、乏力 1 年余，发现蛋白尿 8 个月。

【实验室检查】 尿蛋白（+++）；贫血，红细胞沉降率（ESR）增快；血肌酐、尿素氮升高；免疫固定电泳（IFE）可见单克隆轻链 κ。

【影像所见】 X 线片（图 1-8-1 A～C）示骨盆、右股骨及右肱骨多发溶骨性骨破坏；MRI（图 1-8-1 D～E）示腰椎及骶骨弥漫性信号异常；全身骨显像（图 1-8-1 F～G）示上述骨病变未见明显放射性摄取异常。

【临床诊断】（右髂骨）骨活检示浆细胞骨髓瘤，混合浸润型。

2. 局灶骨硬化型

【简要病史】 男，60 岁，双下肢麻木、乏力，皮肤色素沉着、变硬 2 年，右小腿肿痛半年。既往 30 年前因肝硬化伴消化道出血行脾切除及门静脉分流术。

【相关检查】 查体：双下肢膝关节以下感觉迟钝，膝腱反射减弱；双侧小腿皮肤色深，弹性减低，体毛增多。血、尿常规及血肌酐、钙、磷基本正常；IFE 可见单克隆 IgA λ。

【影像所见】 X 线片（图 1-8-2 A～B）示双侧胫骨多发成骨伴溶骨性骨破坏。全身骨显像（图 1-8-2 C～D）示全身骨骼多发放射性异常浓聚。

【病理及临床诊断】（右胫骨）骨活检示浆细胞骨髓瘤；临床诊断：多发性骨髓瘤，POEMS 综合征。

3. 多发性骨髓瘤伴系统性淀粉样变性

【简要病史】 女，48 岁，舌痛、舌僵硬伴全身酸痛半月余。

【相关检查】 贫血、ESR 增快，血钙、肌酐、尿素氮、尿酸升高，IgG、IgA、IgM 均降低；尿本周氏蛋白（+），IFE 可见单克隆轻链 κ；胸、腹及骨盆 X 线平片骨质未见明显异常。

【影像所见】 全身骨显像（图 1-8-3）示全身

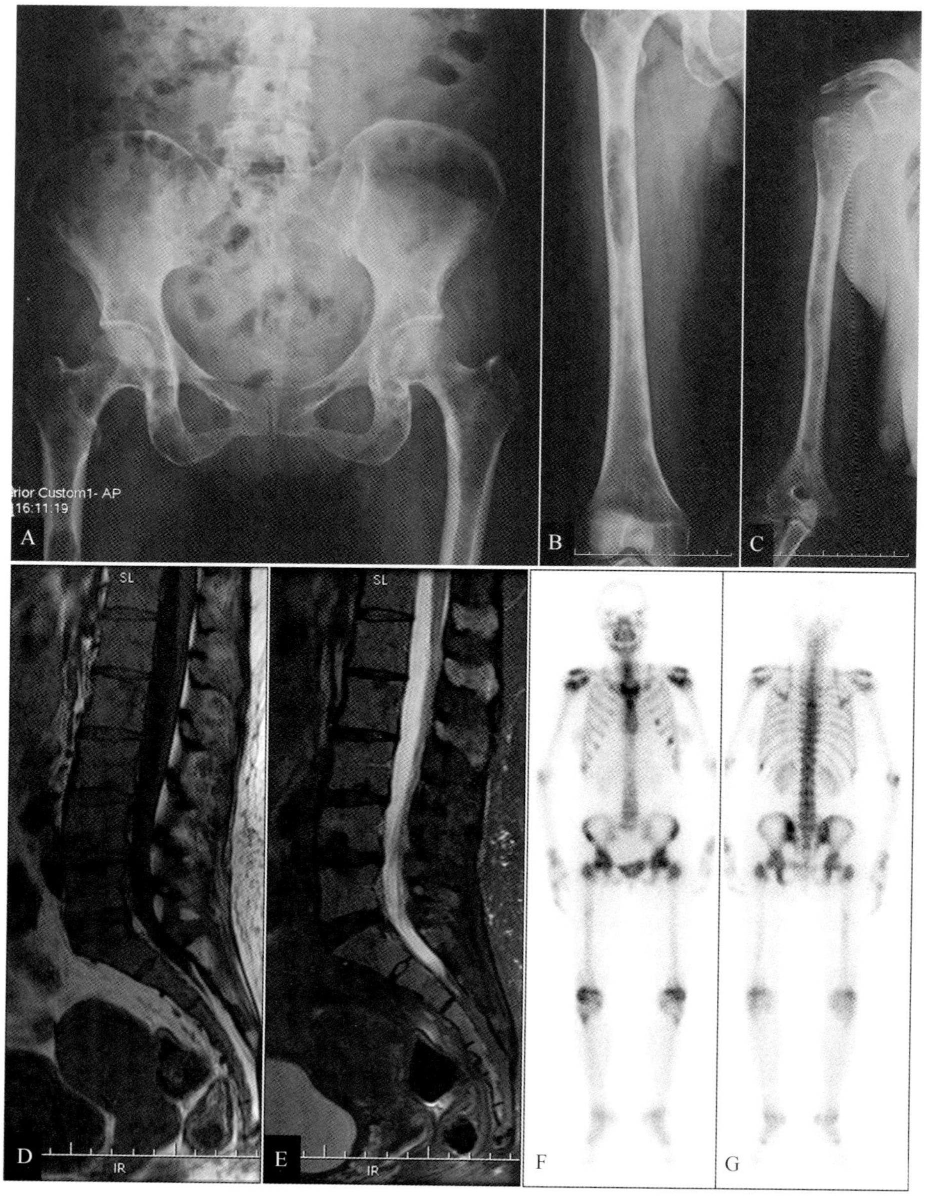

图 1-8-1 骨盆（**A**）、右股骨（**B**）及右肱骨（**C**）X 线片示多发溶骨性骨破坏；腰椎 MRI 矢状断层（**D**，T1WI；**E**，FS T2WI）示腰椎及骶骨弥漫性 T1WI 低信号与 T2WI 稍高信号。全身骨显像（**F**～**G**）示上述病变未见明显放射性摄取异常

肌肉及软组织弥漫性放射性摄取增高，全身骨骼未见明显显影。

【骨穿及临床诊断】（左髂后上棘）骨活检示浆细胞骨髓瘤；舌活检：舌鳞状上皮乳头状增生，上皮下可见均匀粉染物，刚果红染色（+），符合淀粉样变性。临床诊断：多发性骨髓瘤，系统性淀粉样变性（AL 型）。

【讨论】 多发性骨髓瘤（multiple myeloma，MM）是最常见的原发性骨肿瘤，通常表现为溶骨性病变，骨显像多表现为“冷”区（图 1-8-4），但受到仪器分辨率的限制，许多溶骨病变（特别是较小的溶骨病变），骨显像多不能检出，因此全身骨显像对判断 MM 骨骼受累的价值有限（如病例 1）。MM 在骨显像上所表现的浓聚区，很多情况下是由于骨质疏松或溶骨病变所造成的微骨折或病理性骨折所致（图 1-8-4）；此外，继发于 MM 的范科尼综合征（Fanconi syndrome）可引起骨软化症，在骨显像上可表现为机能不全性骨折（insufficiency fracture）（图 1-8-5）；MM 引起的高钙血症可以在骨显像上表现为迁徙性钙化（metastatic calcification）；MM 相关的系统性淀粉样变性可以导致受累组织器官的骨显像剂摄取增高和（或）骨骼的显影不佳[1-2]（如病例 3）。

硬化性骨髓瘤（osteosclerotic myeloma）是较为少见的骨髓瘤类型，临床又分为局灶硬化型和弥漫硬化型。局灶硬化型骨髓瘤约占 MM 的

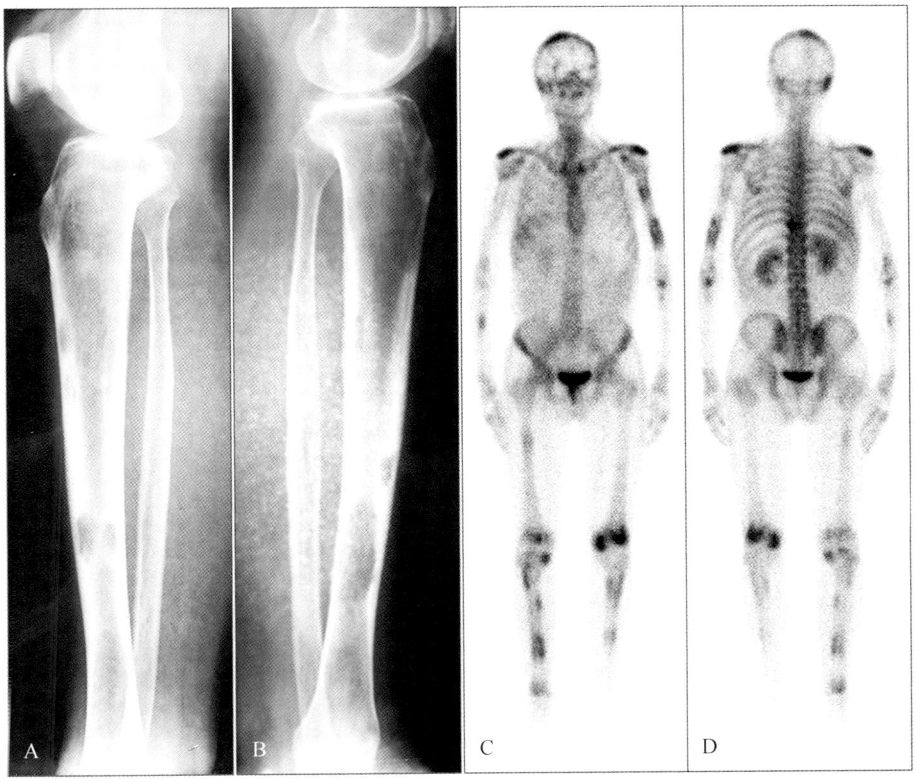

图 1-8-2 左（**A**）及右（**B**）小腿侧位 X 线片示双侧胫骨多发骨质硬化伴溶骨性骨破坏。全身骨显像（**C**～**D**）示颅骨、双侧锁骨、第 10 胸椎及四肢长骨多发放射性异常浓聚

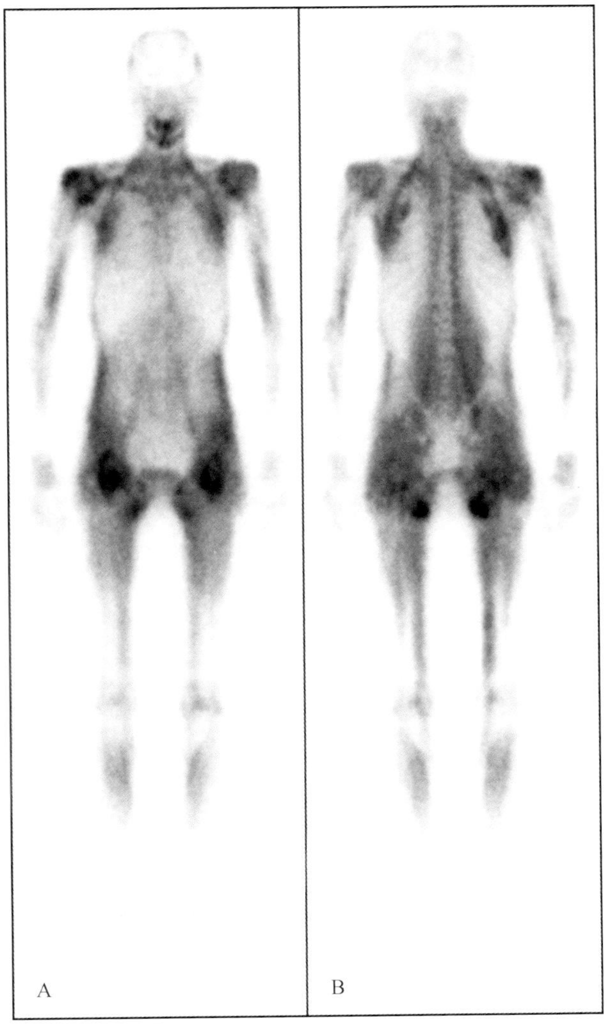

图 1-8-3 全身骨显像（**A**～**B**）示全身肌肉及软组织弥漫性放射性摄取增高，全身骨骼未见明显显影

3%，仅见于 IgG λ 、IgA λ 或 λ 轻链型，约有一半的患者合并 POEMS 综合征，即多发性神经病（polyneuropathy）、脏器肿大（organomegaly）、内分泌病（endocrinopathy）、单克隆蛋白血症（monoclonal proteinemia）和皮肤改变（skin changes）。局灶硬化型 MM 预后好于普通 MM，多死于神经病变；骨病变以成骨为主，可以伴有溶骨，骨显像表现为多发放射性异常浓聚，临床需要与骨转移瘤相鉴别[3-4]。弥漫硬化型骨髓瘤十分罕见，以弥漫骨硬化为主，可伴有溶骨；临床表现更像普通 MM，患者多死于骨髓衰竭。弥漫硬化型骨髓瘤骨显像表现为全身骨骼的弥漫性放射性摄取增高或“超级影像”，临床需要除外其他原发或继发性骨硬化性疾病[5]。不伴有 MM 的 POEMS 综合征患者的局灶性骨硬化病灶，骨显像和（或）^{18}F-FDG PET/CT 也可表现为放射性摄取增高（图 1-8-6）[6-7]。

（付占立　范群　赵靖）

参考文献

[1] Jones DN，Lew W，Wycherley AG. Hepatic uptake of a bone scan agent（^{99m}Tc-MDP）in a patient with amyloidosis associated with plasma cell dyscrasia. Australas Radiol，1994，38（1）：61-63.

[2] Sasaki T，Okizaki A，Takahashi K，et al. Absent skeletal uptake of ^{99m}Tc-hydroxymethylene diphosphonate in the presence of AL-type amyloidosis associated with multiple

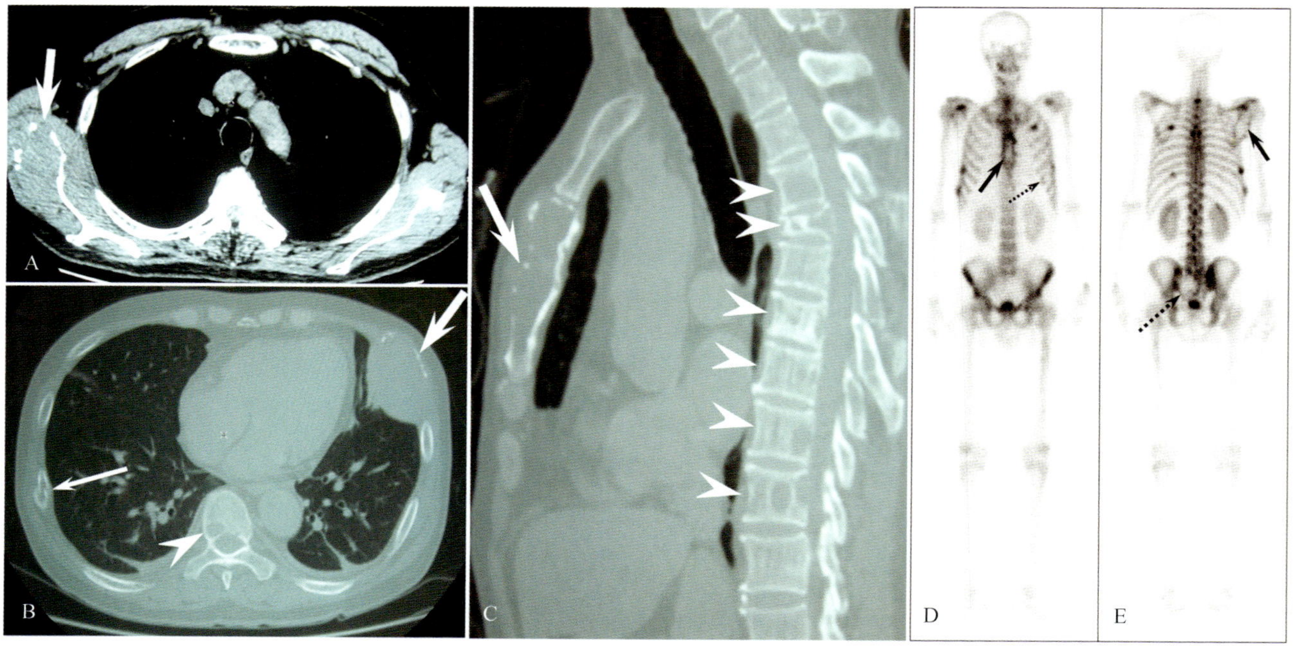

图 1-8-4 MM。胸部 CT 横断层（**A**～**B**）及矢状断层（**C**）示右肩胛骨（**A**，箭号）、左第 6 前肋（**B**，粗箭号）、胸骨体（**C**，箭号）及胸椎（**B**～**C**，箭头）多发溶骨破坏，部分伴周围软组织肿物，右第 6 侧肋（**B**，细箭号）可见骨折；全身骨显像（**D**～**E**）示胸骨体（**D**，箭号）、左第 6 前肋（**D**，断箭号）、右肩胛骨（**E**，箭号）及骶骨左侧（**E**，断箭号）多发放射性分布减低（“冷”）区，双侧肋骨可见多发点状放射性异常浓聚

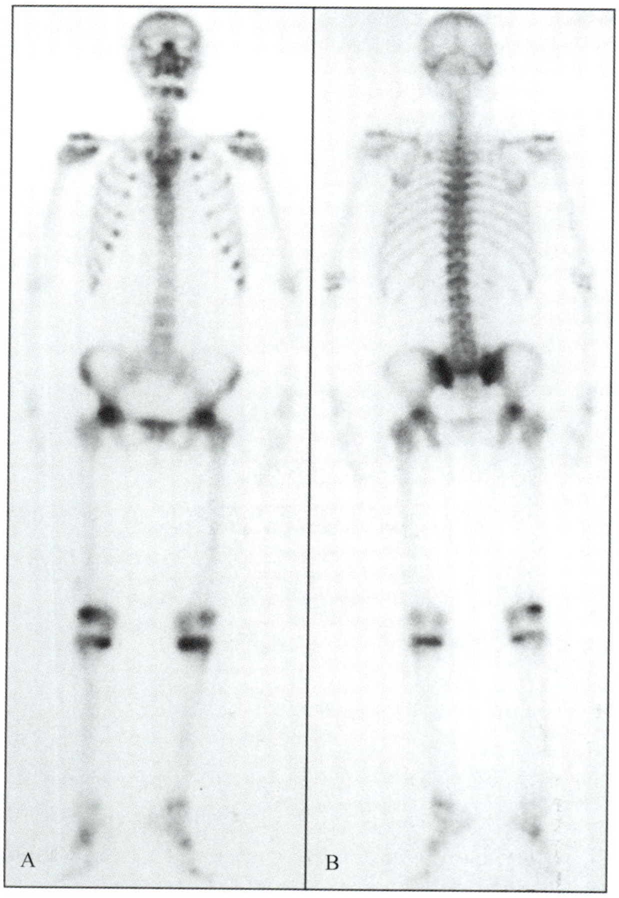

图 1-8-5 MM 伴继发性范科尼综合征。全身骨显像（**A**～**B**）示双侧骶髂关节、髋关节、膝关节及足踝关节等多发放射性异常浓聚（机能不全性骨折）

myeloma. Jpn J Radiol，2011，29（8）：595-597.

［3］Schey S. Osteosclerotic myeloma and ‘POEMS’ syndrome. Blood Rev，1996，10（2）：75-80.

［4］宋乐，张燕燕，黄欣，等. 硬化性骨髓瘤伴 POEMS 综合征 1 例. 中国临床医学影像杂志，2011，22（12）：912.

［5］Lacy MQ，Gertz MA，Hanson CA，et al. Multiple myeloma associated with diffuse osteosclerotic bone lesions：a clinical entity distinct from osteosclerotic myeloma（POEMS syndrome）. Am J Hematol，1997，56（4）：288-293.

［6］Shibuya K，Misawa S，Horikoshi T，et al. Detection of bone lesions by CT in POEMS syndrome. Intern Med，2011，50（13）：1393-1396.

［7］Marafi FAR，Rasheed R，Usmani S，et al. Significance of ^{18}F-sodium Fluoride Positron Emission Tomography in Characterization of POEMS Osteosclerotic Lesions Better Than ^{18}F-fluorodeoxyglucose Positron Emission Tomography. Indian J Nucl Med，2018，33（1）：76-78.

二、淋巴瘤

1. 弥漫大 B 细胞淋巴瘤

【简要病史】 男，70 岁，双下肢多关节肿痛 4 月余。

【专科查体】 右踝关节重度肿胀，局部皮纹

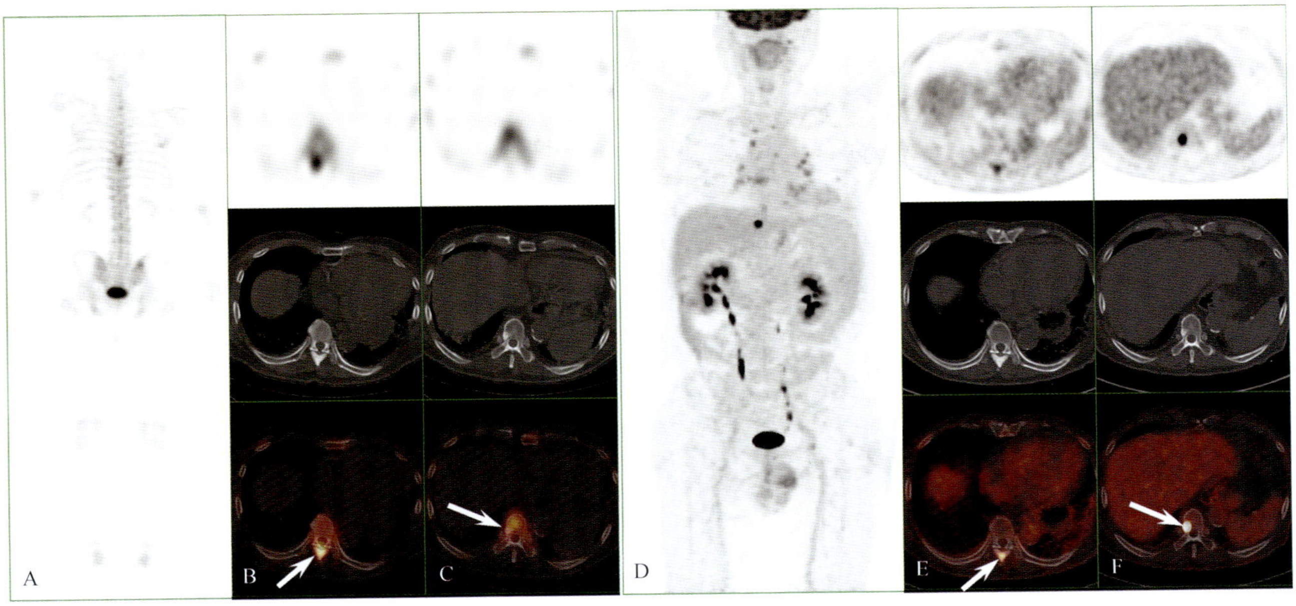

图 1-8-6 POEMS 综合征。全身骨显像（**A**，后位）及 SPECT/CT 横断层（**B**～**C**）示胸 7 椎体棘突骨质硬化伴放射性异常浓聚（**B**，箭号），胸 9 椎体右侧局灶性骨质硬化，放射性分布未见明显增高（**C**，箭号）；^{18}F-FDG PET/CT（**D**，MIP；**E**～**F**，横断层）示胸 7 椎体棘突（**E**，箭号）及胸 9 椎体右侧（**F**，箭号）骨质硬化灶，^{18}F-FDG 摄取增高

消失，皮肤红肿，皮温不高，右踝关节外侧有压痛，无固定压痛点；左踝关节轻度肿胀，皮温不高，无压痛；双侧踝关节活动好，双下肢血运、感觉均未见异常。

【**影像所见**】X 线平片（图 1-8-7 A～C）示右腕、左肘及双踝关节多发溶骨性病变；CT（图 1-8-7 D～G）示右踝关节及右足多发溶骨性骨破坏伴软组织影。MRI（图 1-8-8）示右腓骨、胫骨远

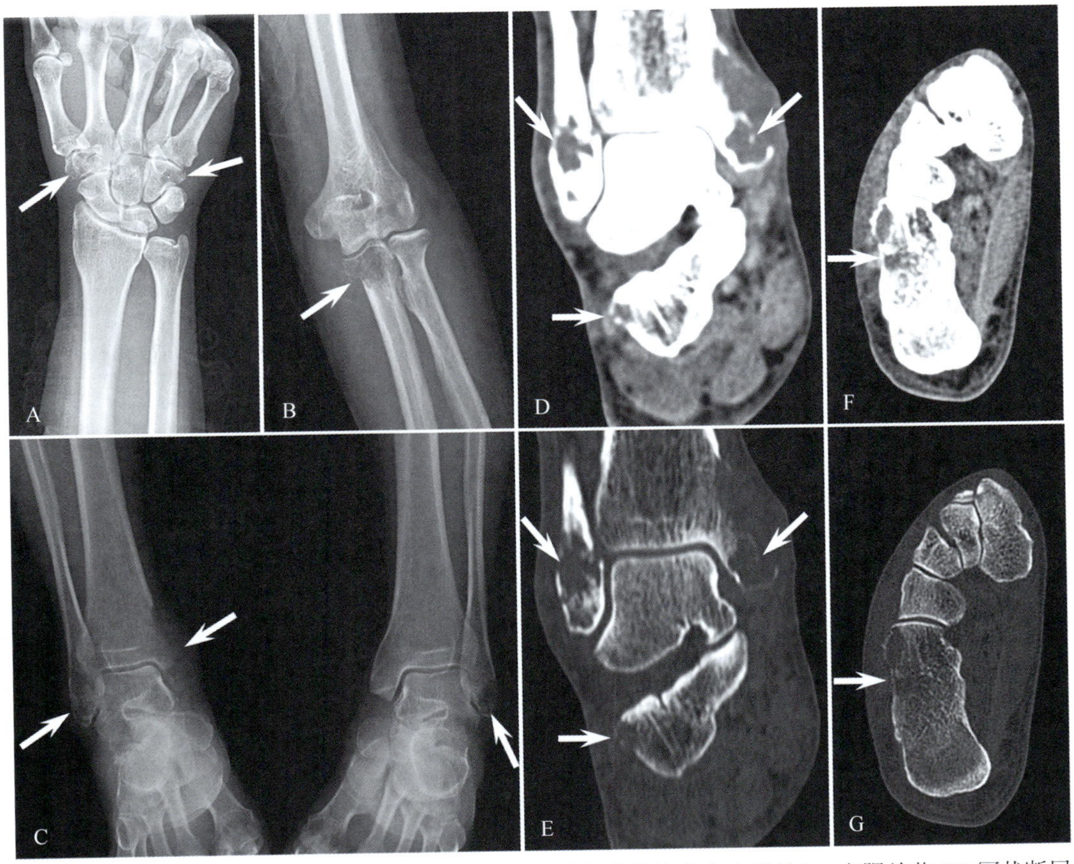

图 1-8-7 右腕（**A**）、左肘（**B**）及双踝（**C**）关节 X 线平片示多发溶骨性病变（箭号）；右踝关节 CT 冠状断层（**D**，软组织窗；**E**，骨窗）及右足横断层（**F**，软组织窗；**G**，骨窗）示多发溶骨性骨破坏伴软组织影（箭号）

端及右足诸骨多发异常信号。全身骨显像（图 1-8-9 A～B）示双肘、右膝、双踝关节及双足诸骨多发放射性异常浓聚。

【病理结果及临床诊断】 右踝关节病灶穿刺活检病理：弥漫大 B 细胞淋巴瘤（图 1-8-9 C～D）。

2. 霍奇金淋巴瘤

【简要病史】 男，32 岁，右腰骶部疼痛 6 个月，加重 4 个月。

【相关检查】 查体：骶尾部未触及肿块，皮温不高，右侧腰骶部压痛明显，未触及搏动感或

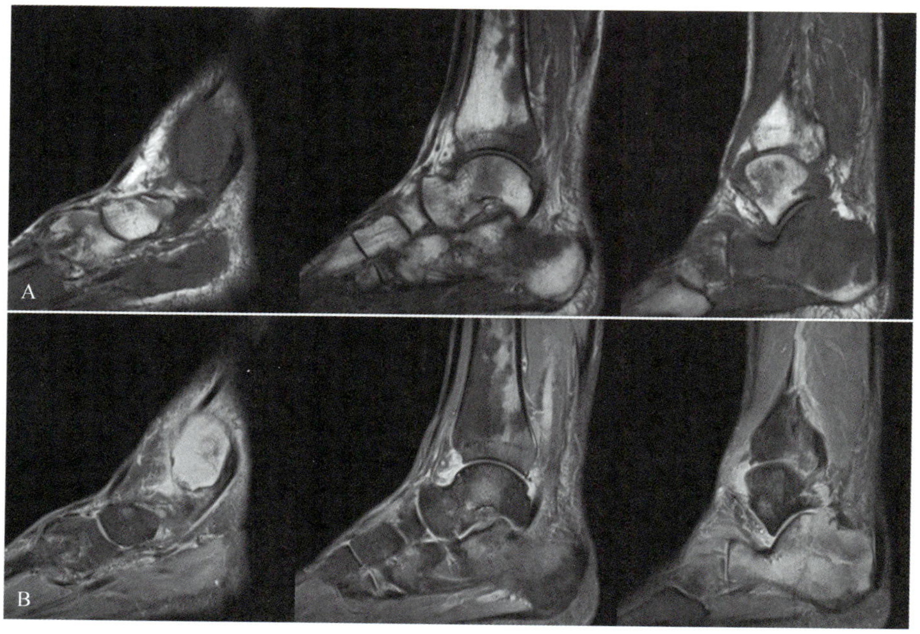

图 1-8-8 右足 MRI 矢状断层（**A**，T1WI；**B**，FS T2WI）示右腓骨、胫骨远端及右足诸骨多发异常信号，呈 T1WI 低信号与 FS T2WI 高信号

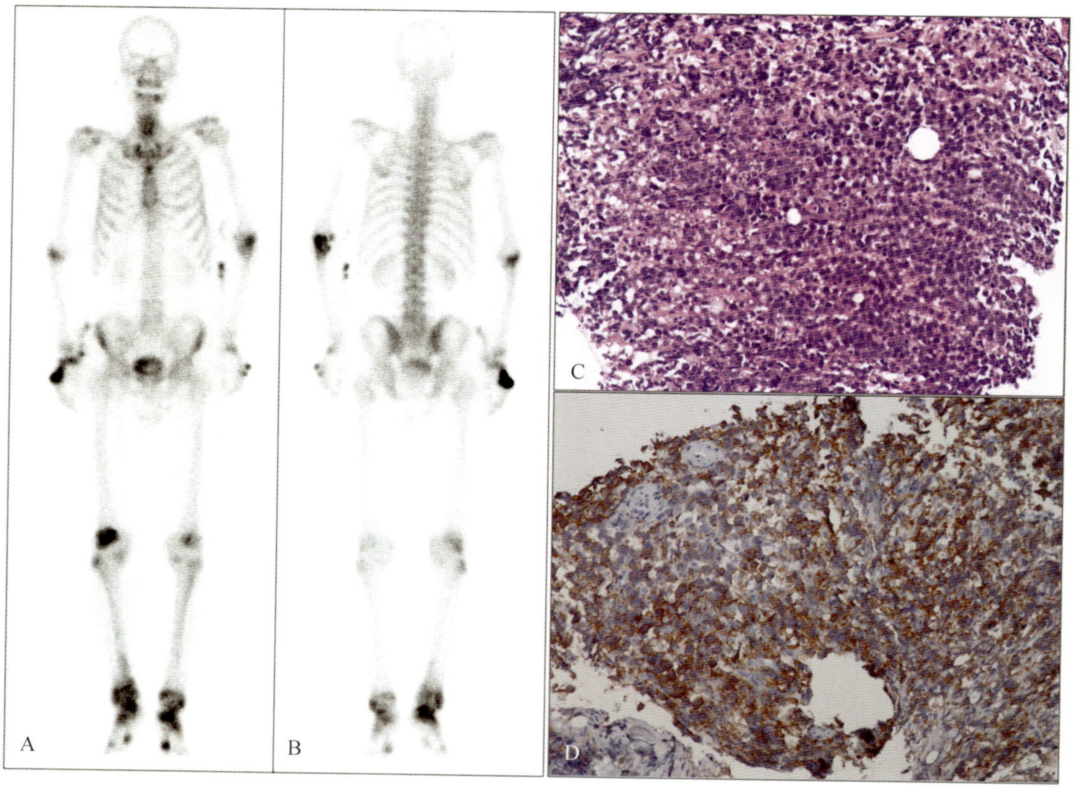

图 1-8-9 全身骨显像（**A**～**B**）示双肘、右膝、双踝关节及双足诸骨多发放射性异常浓聚；右踝关节病灶穿刺活检病理（**C**，HE 染色；**D**，BCL2 染色）示弥漫大 B 细胞淋巴瘤

波动感；会阴区皮肤感觉减退。ESR 83 mm/h（参考值 0～15 mm/h）。血清铁蛋白 591 μg/L（参考值 20～290 μg/L），血常规及 β2 微球蛋白（β2-MG）正常。

【影像所见】 骨盆 MRI（图 1-8-10）示双侧髂骨及骶骨 T1WI 弥漫性信号减低，FS T2WI 可见多发斑片状高信号区，其中右髂骨后部可见 T1WI 稍高信号与 FS T2WI 明显不均匀高信号，伴周围肌肉水肿。全身骨显像及 SPECT/CT（图 1-8-11）示右髂骨后部溶骨性病变伴周围骨质硬化，溶骨区放射性分布减低，周围骨质硬化区放射性摄取增高。

【病理结果及临床诊断】 行右髂骨病变探查

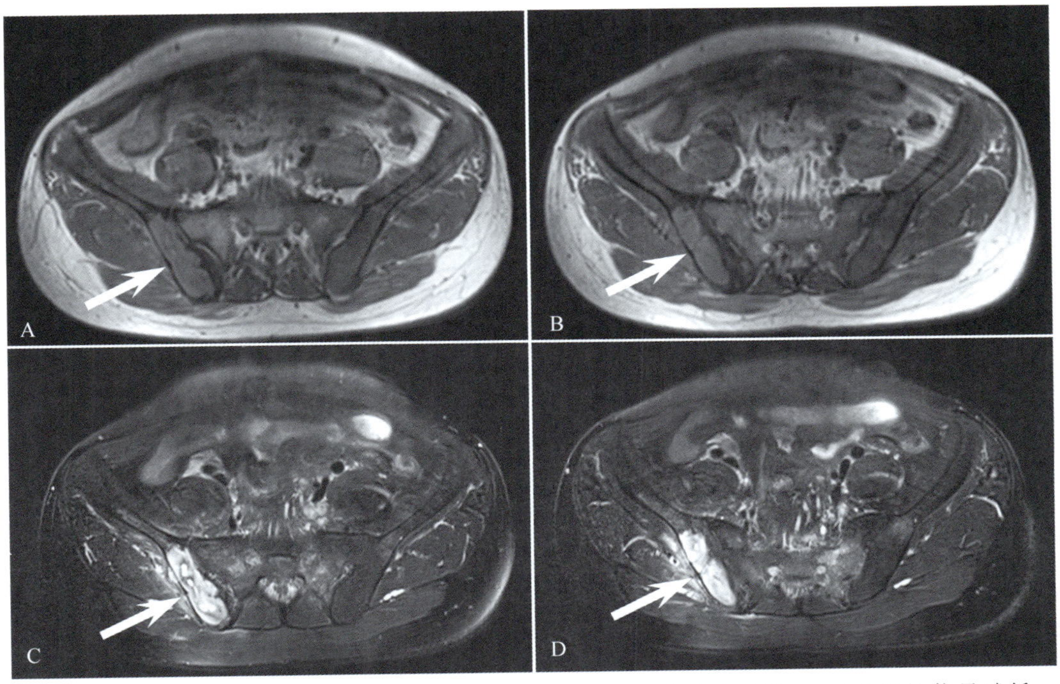

图 1-8-10 骨盆 MRI 横断层（**A～B**，T1WI；**C～D**，FS T2WI）示双侧髂骨及骶骨 T1WI 弥漫性信号减低，FS T2WI 可见多发斑片状高信号区，其中右髂骨后部可见 T1WI 稍高信号与 FS T2WI 明显不均匀高信号（箭号），其周围肌肉可见 FS T2WI 高信号（水肿）

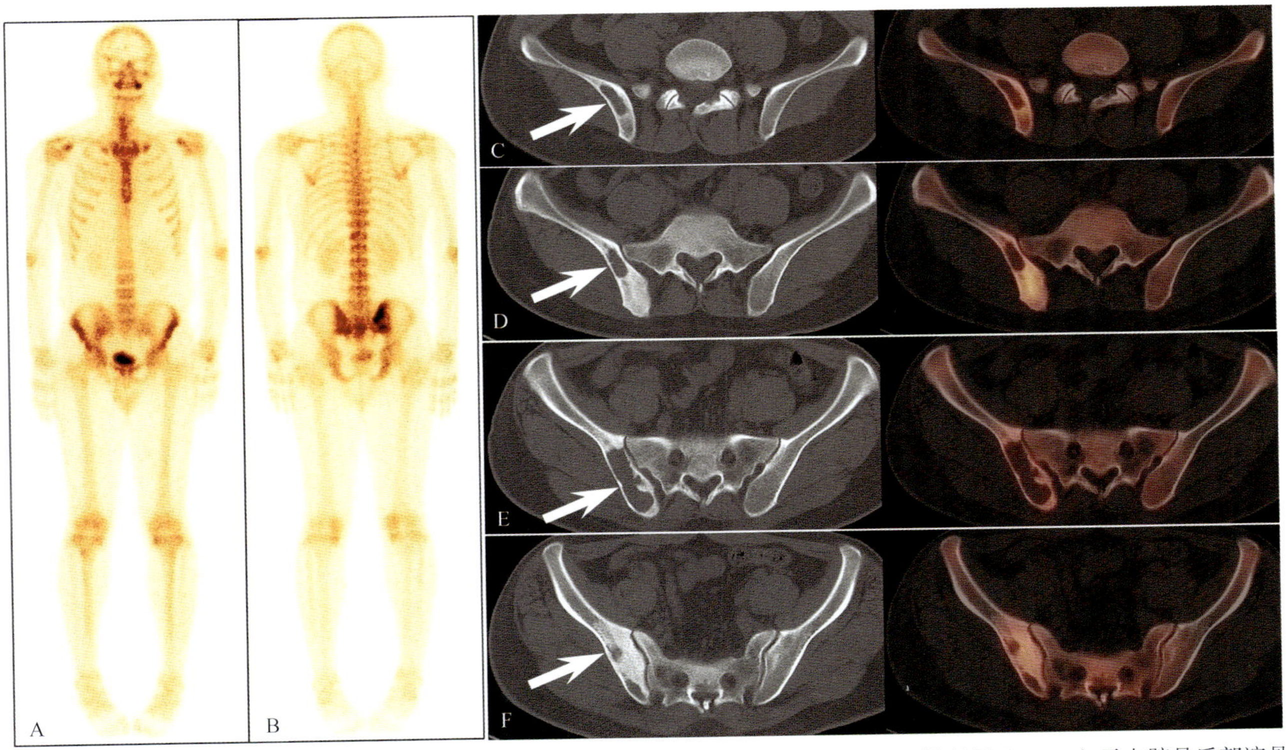

图 1-8-11 全身骨显像（**A～B**）示右髂骨（近骶髂关节）放射性摄取增高；SPECT/CT 横断层（**C～F**）示右髂骨后部溶骨性病变伴周围骨质硬化，溶骨区放射性分布减低，周围骨质硬化区放射性摄取增高

刮除活检＋滴注引流及肌瓣成形术；术中探查见髂后呈溶骨性破坏，皮质菲薄；于病灶处开窗，可刮出大量“鱼肉样”组织，其中夹杂脓性组织。病理：镜下于组织细胞、淋巴细胞、中性粒细胞及嗜酸性粒细胞背景中查见大量大细胞，细胞核仁显著，局部可见“爆米花样”细胞；IHC：CD15（＋），CD30（＋），多发骨髓瘤致癌蛋白（MUM1）（＋），Ki-67（＋），CD163 及 CD68 组织细胞（＋），CD1a（散在＋），配对盒转录因子 5（PAX5）（弱＋），S100（散在＋），间变性淋巴瘤激酶（ALK）（5A4）、CD20、CD21、CD3、CKpan、EBV 编码 RNA（EBER）原位杂交、CD207（Langerin）、LCA 均（－）；综上支持经典型霍奇金淋巴瘤，分型倾向混合细胞型。

【讨论】 原发性骨淋巴瘤（primary bone lymphoma，PBL）是一种原发于骨骼系统的罕见结外淋巴瘤，主要为非霍奇金淋巴瘤，60% 以上为弥漫大 B 细胞淋巴瘤（diffuse large B cell lymphoma，DLBCL）[1]。PBL 约占成人结外淋巴瘤的 4%～5%，占所有骨肿瘤的 3%～7%，以及不到 1% 的非霍奇金淋巴瘤[2-4]。PBL 可以发生于任何年龄段，发病高峰 45～60 岁，在儿童和年轻人中极为罕见，男 / 女发病率之比约 1.6/1[5-6]。目前 PBL 公认的诊断标准包括：病理组织学确诊骨病灶为淋巴瘤；原发部位为骨髓，体格检查及影像学检查未发现骨外病灶；PBL 确诊后 6 个月内未在骨外其他部位发现淋巴瘤[7]。

PBL 发病多较缓慢，临床主要表现为骨痛和肿块等局部症状，可伴有病理性骨折或全身 B 症状（发热、盗汗、体重减轻）[2-6]。PBL 可以累及单骨或多骨，可以发生在全身任何部位的骨骼，其中以股骨最为常见，其次为脊柱和骨盆[4-7]。实验室检查可有乳酸脱氢酶（LDH）、β2-MG 及血钙升高。

由于 PBL 较为罕见、缺乏特异性临床表现以及病情进展多较缓慢，常导致误诊及疾病进展。PBL 病理特征因组织学类型不同而异，其中 DLBCL 表现为大异型淋巴细胞的弥漫性分布，具有大的细胞核和显著的核仁；免疫组化方面，肿瘤细胞表达 B 细胞抗原，如 CD19、CD20、CD22 和 CD79a[2, 8]。

骨淋巴瘤分期标准基于国际结外淋巴瘤研究组（International Extranodal Lymphoma Study Group，IELSG）分期，该分期结合了 PBL 的特点，对 Ann Arbor 分期进行了适当的调整（表 1-8-1）[4]：

表 1-8-1　骨淋巴瘤 IELSG 分期与 Ann Arbor 分期的比较

IELSG 分期	病灶	Ann Arbor 分期
ⅠE	单一骨病灶	ⅠE
ⅡE	单一骨病变伴区域淋巴结受累	ⅡE
ⅣE	单骨内的多处病灶或多骨病灶，不伴有区域淋巴结和其他结外脏器受累	Ⅳ
Ⅳ	播散性淋巴瘤累及至少一处骨骼	Ⅳ

PBL 预后与疾病分期密切相关，Ⅳ期 5 年总体生存率为 38%，而ⅠE 期则为 82%[9]。PBL 通常采用多学科综合治疗，包括化疗、免疫靶向治疗、放疗和手术等，以化疗和免疫靶向治疗为主[7-9]，手术通常只限于病灶活检、缓解压迫症状以及修复病理性骨折[2, 8]。

PBL 影像学表现多样，可分为溶骨型、硬化型、混合型三类[10-11]。溶骨型 PBL 最常见，通常伴周围软组织肿块，且巨大软组织肿块超过预期的骨皮质破坏程度，有学者称之为骨皮质“开窗”征，可能是骨髓内肿瘤细胞经 Volkmann 和 Havers 通道跨过骨皮质扩散至周围软组织，因而可以不出现骨皮质广泛性破坏[7]；病变可以位于骨骺、干骺端或骨干，并可能跨越关节侵及邻近骨；骨破坏在早期表现为筛孔状或斑点状，晚期病灶相互融合，呈现出“虫噬状”或“地图状”破坏模式；在 X 线或 CT 上可表现为“融冰”征，即病变骨大范围侵蚀性破坏，边界模糊，但仍保持骨的外形与轮廓，看起来像刚刚融化的浮冰；部分病例可伴有骨膜反应或病理性骨折。硬化型 PBL 极少见，多发生于椎体，表现为椎体大片状骨密度均匀或不均匀增高，称之为“象牙椎”，可伴有椎体变扁；广泛骨硬化则见于广泛骨髓病变所致继发性骨髓纤维化[12]。混合型 PBL 较硬化型多见，表现为溶骨性骨质破坏和骨质增生硬化区相混杂，形成多灶性、多形性病变，伴或不伴有软组织肿块形成[13]。

X 线平片常用于 PBL 的初步评估，可以发现需要进一步检查的异常表现。CT 可观察骨质破坏程度、指导骨活检以及评估病理性骨折风险。MRI 可清楚显示骨髓浸润、软组织肿块的范围以及骨皮质的 Volkmann 和 Havers 通道破坏[4]。骨显像在 PBL 的初步诊断、分期、再分期以及治疗监测中具有一定价值[7, 14-15]。PBL 在 ^{18}F-FDG PET/CT 上多表现为高代谢骨病灶[16-17]。^{18}F-FDG PET/CT 在识别骨骼淋巴瘤浸润方面比骨显像具有更高的特异性和敏感性，可提高分期的准确性，并有助于 PBL 的疗效评估及复发监测。

（郑婕铃　郑书文　周成　李国权　付占立）

参考文献

[1] Alaggio R，Amador C，Anagnostopoulos I，et al. The 5th edition of the world health organization classification of haematolymphoid tumours：lymphoid neoplasms. Leukemia，2022，36（7）：1720-1748.

[2] Jain A，Alam K，Maheshwari V，et al. Primary bone lymphomas-clinical cases and review of literature. J Bone Oncol，2013，2（3）：132-136.

[3] Lakshmaiah K，Guruprasad B，Purohit S，et al. Primary non-Hodgkin's lymphoma of bone：poly-Ostotic versus mono-Ostotic subtypes. Ecancermedicalscience，2013，7：330.

[4] Messina C，Christie D，Zucca E，et al. Primary and secondary bone lymphomas. Cancer Treat Rev，2015，41（3）：235-246.

[5] Patrick Duffy，Kirsten Ecklund. MR features of primary bone lymphoma in children. Pediatr Radiol，2023，53（12）：2400-2410.

[6] Kitsoulis P，Vlychou M，Papoudou-Bai A，et al. Primary lymphomas of bone. Anticancer Res，2006，26（1A）：325-337.

[7] Stefanini FS，Gois FWC，de Arruda TCSB，et al. Primary bone lymphoma：pictorial essay. Radiol Bras，2020，53（6）：419-423.

[8] Martelli M，Ferreri AJM，Agostinelli C，et al. Diffuse large B-cell lymphoma. Crit Rev Oncol Hematol，2013，87（2）：146-171.

[9] Bindal P，Desai A，Delasos L，et al. Primary bone lymphoma：A Case Series and Review of Literature. Case Rep Hematol，2020：4254803.

[10] 吴枕戈，郑汉朋，邱乾德. 原发性骨淋巴瘤影像表现. 中国临床医学影像杂志，2016，27（6）：431-434.

[11] Gill P，Wenger DE，Inwards DJ. Primary Lymphomas of Bone. Clin Lymphoma Myeloma，2005，6（2）：140-142.

[12] O'Neill J，Finlay K，Jurriaans E，et al. Radiological manifestations of skeletal lymphoma. Curr Probl Diagn Radiol，2009，38（5）：228-236.

[13] 胡建平，李银官，曹代荣. 骨原发性淋巴瘤的影像学. 诊断实用放射学杂志，2011，27（4）：579-582.

[14] Montilla-Soler JL，Makanji R. Skeletal scintigraphy. Cancer Control，2017，24（2）：137-146.

[15] Zhou HY，Gao F，Bu B，et al. Primary bone lymphoma：a case report and review of the literature. Med Oncol，2011，28（1）：202-206.

[16] Liu Y. The role of ^{18}F-FDG PET/CT in staging and restaging primary bone lymphoma. Nucl Med Commun，2017，38（4）：319-324.

[17] Pu Y，Wang C，Xie R，et al. Role of ^{18}F-fluorodeoxyglucose PET/computed tomography in the diagnosis and treatment response assessment of primary bone lymphoma. Nucl Med Commun，2023，44（4）：318-329.

三、组织细胞增生性疾病

1. 朗格汉斯细胞组织细胞增生症

病例 1

【简要病史】 男，5 岁 8 个月，右大腿疼痛 5 个月，伴发热（Tmax 38℃）。

【影像所见】 X 线平片（图 1-8-12）及 CT（图

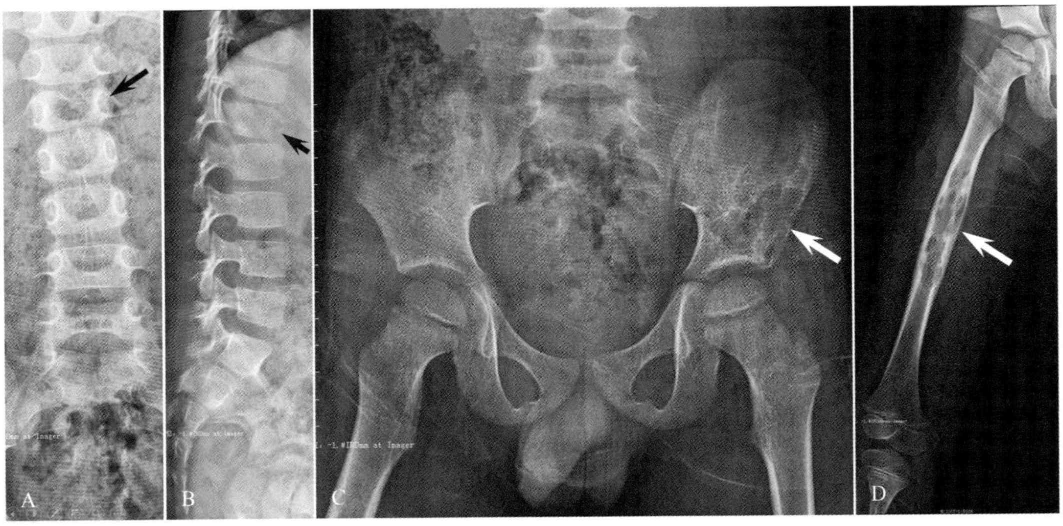

图 1-8-12　腰椎（**A**，正位；**B**，侧位）、骨盆（**C**）及右股骨（**D**）X 线片示腰 1 椎体（**A**～**B**）、左髂骨翼（**C**）及右股骨中段（**D**）多发溶骨性破坏（箭号），其中左髂骨翼及右股骨中段病变呈膨胀性，伴周围骨质硬化（**C**～**D**，箭号）

1-8-13）示右第 4 前肋、腰 1 椎体左侧、左髂骨翼及右股骨中段多发溶骨性破坏，部分病灶呈膨胀性伴周围骨质硬化。全身骨显像及 SPECT/CT（图 1-8-14）示右第 4 前肋、右第 10 侧肋、腰 1 椎体右侧、左髂骨翼及右股骨中段多发放射性异常浓聚；腰 1 椎体左侧溶骨性破坏区呈放射性摄取减低，邻近右侧椎体放射性浓聚。

【病理结果】（右第 4 前肋）骨活检病理：朗格汉斯细胞组织细胞增生症；IHC：Vimentin、S-100、CD1a、CD68 均（＋），LCA、CD38、CKpan 均（－），Ki-67 约 30%～40%。

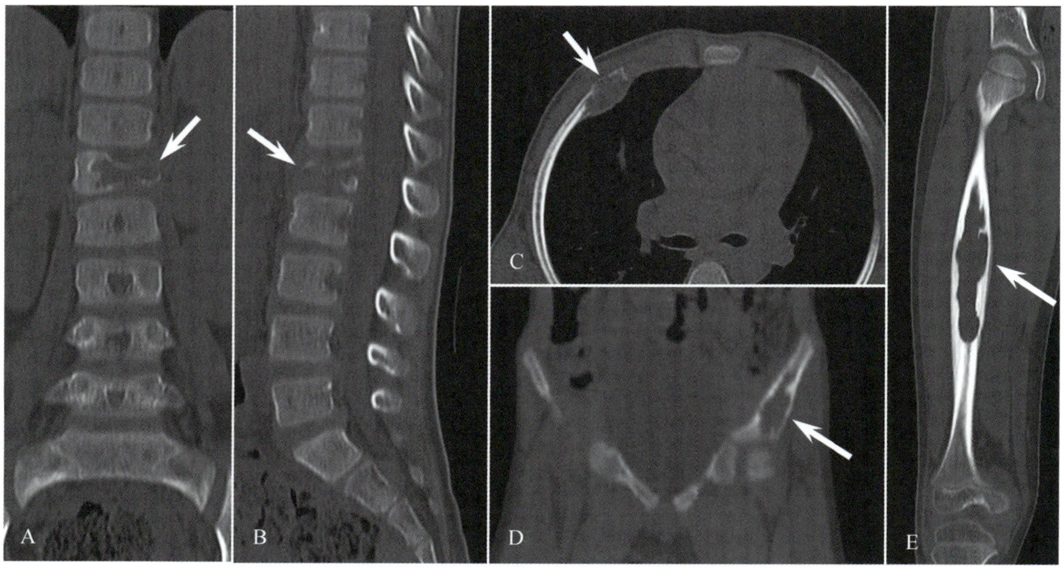

图 1-8-13　腰椎 CT 冠状断层（**A**）及矢状断层（**B**）示腰 1 椎体左侧溶骨性破坏伴压缩性骨折（箭号）；胸部 CT 横断层（**C**）示右第 4 前肋膨胀性骨破坏，伴软组织密度影（箭号）；骨盆（**D**）及右股骨（**E**）CT 冠状断层示左髂骨翼及右股骨中段骨质膨胀性破坏（箭号），伴周围骨质硬化

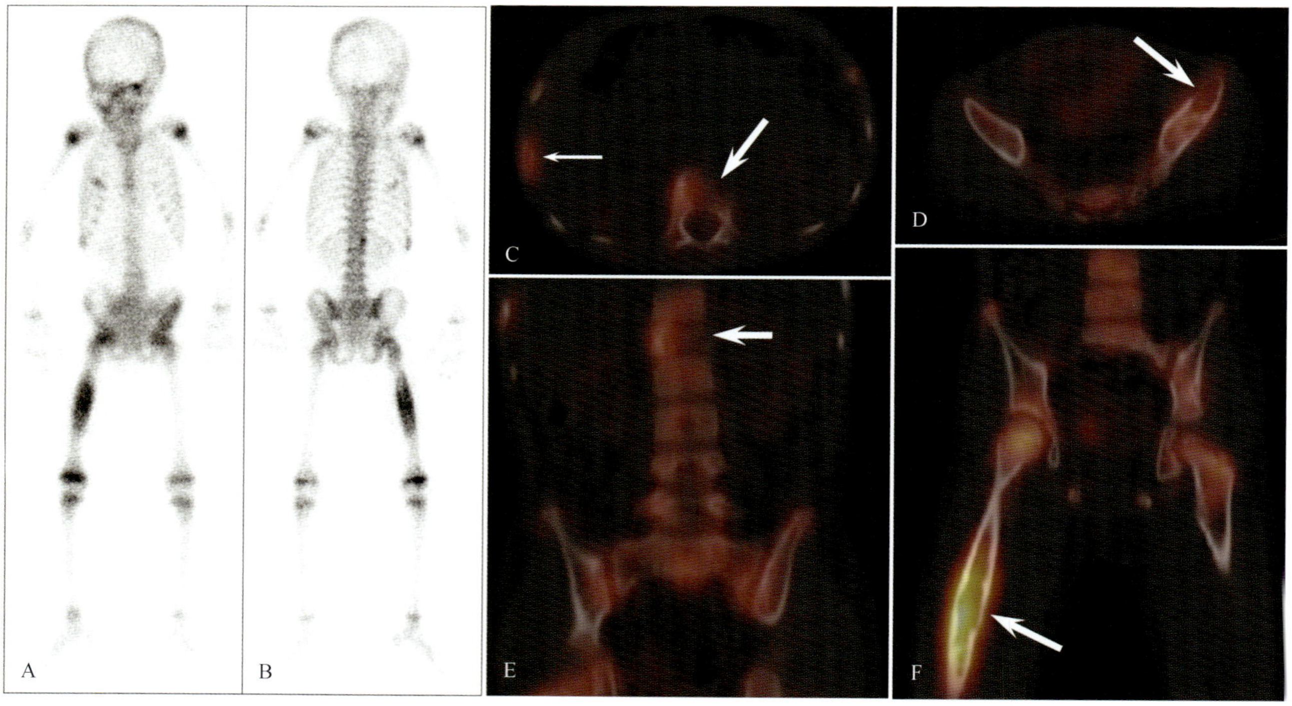

图 1-8-14　全身骨显像（**A**～**B**）示右第 4 前肋、右第 10 侧肋、腰 1 椎体右侧、左髂骨翼及右股骨中段多发放射性异常浓聚；SPECT/CT 横断层（**C**～**D**）及冠状断层（**E**～**F**）示右第 10 侧肋骨质破坏伴放射性浓聚（**C**，细箭号），腰 1 椎体左侧骨质破坏伴局部放射性分布减低（**C**、**E**，粗箭号），邻近右侧椎体放射性浓聚（**C**、**E**），左髂骨翼（**D**）及右股骨中段（**F**）膨胀性骨破坏伴周围骨质硬化，放射性分布增高（箭号）

病例 2

【简要病史】 男，32 岁，左面部肿胀 3 个月，伴张口受限及左下唇麻木；无疼痛及发热等不适。

【影像所见】 X 线片（图 1-8-15 A～B）示双侧股骨远端及胫骨近段多发斑片状低密度影；头部 CT（图 1-8-15 C～E）示下颌骨多发溶骨性破坏（左侧为著），双上颌窦黏膜增厚、窦壁骨质增厚伴硬化。胸部 CT（图 1-8-16 A～B）示胸 8 椎体骨质破坏、硬化，伴压缩性骨折；左踝关节 CT（图 1-8-16 C）示胫骨远端及跟骨多发溶骨性破坏；全

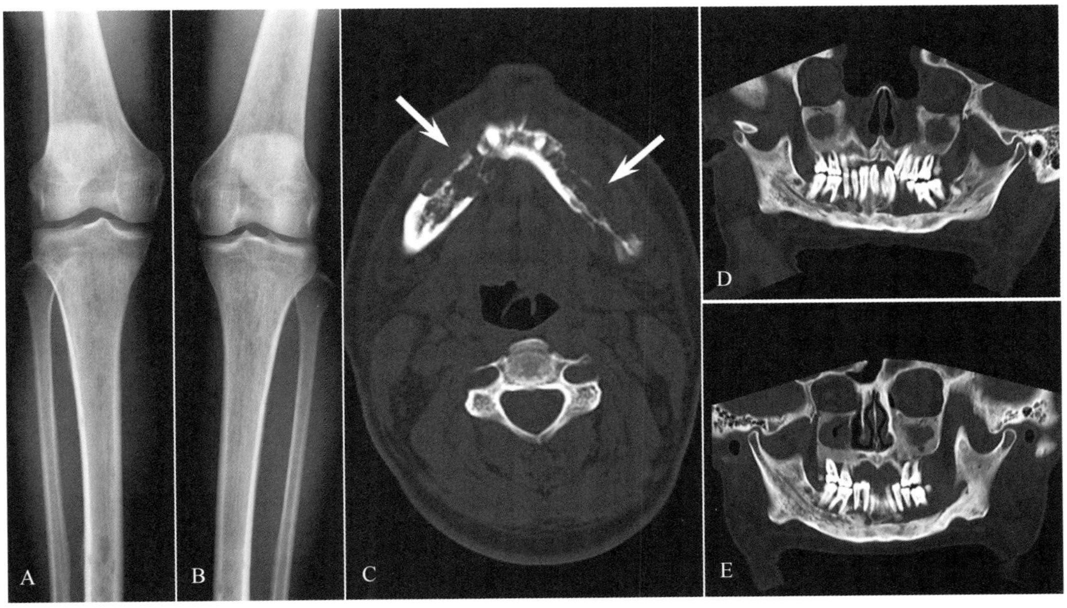

图 1-8-15 双膝关节（**A**，右；**B**，左）X 线片示双侧股骨远端及胫骨近段多发斑片状低密度影；CT 横断层（**C**）示下颌骨多发溶骨性破坏（箭号），左侧为著；下颌骨 CT 曲面重建（**D**～**E**）示下颌骨多发溶骨性破坏（左侧为著），双上颌窦黏膜增厚，双上颌窦壁骨质增厚伴硬化

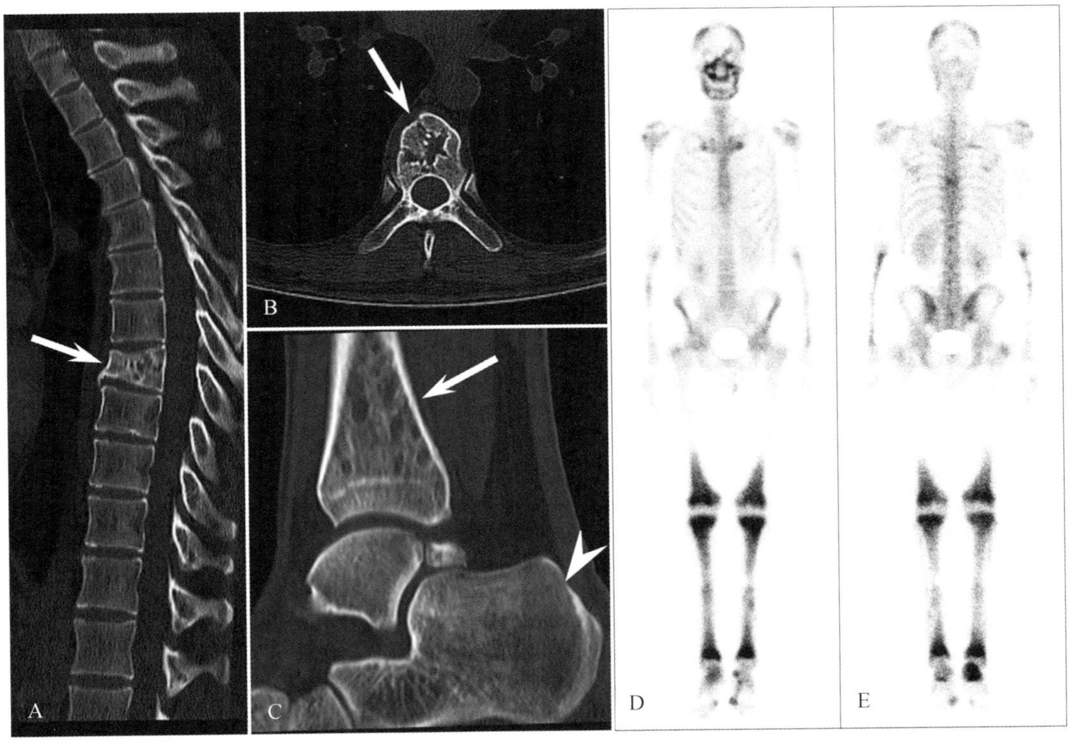

图 1-8-16 胸部 CT 矢状断层（**A**）及横断层（**B**）示胸 8 椎体骨质破坏、硬化，伴压缩性骨折（箭号）；左踝关节 CT 矢状断层（**C**）示左胫骨远端（箭号）及跟骨（箭头）多发溶骨性破坏；全身骨显像（**D**～**E**）示颅骨、胸 8 椎体、双前臂诸骨、双股骨远段、胫骨及足部诸骨多发放射性异常浓聚

身骨显像（图 1-8-16 D～E）示颅骨、胸 8 椎体、双前臂诸骨、双股骨远段、胫骨及足部诸骨多发放射性异常浓聚。

【病理结果】 患者行下颌骨肿物刮切术；术后病理：（下颌骨）朗格汉斯细胞组织细胞增生症；IHE：CK（－），CD68（＋），CD1a（＋），S-100（＋），CD163（＋），Syn（－）。

2. 埃尔德海姆–切斯特病

病例 1

【简要病史】 男，50 岁，右下肢扭伤伴畸形 4 天。

【影像所见】 头颅 X 线片（图 1-8-17）示颅骨多发骨质硬化。双膝关节 X 线片（图 1-8-18）示双侧股骨下段、胫骨上段骨质硬化，伴右股骨骨折。全身骨显像（图 1-8-19 A～B）示颅骨多发放射性异常浓聚灶，四肢长骨弥漫性放射性摄取增高，伴右股骨骨折。

【手术及病理结果】 行右股骨下端内固定术，术中见右膝关节内黏膜处及股骨远端骨膜组织被类“干酪样”物质替代侵蚀，胫骨近段骨破坏。（右股骨骨折段骨膜、关节内病变）病理（图 1-8-19 C～D）：镜下见大片坏死及大量泡沫样组织细胞、多核巨细胞、嗜酸性粒细胞浸润；IHC：CD 68（＋）、溶菌酶（＋），CD1a（－）、S-100（－）；结合临床符合埃尔德海姆–切斯特病。

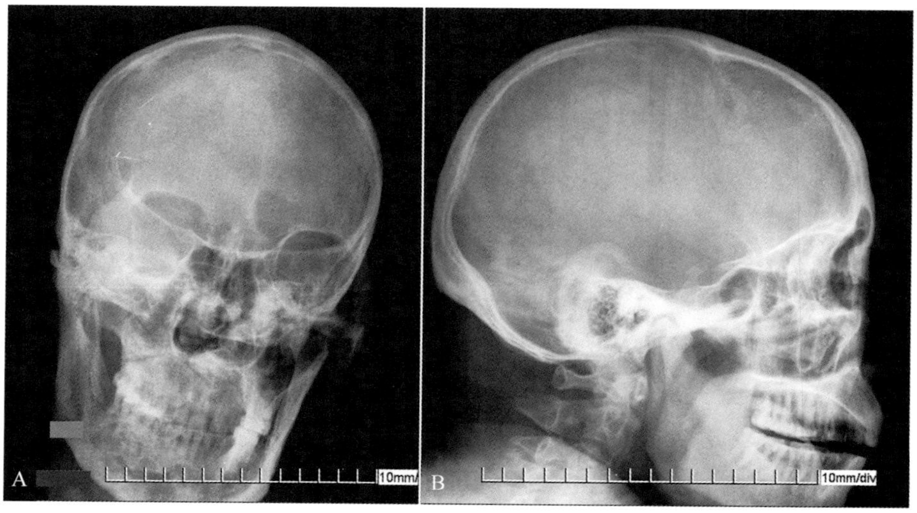

图 1-8-17　头颅正位（A）及侧位（B）X 线片示颅骨多发骨质硬化，以颅底及下颌骨为著

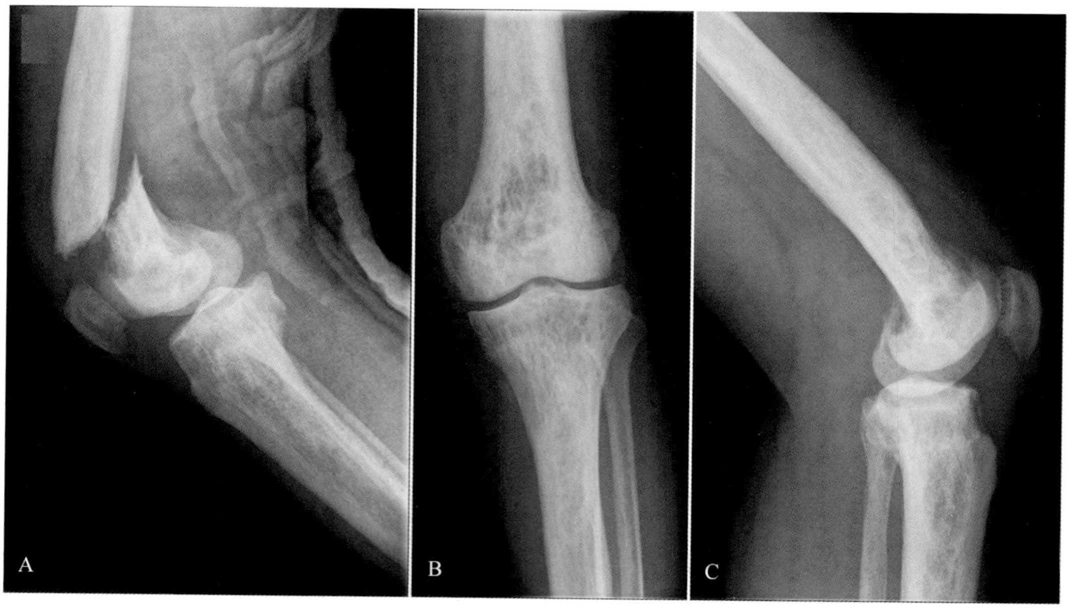

图 1-8-18　右膝关节侧位（A）及左膝关节正位（B）与侧位（C）X 线片示双侧股骨下段、胫骨上段骨质硬化，伴右股骨下端骨折

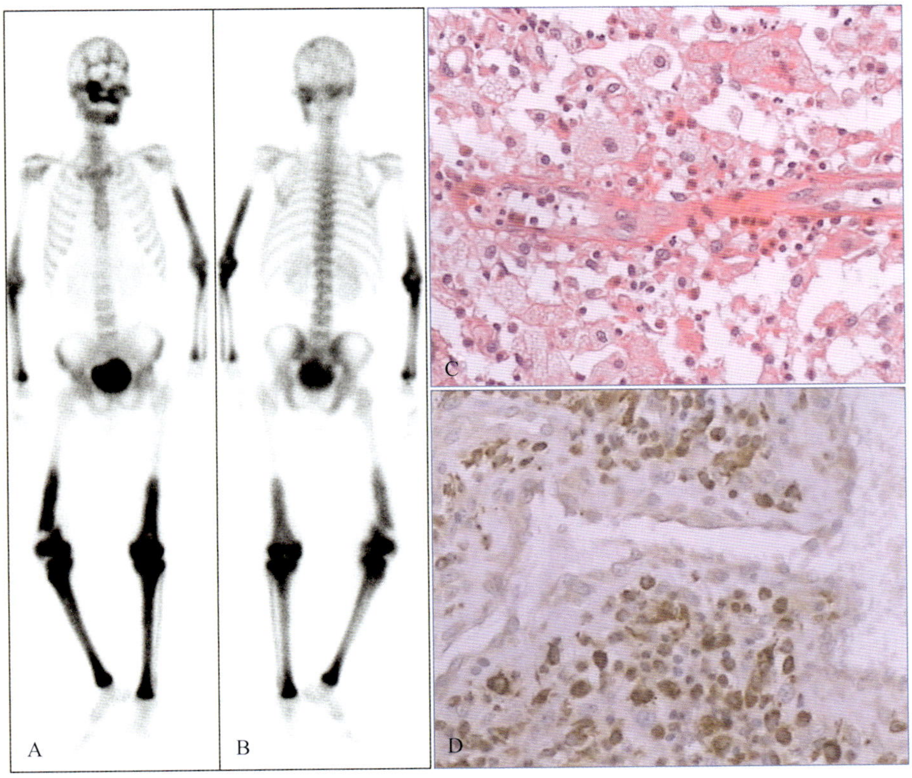

图 1-8-19 全身骨显像（**A**～**B**）示颅骨多发放射性异常浓聚灶，四肢长骨弥漫性放射性摄取增高，伴右股骨下端骨折；病理（**C**，HE 染色；**D**，CD68 染色）示大量泡沫样组织细胞浸润，CD68 阳性表达

病例 2

【简要病史】 女，44 岁，泌乳、停经 3 年余，双上肢疼痛 1 年余，左侧为著。

【实验室检查】 甲状腺功能：游离三碘甲状腺原氨酸（FT3）2.10 pmol/L（参考值 3.5～6.5 pmol/L），游离甲状腺素（FT4）9.50 pmol/L（参考值 11.5～22.7 pmol/L），促甲状腺激素（TSH）0.37 μIU/ml（参考值 0.55～4.78 μIU/ml）。女性激素：促卵泡成熟素 2.63 IU/L（参考值 4.6～8.6 IU/L），促黄体激素 1.39 IU/L（参考值 1.5～7.0 IU/L），催乳素 54.09 ng/ml（参考值 3.34～26.72 ng/ml），雌二醇 42.2 pg/ml（参考值＜ 63 pg/ml），孕酮 0.01 ng/ml（参考值 0.31～1.52 ng/ml），睾酮＜ 0.01 ng/ml（参考值 0.1～0.75 ng/ml）。

【影像所见】 MRI（图 1-8-20）示空泡蝶鞍，垂体柄局限性增粗伴异常强化。X 线片（图 1-8-21 A～B）示双侧肱骨弥漫性骨质硬化，伴局部溶骨性破坏及病理性骨折；全身骨显像（图 1-8-21 C～D）示双侧肱骨近段、双侧股骨远段及胫骨近段弥漫性放射性异常浓聚。

【病理结果】（右肱骨近端）穿刺活检病理：部分骨小梁间及周围纤维、脂肪组织间见纤维 / 肌纤维母细胞增生，大量泡沫样组织细胞聚集，散在多核巨细胞，散在少许淋巴细胞及嗜酸性粒细胞浸润，周围见少许骨髓组织，边缘见相互吻合的反应性骨小梁及增生的软骨组织；IHC：CD68、CD163、ⅩⅢ因子均（＋），CD1a、Langerin、S-100 均（－），Ki-67 15%；分子病理：未检测到 B-Raf 原癌基因丝氨酸 / 苏氨酸蛋白激酶（*BRAF*）基因 V600E 突变（野生型）；综上，考虑为埃尔德海姆-切斯特病。

3. 混合性组织细胞增生症

【简要病史】 女，49 岁，头痛伴烦渴、多尿 4 年余。

【实验室检查】（血）催乳素 105.15 ng/ml（参考值 3.34～26.72 ng/ml），睾酮＜ 0.01 ng/ml（参考值 0.1～0.75 ng/ml）。

【影像所见】 CT（图 1-8-22 A～C）示颅底骨质破坏伴软组织密度影，增强扫描可见轻度强化；MRI（图 1-8-22 D～F）示颅底软组织增厚，增强扫描可见强化，垂体柄可见一明显强化小结节。全身骨显像（图 1-8-23 A～B）示颅底、左髂骨、骶骨及双下肢多发放射性异常浓聚；SPECT/CT（图 1-8-23 C～D）示颅底骨质破坏伴放射性异常浓聚，双侧股骨下段及胫骨多发斑片状骨质硬化伴放射性

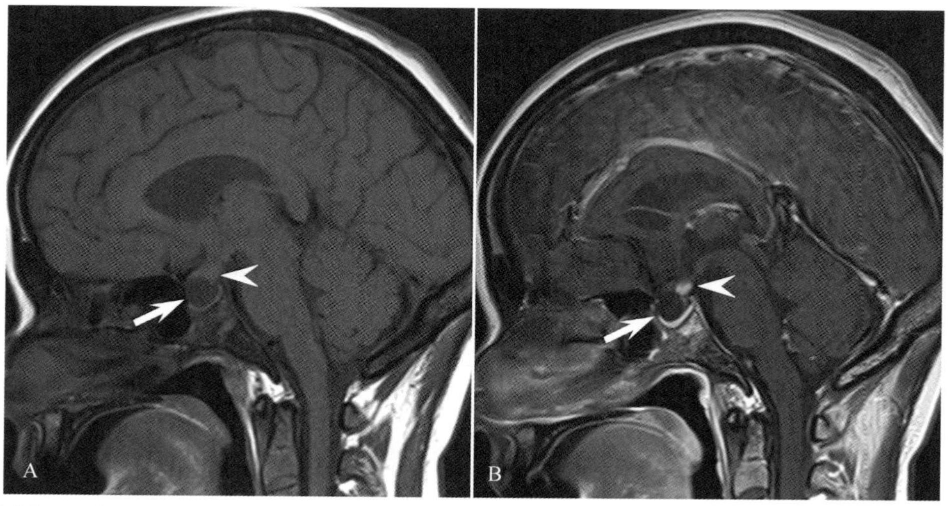

图 1-8-20 头颅 MRI 矢状断层（**A**，T1WI；**B**，增强）示空泡蝶鞍（箭号），垂体柄局限性增粗伴异常强化（箭头）

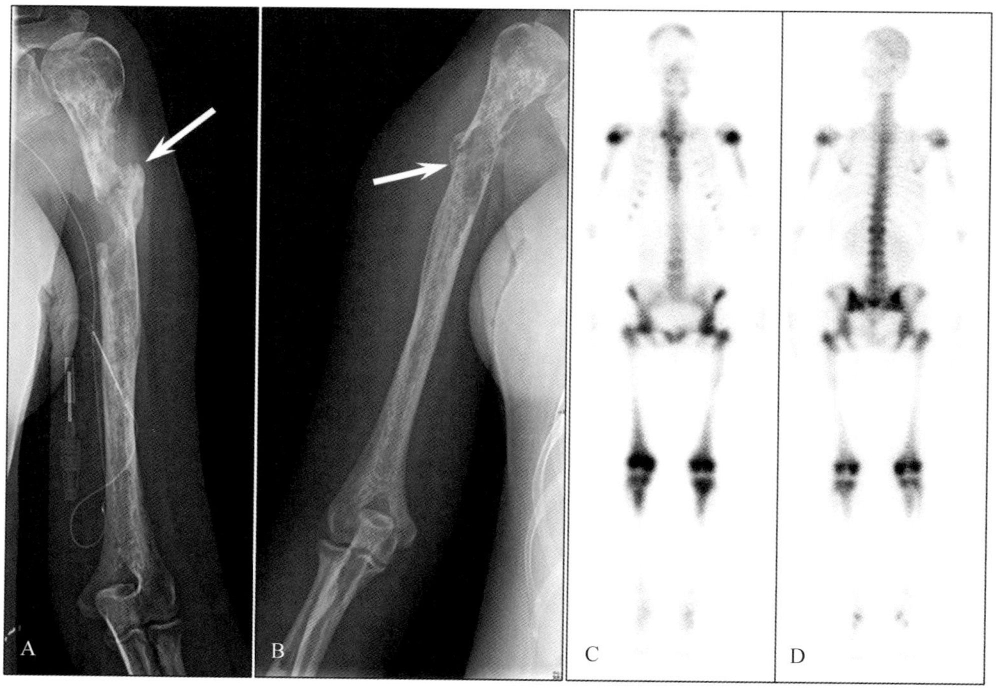

图 1-8-21 肱骨 X 线片（**A**，左；**B**，右）示双侧肱骨近段弥漫性骨质硬化，伴局部溶骨性破坏及病理性骨折（箭号）；全身骨显像（**C**～**D**）示双侧肱骨近段、双侧股骨远段及胫骨近段弥漫性放射性异常浓聚

摄取增高。^{18}F-FDG PET/CT（图 1-8-24）示颅底骨质破坏伴葡萄糖代谢增高；腹主动脉壁葡萄糖代谢增高；左髂骨溶骨性骨质破坏伴骨质硬化，葡萄糖代谢增高；双侧股骨下段及胫骨多发斑片状骨质硬化伴葡萄糖代谢增高。

【病理结果】（鞍区斜坡病变）活检病理：结合形态、免疫表型及分子检测结果，符合混合性组织细胞增生症，即埃尔德海姆-切斯特病混合朗格汉斯细胞组织细胞增生症。IHC：CD3（T 细胞＋），CD20（B 细胞＋），CD21（－），CD1a（＋），Langerin（＋），CD68（＋），S-100（＋），CD45（＋），Ki-67（热区约 30%＋）；分子病理：检测到 *BRAF* 基因 V600E 突变。

【讨论】 在 2016 年的组织细胞疾病分类中，朗格汉斯细胞组织细胞增生症（Langerhans cell histiocytosis，LCH）和埃尔德海姆-切斯特病（Erdheim-Chester disease，ECD）被共同归类于组织细胞增生症的“L”组[1]，而不再将 ECD 归类于“非朗格汉斯细胞组织细胞增生症”；此外，“L”组中还包含了混合性 LCH/ECD 这一表型[1]。研究发现，约 20% 的 ECD 患者同时存在 LCH 病变，而且这两种疾病中大于 80% 的病例均涉及促丝裂原激活蛋白激酶（MAPK）通路基因的克隆性突变，约 50% 的患者存在 *BRAF* 基因 V600E 突变[1]。

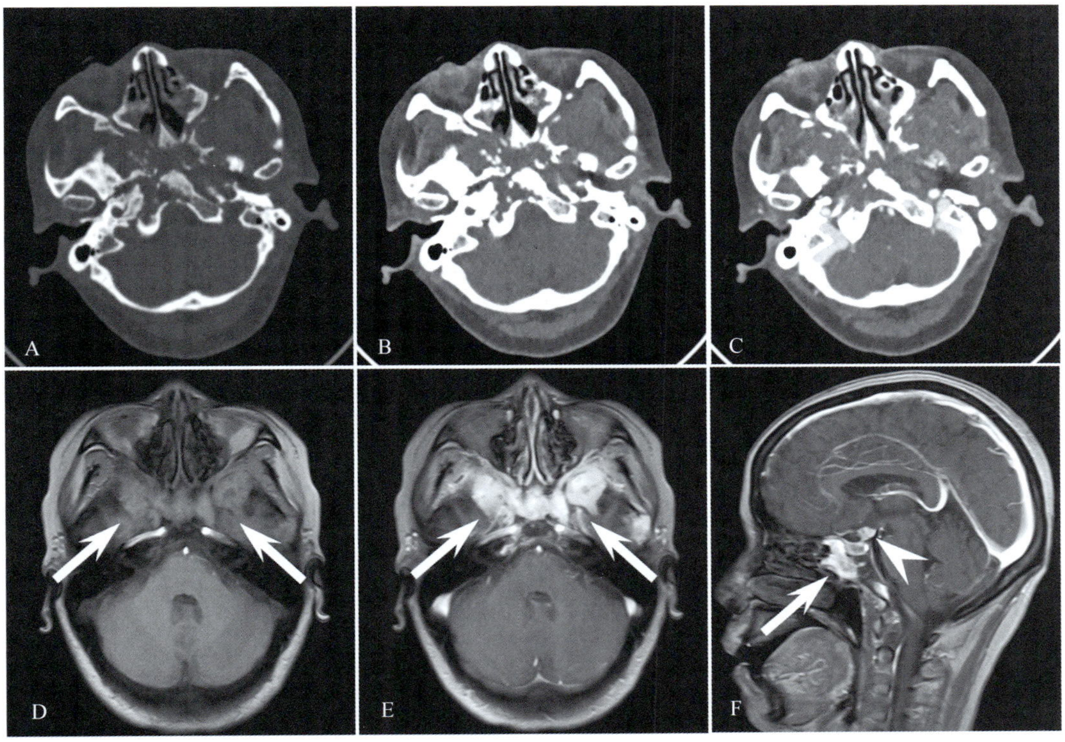

图 1-8-22 头颅 CT 横断层（**A**～**B**，平扫；**C**，增强）示颅底骨质破坏伴软组织密度影，增强扫描可见轻度强化；MRI 横断层（**D**，T1WI；**E**，增强）及矢状断层（**F**，增强）示颅底软组织增厚，增强扫描可见强化（**E**～**F**，箭号），垂体柄可见一明显强化小结节（箭头）

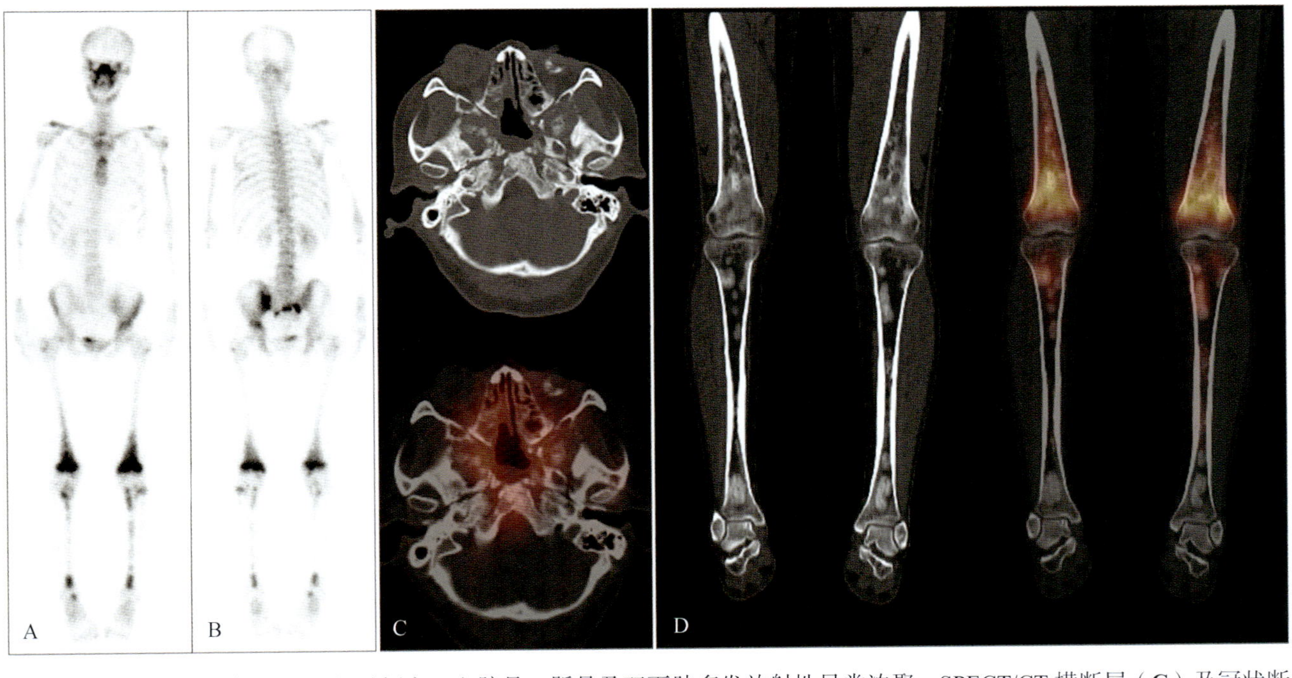

图 1-8-23 全身骨显像（**A**～**B**）示颅底、左髂骨、骶骨及双下肢多发放射性异常浓聚；SPECT/CT 横断层（**C**）及冠状断层（**D**）示颅底骨质破坏伴放射性异常浓聚（**C**），双侧股骨下段及胫骨多发斑片状骨质硬化伴放射性摄取增高（**D**）

BRAF p.V600E 是 MAPK 信号通路中的关键激酶，该基因突变可以导致 MAPK 信号通路的组成性激活[2]。而对于一些 BRAF p.V600E 野生型患者，则可能存在激活 MAPK 通路的其他突变，如 ARAF、MAP2K2、KRAS 和 NRAS 等[1-2]；此外，这两种疾病患者血液中的单核细胞与病理性的组织细胞也有着相同的突变；再者，这两种疾病还有着许多相似的临床表现，如尿崩症和（或）神经退行性疾病等[1]。

LCH 可发生于任何年龄，以儿童多见，15 岁以

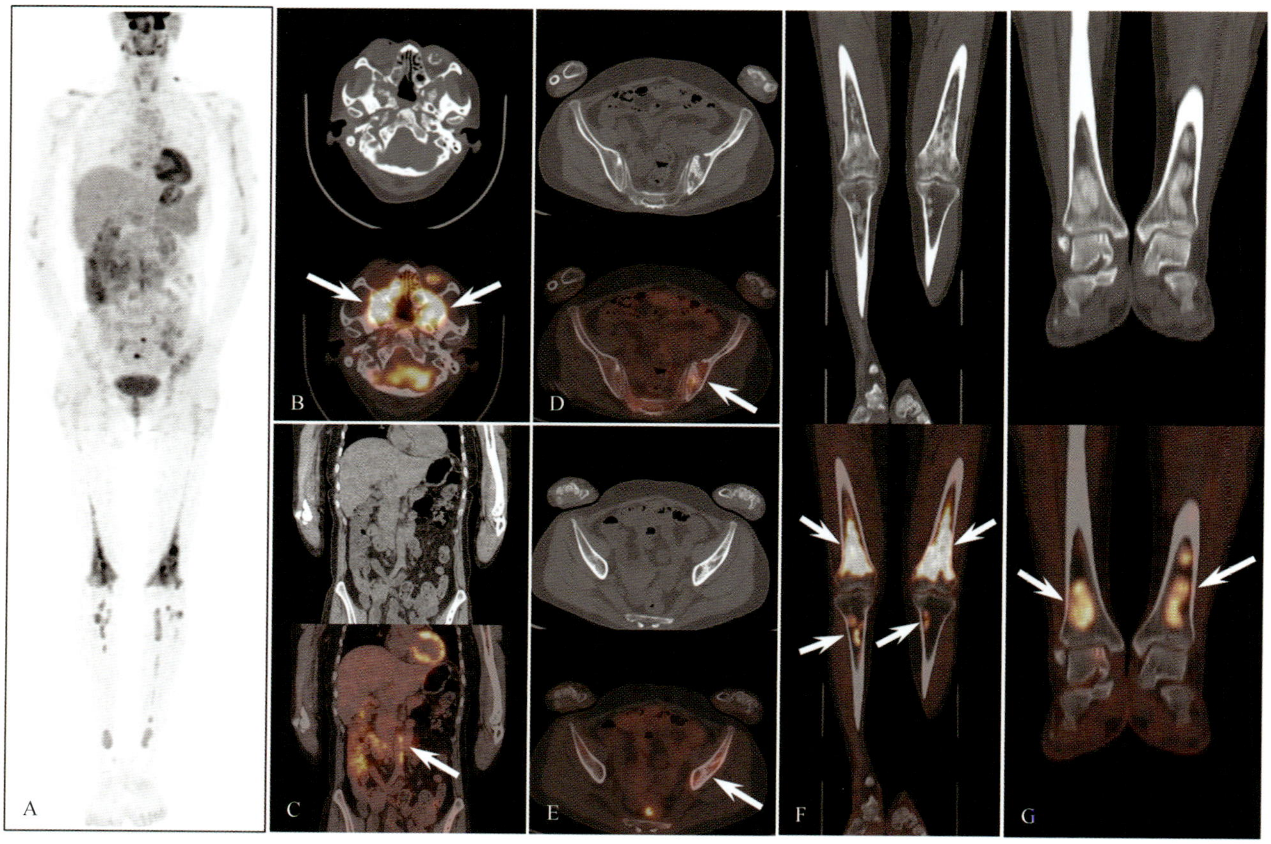

图 1-8-24 ^{18}F-FDG PET/CT（**A**，MIP；**B**、**D**、**E**，横断层；**C**、**F**、**G**，冠状断层）示颅底骨质破坏，葡萄糖代谢增高（**B**，箭号）；腹主动脉壁葡萄糖代谢增高（**C**，箭号）；左髂骨溶骨性骨质破坏伴骨质硬化，葡萄糖代谢增高（**D**～**E**，箭号）；双侧股骨下段（**F**）及胫骨（**F**～**G**）多发斑片状骨质硬化伴葡萄糖代谢增高（箭号）

下儿童的发病率约为9/10万[3]。LCH可累及全身多种组织器官，如骨骼、皮肤、垂体、肝、脾、造血系统、肺、淋巴结及中枢神经系统等[4]，其中以骨骼受累最常见，约80%的患者存在不同程度的骨质破坏[5]。LCH骨骼受累时临床上可无症状，也可表现为局部的疼痛、肿胀、活动受限或病理性骨折。

LCH骨病变多见于扁平骨，其中以颅骨受累最为常见，其次是下颌骨、肋骨、骨盆和脊柱，约70%的病例表现为单发骨病变[6]。不同部位的骨LCH影像学表现复杂多样：①颅骨病变一般为单发或者多发的圆形或卵圆形的“穿凿样”溶骨性病灶，伴或不伴软组织密度肿物形成，由于病变向四周生长速度与破坏程度不一致，内外板可形成“斜面”征，病灶内可含有残存骨片，表现为“纽扣样”死骨[7-9]；②下颌骨受累时常出现牙槽骨的骨质破坏，表现为“浮齿”征[10]；③典型椎体病变包括椎体完全或不完全塌陷，呈“钱币样”改变，椎旁可伴沿脊柱长轴生长的软组织肿块，形成“袖套”征，部分软组织可凸向椎管内，相应水平硬膜囊及脊髓受压，椎间盘多无明显受累[11-12]；扁平椎体（“钱币”征）常见于15岁以下儿童，以单椎体受累多见[13]；④当累及长骨与肋骨时，多呈圆形或椭圆形膨胀性单房或多房溶骨性或囊状骨质破坏，骨皮质受侵变薄，病灶边界较清晰，可伴“葱皮样”骨膜反应[14]；⑤LCH累及髂骨时，表现为“地图样”或卵圆形溶骨性破坏，边缘可有不同程度的硬化[14]。LCH骨受累时，病灶在全身骨显像中的放射性分布可增高、减低或正常[9]。全身骨显像可发现隐匿性病变，提示LCH分期，并指导临床治疗。

ECD平均诊断年龄为55岁，男女比约3∶1，儿童患者罕见[15]。该病可累及多个系统及器官，临床表现复杂多样。ECD典型表现包括中枢性尿崩症、限制性心包炎、肾周纤维化和硬化性骨病。约95%的ECD患者有骨骼受累，其中约50%的患者可出现下肢骨痛。此外，该病还可出现共济失调、呼吸困难、眼球突出、皮肤黄褐色或黄色瘤样丘疹性结节等其他系统受累的表现[4]。

ECD骨骼受累的特征性X线表现为双下肢长骨骨干对称性骨质硬化，干骺端多受累，以膝关节周围受累多见，可同时累及骨皮质及骨松质，部分可在硬化的骨质中观察到多发类圆形小透光区，而下肢骨的长度及形态多无异常[1, 4, 16]；也可表现为单发的“假瘤样”病变，即局限性的溶骨性骨质破坏，伴或不伴骨质硬化及软组织肿块，该表现相对少见且特异性较低[17]。ECD还可累及脊柱、骨盆、肋骨、锁骨和胸骨等部位，根据范围和形状可分为弥漫性、结节性和斑片状骨质硬化，部分伴有直径小于1 cm的透光灶[18]。在部分个案报道中，也可表现为长骨对称性、弥漫性的“地图样”骨质破坏区，周围夹杂致密骨质硬化，部分呈“穿凿样”破坏，伴或不伴软组织肿块[19]。典型的全身骨显像表现为双侧股骨远端与胫骨近端及远端的弥漫性、对称性显像剂摄取增高[16]。虽有研究认为，全身骨显像是一种灵敏度高而特异性不足的检查方法，但骨显像的此种表现对ECD的诊断具有重要提示意义[16]。ECD骨病变在^{18}F-FDG PET/CT上可以表现为葡萄糖代谢增高[20-21]（图1-8-25）。

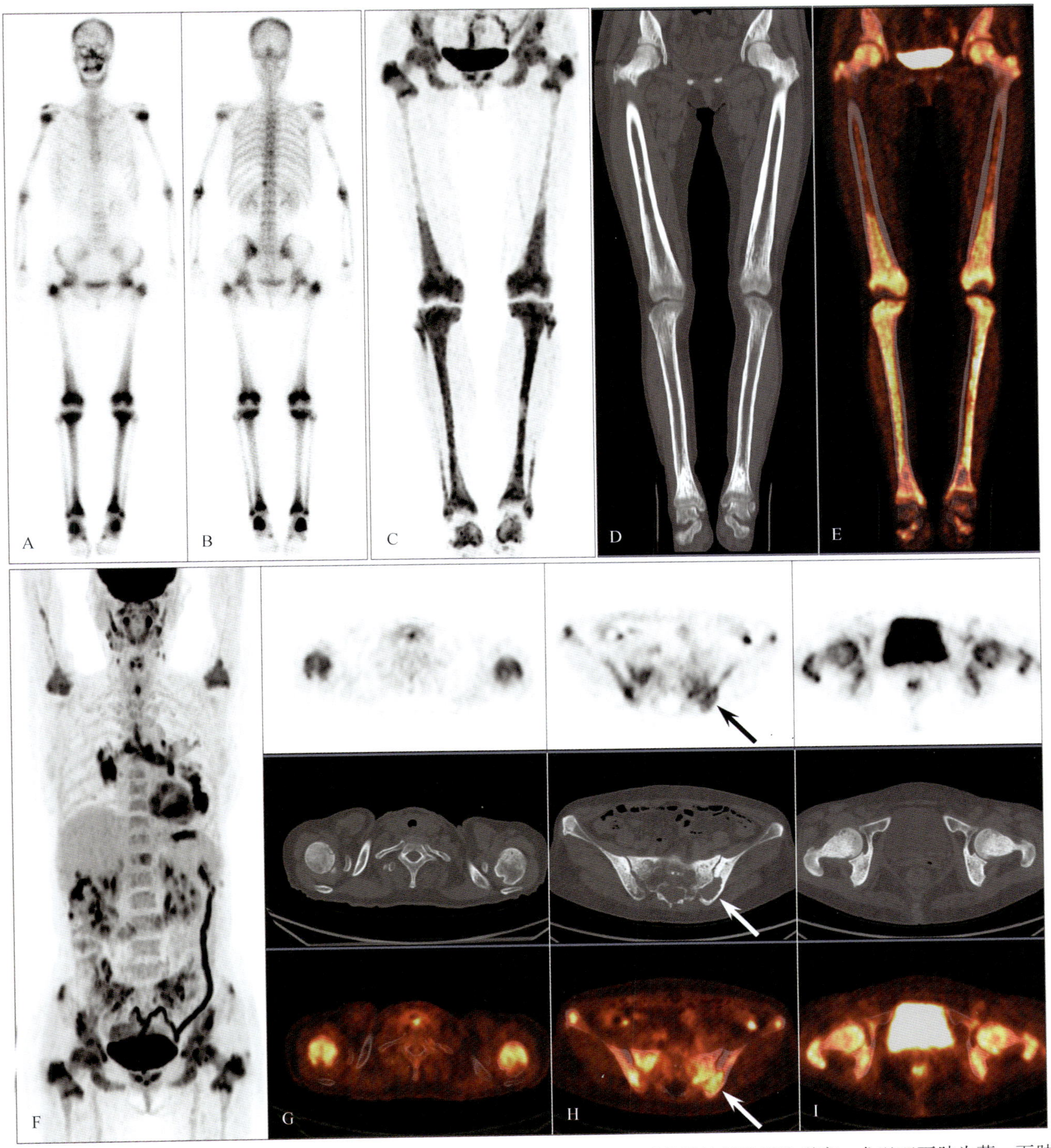

图1-8-25 ECD（女，62岁）。全身骨显像（**A～B**）示四肢长骨弥漫性、对称性放射性摄取增高，尤以双下肢为著；下肢^{18}F-FDG PET/CT（**C**，MIP；冠状断层：**D**，CT；**E**，融合图像）示双下肢骨弥漫性骨质硬化，葡萄糖代谢弥漫性增高；躯干^{18}F-FDG PET/CT（**F**，MIP；**G～I**，横断层）示双侧肱骨头（**G**）、骨盆（**H～I**）及双侧股骨头（**I**）弥漫性骨质硬化伴葡萄糖代谢增高，其中左髂骨可见局部溶骨的病变（**H**，箭号）

组织细胞增生症是一类异质性疾病。在同一患者中，甚至在同一活检标本中，可观察到多种不同类型的组织细胞增生性疾病相互重叠、关联；这种情况在 ECD 和 LCH 中尤为常见，称为混合性组织细胞增生症[15]。混合性组织细胞增生症（ECD 合并 LCH）的临床及组织病理学表现复杂多样，虽然在临床及影像学上均不具有特异性，但更接近于单纯的 ECD 而非单纯的 LCH[15]。发病部位主要以骨为主，ECD 和 LCH 可位于同一病变内，也可以发生于不同部位，多数病例 ECD 和 LCH 同时发生，少数可以先后不同时间发病[22]。研究表明，与单纯的 LCH 或 ECD 相比，BRAF p.V600E 突变在混合性 LCH/ECD 病变中更为常见[23]。这种混合表型患者的预后与单纯 ECD 患者相比并无显著差异，且新型靶向治疗，如 BRAF 抑制剂，在这类患者中更为有效[24]。

LCH、ECD 及混合性 LCH/ECD 通常均需要结合临床、影像学和组织病理学来确诊。LCH 的组织细胞中可见典型的 Birbeck 颗粒，免疫组化染色 CD1a 和 CD207（Langerin）阳性[1]。ECD 组织病理学特点是泡沫样组织细胞浸润，常伴有不同程度的纤维化和数量不等的炎性细胞浸润；免疫组化染色 CD68、CD163 阳性，CD1a 阴性，部分组织细胞可出现 S100 蛋白阳性[1]。对于混合性 LCH/ECD，组织病理学中可同时观察到 ECD 和 LCH 的细胞成分；免疫组化染色中病变组织细胞呈 CD1a、CD207、CD68、CD163 阳性；*BRAF* 基因 V600E 检测可提供重要的辅助诊断价值[20]。

（吴彩霞　江生　解朋　李智勇　龙叶
吴梦雪　黄定德　李传贵　周义　付占立）

参考文献

[1] Emile JF，Abla O，Fraitag S，et al. Revised classification of histiocytoses and neoplasms of the macrophage-dendritic cell lineages. Blood，2016，127（22）：2672-2681.

[2] Papo M，Cohen-Aubart F，Trefond L，et al. Systemic Histiocytosis（Langerhans Cell Histiocytosis，Erdheim-Chester Disease，Destombes-Rosai-Dorfman Disease）：from Oncogenic Mutations to Inflammatory Disorders. Curr Oncol Rep，2019，21（7）：62.

[3] Guyot-Goubin A，Donadieu J，Barkaoui M，et al. Descriptive epidemiology of childhood Langerhans cell histiocytosis in France，2000—2004. Pediatr Blood Cancer，2008，51（1）：71-75.

[4] Goyal G，Young JR，Koster MJ，et al. The Mayo Clinic Histiocytosis Working Group Consensus Statement for the Diagnosis and Evaluation of Adult Patients With Histiocytic Neoplasms：Erdheim-Chester Disease，Langerhans Cell Histiocytosis，and Rosai-Dorfman Disease. Mayo Clin Proc，2019，94（10）：2054-2071.

[5] 刘晓园，马文超，黄慧，等. ^{18}F-FDG PET/CT 对骨朗格汉斯细胞组织细胞增生症的鉴别诊断. 国际放射医学核医学杂志，2020，44（2）：133-136.

[6] Huynh KN，Nguyen BD. Histiocytosis and neoplasms of macrophage-dendritic cell lineages：multimodality imaging with emphasis on PET/CT. Radiographics，2021，41（2）：576-594.

[7] Andreu-Arasa VC，Chapman MN，Kuno H，et al. Craniofacial manifestations of systemic disorders：CT and MR imaging findings and imaging approach. Radiographics，2018，38（3）：890-911.

[8] Imashuku S，Kinugawa N，Matsuzaki A，et al. Langerhans cell histiocytosis with multifocal bone lesions：comparative clinical features between single and multi-systems. Int J Hematol，2009，90（4）：506-512.

[9] 李璐，郭水洁，宋莹，等. 骨朗格汉斯细胞组织细胞增生症的影像学表现. 实用放射学杂志，2018，34（6）：975-977.

[10] Zhao M，Tang L，Sun S，et al. Radiologic findings that aid in the reduction of misdiagnoses of Langerhans cell histiocytosis of the bone：a retrospective study. World J Surg Oncol，2021，19（1）：146.

[11] Xu X，Han S，Jiang L，et al. Clinical features and treatment outcomes of Langerhans cell histiocytosis of the spine. Spine J，2018，18（10）：1755-1762.

[12] 卢超，王飞飞，张国庆. 骨朗格汉斯细胞组织细胞增生症的影像学特征与病理学分析. 中国中西医结合影像学杂志，2015，13（2）：196-198.

[13] 张立华，袁慧书. 脊柱 LCH 影像表现分析及鉴别诊断. 临床放射学杂志，2019，38（5）：882-886.

[14] 龙晓丽，向正敏，周漫天. 成人多系统朗格汉斯组织细胞增生症 1 例. 实用放射学杂志，2015，（3）：523-524.

[15] Haroche J，Cohen-Aubart F，Amoura Z. Erdheim-Chester disease. Blood，2020，135（16）：1311-1318.

[16] 潘青青，罗亚平. Erdheim-Chester 病致骨显像双下肢长骨对称性摄取增高一例. 中华核医学与分子影像杂志，2018，38（2）：121-123.

[17] 耿佳，钟京谕，司莉萍，等. Erdheim-Chester 病骨质受累的影像学表现及临床分析. 临床放射学杂志，2020，39（10）：2055-2061.

[18] Zhang Z，Yu W，Guan W，et al. Atypical skeletal involvement in patients with Erdheim-Chester disease：CT imaging findings. Orphanet J Rare Dis，2022，17（1）：34.

[19] 宋战强，彭俊红. 以软组织肿瘤为主的双膝关节 Erdheim-Chester 病一例. 放射学实践，2022，37（10）：1335-1336.
[20] Akin EA，Osman M，Ellenbogen AL. FDG PET/CT findings of Erdheim-Chester disease：radiologic response to a novel treatment regimen. Clin Nucl Med，2018，43（5）：337-340.
[21] Young JR，Johnson GB，Murphy RC，et al. ^{18}F-FDG PET/CT in Erdheim-Chester disease：imaging findings and potential BRAF mutation biomarker. J Nucl Med，2018，59（5）：774-779.
[22] 黄海建，钟定荣. Erdheim-Chester 病合并朗格汉斯细胞组织细胞增生症临床病理学及分子学特征. 中华病理学杂志，2019，48（3）：220-224.
[23] 姜磊，赵博志，高新媛，等. 朗格汉斯细胞组织细胞增生症与 Erdheim-Chester 病非同时发生 1 例. 中华病理学杂志，2023，52（11）：1171-1173.
[24] Pegoraro F，Papo M，Cohen-Aubart F，et al. Long-term outcome and prognosis of mixed histiocytosis（Erdheim-Chester disease and Langerhans Cell Histiocytosis）. E Clinical Medicine，2024，73：102658.

4. 罗萨伊–多尔夫曼病

【简要病史】 女，30 岁，发现右锁骨近端肿物 2 周，无红、肿、热、痛；患者 2 周前因"右乳肿物"住院期间查体发现右锁骨近端肿物，右乳肿物术后病理"符合慢性肉芽肿性炎症伴脓肿形成，部分区域较多浆细胞、淋巴细胞聚集"。

【相关检查】 查体：右胸锁关节处可触及大小约 2.5 cm×2.0 cm 肿物，质韧，边界清，活动度欠佳。血、尿常规基本正常；血清 ALP 124.6 IU/L（参考值 35～100 IU/L），无机磷 0.84 mmol/L（参考值 0.85～1.51 mmol/L）。

【影像所见】 全身骨显像（图 1-8-26 A～B）及 SPECT/CT（图 1-8-26 C～E）示枕骨、右锁骨近端及右肩胛骨多发溶骨性破坏伴放射性异常浓聚。^{18}F-FDG PET/CT（图 1-8-27）示枕骨骨质破坏，未见明显放射性摄取增高；右锁骨近端及右肩胛骨多发溶骨性破坏伴放射性异常浓聚；右腋窝肿大淋巴结，放射性摄取增高。

【病理结果】 行右锁骨胸骨端肿物穿刺活检。病理：破碎组织内可见大量成熟的小浆细胞（λ、κ 均有表达），背景可见多量粉染宽胞质的大细胞（表达 CD68 及 S-100）；PCR-IG 基因检测（－）；病理诊断：符合罗萨伊–多尔夫曼病伴大量浆细胞增生。

【讨论】 罗萨伊–多尔夫曼病（Rosai-Dorfman disease，RDD），又称罗–道病、窦组织细胞增生症伴巨大淋巴结病（sinus histiocytosis with massive lymphadenopathy，SHML），是一种少见的组织细胞增生性疾病。RDD 最早由 Destombes 于 1965 年报道，并在 1969 年首次被 Rosai 和 Dorfman 确立

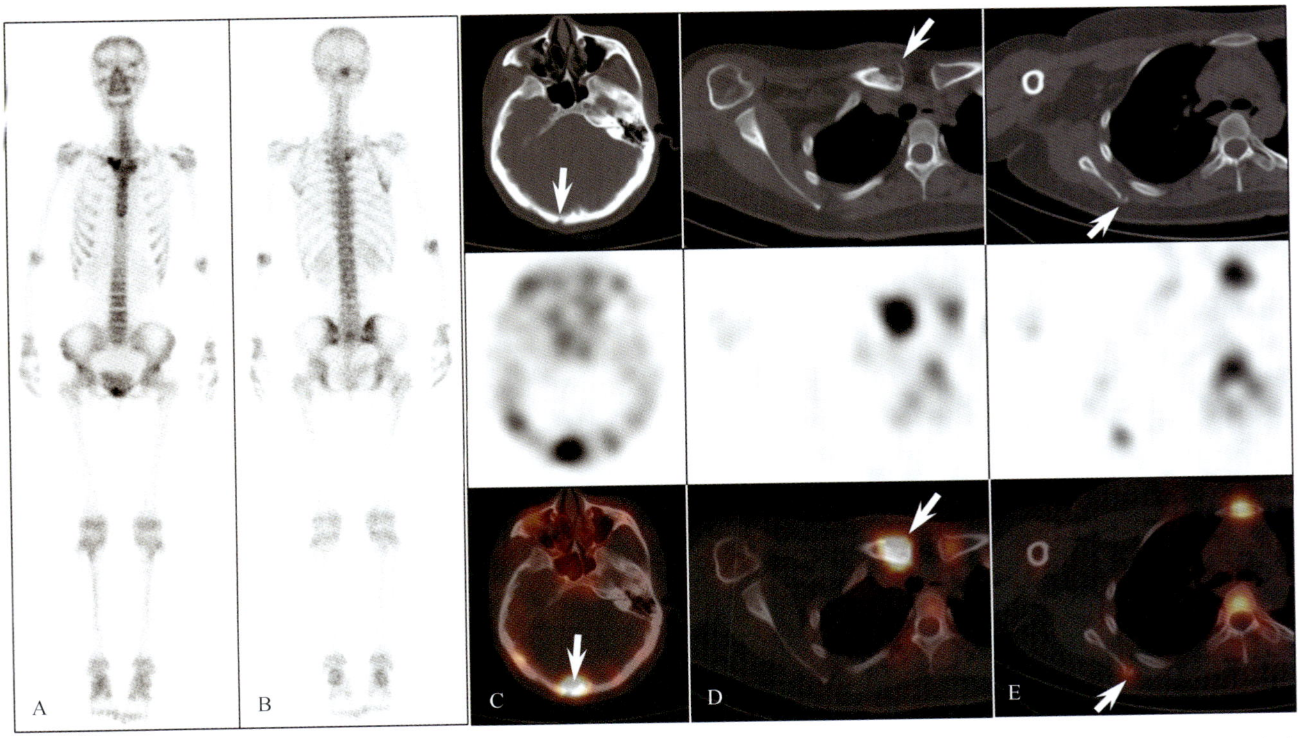

图 1-8-26 全身骨显像（A～B）及 SPECT/CT 横断层（C～E）示枕骨（C）、右锁骨近端（D）及右肩胛骨（E）多发溶骨性破坏伴放射性异常浓聚（箭号）

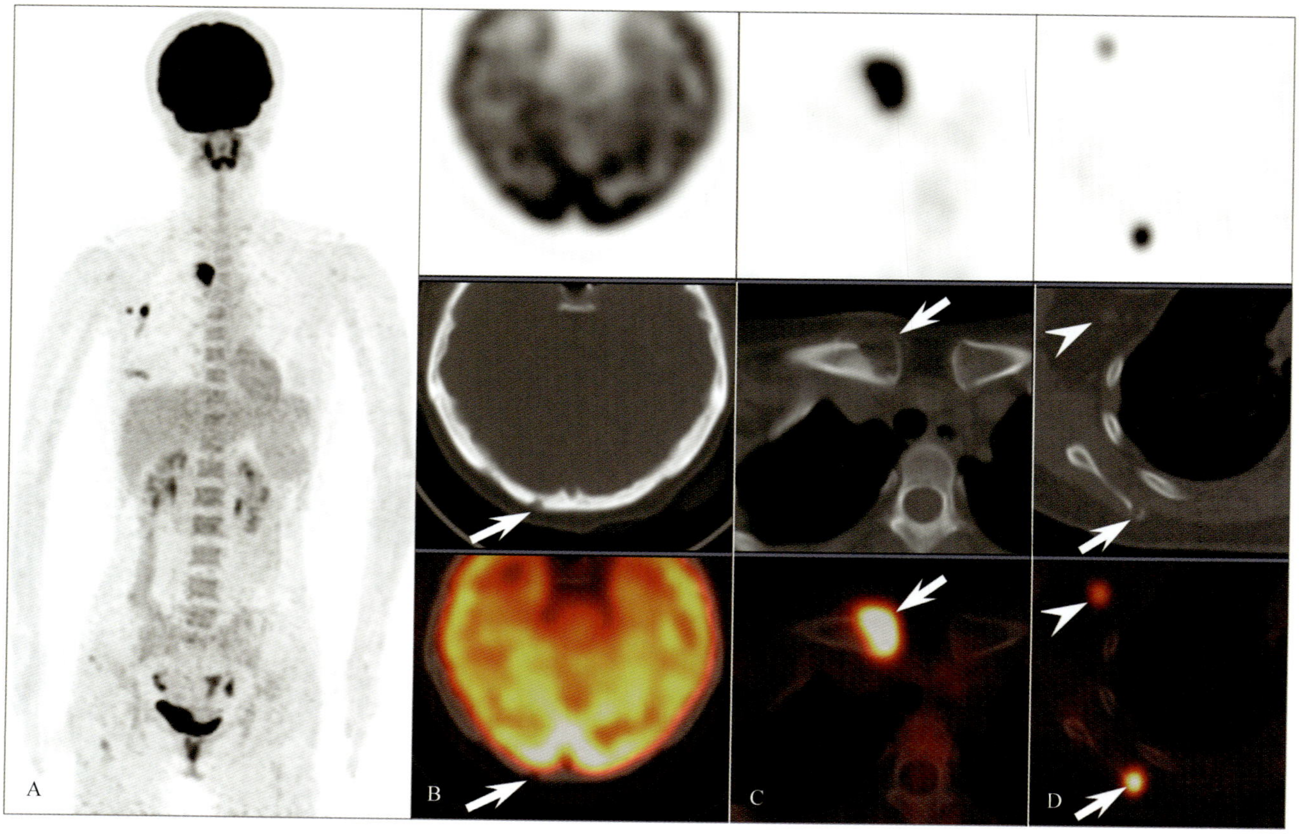

图 1-8-27 ^{18}F-FDG PET/CT（**A**，MIP；**B**～**D**，横断层）示枕骨（**B**）骨质破坏，未见明显放射性摄取增高（箭号）；右锁骨近端（**C**）及右肩胛骨（**D**）多发溶骨性破坏伴放射性异常浓聚（箭号）；右腋窝肿大淋巴结（**D**），放射性摄取增高（箭头）

为一种独立的疾病实体。该病多发生于淋巴结，也可出现结外受累；由于结外不存在淋巴窦，最初的 SHML 名称不适合，故目前该病名称通用 RDD。

根据 2016 年修订的组织细胞疾病分类，R 组中的 RDD 包括家族遗传性 RDD 和散发性 RDD，皮肤 RDD 归类于 C 组[1]。家族遗传性 RDD 包括 H 综合征型、FAS 缺陷型或自身免疫性淋巴增生综合征型以及待分类型。散发性 RDD 包括经典型（淋巴结型）、结外型、肿瘤或免疫相关型以及未分类型。RDD 组织病理学检查，低倍镜下可见由胞质丰富组织细胞组成的淡染区与由大量成熟的浆细胞和淋巴细胞组成的深染区交替存在，高倍镜下可观察到组织细胞胞质内吞噬的形态完整、数量不等的淋巴细胞、浆细胞或中性粒细胞等，称为“伸入运动”（emperipolesis）。相对于淋巴结型 RDD，结外 RDD 病变中纤维化成分增加，组织细胞减少。RDD 免疫组化表型通常为 S-100、CD68 阳性，CD1a 阴性[2-3]。

RDD 的病因和发病机制尚不明确，可能与免疫调节紊乱、细胞因子高表达、病毒感染、组织细胞肿瘤转化及遗传等因素相关[4]。RDD 患病率约 1/20 万，男 / 女发病比例大致相等；各年龄段均可发病，儿童和青年更为常见[2]。最常累及颈部淋巴结，一般表现为双侧较大的无痛性肿块，也可累及纵隔、腋窝及腹股沟淋巴结，腹膜后淋巴结肿大较少见。部分患者可出现发热、盗汗、白细胞（WBC）增多、粒细胞升高、ESR 加快和高丙种球蛋白血症等。约 43% 的 RDD 累及结外组织或器官[5]，常见的结外受累部位有皮肤、上呼吸道和骨骼，泌尿生殖系统、下呼吸道、口腔和软组织等也可受累[5]。

RDD 骨骼受累＜ 10%，且多伴有淋巴结累及，原发性骨 RDD（仅有骨骼受累）＜ 2%；常累及的部位有颅骨（31%）、面骨（22%）和胫骨（18%）[6-7]。骨骼受累多表现为单骨或多骨溶骨性破坏，无明确膨胀改变，边缘较清可伴有硬化边，一般无骨膜反应及软组织肿块；增强扫描呈明显强化，可伴有中央低强化区[8-10]。

RDD 病灶 ^{18}F-FDG PET/CT 显像多表现为高代谢，^{18}F-FDG PET/CT 可以辅助明确病变范围[11]，并用于疾病疗效监测及随访[12]以及指导临床活检部位[13]；此外，^{68}Ga-FAPI PET/CT 在 RDD 也显示出良好的应用前景[14]。在全身骨显像上，RDD

骨受累部位表现为放射性摄取增高[15]。

由于RDD的临床表现、实验室及影像学检查均无明显特异性，因此主要通过组织病理学确诊[2]。大部分RDD属自限性疾病，病变可以自行消退或缓解[16]；肾脏、肝脏或下呼吸道受累的患者预后相对较差[16]。对于有症状的局灶性病变手术切除是有效的治疗手段，放疗、化疗、激素治疗和免疫治疗等在RDD治疗中的价值尚未被肯定[3]。

（吴彩霞　冀鲲鹏　张万春　付占立）

参考文献

[1] Emile JF，Abla O，Fraitag S，et al. Revised classification of histiocytoses and neoplasms of the macrophage-dendritic cell lineages. Blood，2016，127（22）：2672-2681.

[2] 刘旭，胡余昌，唐立华 . Rosai-Dorfman病研究进展 . 中华病理学杂志，2017，46（6）：443-446.

[3] Dalia S，Sagatys E，Sokol L，et al. Rosai-Dorfman disease：tumor biology，clinical features，pathology，and treatment. Cancer Control，2014，21（4）：322-327.

[4] 罗颖君，马寒 . Rosai-Dorfman病发病机制的研究进展 . 国际皮肤性病学杂志，2016，42（4）：247-249.

[5] Foucar E，Rosai J，Dorfman R. Sinus histiocytosis with massive lymphadenopathy（Rosai-Dorfman disease）：review of the entity. Semin Diagn Pathol，1990，7（1）：19-73.

[6] Koonar E，Ramazani F，Hyrcza M，et al. Temporal bone manifestation of primary extranodal Rosai-Dorfman disease：a case report. J Med Case Rep，2023，17（1）：280.

[7] Hui M，Uppin SG，Ramakrishna N，et al. Isolated osseous rosai dorfman disease of foot bones. Report of a patient misdiagnosed and treated as chronic osteomyelitis. Int J Surg Pathol，2024：10668969241300601.

[8] Adeleye A O，Amir G，Fraifeld S，et al. Diagnosis and management of Rosai-Dorfman disease involving the central nervous system. Neurol Res，2010，32（6）：572-578.

[9] La Barge DR，Salzman KL，Harnsberger HR，et al. Sinus histiocytosis with massive lymphadenopathy（Rosai-Dorfman disease）：imaging manifestations in the head and neck. AJR Am J Roentgenol，2008，191（6）：W299-W306.

[10] 邱雷雨，陈培友 . 骨骼系统多发罗道病1例 . 中国骨伤，2012，25（8）：631-633.

[11] Dhull VS，Passah A，Rana N，et al. ^{18}F-FDG PET/CT of widespread Rosai-Dorfman disease. Clin Nucl Med，2016，41（1）：57-59.

[12] Albano D，Bosio G，Bertagna F. ^{18}F-FDG PET/CT follow-up of Rosai-Dorfman disease. Clin Nucl Med，2015，40（8）：e420-e422.

[13] Kong Z，Wang Y，Ma W，et al. FDG-PET/CT image of a cystic central nervous system Rosai-Dorfman disease. Eur J Nucl Med Mol Imaging，2020，47（9）：2214-2215.

[14] Chen Z，Xue Q，Yang Y，et al. ^{68}Ga-FAPI and ^{18}F-FDG PET/CT images of a patient with Rosai-Dorfman disease with liver involvement. Clin Nucl Med，2022，47（12）：1079-1081.

[15] Mannelli L，Monti S，Love JE，et al. Primary Rosai-Dorfman disease of the bone in a patient with history of breast cancer：appearance on ^{99m}Tc-MDP scintigraphy，CT，and X-ray. Clin Nucl Med，2015，40（3）：247-249.

[16] Abla O，Jacobsen E，Picarsic J，et al. Consensus recommendations for the diagnosis and clinical management of Rosai-Dorfman-Destombes disease. Blood，2018，131（26）：2877-2890.

第九节　骨与软组织未分化小圆细胞肉瘤

一、尤因肉瘤

病例1

【简要病史】 男，13岁，右上臂近段肿胀1年余。

【相关检查】 血清胃泌素释放肽前体（ProGRP）556.0 pg/ml（参考值＜50.0 pg/ml）。

【影像所见】 X线片（图1-9-1 A）及CT（图1-9-1 B）示右肱骨近段骨皮质及髓腔内骨质硬化。MRI（图1-9-1 C～E）示右肱骨近段及其外侧软组织内异常信号灶，增强扫描可见强化。全身骨显像及SPECT/CT（图1-9-2）示右肱骨近段骨质硬化伴放射性异常浓聚。

【病理结果】（右肱骨）小圆细胞恶性肿瘤；IHC：NKX2.2（弥漫核＋）、FLI-1（部分弱＋）、Syn（＋）、CD99（弥漫膜＋）、BCL2（＋）、CD31（部分＋），CK、EMA、ERG、BCL6辅阻遏子（BCOR）、胶质纤维酸性蛋白（GFAP）、胰岛素瘤相关蛋白

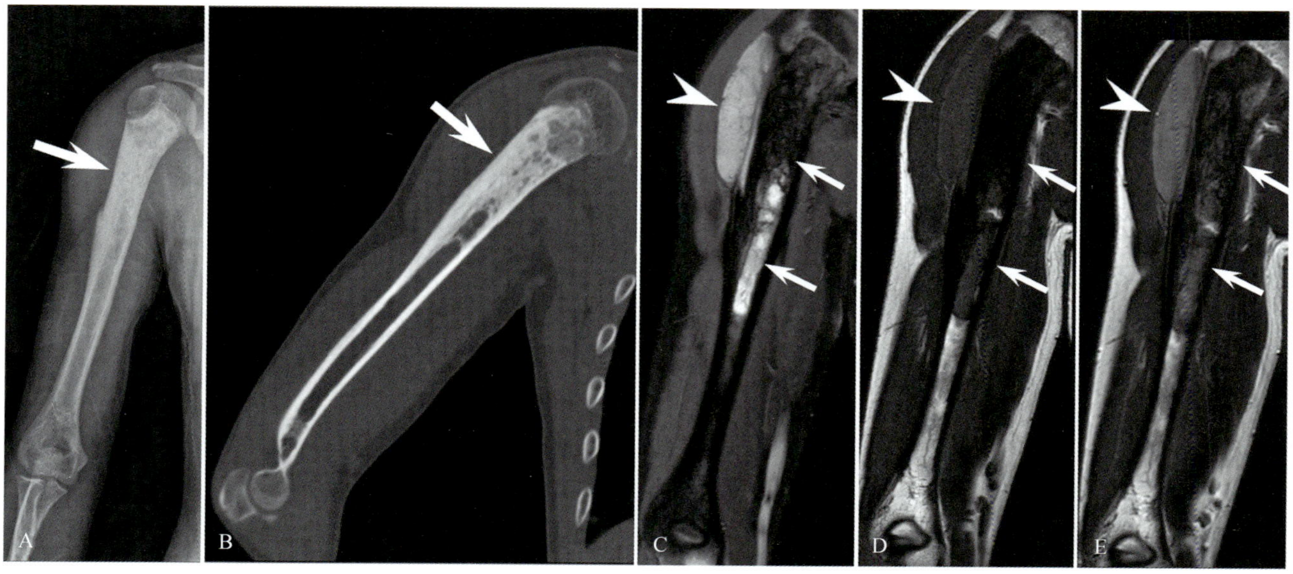

图 1-9-1 右上臂 X 线片（**A**）及 CT 冠状断层（**B**）示右肱骨近段骨皮质及髓腔内骨质硬化（箭号）。MRI 冠状断层（**C**，FS T2WI；**D**，T1WI；**E**，增强）示右肱骨近段呈 FS T2WI 混杂高信号与 T1WI 低信号，增强扫描可见强化（箭号）；肱骨近段外侧软组织内见异常信号及强化灶（箭头）

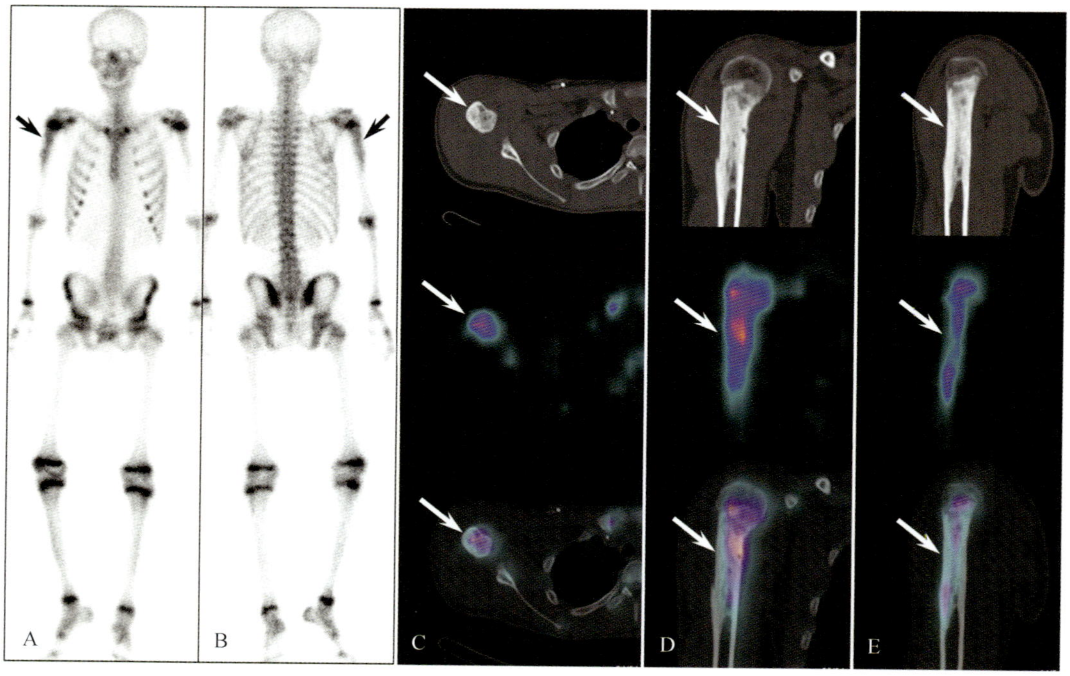

图 1-9-2 全身骨显像（**A**～**B**）及 SPECT/CT 横断层（**C**）、冠状断层（**D**）及矢状断层（**E**）示右肱骨近段骨质硬化伴放射性异常浓聚（箭号）

1（INSM1）、断裂 1 转导蛋白样增强子（TLE1）、Wilms 肿瘤蛋白 1（WT1）、S-100、肌源性调节蛋白 1（MyoD1）、CD20、CD3、Desmin、肌形成蛋白（Myogenin）、嗜铬素 A（CgA）、特异 AT 序列结合蛋白 2（SATB2）均（－）；荧光原位杂交技术（FISH）：EWSR1 相关基因易位可疑阳性；综上，考虑尤因肉瘤。

病例 2

【简要病史】 女，22 岁，右肩疼痛 3 月余，加重并发现右肩包块 1 月余。

【专科检查】 右肩背部明显肿胀，表面无色素沉着，皮温略高，右肩背部触压痛，可触及包块（约 15 cm×10 cm），质硬，与周围组织界限差，活动性差。右上肢放射痛，右肩外展、前伸、后伸活动受限。

【影像所见】 MRI（图 1-9-3 A～B）示右肩胛骨周围肌肉内软组织肿块，右肩胛骨、右肱骨头及肱骨近段信号异常；全身骨显像（图 1-9-3 C～D）示右肩胛骨及右肩关节放射性异常浓聚。SPECT/CT（图 1-9-4）示右肩胛骨溶骨性骨质破坏，局部放射性分布减低，残余肩胛骨可见放射性异常浓聚。

【病理结果】 行右肩包块穿刺活检。病理：光镜下见间质纤维组织增生伴玻璃样变，可见异型细胞，细胞核大深染，异型明显，浸润性生长；IHC：CD99（弥漫膜+），NKX2.2（部分+），ERG（+），CD56（+），Syn（+），甲状腺转录因子 1（TTF1）（散在+），Ki-67 70%，CKpan、CgA、LCA、Desmin、MyoD1、Myogenin、FLI1、CK8/18 均（-）；FISH：检测到 *EWSR1* 基因断裂，阳性细胞比例为 60%，检测到 40% 的细胞为基因多拷贝细胞，

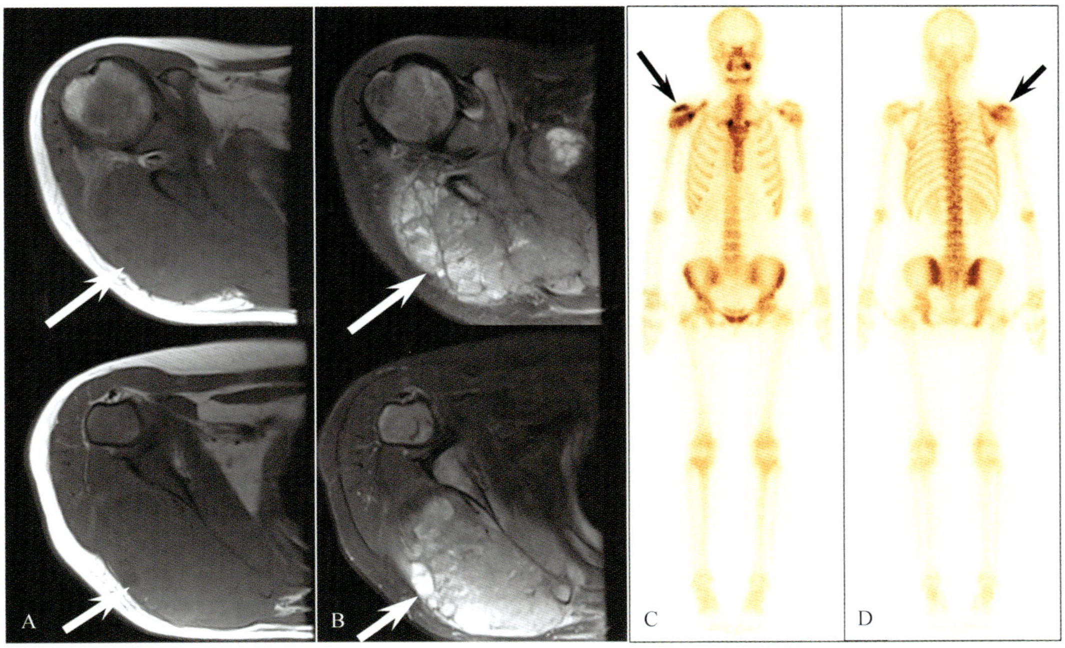

图 1-9-3 右肩 MRI 横断层（**A**，T1WI；**B**，FS T2WI）示右肩胛骨周围肌肉内软组织肿块（箭号），呈 T1WI 低信号与 FS T2WI 不均匀高信号，右肩胛骨、右肱骨头及肱骨近段信号异常；全身骨显像（**C**～**D**）示右肩胛骨及右肩关节放射性异常浓聚（箭号）

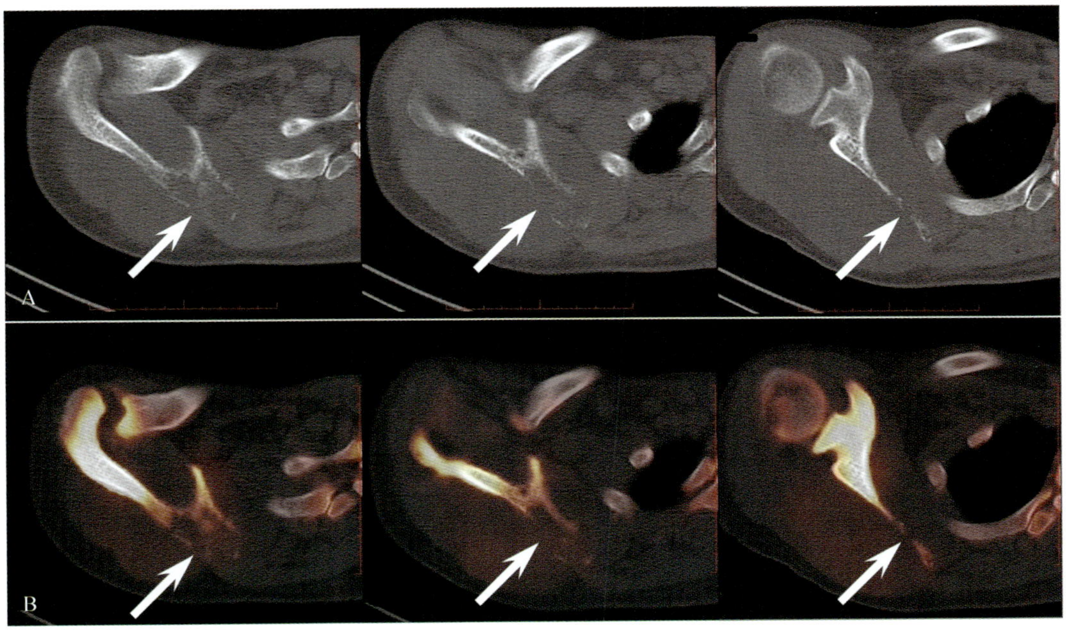

图 1-9-4 SPECT/CT 横断层（**A**，CT；**B**，融合图像）示右肩胛骨溶骨性骨质破坏，局部放射性分布减低（箭号），残余肩胛骨可见放射性异常浓聚

平均拷贝数为3.1；综上，符合（右肩）尤因肉瘤。

【讨论】尤因肉瘤（Ewing sarcoma，EWS）既往被认为是发生于儿童的骨未分化型肉瘤，随着病理学、免疫组织化学、细胞遗传学及分子生物学等方面的研究进展，发现EWS与Askin瘤、外周原始神经外胚层肿瘤（peripheral primitive neuroectodermal tumor，pPNET）均有相同的基因突变，故统一命名为"尤因肉瘤肿瘤家族（Ewing sarcoma family of tumors，ESFT）"[1]。

EWS最常见的突变位点是t（11；22），约占85%，该突变造成*EWS-FLI1*融合基因；缺乏*EWS-FLI1*融合基因的EWS可能存在其他类型的基因突变，如*EWS-ERG*（10%）、*EWS-ETV1*、*EWS-E1AF*、*EWS-FEV*（均＜1%）等[2]。EWS组织病理学通常表现为多层、排列紧密、细胞形态单一的小圆蓝细胞，瘤细胞可呈"栅栏样"排列，形成"菊形"团或"假菊形"团；血管侵犯常见，但不具有特征性的丰富血管；核分裂象罕见，可与肿瘤细胞的不成熟表现形成反差[3]。免疫组化上，90%的病例CD99弥漫膜阳性，70%的病例FLI1核阳性，Syn、神经元特异性烯醇化酶（NSE）、CgA、Desmin可以不同程度表达；最新研究表明细胞周期蛋白D1（Cyclin D1）、NKX2.2和PAX7在EWS也有较高的阳性表达与特异性[4-7]。

骨EWS发病年龄可由婴幼儿期至老年期，好发于10～20岁人群，是儿童和青少年第二常见的骨肿瘤（仅次于骨肉瘤），常见累及部位依次是骨盆（26%）、股骨（20%）、胸壁（16%）、胫骨（10%）、腓骨（8%）、肱骨（6%）及椎体（6%）[8]。骨EWS好发于长骨的骨干，与骨肉瘤好发于干骺端不同。发生于胸肺部EWS也被称为Askin瘤。骨外EWS发生率低于全部软组织肉瘤的1%，占所有EWS的10%～20%。与骨EWS相比，骨外EWS发病年龄相对较大，多见于年龄较大的儿童和青少年，无性别差异，发生部位广泛，较常见的部位为臀部及下肢[9-10]。

骨EWS的CT表现为长骨骨干以及扁平骨的"穿凿样"或"虫蚀样"溶骨性破坏，可伴有周围软组织肿块，骨内和骨外成分之间存在连续性；可伴有成骨反应而表现为溶骨和硬化并存，偶可见明显的骨硬化性表现；85%有骨膜反应，通常为层状或"葱皮样"，也可为"日光放射状"[11]。MRI可显示髓内累及范围、软组织肿块、同一骨或邻近骨的跳跃转移灶，并可评价治疗反应；T1WI呈等-低信号，T2WI呈混杂等-高信号，边界不清；增强有助于鉴别快速强化的肿瘤和反应性髓腔内水肿以及非肿瘤性软组织水肿[12-13]。

EWS骨病变在全身骨显像上可表现为病灶中央放射性减低、缺损，周围放射性异常浓聚；全身骨显像可用于了解EWS多骨病变的部位和是否发生骨转移，也可用于疗效评价和判断预后[14-15]。^{18}F-FDG PET/CT可明确EWS病灶部位、数量及有无转移，可提示活检取材部位，提高病理诊断准确性，同时为准确临床分期及选择合适治疗方案、评估预后及疗效提供重要依据[16-17]。由于^{18}F-FDG PET/CT可以在成骨反应发生之前检测到骨转移，故在检测EWS骨转移方面优于全身骨显像，二者的灵敏度分别为90%和81%[18]。当EWS以溶骨性破坏为主时，骨显像不能提高^{18}F-FDG PET/CT的分期，但当EWS发生骨质硬化时，骨显像可检测到^{18}F-FDG PET/CT未能发现的骨转移灶[19]。

EWS生长速度快，转移率高，以骨转移及肺转移为主，其中肺转移为死亡的主要原因[20]。EWS多采用手术、化疗、放疗等多学科的综合治疗。局限性疾病患者的5年总生存率为65%～75%，转移患者的5年总生存率＜30%[21]。

（周成　李国权　孙贞魁　付占立）

参考文献

[1] Balamuth NJ，Womer RB. Ewing's sarcoma. Lancet Oncol，2010，11（2）：184-192.

[2] 周慧峰.尤文肉瘤的诊断和治疗进展.国际儿科学杂志，2017，44（3）：196-199.

[3] Choi EY，Gardner JM，Lucas DR，et al. Ewing sarcoma. Semin Diagn Pathol，2014，31（1）：39-47.

[4] Yoshida A. Ewing and Ewing-like sarcomas：A morphological guide through genetically-defined entities. Pathol Int，2023，73（1）：12-26.

[5] Fagone P，Nicoletti F，Salvatorelli L，et al. Cyclin D1 and Ewing's sarcoma/PNET：A microarray analysis. Acta Histochem，2015，117（8）：824-828.

[6] Marcilla D，Machado I，Grünewald TGP，et al. Immunohistological analysis of Ewing sarcoma. Methods Mol Biol，2021，2226：49-64.

[7] Machado I，Charville GW，Yoshida A，et al. Does PAX7 and NKX2.2 immunoreactivity in Ewing sarcoma have prognostic significance？Virchows Arch，2022，480（4）：909-917.

[8] Javery O，Krajewski K，O'Regan K，et al. A to Z of extraskeletal Ewing sarcoma family of tumors in adults：

imaging features of primary disease, metastatic patterns, and treatment responses. AJR Am J Roentgenol, 2011, 197(6): 1015-1022.

[9] Gurria JP, Dasgupta R. Rhabdomyosarcoma and extraosseous Ewing sarcoma. Children (Basel), 2018, 5(12): 165-188.

[10] Hopp AC, Nguyen BD. Gastrointestinal: multi-modality imaging of extraskeletal Ewing sarcoma of the stomach. J Gastroenterol Hepatol, 2019, 34(8): 1273.

[11] 单已丽，郭豫，彭雪华. 儿童常见原发性恶性骨肿瘤影像学表现. 中华放射学杂志，2023，57(10): 1142-1146.

[12] Dai Y, Yin P, Mao N, et al. Differentiation of pelvic osteosarcoma and Ewing sarcoma using radiomic analysis based on T2-weighted images and contrast-enhanced T1-weighted images. Biomed Res Int, 2020, 2020: 9078603.

[13] Patnaik S, Yarlagadda J, Susarla R. Imaging features of Ewing's sarcoma: special reference to uncommon features and rare sites of presentation. J Cancer Res Ther, 2018, 14(5): 1014-1022.

[14] Kasus S, Saifuddin A. Whole-body MRI vs bone scintigraphy in the staging of Ewing sarcoma of bone: a 12-year single-institution review. Eur Radiol, 2019, 29(10): 5700-5708.

[15] Aryal A, Kumar VS, Shamim SA, et al. What is the comparative ability of ^{18}F-FDG PET/CT, ^{99m}Tc-MDP skeletal scintigraphy, and whole-body MRI as a staging investigation to detect skeletal metastases in patients with osteosarcoma and Ewing sarcoma? Clin Orthop Relat Res, 2021, 479(8): 1768-1779.

[16] Hwang JP, Lim I, Kong CB, et al. Prognostic value of SUVmax measured by pretreatment Fluorine-18 Fluorodeoxyglucose Positron Emission Tomography/Computed Tomography in patients with Ewing Sarcoma. PLoS One, 2016, 11(4): e0153281.

[17] Raciborska A, Bilska K, Drabko K, et al. Response to chemotherapy estimates by FDG PET is an important prognostic factor in patients with Ewing sarcoma. Clin Transl Oncol, 2016, 18(2): 189-195.

[18] Franzius C, Sciuk J, Daldrup-Link HE, et al. FDG-PET for detection of osseous metastases from malignant primary bone tumours: Comparison with bone scintigraphy. Eur J Nucl Med, 2000, 27(9): 1305-1311.

[19] Ulaner GA, Magnan H, Healey JH, et al. Is methylene diphosphonate bone scan necessary for initial staging of Ewing sarcoma if ^{18}F-FDG PET/CT is performed? AJR Am J Roentgenol, 2014, 202(4): 859-867.

[20] 丁升，陈亭亭，王冬梅，等. 骨尤文肉瘤的影像学表现分析及临床随访. 中国医师进修杂志，2023，46(04): 293-296.

[21] Gaspar N, Hawkins DS, Dirksen U, et al. Ewing sarcoma: current management and future approaches through collaboration. J Clin Oncol, 2015, 33(27): 3036-3046.

第十节 骨化性纤维瘤与腱鞘巨细胞瘤

一、骨化性纤维瘤

【简要病史】 男，13 岁，发现右面部肿胀伴右鼻堵 10 余天。

【相关检查】 查体：右面部肿胀隆起，质地硬，右鼻腔外侧壁隆起，右硬腭、牙龈膨隆，质地硬。血清 ALP 730 U/L（50～360 U/L），钙、磷、PTH 正常。

【影像所见】 CT（图 1-10-1）示右上颌窦及下颌骨左侧肿物，内可见分隔与钙化，增强扫描可见强化。全身骨显像及 SPECT/CT（图 1-10-2）示右上颌窦及下颌骨左侧肿物，放射性摄取明显增高；颅骨多发肿物，放射性摄取轻度增高；右髋臼及左耻骨上支囊性骨病变，放射性摄取未见增高。^{18}F-FDG PET/CT（图 1-10-3）示右上颌窦及下颌骨左侧肿物，葡萄糖代谢明显增高；颅骨多发肿物，部分葡萄糖代谢轻度增高；左桡骨近端肿物，葡萄糖代谢增高；右髋臼及左耻骨上支囊性骨病变，葡萄糖代谢未见增高。

【手术及病理结果】 行右上颌骨及肿物切除术。大体病理：灰白不完整肿物多块，部分附不规则骨组织，大小 11 cm×8 cm×4 cm，肿物切面灰白、实性、质韧，部分骨组织为牙槽骨，上附牙齿数颗；病理诊断：骨纤维异常增生，结合临床符合青少年小梁状骨化性纤维瘤。

【讨论】 骨化性纤维瘤（ossifying fibroma，OF）是好发于颅面骨的良性纤维性骨肿瘤[1]，包括牙骨质-骨化性纤维瘤（cemento-ossifying fibroma，COF）、青少年小梁状骨化性纤维瘤（juvenile trabecular ossifying fibroma，JTOF）和沙瘤样骨化性纤维瘤

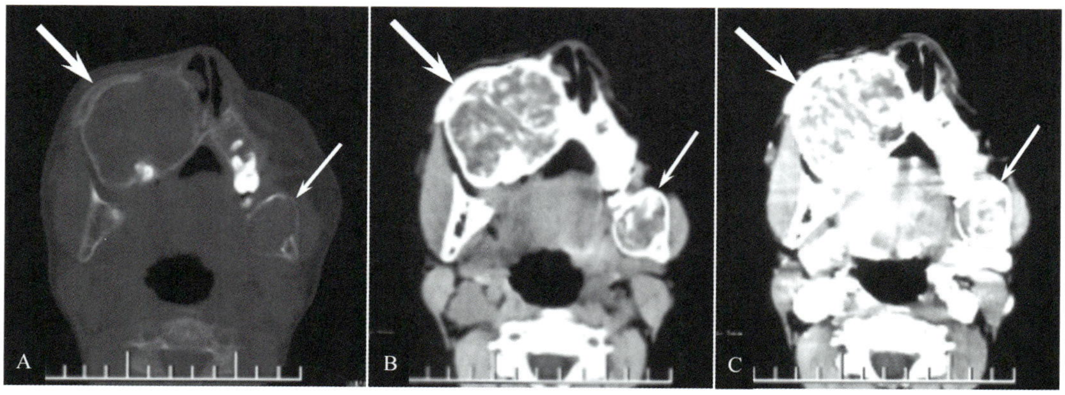

图 1-10-1 上颌窦 CT 横断层（**A**～**B**，平扫；**C**，动脉期增强）示右上颌窦（粗箭号）及下颌骨左侧（细箭号）肿物，内可见分隔与钙化，增强扫描可见强化

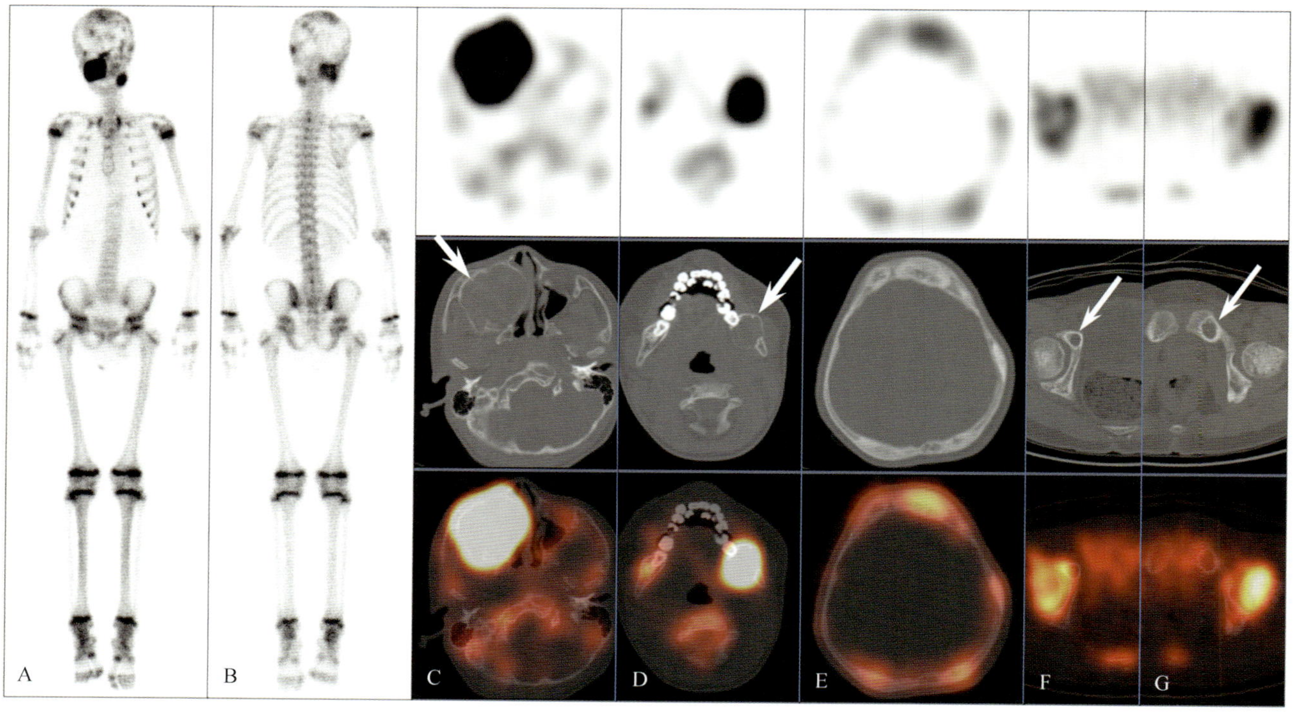

图 1-10-2 全身骨显像（**A**～**B**）及 SPECT/CT 横断层（**C**～**G**）示右上颌窦（**C**）及下颌骨左侧（**D**）肿物（箭号），放射性摄取明显增高；颅骨多发肿物（**E**），放射性摄取轻度增高；右髋臼（**F**）及左耻骨上支（**G**）囊性骨病变（箭号），放射性摄取未见增高

（psammomatoid ossifying fibroma，PsOF）[2]。COF 是一种牙源性肿瘤，可能起源于牙周韧带，在 2022 年第 5 版 WHO 头颈部肿瘤的最新分类中归类于“良性间叶性牙源性肿瘤”；JTOF 和 PsOF 被认为是非牙源性肿瘤，归类于“纤维-骨肿瘤和结构不良”[2]。JTOF 与 PsOF 病因不明，可能与 12 号染色体上 *MDM2* 和 *RASAL1* 基因的扩增有关[3]。

COF 好发于下颌骨持牙区，特别是前磨牙和磨牙区域；多见于青壮年，女性多于男性，生长缓慢，常表现为无症状的孤立且均匀膨胀的肿块[1, 4]。JTOF 主要发生于上颌骨与下颌骨的非含牙区域，最常见于上颌骨，通常于儿童和青少年期发病，平均发病年龄 8.5～12 岁，肿物生长迅速，可产生鼻堵或鼻出血症状，或表现为快速扩张的无痛性肿块[1, 5]。PsOF 常发生于鼻旁窦，特别是额窦和筛窦，颅盖骨和下颌骨也有报道[1]，发病年龄范围广（3 个月至 72 岁），高峰年龄 16～33 岁[6-7]，病变可侵入眼眶和前颅窝，可出现眼球突出、鼻塞、头痛、面部肿胀、疼痛和复发性鼻窦炎等临床症状[8]。PsOF 可表现为侵袭性病程，若继发动脉瘤样骨囊肿，则病变可快速生长[9-10]。此外，OF 还可作为甲状旁腺功能亢进-颌骨肿瘤综合征（hyperparathyroidism jaw tumor syndrome，HPTJ）的首发或伴发症状[11]。HPTJ 是一种由细胞分裂周期 73（*CDC73*）基因突

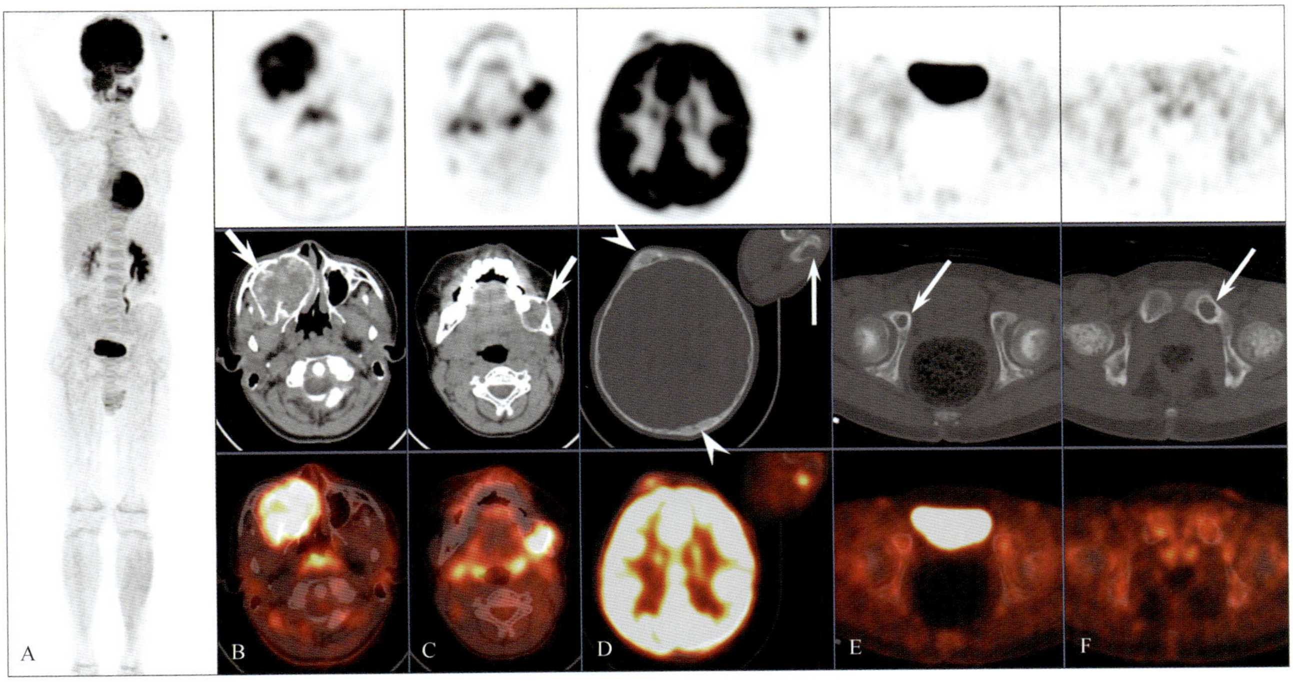

图 1-10-3 ^{18}F-FDG PET/CT（**A**，MIP；**B**～**F**，横断层）示右上颌窦（**B**）及下颌骨左侧（**C**）肿物（箭号），葡萄糖代谢明显增高；颅骨多发肿物（**D**，箭头），部分葡萄糖代谢轻度增高；左桡骨近端肿物（**D**，箭号），葡萄糖代谢增高；右髋臼（**E**）及左耻骨上支（**F**）囊性骨病变（箭号），葡萄糖代谢未见增高

变或失活引起的罕见的常染色体遗传疾病，以原发性甲状旁腺功能亢进、甲状腺腺瘤、甲状旁腺癌、颌骨骨化纤维瘤（15%）、子宫肿瘤（75% 的女性患者）为主要临床表现；故对于已确诊颌骨 OF 的患者，在适当的临床背景下应建议进行 *CDC73* 突变检查以除外 HPTJ。

COF 病理表现为骨母细胞围绕成熟的板层骨小梁，小梁内骨细胞丰富，肿瘤中心部也可见编织骨及少量破骨样巨细胞，骨小梁间为成熟的疏密不一的纤维结缔组织，偶见囊性变及软骨；骨沉积物形态有液滴状、球状、小梁状和不规则岛状，液滴状沉积物类似于牙骨质[12]。JTOF 病理表现为在少量胶原间质中有丰富的双极及星状细胞增殖，其内含有细长、弯曲或分支状未成熟编织骨小梁，但无骨母细胞围绕[12]，破骨细胞样巨细胞和继发性囊肿形成相对更常见。PsOF 病理表现为在稀疏的基质中可见大量梭形细胞增殖，在没有骨母细胞围绕的编织骨中可见小圆形沉积物，中心钙化，类似于砂砾体或牙骨质[13]。

COF 在 CT 上一般为界限清楚的均匀膨胀性肿块，多为卵圆形，形态规则，呈不均匀磨玻璃样略高或高密度影，内部可见大小不等囊变区，可伴有点状更高密度钙化影，部分肿瘤边缘可见特征性“蛋壳样”骨壳形成，骨壳下方可见弧形或环形低密度影[14]；病变对周围产生不同程度压迫表现，相邻骨质变薄。JTOF 一般表现为透亮及不透亮同时存在的混杂密度影，通常在透亮区散在不规则钙化；也可以表现为完全透亮的病灶伴内部微量钙化区域[10, 15]。取决于钙化与囊性变的程度，PsOF 在 CT 上可以表现为透亮、混杂或不透亮的实性密度，但通常表现为透亮区，并存在不规则散在钙化，有时可出现较大的囊性区域；当继发性动脉瘤样骨囊肿时，这些囊性区域可包含有出血[16]。由于 JTOF 和 PsOF 具有侵袭性，其内部密度较 COF 多不均匀，部分边界不清，并伴有骨皮质的破坏及邻近结构受累[17]。COF 在增强 CT 大部分不强化，而 JTOF 和 PsOF 通常明显强化[18]。OF 的 MRI 表现随肿瘤内纤维组织和骨组织的数量不同而异；T1WI 多呈等信号，T2WI 信号多变，非骨化的中心囊变区因局灶性黏液变性可呈 T2WI 高信号，而骨化或钙化区则呈 T2WI 低信号[19-20]。OF 在骨显像表现为病变区明显放射性异常浓聚[21]；PET/CT 表现为边界清楚的纤维-骨肿块，病灶可摄取 ^{18}F-FDG 与 ^{11}C-MET（蛋氨酸）[22-24]。

手术是治疗 OF 最有效的方法，刮除术复发风险高，而根治性切除是避免复发的最佳策略[25]。与 JTOF 和 OF 相比，PsOF 的复发率更高，因此需要更积极的随访[18]。

（王爽　李眉　李萌　付占立）

参考文献

[1] Collins LHC, Zegalie NFT, Sassoon I, et al. A Clinical, Radiological and Histopathological Review of 74 Ossifying Fibromas. Head Neck Pathol, 2023, 17 (2): 433-446.

[2] Vered M, Wright JM. Update from the 5th Edition of the World Health Organization Classification of Head and Neck Tumors: Odontogenic and Maxillofacial Bone Tumours. Head Neck Pathol, 2022, 16 (1): 63-75.

[3] 史册，李志民，孙宏晨.纤维-骨肿瘤及结构不良的临床病理特征与鉴别诊断.中华口腔医学杂志，2023，58 (2): 124-130.

[4] Mohsenifar Z, Nouhi S, Abbas FM, et al. Ossifying fibroma of the ethmoid sinus: Report of a rare case and review of literature. J Res Med Sci, 2011, 16 (6): 841-847.

[5] Han J, Hu L, Zhang C, et al. Juvenile ossifying fibroma of the jaw: a retrospective study of 15 cases. Int J Oral Maxillofac Surg, 2016, 45 (3): 368-376.

[6] El Mofty SK, Nelson B, et al. Fibro-osseous and osteo-chondromatous lesions. In: WHO Classification of Head and Neck Tumors. Lyon: IARC Press; 2017. pp. 251-255.

[7] Wang K, Ma XJ, Hao SY, et al. Skull Base Juvenile Psammomatoid Ossifying Fibroma: Clinical Characteristics, Treatment, and Prognosis. World Neurosurg, 2019, 125: e843-e848.

[8] Wenig BM, Vinh TN, Smirniotopoulos JG, et al. Aggressive psammomatoid ossifying fibromas of the sinonasal region: a clinicopathologic study of a distinct group of fibro-osseous lesions. Cancer, 1995, 76 (7): 1155-1165.

[9] Brademann G, Werner JA, Jänig U, et al. Cemento-ossifying fibroma of the petromastoid region: case report and review of the literature. J Laryngol Otol, 1997, 111 (2): 152-155.

[10] El-Mofty S. Psammomatoid and trabecular juvenile ossifying fibroma of the craniofacial skeleton: two distinct clinicopathologic entities. Oral Surg Oral Med Oral Pathol Oral Radiol Endod, 2002, 93 (3): 296-304.

[11] Rodrigo JP, Hernandez-Prera JC, Randolph GW, et al. Parathyroid cancer: An update. Cancer Treat Rev, 2020, 86: 102012.

[12] Hameed M, Horvai AE, Jordan RCK. Soft Tissue Special Issue: Gnathic Fibro-Osseous Lesions and Osteosarcoma. Head Neck Pathol, 2020, 14 (1): 70-82.

[13] Desai RS, Bansal S, Shirsat PM, et al. Cemento-ossifying fibroma and juvenile ossifying fibroma: Clarity in terminology. Oral Oncol, 2021, 113: 105050.

[14] 王永哲，杨本涛，陈光利，等.颅面部骨化性纤维瘤的CT和MRI诊断.中国医学影像技术，2007，23 (10): 1461-1464.

[15] Becker M, Stefanelli S, Rougemont AL, et al. Non-odontogenic tumors of the facial bones in children and adolescents: role of multiparametric imaging. Neuroradiology, 2017, 59 (4): 327-342.

[16] Sarode SC, Sarode GS, Waknis P, et al. Juvenile psammomatoid ossifying fibroma: a review. Oral Oncol, 2011, 47 (12): 1110-1116.

[17] Nagar SR, Mittal N, Rane SU, et al. Ossifying Fibromas of the Head and Neck Region: A Clinicopathological Study of 45 Cases. Head Neck Pathol, 2022, 16 (1): 248-256.

[18] Kawaguchi M, Kato H, Miyazaki T, et al. CT and MR imaging characteristics of histological subtypes of head and neck ossifying fibroma. Dentomaxillofac Radiol, 2018, 47 (6): 20180085.

[19] Mohsenifar Z, Nouhi S, Abbas FM, et al. Ossifying fibroma of the ethmoid sinus: Report of a rare case and review of literature. J Res Med Sci, 2011, 16 (6): 841-847.

[20] Salina ACI, Souza PMM, Gadelha CMDC, et al. Ossifying fibroma: an uncommon differential diagnosis for T2-hypointense sinonasal masses. Radiol Case Rep, 2017, 12 (2): 313-317.

[21] Cárdenas-Perilla R, Santamaria C, Muñoz-Acosta JM. Juvenile Psammomatoid Ossifying Fibroma: Findings on Bone Scan. Clin Nucl Med, 2016, 41 (9): 718-21.

[22] Nakajima R, Saito N, Uchino A, et al. Juvenile psammomatoid ossifying fibroma with visual disturbance: a case report with imaging features. J Neuroimaging, 2013, 23 (1): 137-140.

[23] Nazerani Hooshmand T, Pernthaler B, et al. 18F-FDG PET/CT in the Hyperparathyroidism-Jaw-Tumor Syndrome. Clin Nucl Med, 2021, 46 (6): 497-498.

[24] Satja M, Bunnag N, Vachatimanont S. Ossifying fibroma presented as an incidental [^{18}F] FDG PET/CT uptake within the hard palate. Nucl Med Rev Cent East Eur, 2023, 26 (0): 106-108.

[25] Liu Y, Shan XF, Guo XS, et al. Clinicopathological Characteristics and Prognosis of Ossifying Fibroma in the Jaws of Children: A Retrospective Study. J Cancer, 2017, 8 (17): 3592-3597.

二、腱鞘巨细胞瘤

病例 1

【简要病史】 女，25 岁，发现左腕肿物 1 年；1 年前发现左腕背部有 3 个约“花生米”大小肿物，肿物逐渐长大，但生长缓慢，无疼痛、压痛、麻木，无左腕关节及手指活动受限。

【相关检查】 专科查体：左腕背部尺侧可触及一约 1.5 cm×1.0 cm 肿物，左腕背部桡侧可触及 2 个大小分别为 1.5 cm×1.0 cm 和 1.1 cm×0.5 cm 肿物，上述肿物边界欠清，质中，活动度一般，无压痛，肿物未触及搏动，按压肿物无减小；左腕关节及各手指活动、血运及感觉正常。左腕肿物超声：左腕背部尺侧区皮下软组织内 13 mm×7 mm 低回声团，边界尚清，内回声稍欠均，其内未见明确血流信号；左腕背侧桡侧区及外侧区均见低回声团，边界尚清，大小分别为 13 mm×11 mm 和 11 mm×5 mm，内回声稍欠均，其内未见明确血流信号。

【影像所见】 X 线片（图 1-10-4 A）及 CT（图 1-10-4 B）示左腕骨多发溶骨性骨破坏，尤以桡侧为著；MRI（图 1-10-4 C）示左腕病变呈 T2WI 高信号，伴周围软组织受累。全身骨显像及 SPECT/CT（图 1-10-5）示左腕骨多发骨破坏，放射性摄取不同程度增高。

【病理结果】 术后病理：弥漫性腱鞘巨细胞瘤。

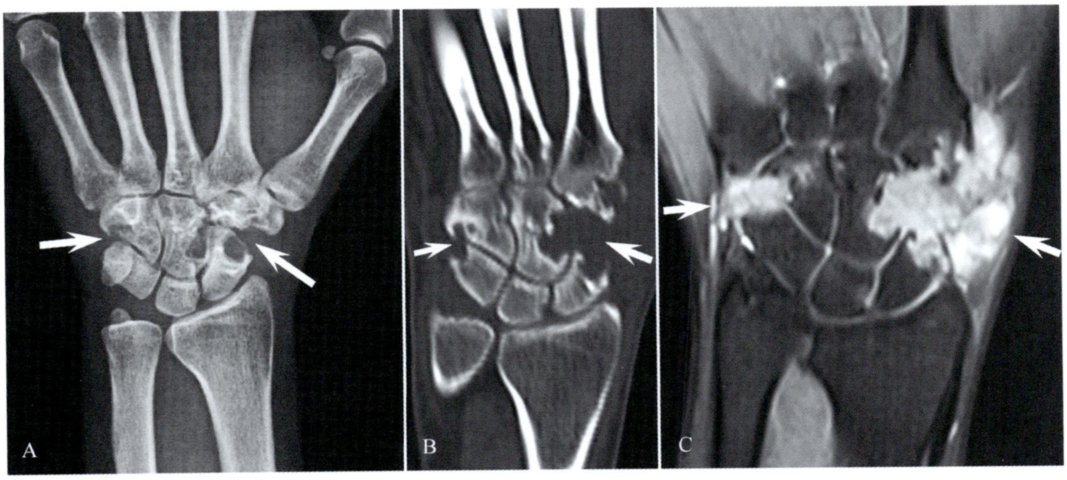

图 1-10-4 左腕 X 线片（**A**）及 CT 冠状断层（**B**）示左腕骨多发溶骨性骨破坏（箭号），尤以桡侧骨破坏为著；左腕 MRI 冠状断层（**C**，FS T2WI）示上述病变呈 T2WI 高信号，伴周围软组织受累

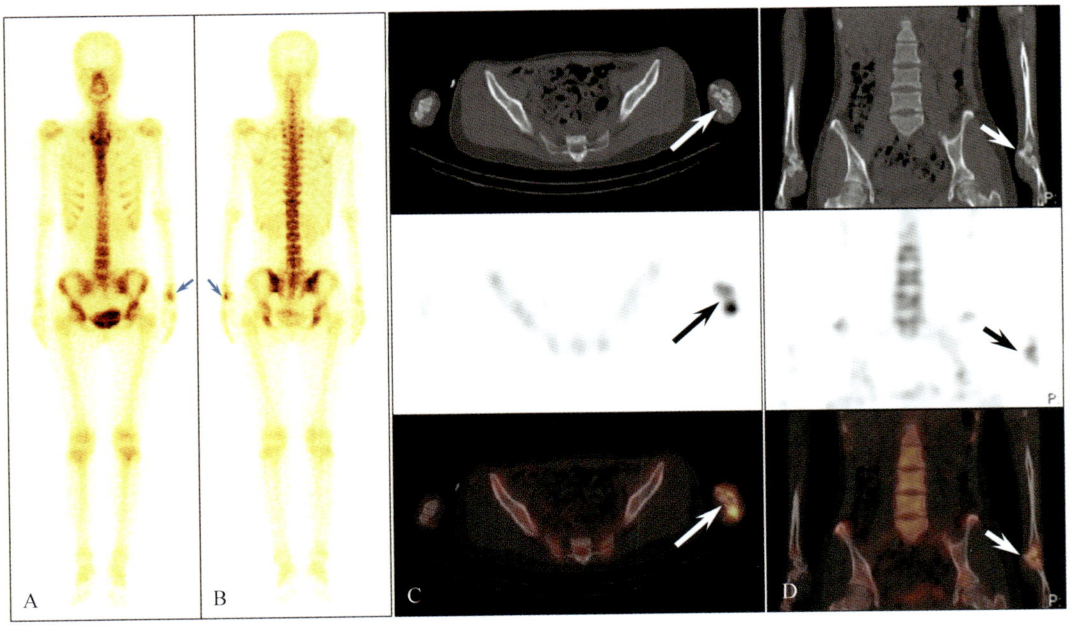

图 1-10-5 全身骨显像（**A**～**B**）示左腕部放射性摄取增高（箭号）；SPECT/CT 横断层（**C**）及冠状断层（**D**）示左腕骨多发骨破坏，放射性摄取不同程度增高

病例 2

【简要病史】 男，32 岁，左髋关节疼痛 7 年，加重伴活动受限 2 周。

【影像所见】 X 线片（图 1-10-6 A）、CT（图 1-10-6 B～D）及 MRI（图 1-10-6 E～F）示左股骨头、股骨颈及髋臼内侧缘多发骨质破坏。全身骨显像及 SPECT/CT（图 1-10-7）示左股骨头、股骨颈及髋臼内侧缘多发骨质破坏，放射性摄取轻度增高。

【病理结果】 术后病理：（左股骨头及左髋）弥漫性腱鞘巨细胞瘤。

【讨论】 腱鞘巨细胞瘤（tenosynovial giant cell tumour，TGCT）是一类起源于关节滑膜、关节囊及腱鞘的软组织肿瘤，同时具有反应性炎性病变和

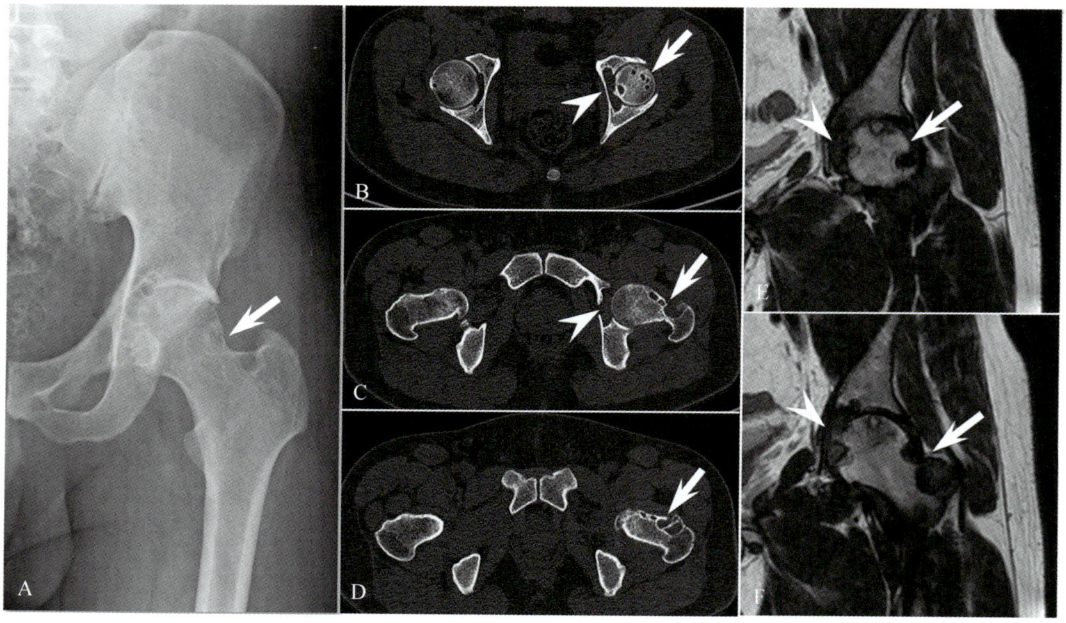

图 1-10-6 左髋关节 X 线片（A）示左股骨头及股骨颈多发骨质破坏（箭号）；CT 横断层（B～D）示左股骨头、股骨颈（箭号）及髋臼内侧缘（箭头）多发骨质破坏；MRI 冠状断层（E～F，T1WI）示左股骨头、股骨颈（箭号）及髋臼内侧缘（箭头）多发骨质破坏，呈 T1WI 低信号

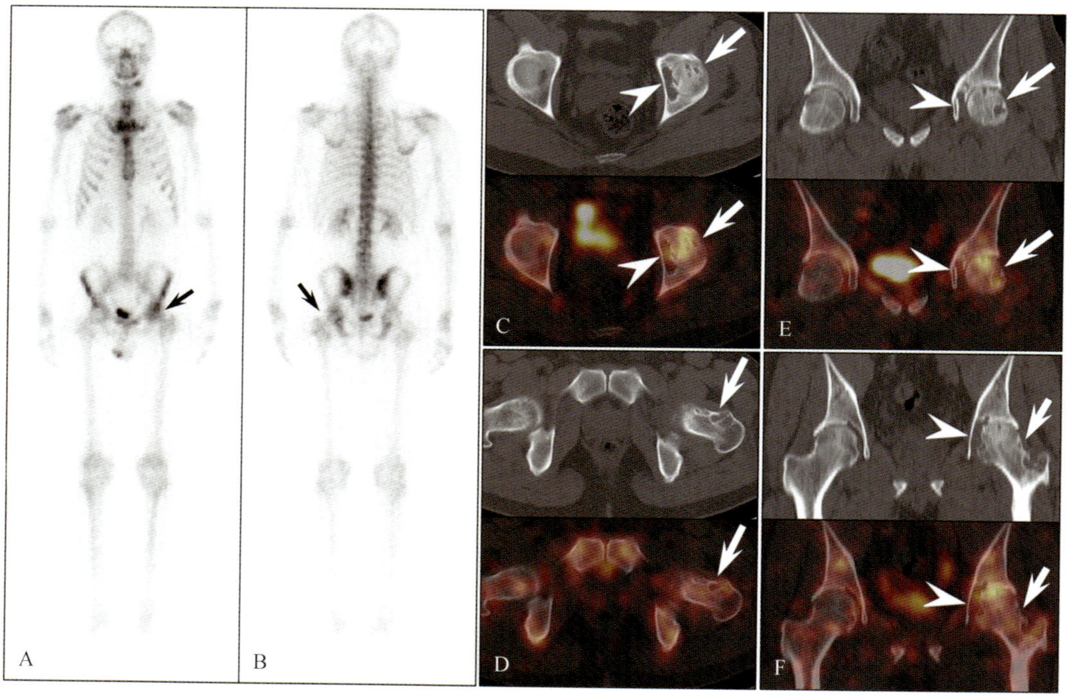

图 1-10-7 全身骨显像（A～B）示左髋关节放射性摄取较对侧增高（箭号）；SPECT/CT 横断层（C～D）及冠状断层（E～F）示左股骨头、股骨颈（箭号）及髋臼内侧缘（箭头）多发骨质破坏，放射性摄取轻度增高

肿瘤克隆性增生的特征[1]，归类于“软组织和骨肿瘤”中的“所谓纤维组织细胞性肿瘤”亚类[2]。

TGCT可发生于关节内、外，根据肿瘤生长方式分为局限型（localized TGCT，L-TGCT）和弥漫型（diffuse TGCT，D-TGCT）[2]。L-TGCT是一种良性肿瘤，表现为局限性滑膜样单个核细胞增生，伴有数量不等的多核破骨细胞样细胞、泡沫细胞、含铁血黄素巨噬细胞和炎性细胞[2]。D-TGCT是局限性侵袭性肿瘤，表现为滑膜样单个核细胞破坏性增生，内混多核巨细胞、泡沫细胞、含铁血黄素巨噬细胞和炎性细胞[2]；恶性TGCT较罕见，为D-TGCT的一种亚型，可以是良性TGCT伴有恶性成分，或是典型TGCT转化为肉瘤[2]。L-TGCT和D-TGCT的细胞学、免疫组化和超微结构特征相似（D-TGCT破骨细胞样巨细胞相对少见），但二者生长方式不同：L-TGCT呈局限性生长，一般瘤体偏小（直径0.5～4 cm），界限清晰、边缘分叶；D-TGCT多具有浸润性，呈弥漫性、膨胀性生长，通常瘤体较大（直径＞5 cm），为实性或海绵状，界限不清[2]。

TGCT在美国发病率为1/180万人[3]，可在任何年龄发病，但多见于30～50岁患者，D-TGCT发病年龄相对较小（＜40岁），两型均是女性发病率稍高[2]。L-TGCT相对常见，好发于手指（85%），靠近腱鞘滑膜或指间关节，肿瘤通常不会侵及邻近骨组织，受累关节多表现为无痛性肿胀[2]。D-TGCT则多见于大关节，关节内D-TGCT最常好发于膝关节（75%），其次是髋关节（15%），受累关节表现为肿胀、疼痛、压痛、活动受限以及血性关节积液；关节外D-TGCT最多见于膝部，其次为股骨和足部，表现为关节周围肌肉内或皮下软组织肿物。脊柱TGCT更为罕见，最常累及颈椎，其次为胸椎和腰椎，病变主要集中在关节突关节、椎弓根、神经孔和椎板，部分患者可通过影像学检查确定关节突关节起源，但多数病例由于发现时病灶范围过大而掩盖其关节突关节起源[4]。两型TGCT的病程均较长，多可持续数年[2]。

TGCT在CT上多表现为非特异性关节周围软组织肿块和邻近骨质受压迫或受侵袭改变，关节内受累时可伴有关节间隙增宽[5]。L-TGCT的骨质改变非常少见，多表现为压迫性骨质吸收，边缘清晰，不伴骨膜反应；D-TGCT的骨质改变较为常见，多为侵袭性骨质破坏，由于病程长，破坏区多伴有轻度硬化边，骨膜反应罕见[2]。MRI扫描有助于显示病灶内的不同组织学成分。TGCT起源于滑膜，病变区增生肥厚的滑膜具有丰富的毛细血管，易导致反复出血，造成顺磁性的含铁血黄素沉积，因此MRI上可出现特征性的T1WI与T2WI双低信号；此外，肿瘤囊变、坏死、纤维组织增生会导致病灶内MRI信号不均匀[6-7]。TGCT病灶内大量新生毛细血管使MRI增强扫描时病灶中度–明显强化[6]。目前文献报道的TGCT病例^{18}F-FDG PET/CT均显示病灶为高代谢（SUV_{max} 6.3～19.8）[5, 8-10]。^{18}F-FDG PET/CT有助于明确病灶范围和周围组织受累情况，但与炎性和其他恶性病变较难鉴别，需要结合临床病史、影像学和组织病理学进行综合诊断[5]。TGCT受累骨在骨三相显像均可表现为放射性摄取增高[11-14]。

（廖栩鹤　江生　刘珊　张铎瀚
赵银龙　付占立）

参考文献

[1] West RB，Rubin BP，Miller MA，et al. A landscape effect in tenosynovial giant-cell tumor from activation of CSF1 expression by a translocation in a minority of tumor cells. Proc Natl Acad Sci U S A，2006，103（3）：690-695.

[2] The WHO Classification of Tumours Editorial Board. WHO classification of tumours soft tissue and bone tumours. 5th ed. Lyon：IARC Press，2020.

[3] Myers B W，Masi A T. Pigmented villonodular synovitis and tenosynovitis：a clinical epidemiologic study of 166 cases and literature review. Medicine（Baltimore），1980，59（3）：223-238.

[4] Motamedi K，Murphey MD，Fetsch JF，et al. Villonodular synovitis（PVNS）of the spine. Skeletal Radiol，2005，34（4）：185-195.

[5] Tang K，Zheng X，Lin J，et al. Diffuse-type tenosynovial giant cell tumor of the shoulder evaluated by FDG PET/CT. Clin Nucl Med，2019，44（4）：310-312.

[6] De Beuckeleer L，De Schepper A，De Belder F，et al. Magnetic resonance imaging of localized giant cell tumour of the tendon sheath（MRI of localized GCTTS）. Eur Radiol，1997，7（2）：198-201.

[7] Wan J M，Magarelli N，Peh W C，et al. Imaging of giant cell tumour of the tendon sheath. Radiol Med，2010，115（1）：141-151.

[8] Rezaee A，Chen W，Dilsizian V，et al. Giant cell tumor of the tendon sheath with discordant metabolism as a false positive on staging of mantle cell lymphoma. Clin Nucl Med，2015，40（10）：814-815.

[9] Hu Y，Kuang B，Chen Y，et al. Imaging features for diffuse-type tenosynovial giant cell tumor of the temporomandibular joint：A case report. Medicine（Baltimore），2017，96（26）：e7383-e7383.

[10] Shen G，Ma H，Pan L，et al. Diffuse-type tenosynovial giant cell tumor of the thoracic spine：appearance on FDG PET/CT. Clin Nucl Med，2019，44（8）：e477-e478.

[11] Caluser C，Healey J，Macapinlac H，et al. Tl-201 uptake in recurrent pigmented villonodular synovitis. Correlation with three-phase bone imaging. Clin Nucl Med，1992，17（9）：751-753.

[12] Mackie GC. Pigmented villonodular synovitis and giant cell tumor of the tendon sheath：scintigraphic findings in 10 cases. Clin Nucl Med，2003，28（11）：881-885.

[13] Huang WP，Gao G，Yang Q，et al. Malignant giant cell tumors of the tendon sheath of the right hip：A case report. World J Clin Cases，2022，10（29）：10763-10771.

[14] Lampe NA，Strobel K，Pallaver A，et al. Bone SPECT/CT in advanced diffuse tenosynovial giant cell tumor of the wrist. Clin Nucl Med，2023，48（12）：1047-1048.

第二章　创伤、感染、炎症、梗死及营养不良性骨关节疾病

第一节　应力性骨折

一、疲劳性骨折

【简要病史】 女，43 岁，左足疼痛 1 周；1 周前有徒步旅行史。

【相关检查】 血清钙、磷及 ALP（－）；X 线片示左足诸骨未见明显异常。

【影像分析】 血流相、血池相及全身骨显像（图 2-1-1 A～C）示左足背放射性异常浓聚；SPECT/CT（图 2-1-1 D～F）示病变位于左足第 2 跖骨中段，相应部位 CT 骨质未见明显异常。

【临床诊断及治疗转归】 临床诊断：疲劳性骨折；经对症治疗及左足制动休息 1 月余，左足疼痛好转。

二、机能不全性骨折

病例 1

【简要病史】 男，56 岁，双小腿疼痛 2 个月；2 月前连续爬山 6 天后出现双侧小腿疼痛，主要位于胫前区，经针灸、按摩等治疗无缓解。既往 10 年前（2009 年）发现乙型肝炎肝硬化，长期服用“阿德福韦酯”抗病毒治疗；4 年前（2015 年）确诊“低磷骨软化症”，2015 年 11 月全身骨显像（图 2-1-2 A～B）示双侧肋骨、双侧骶髂关节及膝关节多发放射性摄取增高灶，遂停用“阿德福韦酯”，改用“恩替卡韦”，低血磷有所改善，但血磷仍低于正常值。

【影像所见】 2019 年 11 月全身骨显像（图 2-1-2

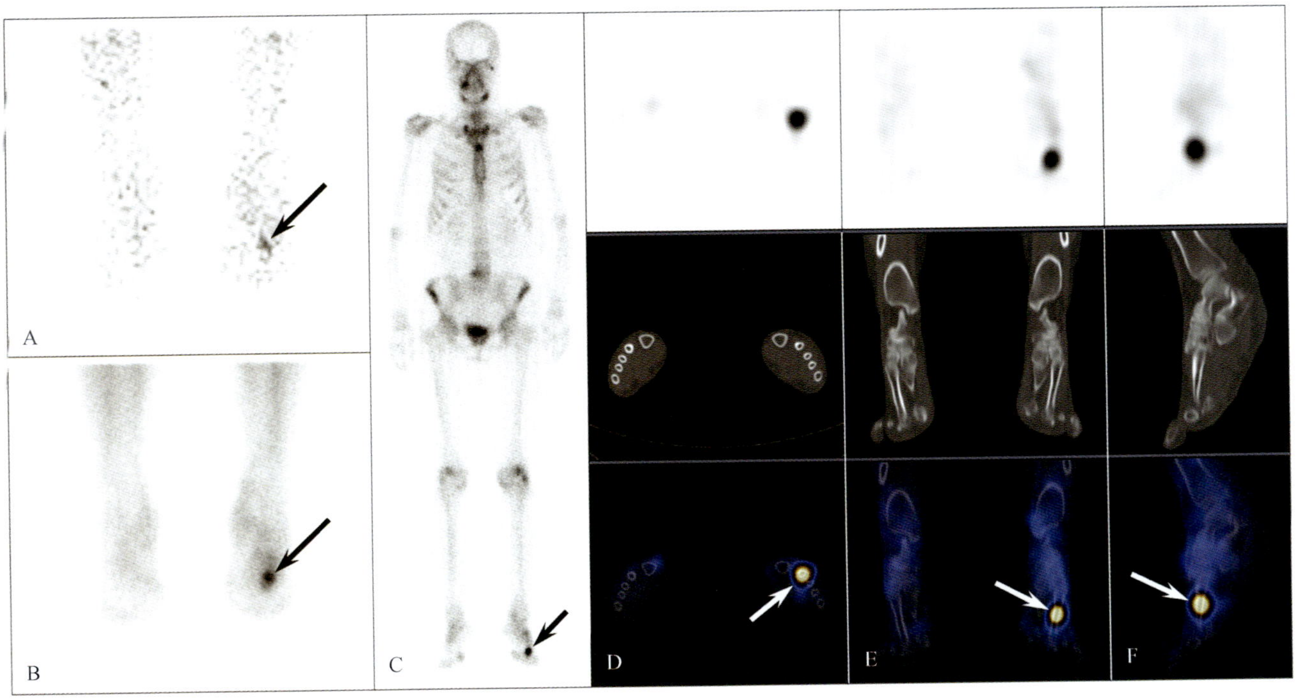

图 2-1-1　血流相（**A**）、血池相（**B**）及全身骨显像（**C**，前位）示左足背放射性异常浓聚（箭号）；SPECT/CT 横断层（**D**）、冠状断层（**E**）及矢状断层（**F**）示病变位于左足第 2 跖骨中段，相应部位 CT 骨质未见明显异常

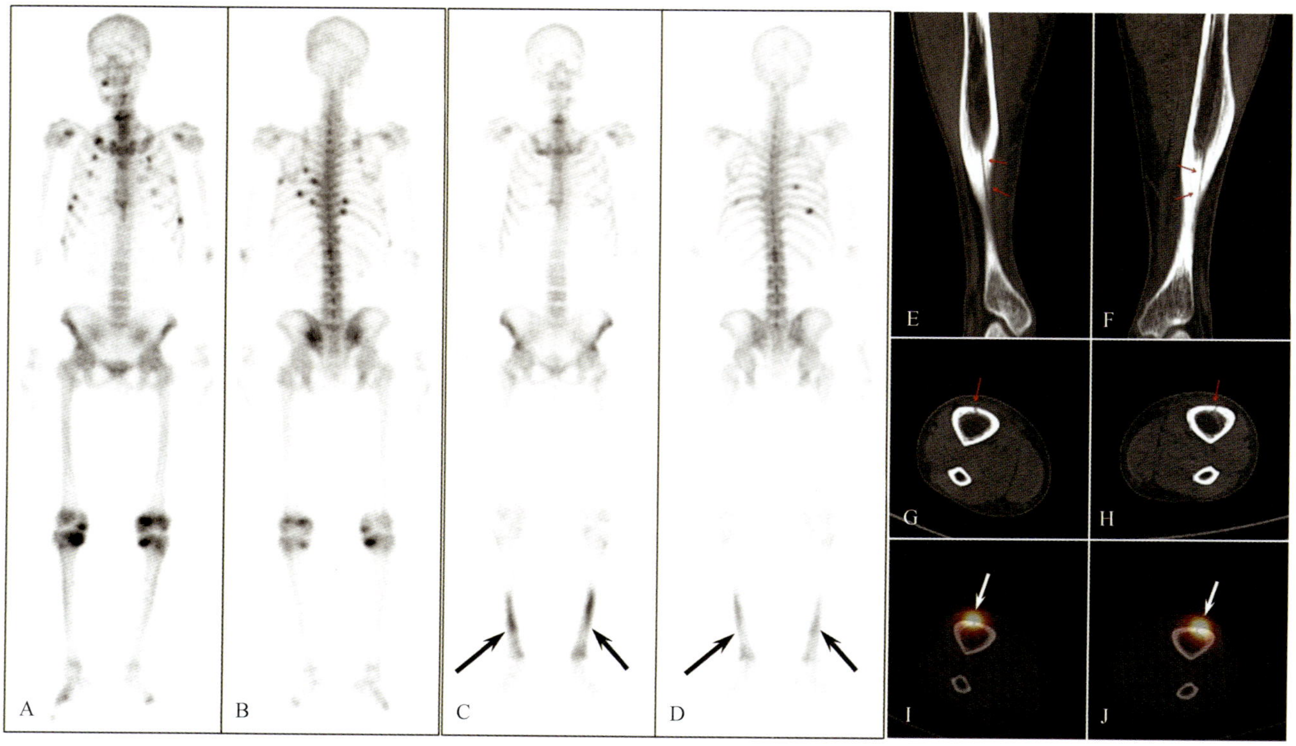

图 2-1-2 （2015-11）全身骨显像（**A**～**B**）示双侧肋骨、双侧骶髂关节及膝关节多发放射性摄取增高灶；（2019-11）全身骨显像（**C**～**D**）示双侧肋骨病灶较前明显减少（部分较前新发），双侧骶髂关节及膝关节病灶消失，新发双侧胫骨中下段放射性摄取增高灶（箭号）；CT 冠状断层（**E**，右；**F**，左）及横断层（**G**，右；**H**，左）示双侧胫骨前方长条状骨折线，骨痂不明显（箭号）；SPECT/CT 横断层（**I**～**J**）示双侧胫骨前方骨折线处呈明显放射性浓聚（箭号）

C～D）示双侧肋骨病灶较前明显减少（部分较前新发），双侧骶髂关节及膝关节病灶消失，新发双侧胫骨中下段放射性摄取增高灶；SPECT/CT（图 2-1-2 E～J）示双侧胫骨骨折伴放射性异常浓聚。

【临床诊断】 低磷骨软化症，（双侧肋骨及胫骨）机能不全性骨折。

病例 2

【简要病史】 男，76 岁，腰骶部疼痛 2 个月，于 2014 年 3 月 20 日就诊。患者既往于 2012 年 6 月 7 日穿刺活检确诊前列腺癌（Gleason 评分 4＋4），行内分泌治疗（口服比卡鲁胺 50 mg/d，肌注达菲林 15 mg 每 3 个月一次）及放疗（2012-9-4 开始）。

【相关检查】 近期（2014-3-17）TPSA ＜ 0.003 ng/ml（参考值＜ 4.0 ng/ml）；血钙、磷均正常，ALP 轻度减低。

【影像所见】 2012-6-11 全身骨显像（图 2-1-3 A～B）未见明显异常；2013-6-18 全身骨显像（图 2-1-3 C～D）示骶骨放射性摄取轻度减低（放疗后改变）。2014-3-25 全身骨显像（图 2-1-3 E～F）示骶骨区“H”型放射性异常浓聚，伴右第 4 侧肋点状放射性摄取增高；2014-3-26 CT（图 2-1-4 A～B）示右第 4 侧肋骨折；2014-3-27 MRI（图 2-1-4 C～F）示双侧骶骨翼及骶 2 椎体异常信号。

【临床诊断及转归】 临床诊断：右第 4 侧肋骨折，骶骨机能不全性骨折；经对症及抗骨质疏松治疗，患者腰骶部疼痛好转，2015 年 3 月 17 日复查骨显像（图 2-1-4 G～H）示原右第 4 肋骨及骶骨区病灶放射性摄取明显减低。

病例 3

【简要病史】 女，67 岁，腰骶部疼痛 3 个月，于 2022 年 11 月 8 日就诊。患者既往于 2021 年 12 月 15 日因“子宫内膜低分化腺癌”行全子宫＋双侧输卵管、卵巢＋腹主动脉旁淋巴结切除术＋盆腔淋巴结清扫术＋腹腔粘连松解术；于 2022 年 1 月至 2022 年 6 月行 5 周期静脉化疗（紫杉醇 270 mg＋卡铂 600 mg），期间进行同步放疗。

【影像所见】 2022-11-10 全身骨显像及 SPECT/CT（图 2-1-5 A～D）示骶骨区“H”型放射性异常浓聚，同机 CT 可见骶骨骨折；2022-11-16 ^{18}F-FDG PET/CT（图 2-1-5 E～F）示骶骨病变区葡萄糖代谢轻度增高。

【临床诊断】 骶骨机能不全性骨折。

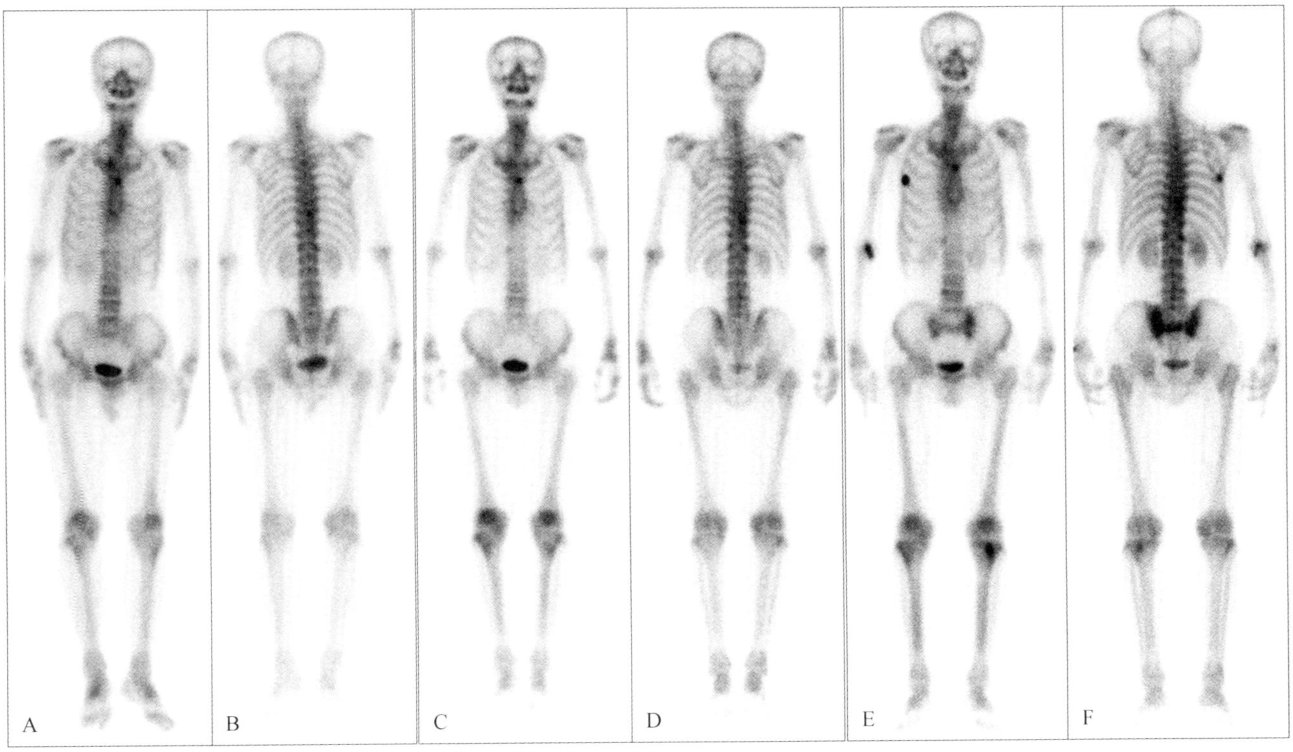

图 2-1-3 （2012-6-11）全身骨显像（**A～B**）未见明显异常；（2013-6-18）全身骨显像（**C～D**）示骶骨放射性摄取轻度减低。（2014-3-25）全身骨显像（**E～F**）示骶骨区“H”型放射性异常浓聚，伴右第 4 侧肋点状放射性摄取增高

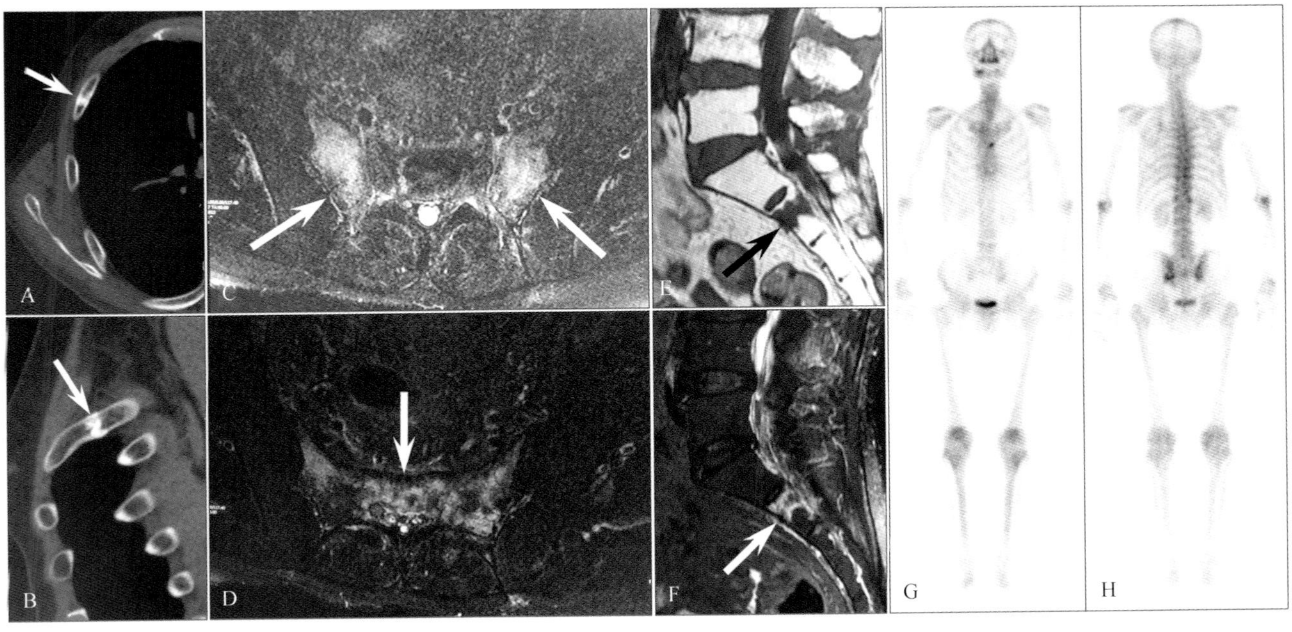

图 2-1-4 （2014-3-26）胸部 CT 横断层（**A**）及矢状断层（**B**）示右第 4 侧肋骨折（箭号）；（2014-3-27）盆腔 MRI 横断层（**C～D**，FS T2WI）及矢状断层（**E**，T1WI；**F**，FS T2WI）示双侧骶骨翼及骶 2 椎体异常信号（箭号）；（2015-3-17）复查骨显像（**G～H**）原右第 4 肋骨及骶骨区病灶放射性摄取明显减低

【讨论】 应力性骨折（stress fracture）是一种慢性积累性损伤，是由于反复的机械应力或肌肉牵拉所造成的骨皮质或骨小梁细微骨结构断裂[1]。根据损伤骨的骨矿含量及弹性抵抗力正常与否，应力性骨折又分为疲劳性骨折（fatigue fracture）与机能不全性骨折（insufficiency fracture）。疲劳性骨折多发生于青壮年，受累骨的骨矿含量和弹性抵抗力均正常，骨折是由于过度应力作用所致（如，行军骨折）[1-3]，好发于下肢，以胫骨、跖骨多见。机能不全性骨折通常发生于老年人，由于骨质疏松

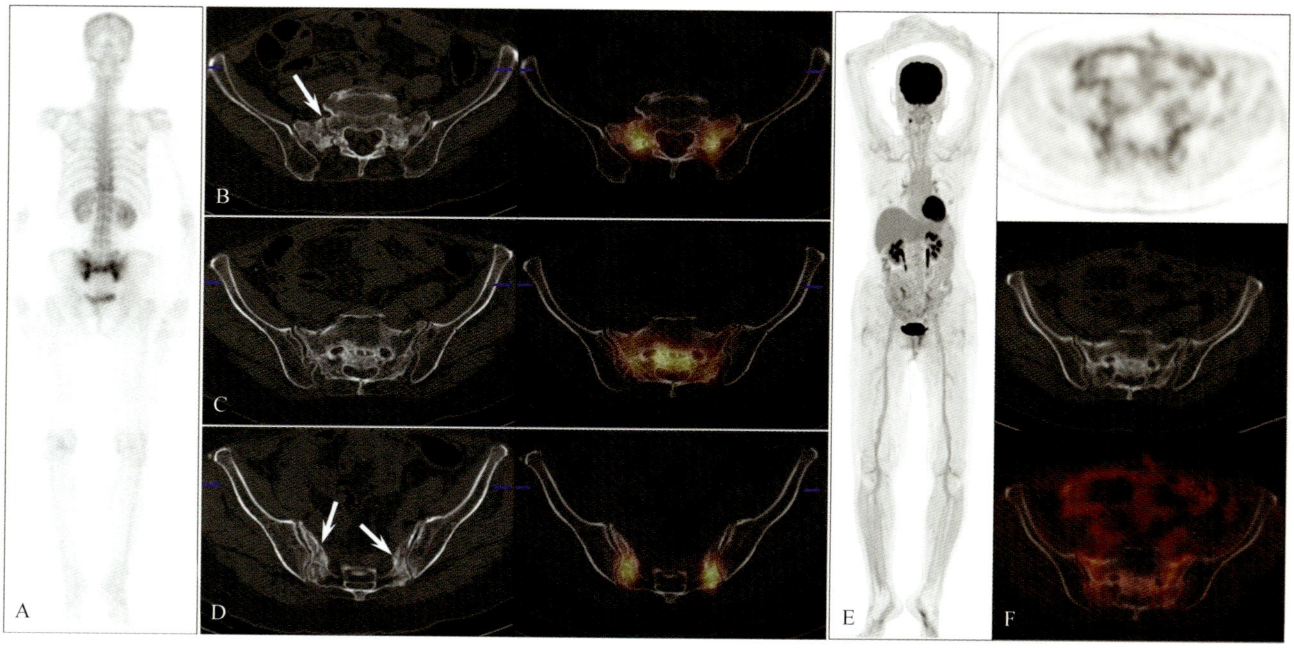

图 2-1-5 （2022-11-10）全身骨显像（**A**，后位）示骶骨区“H”型放射性异常浓聚；SPECT/CT 横断层（**B**～**D**）示骶骨区放射性异常浓聚，同机 CT 可见骶骨骨折（箭号）；（2022-11-16）^{18}F-FDG PET/CT（**E**，MIP；**F**，横断层）示骶骨疾变区葡萄糖代谢轻度增高

等原因造成骨矿含量减低或弹性抵抗力减弱，使维持正常生理活动的肌肉牵拉即可造成骨皮质或骨小梁的断裂，又称自发性骨折、假骨折[1-3]。骨显像对应力性骨折的诊断敏感性较高，一般在损伤后 6～72 h 即可见到病变区放射性异常浓聚。

骶骨机能不全性骨折的危险因素包括骨质疏松、类风湿关节炎、Paget 病、骨纤维结构不良、成骨不全、骨硬化病、骶管囊肿、长期服用糖皮质激素、盆腔放疗、髋关节置换、代谢性骨病等[2，4]。临床常表现为下腰背部、臀部或腹股沟区疼痛，一般无明显外伤史[4]。X 线异常一般在临床症状 2～3 周后出现，表现为松质骨内出现致密线、骨皮质断裂，但由于 X 线为重叠影像，且受盆腔肠气影响较大，敏感性及特异性均较差[4]。CT 诊断骶骨机能不全性骨折的特异性较高，但灵敏度欠佳，可表现为双侧骶骨翼硬化带、骨折线，骶骨翼前方皮质不连续、错位，游离骨片等[3-4]。MRI 诊断骶骨机能不全性骨折的敏感性高，但特异性较差，表现为骶骨条带状 T1WI 低信号与 T2WI 高信号[2，4]。全身骨显像对诊断骶骨机能不全性骨折的敏感性最高，典型的骨显像表现为“H”形或“蝶”形的放射性浓聚区，由双侧骶骨翼浓聚区形成的两条垂直带与骶骨体浓聚区形成的水平带连接组成，又称“Honda”征；不典型表现包括双侧骶骨翼浓聚区及部分水平带、双侧骶骨翼浓聚区、单侧骶骨翼浓聚区及水平带、单侧骶骨翼浓聚区、单纯水平带等[4]。SPECT/CT 骨断层显像对骶骨机能不全性骨折的诊断可兼具 CT 的高特异性与骨显像的高灵敏性[5]。

（付占立　王思云　姜磊
李眉　郑婕铃）

参考文献

[1] 王林森，王植，王淑丽，等．应力性骨折影像诊断．中华创伤骨科杂志，2002，4（4）：297-300.

[2] 徐文坚，徐爱德，Sebastian-Lange. 骶骨衰竭骨折 MRI 研究．实用放射学杂志，2005，21（11）：1172-1175.

[3] 刘磊，孙钢．隐性骨折的分类及影像学诊断评价．医学影像学杂志，2005，15（1）：63-65.

[4] Peh WC，Khong PL，Yin Y，et al. Imaging of pelvic insufficiency fractures. Radiographics，1996，16（2）：335-348.

[5] 付占立，龙蓉，刘萌，等．骶骨衰竭性骨折全身骨显像误诊为骨转移一例．中华核医学与分子影像杂志，2016，36（4）：359-360.

第二节 夏科关节病

病例 1

【简要病史】 女，45 岁，发现右肘肿物 2 年，肿物缓慢增长，伴有酸胀感，无明显疼痛，近期内旋及外展受限。

【影像所见】 全身骨显像及 SPECT/CT（图 2-2-1）示右肩与右肘关节放射性异常浓聚，右肘关节肿胀、骨质破坏伴硬化及软组织内多发钙化灶。MRI（图 2-2-2）示小脑扁桃体下疝畸形伴脊髓空洞形成。

【临床诊断】 小脑扁桃体下疝畸形，ⅠA 型；夏科关节病。

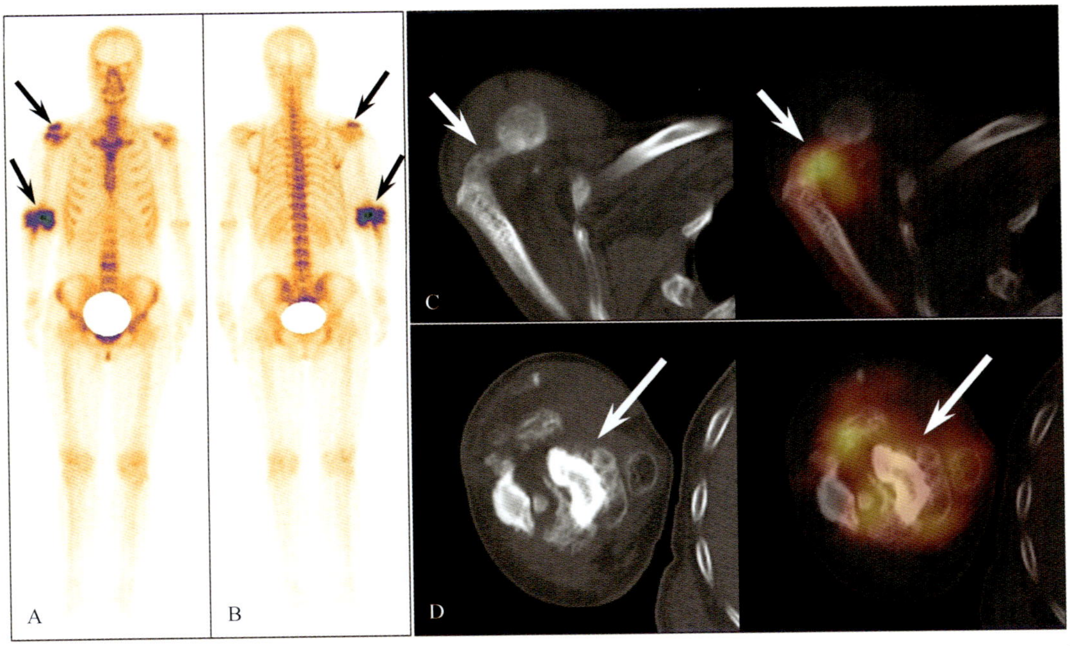

图 2-2-1 全身骨显像（**A**～**B**）示右肩与右肘关节放射性异常浓聚（箭号）。SPECT/CT 横断层（**C**～**D**）示右肩关节放射性异常浓聚（**C**，箭号）；右肘关节肿胀、骨质破坏伴硬化及软组织内多发钙化灶，放射性异常浓聚（**D**，箭号）

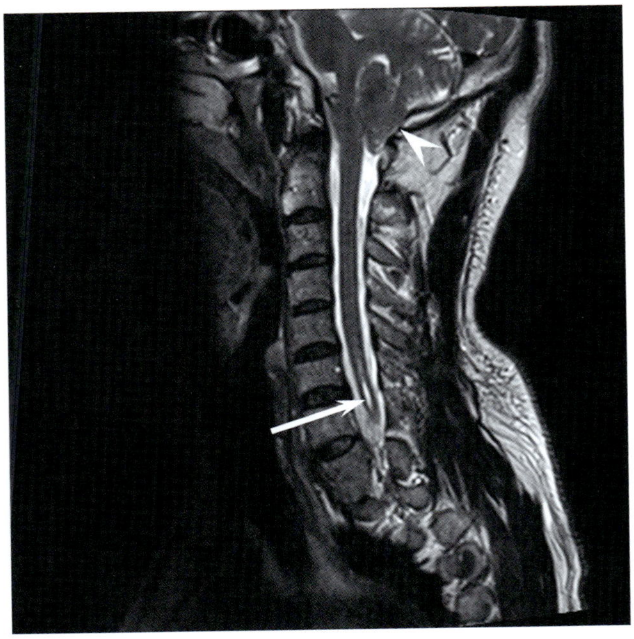

图 2-2-2 颈椎 MRI 矢状位（T2WI）示小脑扁桃体下疝畸形（箭头）伴脊髓空洞形成（箭号）

病例 2

【简要病史】 女，69 岁，左肘关节疼痛 20 余天，左上肢肿胀 8 天。既往类风湿关节炎病史 30 余年；甲状腺癌术后 7 年余。

【相关检查】 查体：双手关节变形，左上肢明显肿胀，不能自主活动。左上肢超声：左肱静脉、左贵要静脉血栓形成，左肩部及腋下液性暗区（考虑渗出液）。

【影像所见】 X 线片及 CT（图 2-2-3 A～B）示左第 3 后肋骨折，左肩关节多发骨质破坏伴周围软组织内钙化灶；左肩 MRI（图 2-2-3 C～D）示左肩关节骨质破坏伴积液及邻近肌肉水肿。全身骨显像（图 2-2-4 A～B）示左第 3 后肋、左肩关节周围及左肱骨上段放射性异常浓聚；颈椎 MRI（图 2-2-4 C～D）示脊髓空洞症。

【病理结果及临床诊断】 行左肩关节病损部

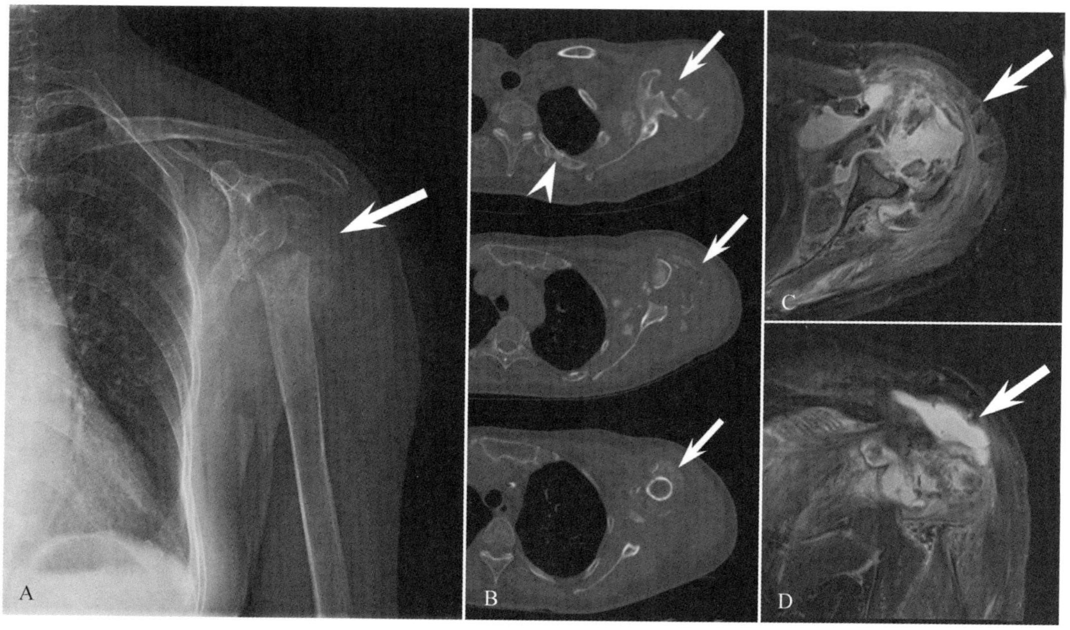

图 2-2-3 左肩关节 X 线片（**A**）示左肱骨近端骨质破坏伴周围软组织内钙化（箭号）；CT（**B**）示左第 3 后肋骨折（箭头），左肩关节多发骨质破坏伴周围软组织内钙化灶（箭号）；左肩 MRI（**C**，横断层；**D**，冠状断层）FS PDWI 示左肩关节骨质破坏伴积液及邻近肌肉水肿

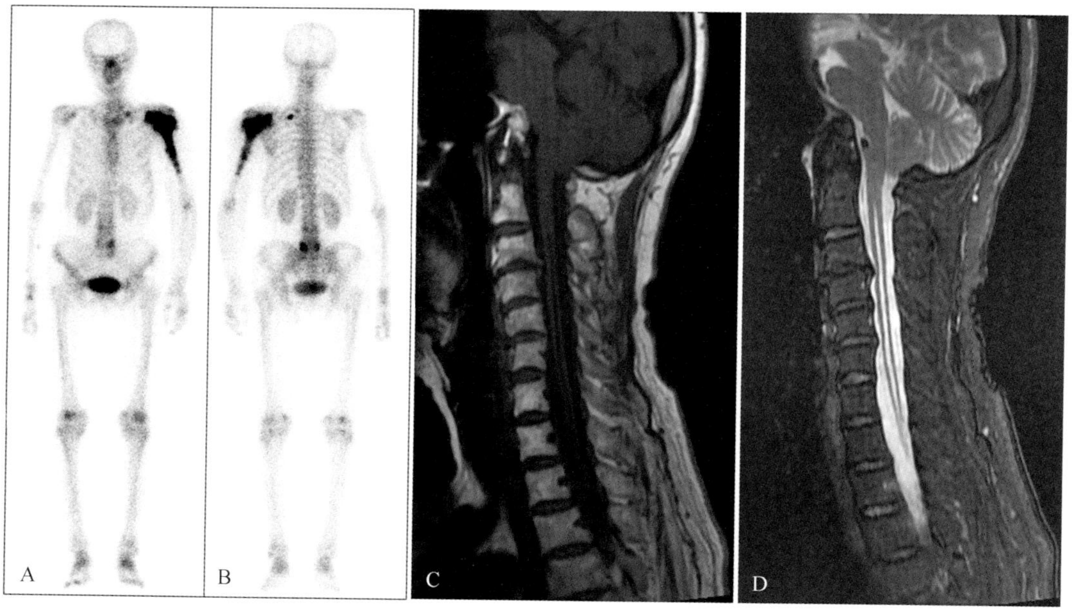

图 2-2-4 全身骨显像（**A**～**B**）示左第 3 后肋、左肩关节周围及左肱骨上段放射性异常浓聚，L5 椎体局限性显像剂摄取增高（骨关节病）；颈椎 MRI 矢状断层（**C**，TIWI，**D**，FS T2WI）示脊髓空洞症

分切除及活检术；病理：(左肩肿物）送检骨组织、软骨组织、横纹肌组织及增生的纤维结缔组织伴玻璃样变性及钙化，局部见增生的肉芽组织伴坏死及炎性渗出，可见死骨碎片，结合影像学，考虑夏科关节病。临床诊断：脊髓空洞症，夏科关节病。

病例 3

【简要病史】 女，9 岁，左髋肿胀不适、活动受限 7 天。患者 8 年前因“发热、无汗及痛觉不敏感”，行背部皮肤活检示“真皮层内毛囊、皮脂腺及汗腺发育较小，数量少，汗腺为单层上皮”，临床诊断为“先天性无痛无汗症”。

【体格检查】 智力发育迟缓，全身皮肤干燥，痛觉不敏感；跛行步态，独立行走困难，左髋关节明显肿胀伴轻度缩短畸形，“4 字征”阳性。

【影像所见】 X 线片（图 2-2-5 A）示双侧髋臼角增大、髋关节包容性略差，左股骨头变扁并向上方脱位，周围软组织内多发斑片状高密度影；

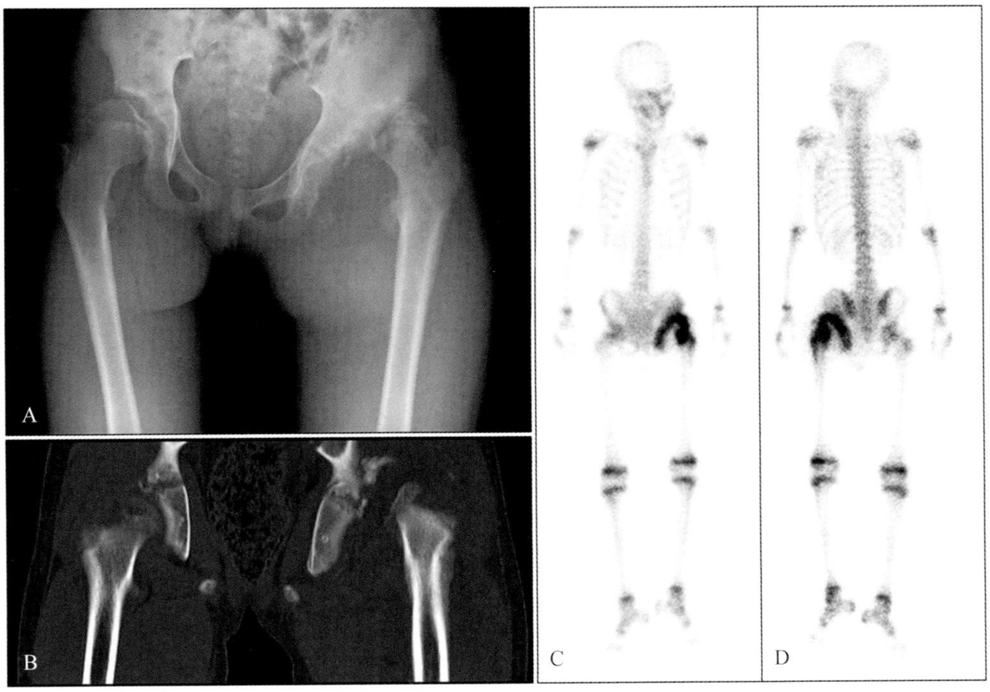

图 2-2-5 双髋关节 X 线片（**A**）示双侧髋臼角增大、髋关节包容性略差，左股骨头变扁并向上方脱位，周围软组织内可见多发斑片状高密度影；双髋关节 CT 冠状断层（**B**）示左股骨头塌陷变扁，向上移位，双侧髋臼及左股骨头骨质破坏，边缘硬化，左髋关节周围可见斑片状稍高密度影，周围软组织肿胀；全身骨显像（**C**～**D**）示左髋关节结构紊乱，左股骨头向上移位，左髋臼、左股骨头及左股骨近端放射性异常浓聚，右髋关节放射性摄取轻度增高

CT（图 2-2-5 B）示左股骨头塌陷变扁，向上移位，双侧髋臼及左股骨头骨质破坏，边缘硬化，左髋关节周围可见斑片状稍高密度影，周围软组织肿胀。全身骨显像（图 2-2-5 C～D）示左髋关节结构紊乱，左股骨头向上移位，左髋臼、左股骨头及左股骨近端放射性异常浓聚，右髋关节放射性摄取轻度增高。

【临床诊断】 先天性无痛无汗症，夏科关节病。

病例 4

【简要病史】 男，8 岁，发热 20 天，发现左髋肿物 1 周。患儿自幼智力发育落后，出生后 6 个月因“发热、无汗及痛觉不敏感”疑诊“先天性无痛无汗症”。

【体格检查】 全身皮肤干燥，手掌及指（趾）端有细小皲裂，左下肢短缩，左髋及左臀部肿胀，左大腿周围较右侧增粗。

【影像所见】 X 线片（图 2-2-6 A）示左髋臼骨质破坏；MRI（图 2-2-6 B～C）示左髋臼骨质破坏，周围软组织肿胀，左髋关节外侧软组织内可见多发囊性病变。^{18}F-FDG PET/CT（图 2-2-7 A～E）示左髋及左臀部软组织肿胀，左髋臼骨破坏，葡萄糖代谢轻度增高。

【后续检查结果及临床诊断】 患儿基因检测结果：*NTRK1* 复合杂合突变（c.1750G ＞ A，来源于父亲；loss exon：5-7，来源于母亲）。左臀部肿物活检病理：（左臀部）骨骼肌组织，局部肌纤维萎缩、溶解、肌膜核增多；肌腱不规则增厚，炎性细胞渗出。临床诊断：先天性无痛无汗症，夏科关节病。

【讨论】 先天性无痛无汗症（congenital insensitivity to pain with anhidrosis，CIPA），又称遗传性感觉与自主神经疾病Ⅳ型，是一种常染色体隐性遗传病，是由于神经营养因子酪氨酸激酶受体 1 型（*NTRK1*）基因突变导致其编码的酪氨酸激酶受体 A（TrkA）蛋白功能缺失，引起神经生长因子（NGF）信号转导通路被阻断，致外周神经系统中 NGF 依赖的初级传入神经和交感神经节后神经元缺失、神经轴突凋亡及感觉神经元发育缺损，使得背根神经节和皮肤中无髓神经纤维和小的有髓神经纤维完全缺失，引起痛觉丧失和无汗[1]。由交感神经元缺失引起的小汗腺神经支配的丧失是无汗的主要原因，皮肤活检中汗腺的组织形态可正常，也可因缺乏神经营养支持而发育不良或萎缩。临床表现为感觉障碍（痛觉不敏感）、全身无汗、发热、自残行为、智力发育迟缓、创伤、感染以及骨骼系

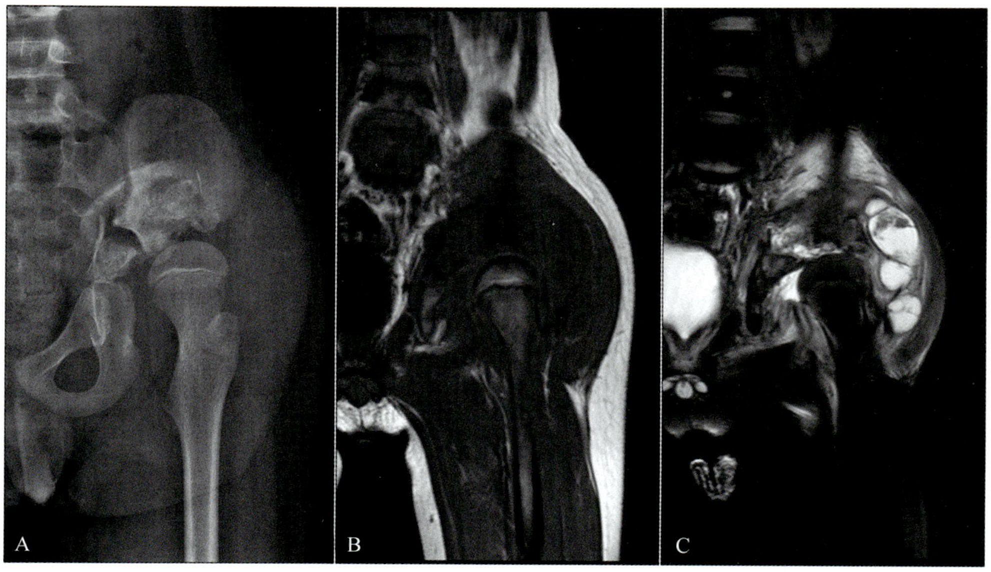

图 2-2-6 左髋关节 X 线片（**A**）示左髋臼骨质破坏；MRI 矢状断层（**B**，T1WI；**C**，FS T2WI）示左髋臼骨质破坏，周围软组织肿胀，左髋关节外侧软组织内可见多发囊性病变，呈 T1WI 低信号与 T2WI 高信号

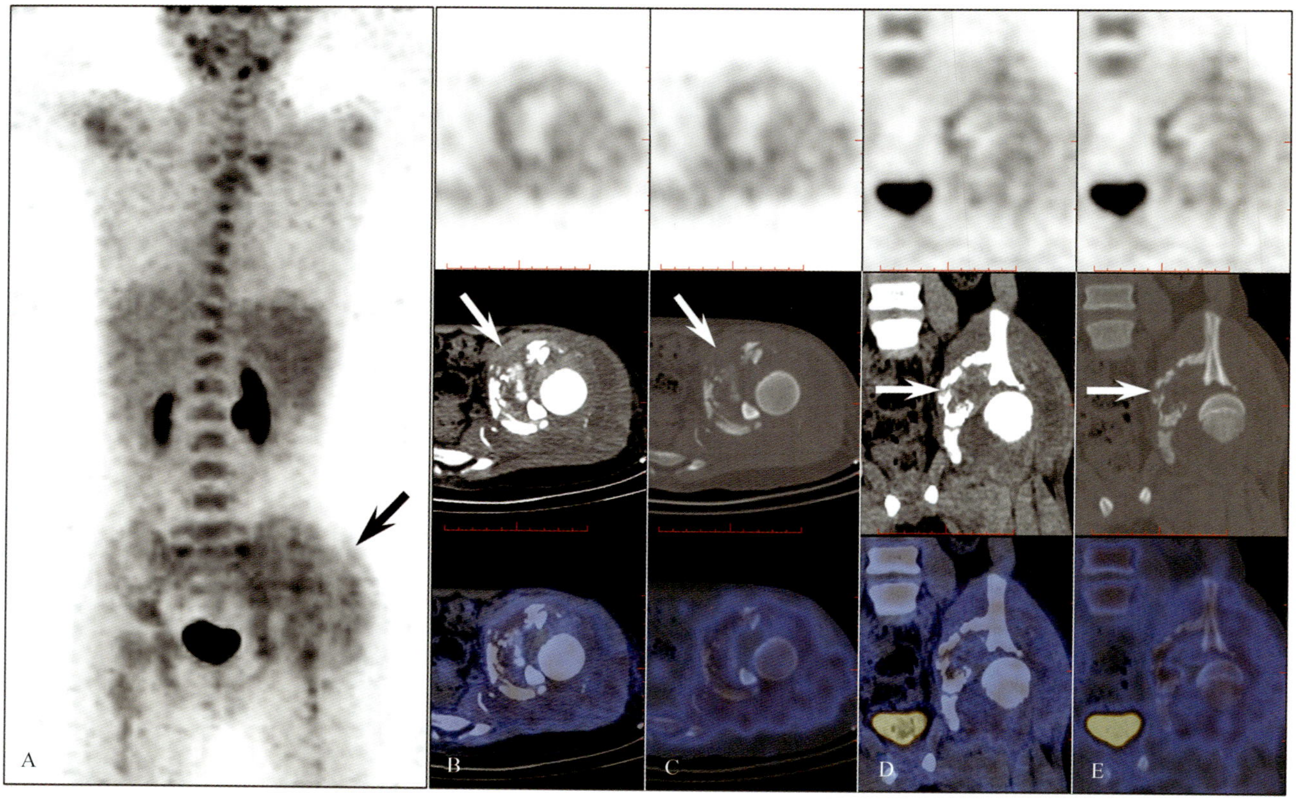

图 2-2-7 ^{18}F-FDG PET/CT（**A**，MIP；**B**～**C**，横断层；**D**～**E**，冠状断层）示左髋及左臀部软组织肿胀，左髋臼骨破坏，葡萄糖代谢轻度增高（箭号）

统并发症（反复多发骨折、关节肿胀、关节囊松弛、关节脱位、骨髓炎和夏科关节病）[1]。

小脑扁桃体下疝畸形，又称阿诺德-奇阿畸形（Arnold-Chiari malformation，ACM），是一种以小脑扁桃体向下疝入枕骨大孔及颈椎管内引起延髓及上颈髓受压迫及颅内压增高的临床综合征，常合并脊髓空洞症[2]。该病发病机制可能是由于胚胎时期第 3 个月的中胚层体节枕骨部发育不良，导致枕骨发育迟缓滞后，而小脑与脑干发育正常，使出生后正常发育的后脑结构因后颅窝过度挤压而疝入椎管内[2]。ACM 畸形起病缓慢，临床症状以颈项部疼痛、节段性分离性感觉障碍、肌无力及肌萎缩等为主[3]。根据疝入椎管的内容物以及是否伴有小脑发育不全等因素可将ACM分为Ⅰ～Ⅳ型，根据是否合并脊髓空洞又分为A型（合并）与B型（不合并）。Ⅰ型临床上最为常见，占90%以上，表现为小脑扁桃体组织下疝至枕骨大孔下3～5 mm，多伴颈髓空洞，不伴大脑功能障碍；Ⅱ型是在Ⅰ型的基础上合并其他脑结构（如脑干和第四脑室）下疝，同时颈髓被挤压变形，并伴有脊髓蛛网膜弯折、硬脊膜膨出、脑脊液循环障碍，可伴有枕骨大孔、颅骨先天性发育异常或颈椎畸形；Ⅲ型是在Ⅱ型的基础上合并枕部更多的脑组织下移，包括延髓组织、第四脑室结构、小脑及其他结构；Ⅳ型极少见，表现为小脑先天性缺如或发育不良[4-6]。

夏科关节病（Charcot joint disease，CJD），又名神经性关节病，是指因脑、脊髓及周围神经疾患引起感觉障碍，导致关节骨质崩解、碎裂、吸收，以致关节结构和功能紊乱的一种关节病；其发病机制可能与缺乏痛觉保护机制而导致关节过度使用、撞击破坏等因素有关；常见病因有脊髓痨（结核）、脊髓空洞症、脊膜膨出、糖尿病、麻风等[7]。CJD多见于40～60岁男性，主要表现有关节肿胀、松弛，活动异常，受累肢体麻木，痛温觉减退或消失，运动不稳，关节畸形或活动过度，扪之可有囊性感；多见于单一关节，受累关节与神经损伤的部位密切相关，活动量大、关节“轴”作用明显的关节最常累及，依次为膝、肘、脊柱、髋及肩关节，约75%的病变累及下肢关节；关节严重破坏与患者较轻的疼痛、功能障碍极不相符为该病的临床特点。成人CJD约90%与脊髓痨有关，但脊髓痨患者中只有5%～10%发生CJD，小儿则以脊髓脊膜膨出症为常见病因[7]。脊髓空洞症易引起肩关节及上肢关节病变（约80%）[7]。糖尿病性CJD多累及中足部，最常累及跖跗关节及跖趾关节，常伴有足部畸形[7-8]。CIPA易累及多骨，以手足骨为主，以完全或大部分骨质溶解、骨缺失为主要特征[9]。

CJD根据X线片表现可分为吸收型、增生型及混合型[7]。吸收型表现为受累关节骨端碎裂、吸收、消失，残端可呈“刀削状”或“铅笔尖状”改变，关节囊肥厚、肿大，关节腔积液，关节周围软组织肿胀，可见多发大小不等游离碎骨片，关节可半脱位或脱位。增生型以关节的骨质增生、硬化为主，多伴有骨赘形成，关节旁大量块状骨化影，关节面不规则，关节周围软组织肿胀、密度增高，可见大小不一的游离碎骨片及层状或放射状骨膜反应，关节囊不同程度肥厚，类似肿块样改变，边界多不清楚，关节腔积液，受累关节可有半脱位或脱位表现。混合型兼具前两者的影像学特点。CT与X线片表现基本一致，但显示早期病变优于X线片，能显示较小的碎骨块及轻微的骨质吸收情况。MRI能更好观察关节囊的增厚与松弛以及关节周围软组织受累情况，还可明确肌腱与韧带的损伤及退变程度，并区分关节内积液与增厚的滑膜组织，判断是否继发感染等。全身骨显像主要表现为受累关节及其周围片状不规则放射性浓聚区[10-11]，可一次性评估全身骨骼受累范围。

CJD尚无特效治疗方法，多学科协作，积极寻找病因并及早治疗原发病变是关键，给予必要的关节保护，视情况应用营养神经等治疗，可改善预后，对于严重病例可考虑关节置换或截肢术[7]。

（张娟　朱晓璐　解朋　张海静　赵银龙　陈雪祺　付占立）

参考文献

[1] Almutairi MM, Tabassum S. Congenital insensitivity to pain with anhidrosis: a case report and review of the pertinent literature. Cureus, 2022, 14 (11): e31019.

[2] 李萃萃，修波，林和璞，等．显微外科手术治疗小脑扁桃体下疝畸形合并脊髓空洞症的效果．中国医刊，2020，55（5）：546-548.

[3] Ling PY, Mendelson ZS, Reddy RK, et al. Reconstruction after retrosigmoid approaches using autologous fat graft assisted Medpor Titan cranioplasty: assessment of postoperative cerebrospinal fluid leaks and headaches in 60 cases. Acta Neurochir (Wien), 2014, 156 (10): 1879-1888.

[4] Kingston W, Hoxworth J, Halker-Singh R. Spontaneous intracranial hypotension diagnosed as Chiari I malformation. Neurology, 2017, 88 (13): 1294.

[5] Greenberg JK, Ladner TR, Olsen MA, et al. Validation of an international classification of diseases, ninth revision code algorithm for identifying Chiari malformation type Ⅰ surgery in adults. Neurosurgery, 2015, 77 (2): 269-273.

[6] Vannemreddy P, Nourbakhsh A, Willis B, et al. Congenital Chiari malformations. Neurol India, 2010, 58 (1): 6-14.

[7] Dardari D. An overview of Charcot's neuroarthropathy. J Clin Transl Endocrinol, 2020, 22: 100239.

[8] Marmolejo VS, Arnold JF, Ponticello M, et al. Charcot foot: clinical clues, diagnostic strategies, and treatment principles. Am Fam Physician, 2018, 97 (9): 594-599.

[9] 潘阿善，陈庆东，林浒衡，等. 先天性无痛无汗症骨关节病的临床与X线表现特征. 中华放射学杂志，2016，50（3）：205-208.
[10] 潘青青，罗亚平. 夏科关节 $^{99}Tc^{m}$-MDP 全身骨显像一例. 中华核医学与分子影像杂志，2019，39（11）：682-684.
[11] 解朋，贾桐，隋鑫，等. Chiari 畸形伴发多部位夏科氏关节病 1 例. 中国临床医学影像杂志，2021，32（6）：454-455.

第三节　血友病性关节病

【简要病史】 男，33 岁，间断左膝关节酸痛不适 1 年余，加重半年；既往无关节炎及出血病史。

【相关检查】 查体：左胫骨近端内侧局部隆起、轻压痛，左膝关节无明显活动受限。实验室检查：活化部分凝血活酶时间（APTT）64.0 s（参考值 32.0～45.0 s）；凝血因子Ⅷ（FⅧ）活性 3.0%（参考值 60%～150%）。

【影像所见】 MRI（图 2-3-1）示左膝关节部分滑膜区域呈 T1WI 与 T2WI 双低信号（提示含铁血黄素沉着），左股骨外侧髁及左胫骨内侧平台多发 T1WI 低信号与 T2WI 高信号。全身骨显像（图 2-3-2 A～B）示左膝及双踝关节多发放射性异常浓聚；SPECT/CT（图 2-3-2 C～D）示左股骨外侧髁及左胫骨内侧平台骨破坏，双踝关节骨性关节面侵蚀破坏，关节间隙狭窄，关节面下多发囊性病灶；上述病变均可见放射性异常浓聚。

【手术所见及临床诊断】 补充凝血因子Ⅷ后，行左胫骨病灶清除术＋钢板内固定术＋异体骨植骨术；术中见髓腔内囊性病灶，呈蜂窝状，侵及关节面及胫骨平台后方骨皮质，囊壁为软组织，囊壁周围骨质硬化，囊内可见大块死骨形成。临床诊断：血友病 A 型，血友病性关节病。

【讨论】 血友病（haemophilia）为少见的遗传性出血性疾病，根据患者缺乏凝血因子的类型，可分 A 型与 B 型；A 型和 B 型血友病均是 X 染色体连锁隐性遗传性出血性疾病，分别是由于体内凝血因子Ⅷ（FⅧ）与凝血因子Ⅸ（FⅨ）基因缺陷，导致 FⅧ与 F Ⅸ活性完全或部分缺乏所致，仅男性发病；A 型与 B 型血友病占比分别为 80%～85% 和 15%～20%[1]。根据出血轻重与血浆中凝血因子活性水平，血友病 A 型可分为三个亚型：①重型，FⅧ活性＜ 1%，患者有明显的出血倾向，可发生反

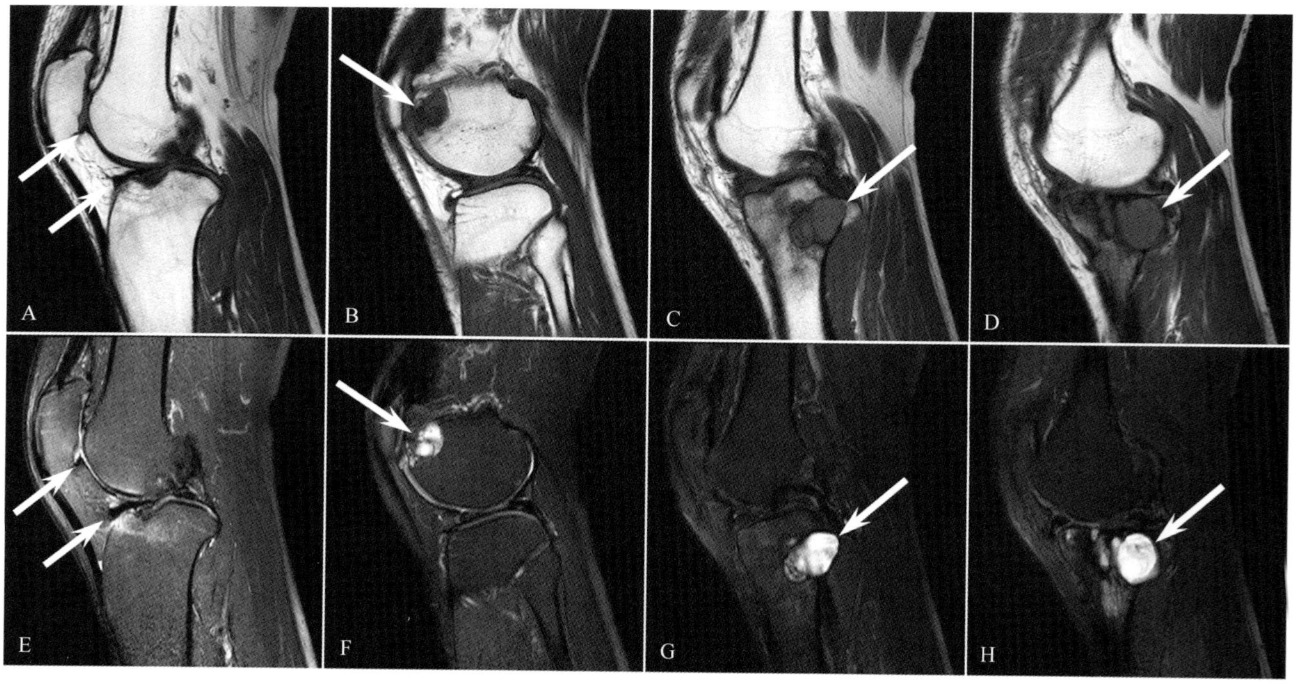

图 2-3-1　左膝关节 MRI 矢状断层（**A**～**D**，T1WI；**E**～**H**，FS T2WI）示左膝关节部分滑膜区域呈 T1WI 与 T2WI 双低信号（**A**、**E**，箭号；提示含铁血黄素沉着），左股骨外侧髁（**B**、**F**）及左胫骨内侧平台（**C**、**G**，**D**、**H**）多发 T1WI 低信号与 T2WI 高信号（箭号）

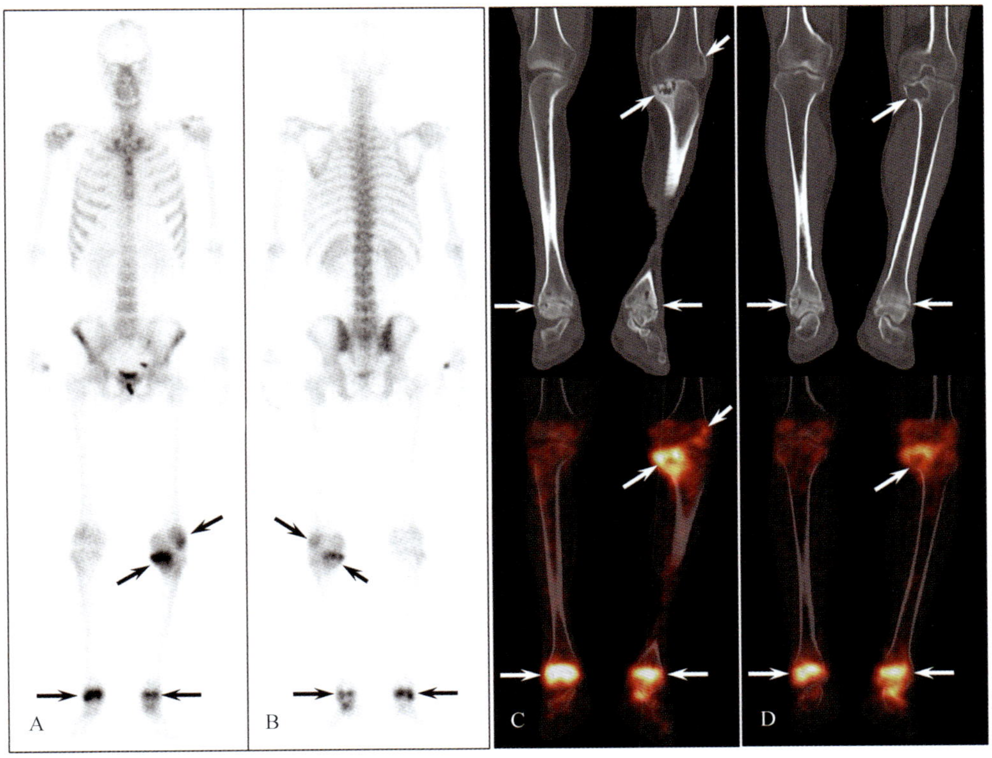

图 2-3-2 全身骨显像（**A**～**B**）示左膝及双踝关节多发放射性异常浓聚（箭号）；SPECT/CT 冠状断层（**C**～**D**）示左股骨外侧髁及左胫骨内侧平台骨破坏，双踝关节骨性关节面侵蚀破坏，关节间隙狭窄，关节面下多发囊性病灶（箭号），其中左胫骨内侧平台囊性灶边缘可见硬化边，内可见骨嵴；上述病变均可见放射性异常浓聚

复自发性出血；②中间型，FⅧ活性 1%～5%，患者出血多发生于外伤后，很少自发性出血；③轻型，FⅧ活性 5%～40%，患者出血多出现在严重外伤或接受医源性有创性操作时[2-3]。

血友病性关节病（haemophilic arthropathy）指血友病患者因反复关节出血引起的持久性关节病变。血友病性关节病发生机制归因于反复关节内出血造成的滑膜炎、关节软骨损伤以及其相互作用。病理改变分为：①早期，为单纯积血，关节结构无破坏；②关节炎期，由于关节内长期反复出血，引起滑膜增生，软骨侵蚀破坏，骨质吸收囊变，股骨髁间窝增宽加深，骨质疏松，儿童患者尚可造成骨骺生长加速；③修复期，关节内积血吸收，炎症逐渐消退，关节囊和滑膜组织纤维化，软组织钙化，严重者可发生关节挛缩、畸形或强直，可伴有失用性肌肉萎缩。由于长期反复出血，三种病理改变可重叠存在。此外，关节内及关节周围出血还可以形成包裹性血肿，又称血友病假肿瘤，包括肌肉假肿瘤与骨内假肿瘤。大关节（如膝关节、踝关节、肘关节、肩关节和髋关节）最常受累，可同时累及多关节，但通常不对称[4-6]。

X 线片可以显示关节内出血（表现为关节积液、液-液平面），软骨侵蚀及软骨下骨吸收（现为关节下骨侵蚀和囊性变），关节软骨剥离（表现为关节间隙变窄），骨内或骨膜下出血（表现为假肿瘤）以及骨质增生（表现为骨质硬化和骨赘形成）。股骨髁间窝增宽、加深，股骨髁变平或髌骨方形变是血友病膝关节病较为特征性的表现，可能为血肿长期压迫所致[4-9]。在儿童患者，由于滑膜炎和充血可引起骺板血供增加，造成骨骺过度生长，可出现骨骺增大、双下肢长短不一[7]。此外，由于失用性等原因，可出现关节周围骨质疏松，表现为骨质密度减低以及骨小梁粗大[7]。CT 可较 X 线更清楚地显示上述关节改变。长期反复关节出血可导致滑膜增厚伴含铁血黄素沉着，在 MRI 上表现为 T1WI 与 T2WI 双低信号；关节面下的骨质缺损区 MRI 信号多变，可以反映缺损区是积液（T2WI 高信号）、软组织（T2WI 中等信号）或是伴有含铁血黄色沉着的滑膜组织（T1WI 与 T2WI 双低信号）[4-6, 8-9]。约 20% 无症状血友病性骨性关节病患者，MRI 显示有关节损伤，可能为亚临床静息性关节出血引起[9]。全身骨扫描可以灵敏显示全身受累关节范围以及评价治疗效果[8]。SPECT/CT 有利于显示关节形态改变及放射性分布细节。

在 ^{18}F-FDG PET/CT 上，有疼痛、充血和 X 线异常表现的血友病性关节病患者较无上述表现者，病灶葡萄糖代谢增高。在无关节症状患者中，^{18}F-FDG PET/CT 有助于显示滑膜炎所致葡萄糖代谢增高，从而发现早期病变[9-11]。与血友病性关节病需要鉴别的疾病包括青少年类风湿关节炎、腱鞘巨细胞瘤和软骨瘤病等[8]。

（董爱生　徐燕　代文莉　何作祥　付占立）

参考文献

[1] Dixon A, Yap J, Knipe H, et al. Hemophilia. Reference article, Radiopaedia.org (Accessed on 04 Apr 2024) https://doi.org/10.53347/rID-9383.

[2] Berntorp E, Fischer K, Hart DP, et al. Haemophilia. Nat Rev Dis Primers, 2021, 7 (1): 45.

[3] Di Minno MN, Ambrosino P, Franchini M, et al. Arthropathy in patients with moderate hemophilia a: a systematic review of the literature. Semin Thromb Hemost, 2013, 39: 723-731.

[4] Llauger J, Palmer J, Rosón N, et al. Nonseptic monoarthritis: imaging features with clinical and histopathologic correlation. Radiographics, 2000, 20: S263-S278.

[5] Jaganathan S, Gamanagatti S, Goyal A. Musculoskeletal manifestations of hemophilia: imaging features. Curr Probl Diagn Radiol, 2011, 40 (5): 191-197.

[6] Jelbert A, Vaidya S, Fotiadis N. Imaging and staging of haemophilic arthropathy. Clin Radiol, 2009, 64 (11): 1119-1128.

[7] Rodríguez-Merchán EC. Effects of hemophilia on articulations of children and adults. Clin Orthop Relat Res, 1996, (328): 7-13.

[8] Dixon A, Knipe H, Murphy A, et al. Haemophilic arthropathy. Reference article, Radiopaedia.org (Accessed on 16 Mar 2024) https://doi.org/10.53347/rID-9545

[9] Hotta M, Minamimoto R, Kaneko H, et al. Fluorodeoxyglucose PET/CT of Arthritis in Rheumatic Diseases: A Pictorial Review. Radiographics, 2020, 40 (1): 223-240.

[10] Gualtierotti R, Solimeno LP, Peyvandi F. Hemophilic arthropathy: Current knowledge and future perspectives. J Thromb Haemost, 2021, 19 (9): 2112-2121

[11] Li TY, Lin LF, Pan RY, er al. ^{18}F-FDG PET/CT imaging for haemophilic arthropathy compared with clinical, radiological and power Doppler sonographic characteristics of 20 haemophilia patients. Haemophilia, 2023, 29 (2): 640-647.

第四节　骨髓炎与蜂窝软组织炎

一、骨髓炎

【简要病史】 男，32 岁，左前臂疼痛 3 周。

【相关检查】 查体：左前臂近端肿胀、触痛，左肘关节活动受限。实验室检查示 WBC 升高，ESR 增快，ALP 轻度升高。

【影像所见】 X 线片（图 2-4-1 A～B）示桡骨近段骨膜增厚；骨三相（图 2-4-1 C～E）示左前臂近端放射性异常浓聚。

【临床诊断及治疗转归】 临床诊断：左桡骨近段骨髓炎；经抗生素治疗好转。

二、蜂窝软组织炎

【简要病史】 女，1 岁，右膝关节肿痛 1 周。

【相关检查】 查体：右膝关节肿胀、触痛、活动受限，局部皮温升高。实验室检查示 WBC 升高，ESR 增快，ALP 正常。

【影像所见】 X 线片（图 2-4-2 A）示右膝关节局部软组织肿胀，骨质未见明显异常；血流相（图 2-4-2 B）、血池相（图 2-4-2 C）示右膝关节放射性异常浓聚；全身骨显像（图 2-4-2 D～E）示右膝关节放射性分布未见异常。

【临床诊断】 右膝关节蜂窝软组织炎。

【讨论】 骨显像，特别是三时相骨显像（骨三相），是早期诊断骨髓炎的敏感方法，通常在出现症状后 24～48 h 即可被检出。骨髓炎在骨三相的典型表现是受累骨的血流相、血池相及延迟相放射性异常浓聚；蜂窝软组织炎在血流相、血池相放射性分布增高，而延迟相放射性分布正常；因此骨三相检查可以很好地对二者进行鉴别诊断。骨显像对早期骨髓炎诊断比常规 X 线及 CT 检查有着更高的灵敏度[1]；由于儿童的骨髓多为红骨髓，使 MRI 对儿童骨髓炎的早期诊断较为困难，此时骨三相检查较 MRI 亦有优势[2-3]。

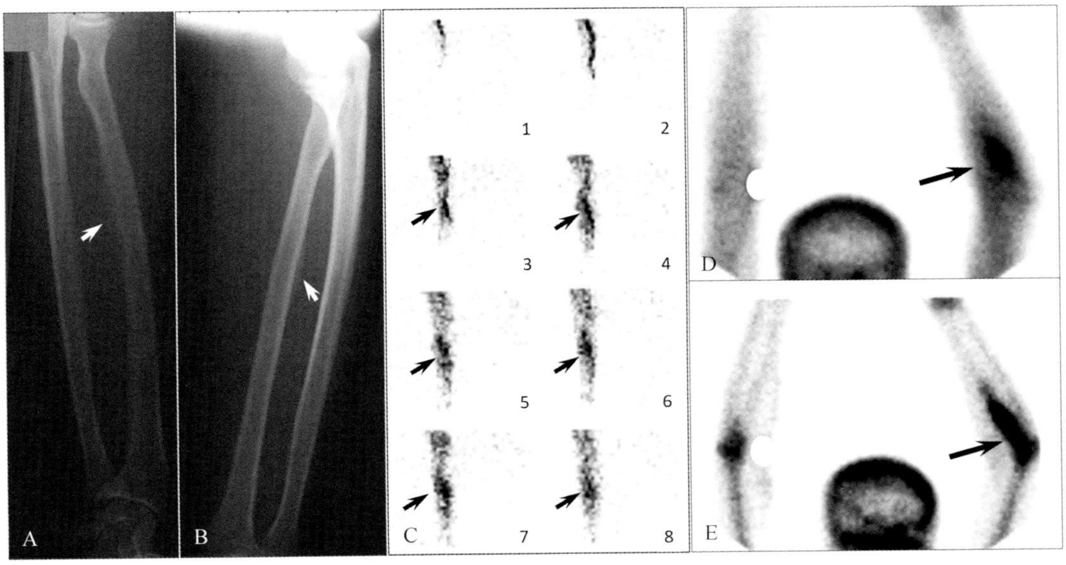

图 2-4-1 左前臂正位（**A**）及侧位（**B**）X 线片示桡骨近段骨膜增厚（箭号）；血流相（**C**）、血池相（**D**）及延迟相（**E**）示左前臂近端放射性异常浓聚（箭号）

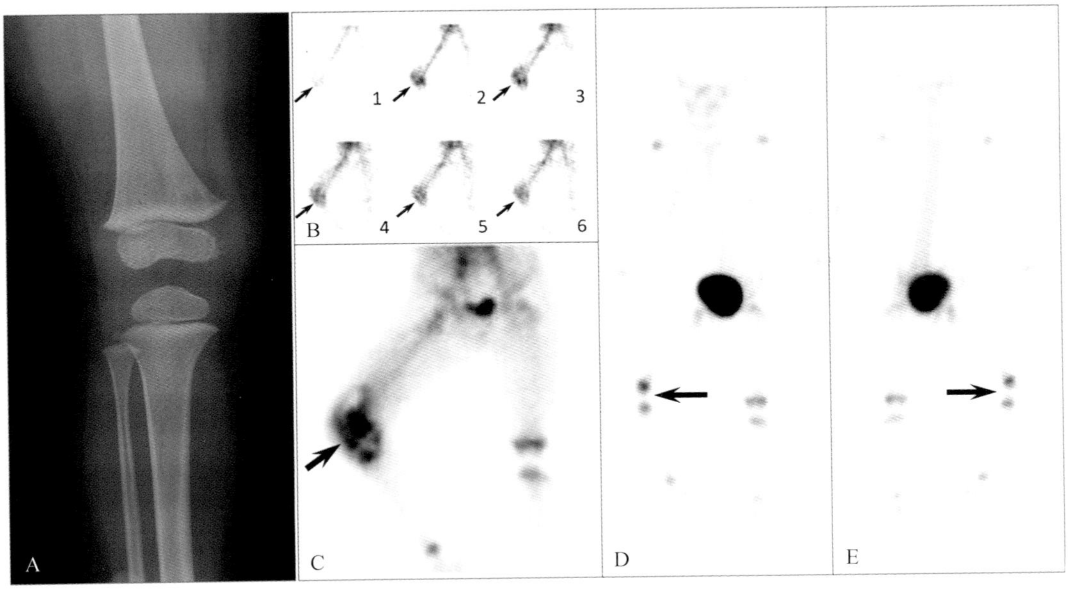

图 2-4-2 右膝关节 X 线片（**A**）示局部软组织肿胀，骨质未见明显异常；血流相（**B**）、血池相（**C**）示右膝关节放射性异常浓聚（箭号）；全身骨显像（**D**～**E**）示右膝关节放射性分布未见异常（箭号）

（付占立　范岩　张旭初）

参考文献

[1] Tehranzadeh J, Wong E, Wang F, et al. Imaging of osteomyelitis in the mature skeleton. Radiol Clin North Am, 2001, 39（2）：223-250.

[2] Klein JD, Leach KA. Pediatric pelvic osteomyelitis. Clin Pediatr（Phila）, 2007, 46（9）：787-790.

[3] Mpalaris V, Arsos G, Iakovou I, et al. Discordance between MRI and bone scan findings in a child with acute complicated osteomyelitis：scintigraphic features that contribute to the early diagnosis. Rev Esp Med Nucl Imagen Mol, 2014, 33（2）：106-108.

第五节 人工关节假体感染

一、人工髋关节假体感染

【简要病史】 男，55 岁，左全髋关节置换术后疼痛 11 月余，低热半月（体温 37.3～38.0℃），午后为著。

【影像所见】 X 线片（图 2-5-1 A）示左全髋关节置换术后，左股骨上段骨皮质增厚并见骨膜反应。骨三相（图 2-5-1 B～D）示左股骨上段及髋臼放射性异常浓聚；SPECT/CT（图 2-5-1 E～F）示左股骨上段骨皮质增厚伴放射性摄取增高，髋臼

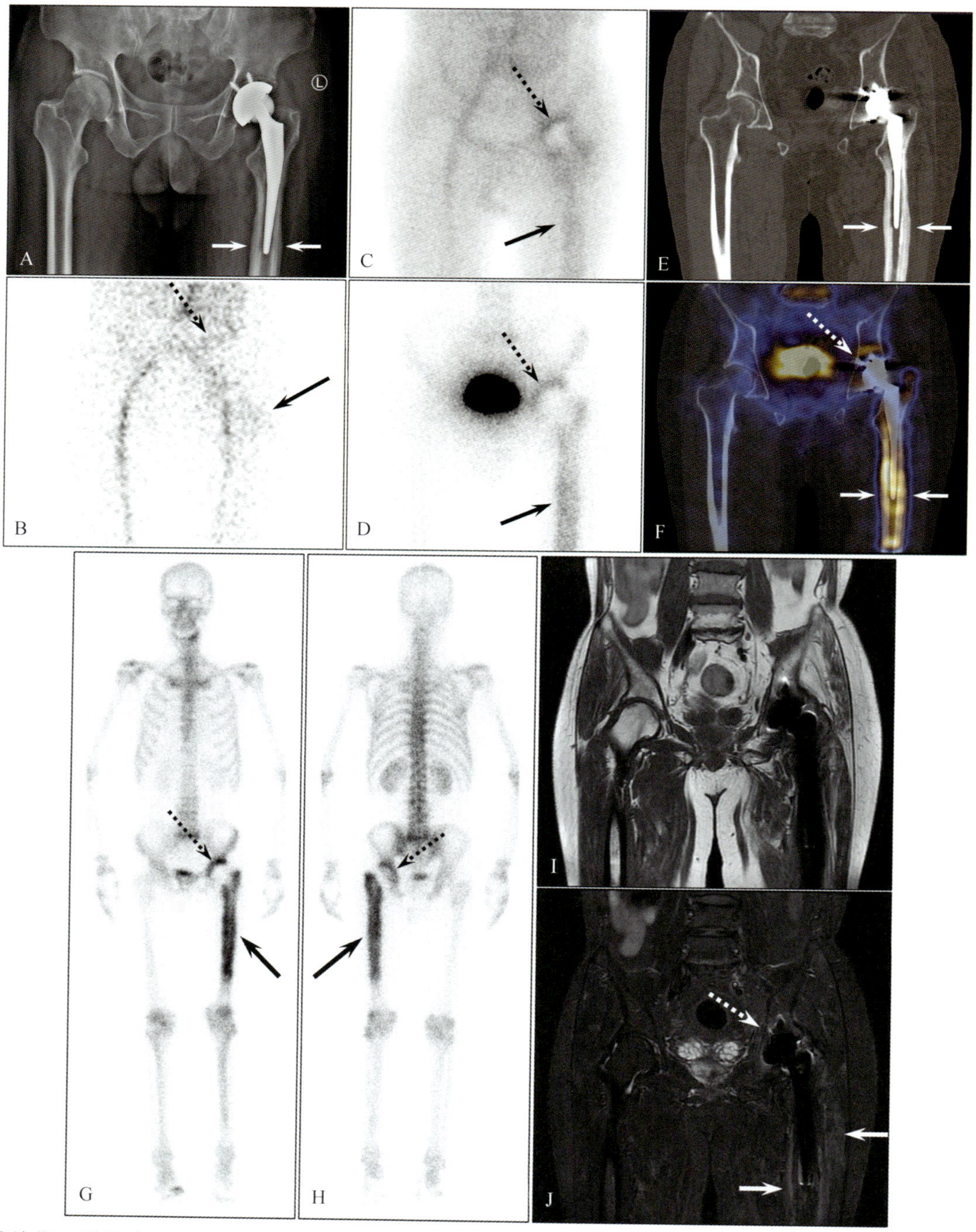

图 2-5-1 髋关节 X 线片（**A**）示左全髋关节置换术后，左股骨上段骨皮质增厚并见骨膜反应（箭号）。血流相（**B**）、血池相（**C**）及延迟相（**D**）示左股骨上段（箭号）及髋臼（断续箭号）放射性异常浓聚；SPECT/CT 冠状断层（**E**，CT；**F**，融合图像）示左股骨上段骨皮质增厚伴放射性摄取增高（箭号），髋臼假体周围放射性摄取增高（断续箭号）；全身骨显像（**G**～**H**）示左股骨上段（箭号）及髋臼（断续箭号）放射性异常浓聚。双髋关节 MRI 冠状断层（**I**，T1WI；**J**，FS T2WI）示左股骨上段（箭号）及髋臼假体周围（断续箭号）组织水肿

假体周围放射性摄取增高；全身骨显像（图 2-5-1 G～H）示左股骨上段及髋臼假体周围放射性异常浓聚。MRI（图 2-5-1 I～J）示左股骨上段及髋臼假体周围组织水肿。

【治疗转归】 患者 1 个月后出现左髋手术切口远端破溃，流出较多脓液，并窦道形成；行左髋关节二期翻修术（彻底清创、假体取出及间隔器植入）。

二、人工膝关节假体感染

【简要病史】 女，67 岁，类风湿关节炎 30 年，双膝关节置换术后 10 年，右膝关节肿痛 1 年；予口服抗生素治疗无效。

【相关检查】 查体：右膝肿胀，局部皮温增高。血常规未见明显异常；ESR 50 mm/h（参考值 0～20 mm/h）；C 反应蛋白（CRP）20.1 mg/L（参考值< 7.9 mg/L）。右膝关节 X 线片未见明显异常。

【影像所见】 骨三相（图 2-5-2）示血流相与血池相见右膝假体周围软组织区域放射性摄取增高；延迟相见右股骨远端及胫骨近端假体嵌入端周围骨质放射性摄取增高。

【病理及组织培养结果】 行右膝关节二期翻修术；术中见假体周围肉芽组织形成，冰冻切片病理见大量中性粒细胞浸润，组织培养提示“山羊葡萄球菌感染”。

【讨论】 疼痛是人工关节置换术后常见的并发症，最常见的原因是假体磨损所致无菌性松动。感染是人工关节置换术最严重的并发症，亦可引起局部疼痛和假体松动，临床表现不典型时与无菌性松动不易鉴别。无菌性松动者可行一期人工关节翻修术，对于术后 4 周以上的假体周围感染者应先行清创、假体取出及间隔器植入，控制感染后进行二期翻修术，故假体周围感染存在与否对于后续临床治疗决策至关重要[1]。实验室检查中 CRP 和 ESR 的增高对于假体周围感染有提示作用，但其灵敏度及特异度均较差，尤其当患者合并系统性炎性疾病（如类风湿关节炎）时，则完全失去诊断意义。X 线检查可评价有无假体松动，但不能明确松动的原因；MRI 检查有时受金属假体伪影影响而应用受限。骨三相通过采集 1 min 之内的局部血流影像与 5 min 之内的血池影像及 3～4 h 延迟影像，可同时观察假体周围软组织及骨骼的血流灌注及骨盐代

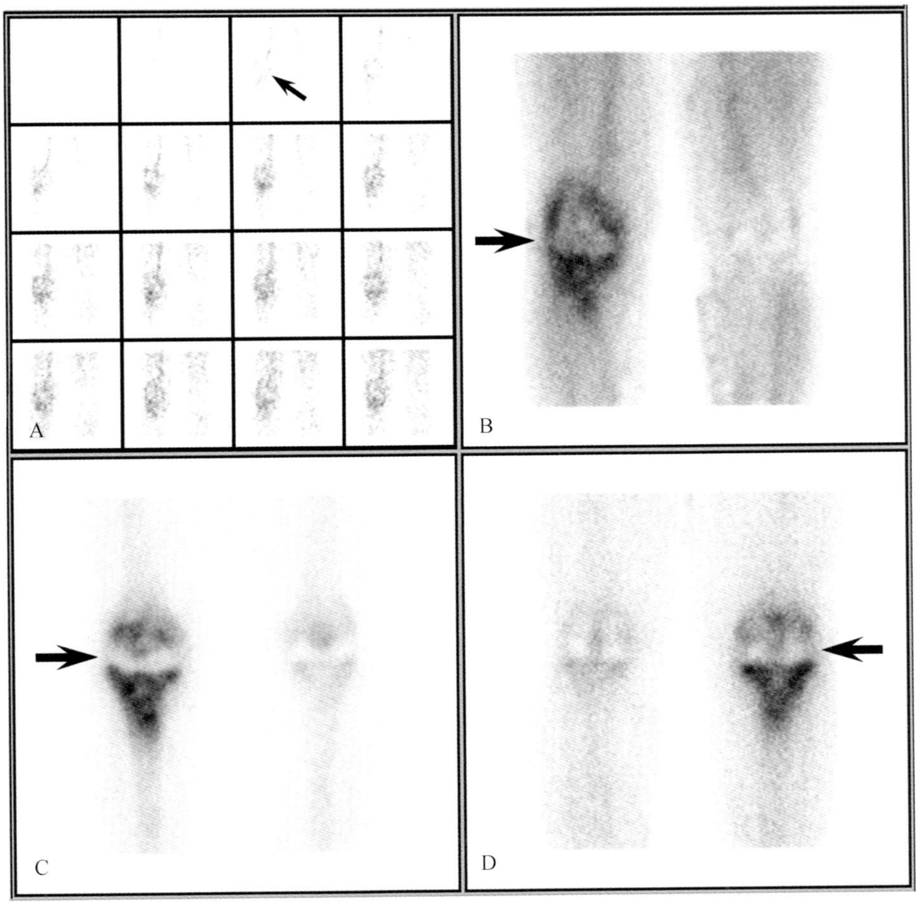

图 2-5-2 双膝关节血流相（**A**）、血池相（**B**）及延迟相（**C**，前位；**D**，后位）示血流相与血池相见右膝假体周围软组织区域放射性摄取增高（**A**～**B**，箭号）；延迟相见右股骨远端及胫骨近端假体嵌入端周围骨质放射性摄取增高（**C**～**D**，箭号）

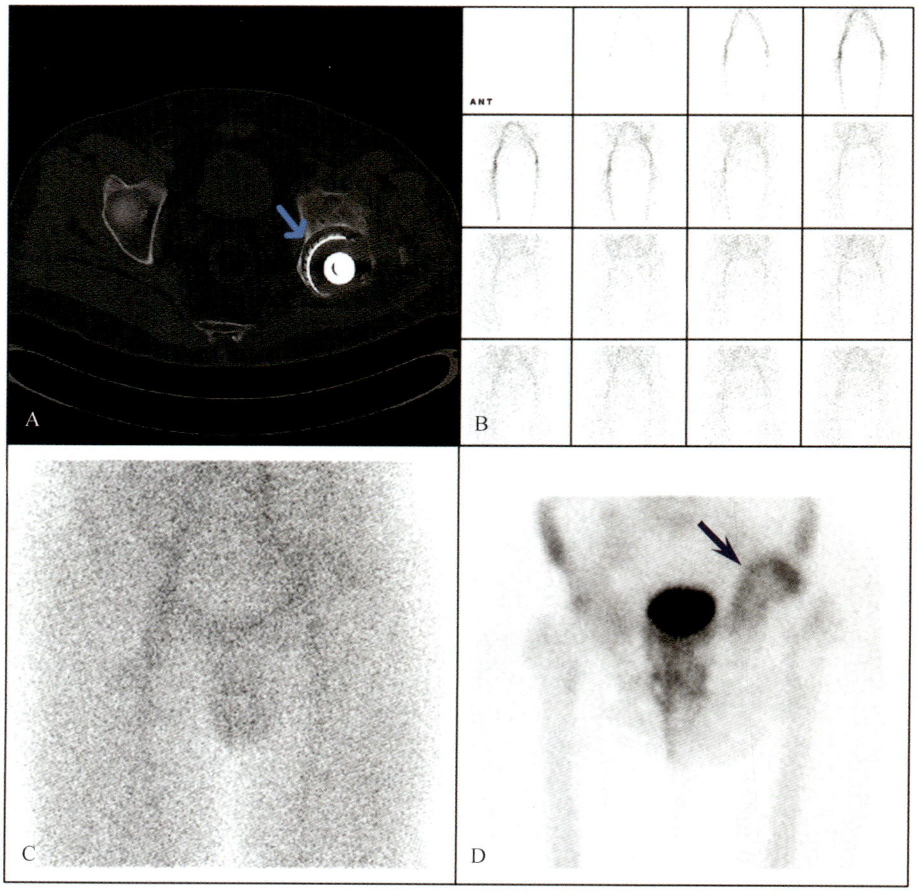

图 2-5-3 左髋人工关节置换术后。CT（**A**）示左髋臼假体松动（箭号）；血流相（**B**）、血池相（**C**）及延迟相（**D**）示左髋关节血流相与血池相放射性分布未见明显异常，延迟相左髋臼可见放射性摄取增高（箭号）。手术证实左髋臼假体存在局部松动，行一期翻修，组织病理学检查及临床随访证实无感染

谢情况，从而简便有效地鉴别假体周围感染与单纯松动。典型的假体周围感染者，因病变累及假体周围软组织形成蜂窝织炎，在血流相与血池相出现假体周围放射性异常浓聚，延迟显像呈现假体周围骨皮质的放射性异常浓聚[2]。无菌性松动无软组织受累，故血流相与血池相阴性（图 2-5-3），延迟影像中在应力集中区域出现点状放射性浓聚（图 2-5-4），松动较严重者亦可表现为条、片状放射性浓聚。单纯骨显像诊断假体周围感染的灵敏度和特异度均不理想，因此血流相与血池相的放射性异常浓聚是二者鉴别诊断的主要依据[3]。

（李原　付占立　石俊岭）

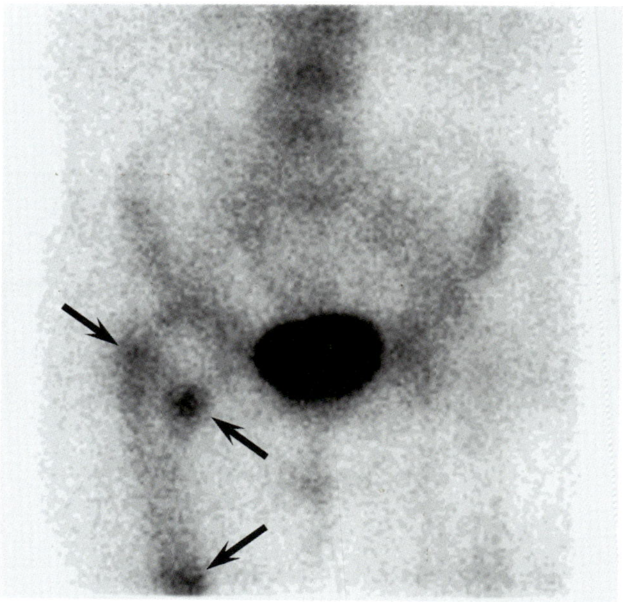

图 2-5-4 右髋人工关节假体松动。骨显像示假体两端股骨应力集中区域可见点状放射性异常浓聚（箭号）

参考文献

[1] Trampuz A，Zimmerli W. Prosthetic joint infections：update in diagnosis and treatment. Swiss Med Wkly，2005，135（17-18）：243-251.

[2] Nagoya S，Kaya M，Sasaki M，et al. Diagnosis of periprosthetic infection at the hip using triple-phase bone scintigraphy. J Bone Joint Surg Br，2008，90（2）：140-144.

[3] 李原，王茜，岳明纲. $^{99}Tc^{m}$-MDP 显像用于人工髋关节置换术后关节感染的鉴别诊断. 中华核医学与分子影像杂志，2013，33（4）：267-270.

第六节　SAPHO 综合征

病例 1

【简要病史】 男，62 岁，反复前胸壁疼痛 2 年余，加重 1 周；既往掌跖脓疱病（图 2-6-1）7 年。

【影像所见】 CT（图 2-6-2 A）示胸骨柄及上胸部双侧前肋多发骨质硬化；全身骨显像（图 2 B～C）示前胸壁多发放射性异常浓聚。

【临床诊断】 SAPHO 综合征。

病例 2

【简要病史】 女，57 岁，前胸壁及腰部疼痛 7 年，掌跖脓疱病 5 年。

【相关检查】 双侧胸锁关节区及胸骨角压痛；双手掌脓疱病（图 2-6-3）。

【影像所见】 2014-2-11 CT（图 2-6-4 A～E）示右锁骨近段、双侧胸锁关节、双侧第 1 肋、腰椎、

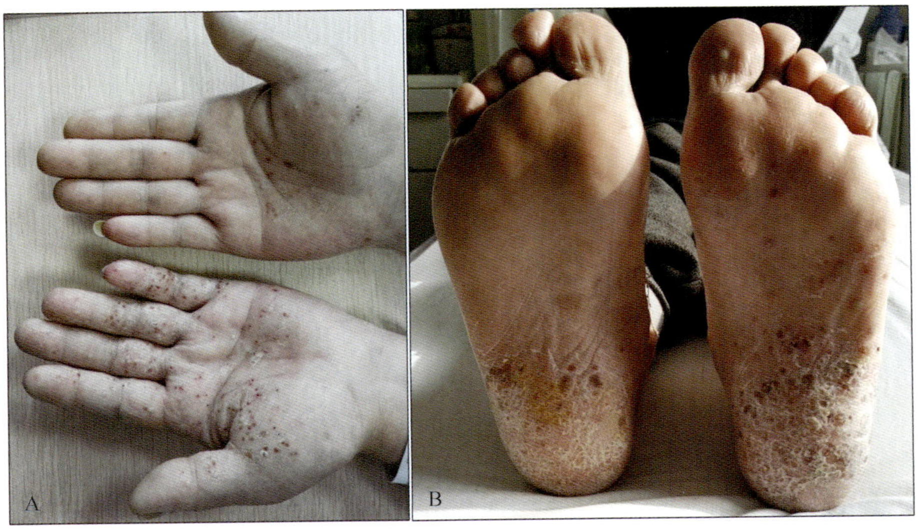

图 2-6-1　双手掌（**A**）及双足底（**B**）掌跖脓疱病

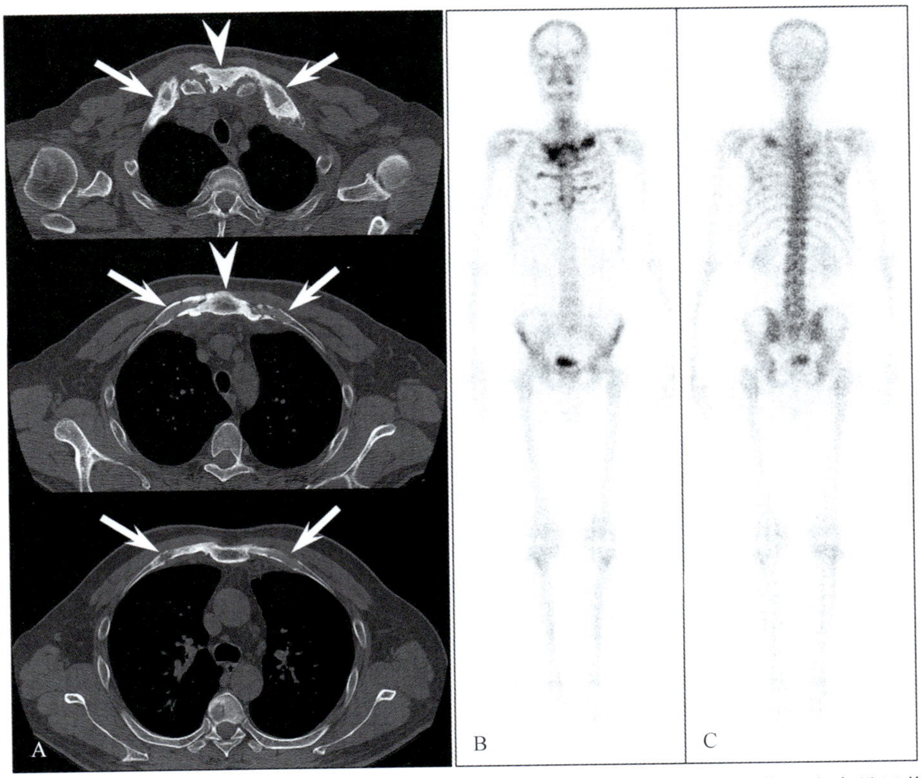

图 2-6-2　胸部 CT 横断层（**A**）示胸骨柄（箭头）及上胸部双侧前肋（箭号）多发骨质硬化；全身骨显像（**B**～**C**）示前胸壁多发放射性异常浓聚

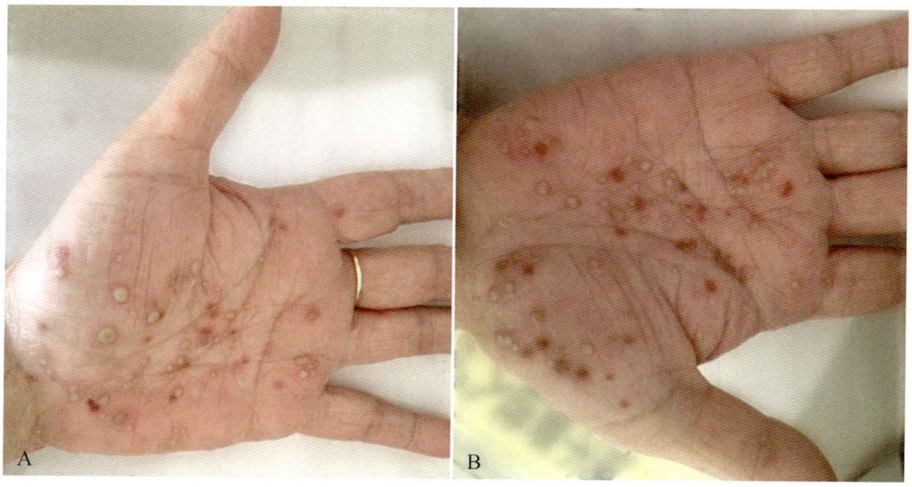

图 2-6-3　左（A）、右（B）手掌脓疱病

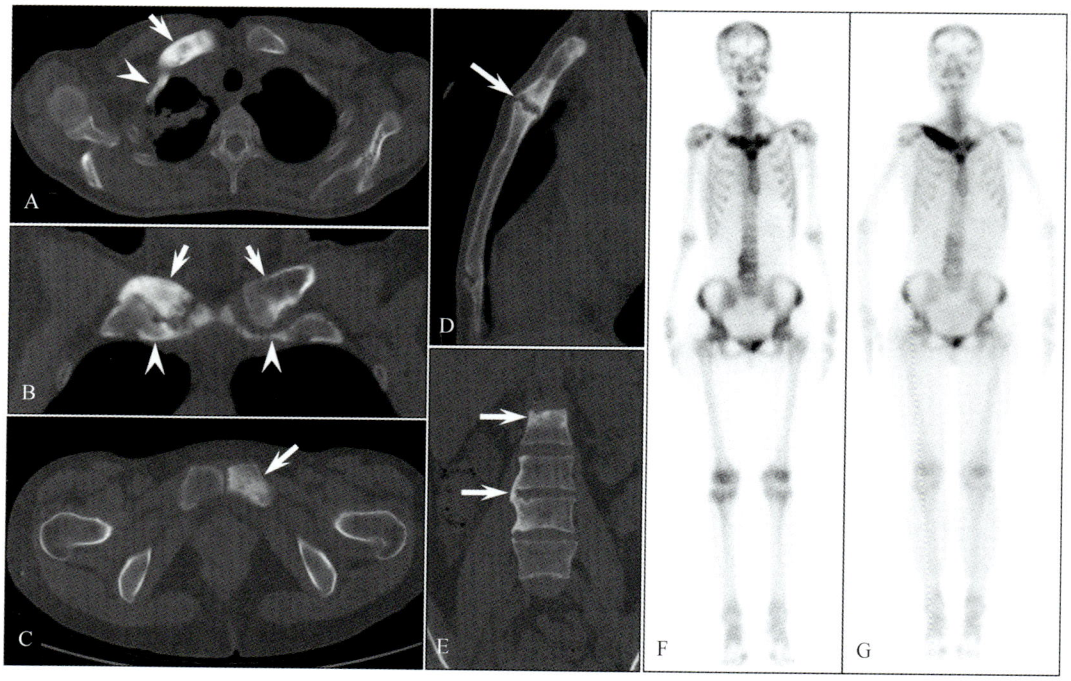

图 2-6-4　（2014-2-11）CT 横断层（A、C）、冠状断层（B、E）及矢状断层（D）示右锁骨近段（A，箭号）及右第 1 肋（A，箭头）、双侧胸锁关节（B，箭号）及双侧第 1 肋（B，箭头）、左耻骨（C，箭号）、胸骨柄-体连接（D，箭号）、腰椎（E，箭号）多发骨质增生、硬化及破坏；（2014-2-13）全身骨显像（F，前位）示上述病变部位放射性异常浓聚，其中前胸壁病变呈“牛头”征；（2016-9-23）全身骨显像（G，前位）示右锁骨病变较前明显进展，腰椎放射性摄取较前减低

左耻骨、胸骨柄-体连接多发骨质增生、硬化及破坏；2014-2-13 全身骨显像（图 2-6-4 F）示上述病变部位骨代谢增高，其中前胸壁病变呈“牛头”征。

【病理结果】 右锁骨活检病理：骨质硬化，少许浆细胞浸润。

【临床诊断】 SAPHO 综合征。患者无特殊治疗，2016 年 9 月 23 日复查全身骨显像（图 2-6-4 G）示右锁骨病变较前明显进展，腰椎放射性摄取较前减低。

病例 3

【简要病史】 男，46 岁，手足反复脓疱、脱屑 2 月余，腰部疼痛、活动受限 20 余天。

【相关检查】 双侧胸锁关节区及胸骨角压痛；双手掌脓疱病及双胫前区多发皮疹（图 2-6-5）。WBC 10.72×10^9 g/L，ESR 54 mm/h（参考值 0～21 mm/h），CRP 18.81 mg/L（参考值 0～10 mg/L）。

【影像所见】 全身骨显像及 SPECT/CT（图 2-6-6）示胸骨柄及双侧第 1 肋，颈椎、胸骨柄-体连接及剑突，腰 5 及骶 1 椎体多发骨质增生、硬化及破坏，相应部位放射性摄取增高。

【临床诊断】 SAPHO 综合征。

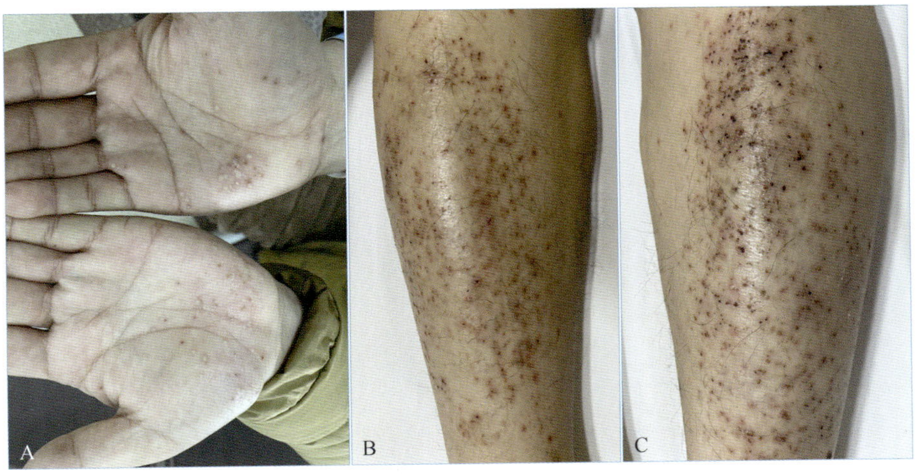

图 2-6-5 双手掌脓疱病（**A**）及双胫前区（**B**，右；**C**，左）多发皮疹

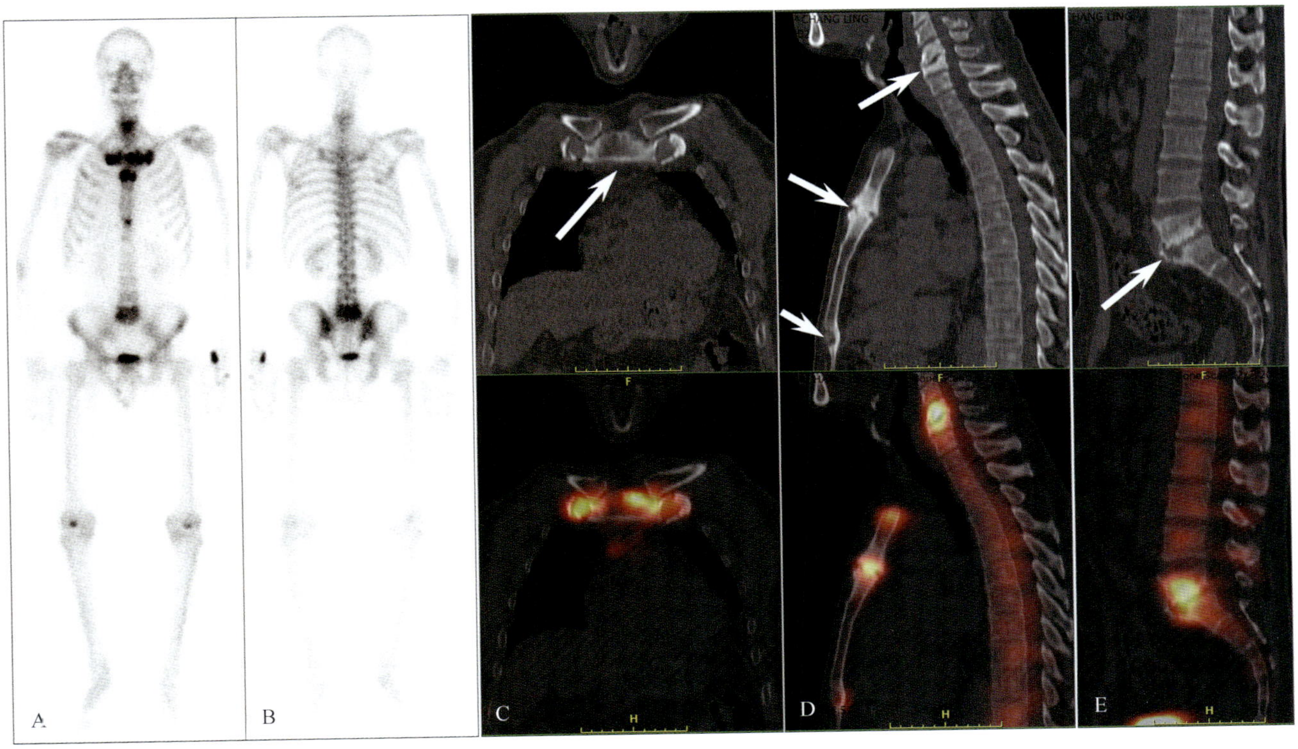

图 2-6-6 全身骨显像（**A**～**B**）示颈椎、前胸壁及腰骶椎体多发放射性浓聚；SPECT/CT 冠状断层（**C**）及矢状断层（**D**～**E**）示胸骨柄及双侧第 1 肋（**C**），颈椎、胸骨柄-体连接及剑突（**D**），腰 5 及骶 1 椎体（**E**）多发骨质增生、硬化及破坏（箭号），相应部位放射性摄取增高

病例 4

【简要病史】 男，58 岁，右大腿间断疼痛 23 年，加重 10 个月。患者于 1997 年出现右下肢痛；1999 年诊断“硬化性骨髓炎”行手术治疗，并出现“掌跖脓疱病”；2009 年再次出现右大腿疼痛，并再次手术治疗，后间断出现“掌跖脓疱病”；自发病以来患者右腿无红肿、流脓及破溃等。

【实验室检查】 血常规：WBC 9.93×10^9/L，RBC、血红蛋白（Hb）、血小板（PLT）正常；ESR 100 mm/h（参考值 0～20 mm/h），CRP 31 mg/L（参考值 0～7.44 mg/L），白介素 6（IL-6）15.45 ng/L（参考值 0～7 ng/L）；降钙素原（PCT）及肝、肾功能正常。

【影像所见】 2020-9-2 X 线片（图 2-6-7 A）示右股骨上段骨皮质增厚、髓腔狭窄；2020-9-4 MRI（图 2-6-7 B～C）示右股骨上段信号异常，伴周围软组织水肿。2020-9-7 CT（图 2-6-8 A～D）示双侧锁骨近端、双侧第 1 肋、胸骨柄、双侧第 2 肋-胸连接、胸椎椎体前缘及肋椎关节多发骨质增生、硬

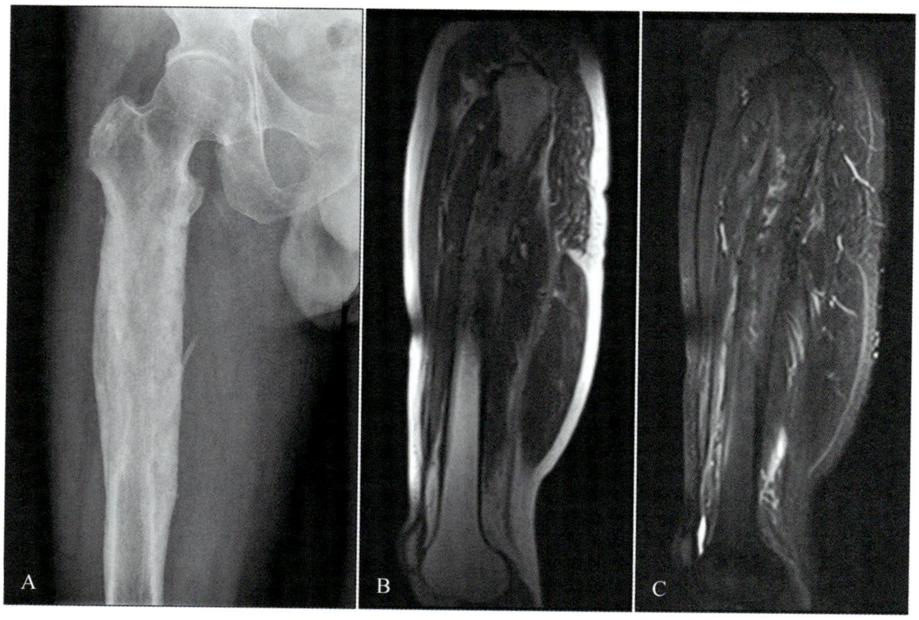

图 2-6-7 （2020-9-2）X 线片（**A**）示右股骨上段骨皮质增厚、髓腔狭窄；（2020-9-4）MRI 矢状断层（**B**，T1WI；**C**，FS T2WI）示右股骨上段病变呈不均匀 T1WI 低信号与 FS T2WI 高信号，伴周围软组织水肿

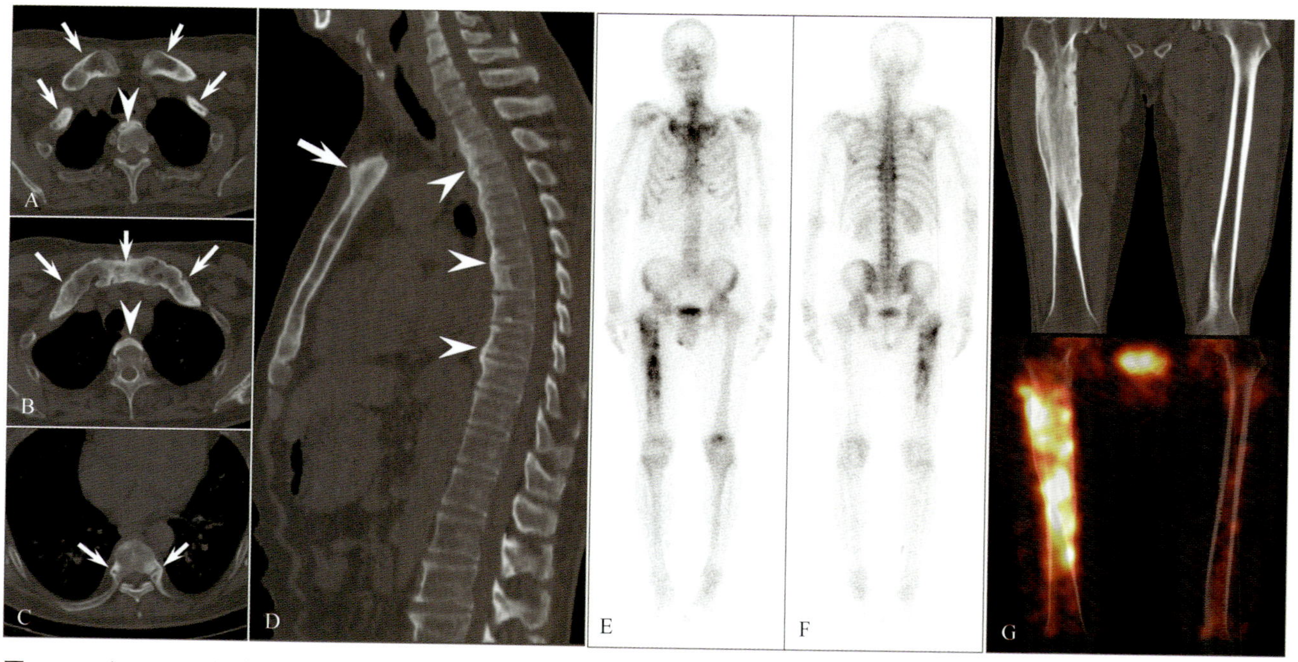

图 2-6-8 （2020-9-7）胸部 CT 横断层（**A**～**C**）及矢状断层（**D**）示双侧锁骨近端及双侧第 1 肋（**A**）、胸骨柄（**B**、**D**）、双侧第 2 肋-胸连接（**B**）、双侧肋椎关节（**C**）多发骨质增生、硬化及肥厚（箭号），胸椎椎体前缘（**A**～**B**、**D**）增生、硬化（箭头）；（2020-9-9）全身骨显像（**E**～**F**）示前胸壁、胸椎中上段两侧及右股骨上段放射性摄取增高；SPECT/CT 冠状断层（**G**）示右股骨上段骨皮质弥漫增厚、硬化，伴髓腔狭窄、闭塞，放射性摄取不均匀增高

化及肥厚；2020-9-9 全身骨显像（图 2-6-8 E～F）示前胸壁、胸椎中上段两侧及右股骨上段放射性摄取增高；SPECT/CT（图 2-6-8 G）示右股骨上段骨皮质弥漫增厚、硬化，伴髓腔狭窄、闭塞，放射性摄取不均匀增高。

【手术、病理结果及临床诊断】 2020 年 9 月 21 日行右股骨骨髓炎病灶清除负压引流术＋抗生素骨水泥填塞术。术中见股骨增粗变形，周围骨膜、肌肉等软组织无明显脓性分泌物和炎性渗出，股骨中上段前外侧见一术后骨窗，纤维肉芽组织填充，无死骨，无明显炎性分泌物。术后病理：（右股骨）纤维组织增生，伴广泛胶原变性及灶性淋巴细胞浸润；病变组织细菌培养 3 天无细菌生长。临床诊断：SAPHO 综合征。

病例 5

【简要病史】 女，40 岁，间断腹胀、腹泻 7 年余、诊断为“溃疡性结肠炎”（慢性持续型，重度，全结肠，活动期），期间曾出现双膝关节皮肤“结节性红斑”；2 年前出现左锁骨区肿胀及压痛。

【相关检查】 左锁骨中远段肿胀、压痛。ESR 74 mm/h（参考值 0～21 mm/h），CRP 22.50 mg/L（参考值 0～8 mg/L）。

【影像所见】 X 线片（图 2-6-9 A）示左锁骨中远段骨质密度增高；CT（图 2-6-9 B）示左锁骨中远段骨质硬化；MRI（图 2-6-9 C～D）示左锁骨中远段信号异常，周围软组织水肿；全身骨显像（图 2-6-9 E～F）示右下颌支及左锁骨中远段放射性摄取增高。

【临床诊断】 溃疡性结肠炎，SAPHO 综合征。

【讨 论】 SAPHO（synovitis，acne，pustulosis，hyperostosis，osteitis）综合征，即滑膜炎、痤疮、脓疱病、骨肥厚、骨炎综合征，是一组以骨、关节病变和皮肤损害为特点的疾病[1]。SAPHO 综合征的基本病变为骨炎，可以伴或不伴皮肤损害，病变骨组织细菌培养多为阴性。皮肤损害主要表现为掌跖脓疱病、严重型痤疮和银屑病；皮肤病变可早于或晚于骨、关节病变，或与骨、关节病变同时发生；皮肤病变并非诊断 SAPHO 综合征的必要条件。SAPHO 综合征的骨、关节病变主要表现为滑膜炎、骨肥厚、硬化和骨炎；成人最常累及部位为前胸壁，其次为脊柱、骶髂关节、外周长骨与扁骨。部分患者因为同时有胸骨柄体连接与双侧胸锁关节和（或）第 1 肋胸连接的受累，骨显像呈现“牛头”征（bull's head sign）：病变的双侧近端锁骨、胸锁关节和（或）第 1 肋胸连接相当于牛角，胸骨柄相当于牛颅骨的上半部。“牛头”征对 SAPHO 综合征的诊断具有较高的特异度，但灵敏度较差[2-3]。^{99m}Tc-MDP 全身骨显像可以发现 SAPHO 综合征患者的临床隐匿性病灶，评价全身骨骼受累情况，评估病变骨盐代谢活性与病情进展（图 2-6-10）。

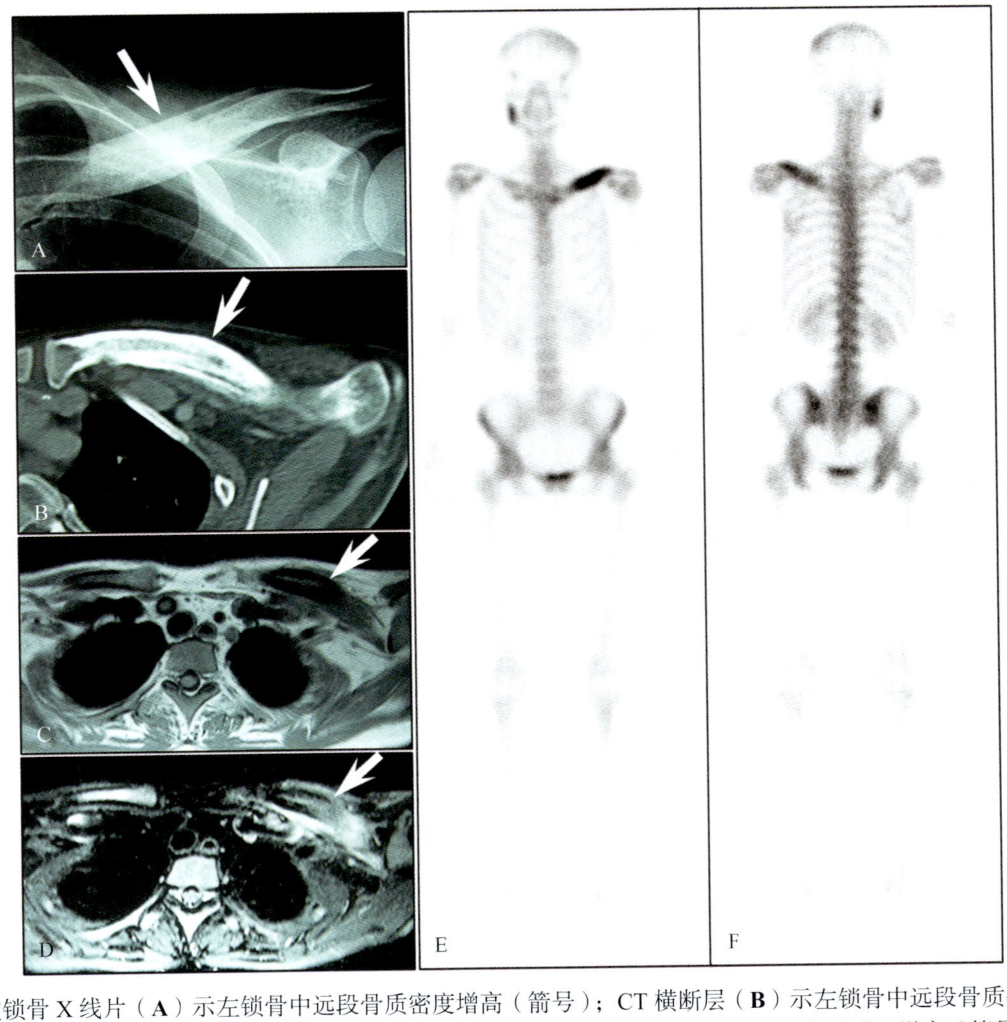

图 2-6-9 左锁骨 X 线片（**A**）示左锁骨中远段骨质密度增高（箭号）；CT 横断层（**B**）示左锁骨中远段骨质硬化（箭号）；MRI 横断层（**C**，TIWI；**D**，FS T2WI）示左锁骨中远段信号异常，周围软组织 FS T2WI 信号明显增高（箭号）；全身骨显像（**E**～**F**）示右下颌支及左锁骨中远段放射性摄取增高

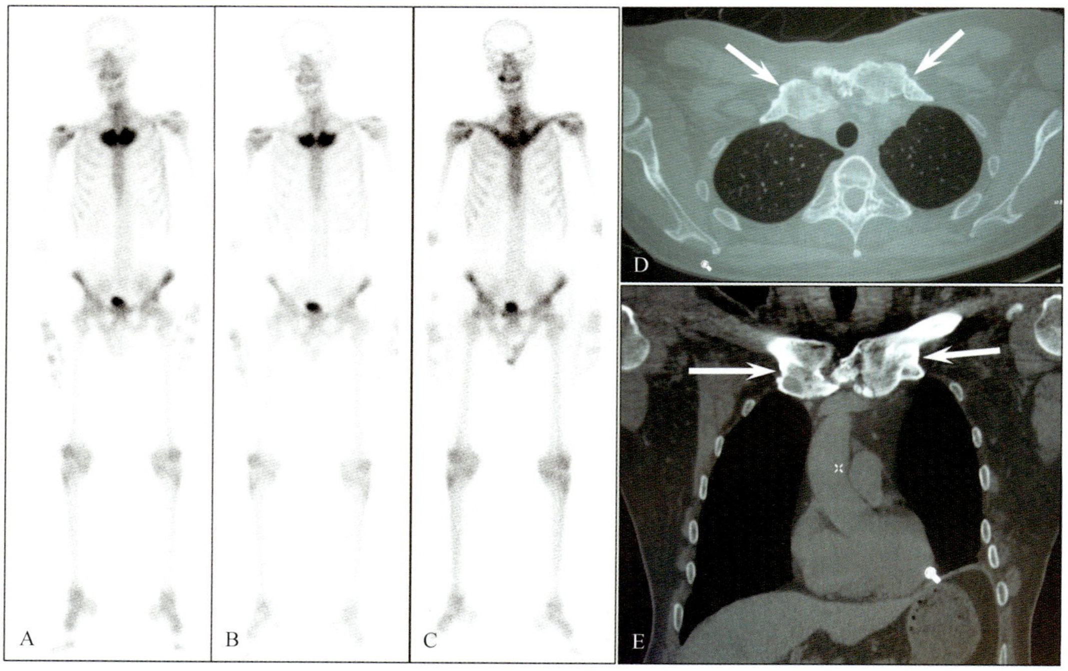

图 2-6-10 SAPHO 综合征（男，43 岁）。（前位）全身骨显像（**A**，2004-8-16；**B**，2005-8-1；**C**，2008-11-21）示前胸壁区骨病变进展情况；（2008-11-25）胸部 CT 横断层（**D**）及冠状断层（**E**）示双侧胸锁关节、胸骨及第 1 肋骨质增生、硬化（箭号）

SAPHO 综合征是一种良性疾病，病程呈复发缓解或慢性趋势，治疗的目标旨在缓解疼痛和改善临床症状，至今尚无标准治疗方案；主要的治疗药物包括非甾体抗炎药、免疫抑制剂、双膦酸盐、生物制剂和抗感染药物等。多数患者对非甾体抗炎药有效，长期预后良好；通常累及中轴骨的患者临床表现更严重，预后更差，倾向于更积极的治疗方案[1]。

（付占立　刘萌　崔永刚　陆涤宇　徐燕　代文莉　郭威　黄定德）

参考文献

[1] Przepiera-Będzak H, Brzosko M. SAPHO syndrome: pathogenesis, clinical presentation, imaging, comorbidities and treatment: a review. Postepy Dermatol Alergol, 2021, 38（6）: 937-942.

[2] 付占立，范岩，张建华，等. SAPHO 综合征 25 例 $^{99}Tc^{m}$-MDP 全身骨显像分析. 中华核医学杂志，2011，31（5）：324-327.

[3] Fu Z, Liu M, Li Z, et al. Is the bullhead sign on bone scintigraphy really common in the patient with SAPHO syndrome? A single-center study of a 16-year experience. Nucl Med Commun, 2016, 37（4）: 387-392.

第七节　髋关节一过性骨质疏松

病例 1

【简要病史】 男，49 岁，左髋疼痛 1 月余；无外伤史。

【相关检查】 ESR 正常，类风湿因子及肿瘤标志物均阴性。左髋关节 X 线片未见明显异常。

【影像所见】 2016-10-4 MRI（图 2-7-1 A～B）示左股骨头、股骨颈及大转子骨髓水肿；2016-10-26 全身骨显像（图 2-7-1 C～D）示上述部位放射性摄取增高。

【治疗经过与临床诊断】 患者经休息、制动及对症治疗，左髋疼痛逐渐缓解；2017 年 3 月 13 日复查 MRI（图 2-7-2 A～B）及 2017 年 3 月 15 日复查全身骨显像（图 2-7-2 C～D）示左髋信号基本恢复正常，局部骨盐代谢增高明显改善；临床诊断：（左）髋关节一过性骨质疏松。

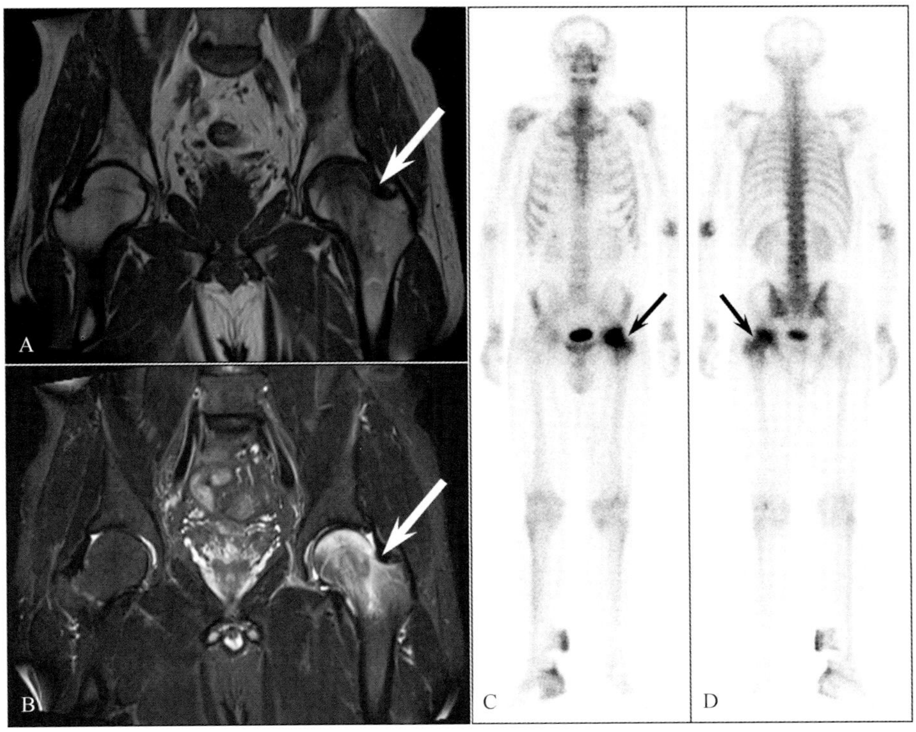

图 2-7-1 （2016-10-4）MRI 冠状断层（**A**，T1WI；**B**，FS T2WI）示左股骨头、股骨颈及大转子弥漫性不均匀 T1WI 低信号与 T2WI 高信号（箭号）；（2016-10-26）全身骨显像（**C**～**D**）示左股骨头、股骨颈及大转子放射性摄取增高（箭号）

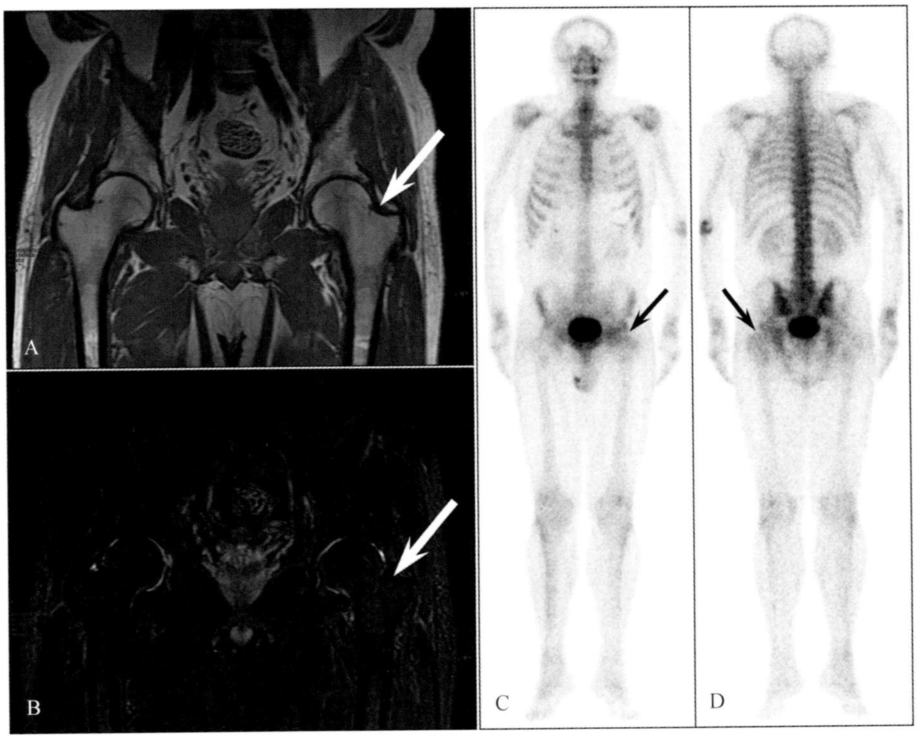

图 2-7-2 （2017-3-13）MRI 冠状断层（**A**，T1WI；**B**，FS T2WI）示左股骨头、颈及大转子信号基本恢复正常（箭号）；（2017-3-15）全身骨显像（**C**～**D**）示左股骨头、股骨颈及大转子区放射性摄取增高程度较前明显减低（箭号）

病例 2

【简要病史】 男，55 岁，右下肢疼痛 1 个月；无外伤史。既往膜增生性肾小球肾炎，肾病综合征 5 年；意义未明单克隆免疫球蛋白（IgG κ）血症 1 年。

【查体】 右下肢肌力较左侧略低，肌张力及感觉正常，右髋关节屈曲、外展等活动受限。

【影像所见】 2020-7-1 X 线片（图 2-7-3 A）示

双髋关节骨质密度未见明显异常；2020-7-3 MRI（图 2-7-3 B～C）示右股骨头、股骨颈及大转子骨髓水肿；2020-7-15 全身骨显像及 SPECT/CT（图 2-7-4 A～D）示上述部位放射性摄取增高，骨质密度未见明显异常。

【治疗经过与临床诊断】 患者经休息、制动及对症治疗，右髋疼痛逐渐缓解；2020 年 10 月 31 日复查 MRI（图 2-7-4 E～F）示右髋关节异常信号较前明显改善；临床诊断：（右）髋关节一过性骨质疏松。

【讨论】 一过性局部骨质疏松（transient regional osteoporosis，TRO），又称骨髓水肿综合征，是一种发病率很低的自限性疾病，以无外伤史的突发局部关节疼痛为其临床特征，6～12 个月内完全好转为其诊断标准[1]。TRO 病因不明，目前认为可能与神经性压迫、非外伤性交感神经营养不良、静脉回流障碍导致局部充血、局部骨组织的微损伤使局部骨转换率增高等因素有关[2]。TRO 多发生于中年男性（发病高峰年龄 40～60 岁），女性则多见

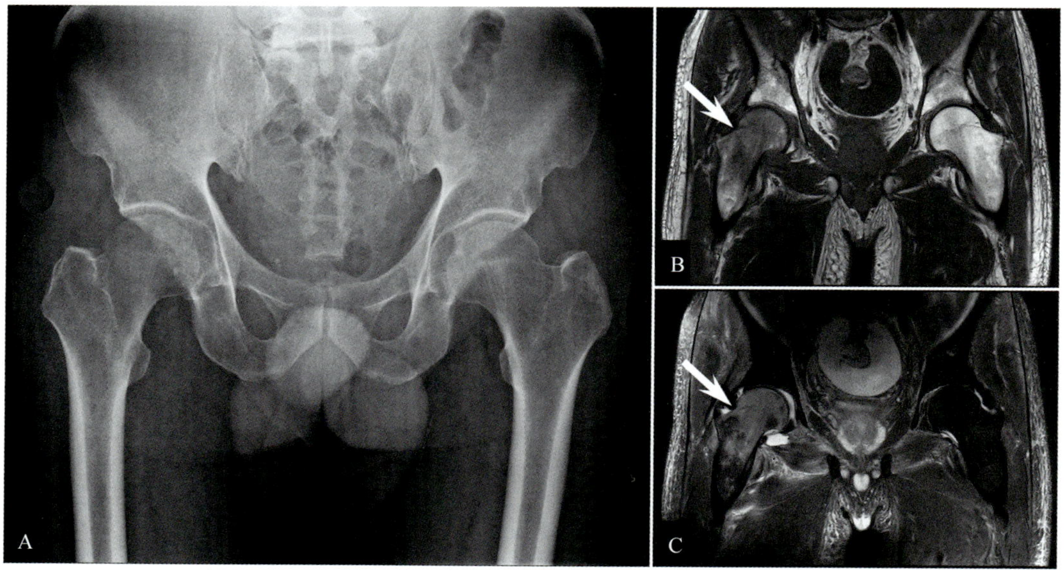

图 2-7-3 （2020-7-1）骨盆 X 线片（**A**）示双髋关节骨质密度未见明显异常；（2020-7-3）MRI 冠状断层（**B**，T1WI；**C**，FS T2WI）示右股骨头、股骨颈及大转子弥漫性不均匀 T1WI 低信号与 T2WI 高信号（箭号）

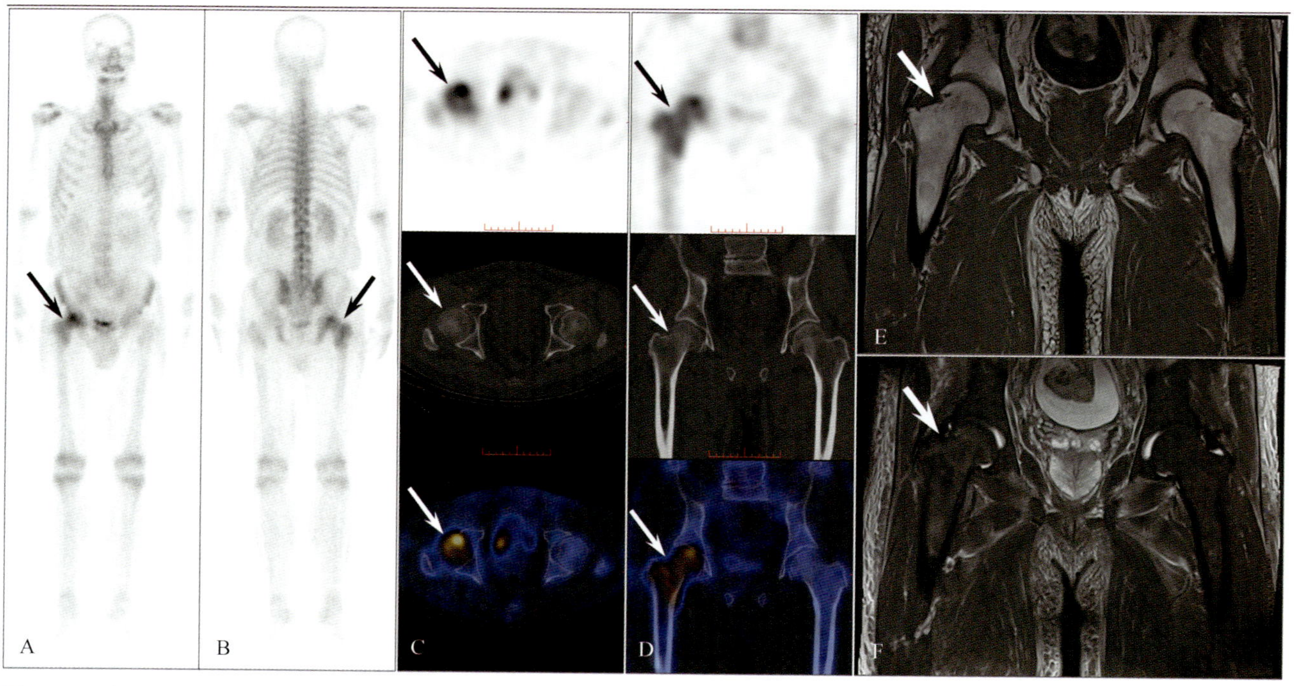

图 2-7-4 （2020-7-15）全身骨显像（**A**～**B**）示右股骨头、股骨颈及大转子放射性异常浓聚（箭号）；SPECT/CT 横断层（**C**）及冠状断层（**D**）示上述部位放射性摄取增高，骨质密度未见明显异常（箭号）；（2020-10-31）MRI 冠状断层（**E**，T1WI；**F**，FS T2WI）示右髋关节异常信号较前明显改善

于妊娠最后3个月或分娩早期的初产妇，男/女发病率约3：1，偶见于儿童。TRO主要累及承重关节，最常累及髋关节（称为髋关节一过性骨质疏松，transient osteoporosis of the hip，TOH），其次为膝关节和踝关节；通常只累及一个关节，双侧关节同时受累极少见，主要见于孕产妇。约10%～40%的患者存在同一关节或其他部位关节的复发，称为局部游走性骨质疏松（regional migratory osteoporosis，RMO）[3]，RMO的“游走性”关节受累多表现为从近端关节发展至远端关节（髋-膝-踝关节）。

影像检查中，TRO起病后4～8周，在X线上可以观察到关节周围的局部骨质疏松；MRI与骨显像则于发病后2天即表现为局部骨髓信号异常与骨盐代谢增高，典型MRI信号以弥漫骨髓水肿为特征性改变，即T1WI呈低信号、T2WI及FS T2WI呈高信号，增强扫描时可见延迟强化，常伴关节积液[4-7]。^{18}F-FDG PET/CT中相应受累关节葡萄糖代谢可增高[8-9]。随着临床症状的缓解，受累骨骼的上述异常可以逐步好转和消失。

（陈雪祺　张建华　陈钊　孙宏伟　付占立）

参考文献

[1] Cano-Marquina A，Tarín JJ，García-Pérez Má，et al. Transient regional osteoporosis. Maturitas，2014，77（4）：324-329.

[2] Asadipooya K，Graves L，Greene LW. Transient osteoporosis of the hip：review of the literature. Osteoporos Int，2017，28（6）：1805-1816.

[3] Cahir JG，Toms AP. Regional migratory osteoporosis. Eur J Radiol，2008，67（1）：2-10.

[4] Tan TX，Dardani M，Neal DJ，et al. Atypical findings of discordant bone scan and radiographs in transient osteoporosis of the hip：case report and review of the literature. Clin Nucl Med，1998，23（3）：160-162.

[5] Ribera Zabalbeascoa J，Santos Rodas A，Mella Sousa M，et al. Transient osteoporosis of the hip. Int Orthop，1999，23（4）：244-246.

[6] Moreno AJ，Ward DL. Bone scan manifestation of transient osteoporosis of the hip. Clin Nucl Med，2001，26（10）：872-873.

[7] Garcia GJR. Consecutive bone scintigraphy in bilateral hip migratory transient osteoporosis. Clin Nucl Med，2005，30（10）：677-679.

[8] Ulaner GA，Sawan P. Transient osteoporosis of the hip on FDG PET/CT. Clin Nucl Med，2017，42（5）：401-402.

[9] Fabbriciani G，Pirro M，Manfredelli MR，et al. Transient osteoporosis of the hip：successful treatment with teriparatide. Rheumatol Int，2012，32（5）：1367-1370.

第八节　骨梗死

病例1

【简要病史】 女，46岁，因“鼻衄及右眼巩膜出血3天”入院，住院期间突发腰背部及双下肢疼痛伴大汗，镇痛药（曲马朵）不能缓解。5年前确诊“原发性抗磷脂抗体综合征”，间断应用醋酸波尼松、环孢素软胶囊、华法林等治疗。

【相关检查】 贫血（Hb 65 g/L），PLT明显减低[（3～31）×10^9/L]；尿潜血（++），大便隐血弱阳性；血肌酐一过性升高；出凝血时间延长，D-二聚体升高；（多次）抗心磷脂抗体阳性；类风湿因子阳性。下肢动脉超声示右股总动脉、左足背动脉斑块形成，左股总动脉内膜、中膜增厚。

【影像表现】 全身骨显像及SPECT/CT（图2-8-1）示双侧髂骨、坐骨、耻骨对称性放射性分布缺损，骨质未见明显异常。

【病理结果及临床诊断】（左髂前上棘）骨髓穿刺涂片示骨髓坏死。临床诊断：原发性抗磷脂抗体综合征，急性骨梗死。

病例2

【简要病史】 男，40岁，因“右下肢皮疹伴右膝及右踝关节肿痛2月余”于2020年11月16日入院；2个月前出现右下肢散在分布的暗红色斑（与周围组织界限清楚，压之疼痛），伴有右膝及右踝关节肿痛，且逐渐加重，行走困难。既往酒精性肝硬化4年；2020年6月及2020年9月两次慢性胰腺炎急性发作，于2020年9月30日行胰管支架+胆管支架置入术后好转。

【相关检查】 查体：右下肢可见散在色素沉着斑（图2-8-2 A～B）；右膝及右踝关节肿胀伴压痛。实验室检查：轻度贫血（Hb 119 g/L），PLT降低

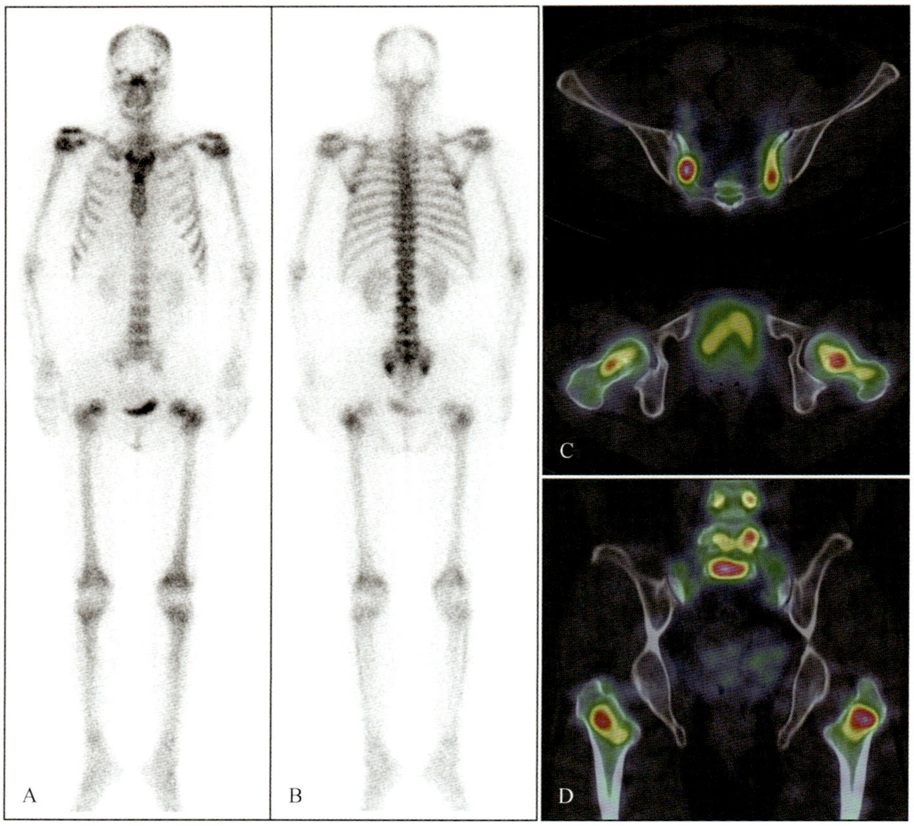

图 2-8-1 全身骨显像（**A**～**B**）及 SPECT/CT 横断层（**C**）及冠状断层（**D**）融合图像示双侧髂骨、坐骨、耻骨对称性放射性分布缺损，骨质未见明显异常

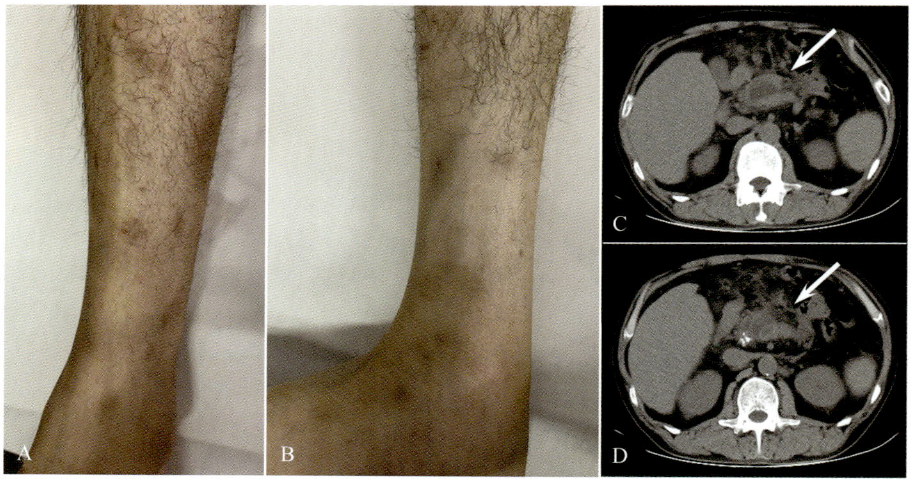

图 2-8-2 右小腿照片（**A**～**B**）示右小腿多发斑片样色素沉着；（2020-9-21）腹部 CT 平扫横断层（**C**～**D**）示胰头部假性囊肿伴钙化，周围脂肪组织内可见渗出性改变（箭号）

（92×10^9/L）；ESR 28 mm/h（参考值 0～15 mm/h），CRP 22.58 mg/L（参考值 0～10 mg/L）；IL-6 26.17 pg/ml（0～7.0 pg/ml），铁蛋白 1154.78 ng/ml（27～375 ng/ml）；血清 α- 淀粉酶、脂肪酶正常范围；血培养未见细菌生长。

【影像所见】 2020-9-21 CT 平扫（图 2-8-2 C～D）示胰头部假性囊肿伴钙化，周围脂肪组织内可见渗出性改变。2020-10-26 MRI（图 2-8-3）示右股骨下端、右胫骨上端及下端、右跗骨多发 T1WI 低信号与 FS PDWI 高信号，病灶信号混杂，边界不规则，呈“地图样”改变。2020-11-18 X 线片（图 2-8-4）示右胫骨上段骨质密度减低、骨小梁模糊，右跟骨密度不均、骨小梁模糊。2020-11-19 全身骨显像（图 2-8-5 A～B）示右股骨下段、右膝及右踝关节、右跟骨多发放射性摄取增高。

【病理结果】 2020 年 11 月 20 日行右跟骨病

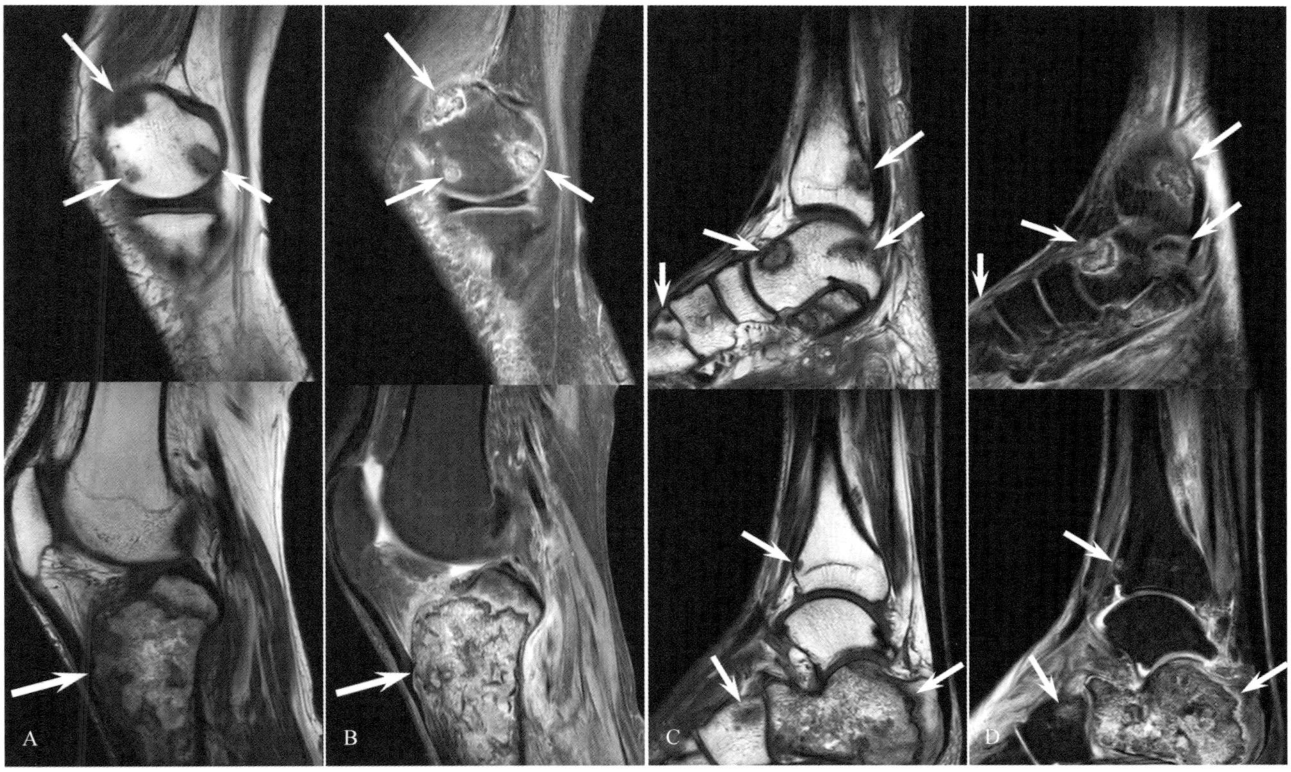

图 2-8-3 （2020-10-26）右膝（**A**，T1WI；**B**，FS PDWI）及右踝（**C**，T1WI；**D**，FS PDWI）关节 MRI 矢状断层示右股骨下端、右胫骨上端及下端、右跗骨多发 T1WI 低信号与 FS PDWI 高信号（箭号），病灶呈混杂信号，边界不规则，呈“地图样”双边或三边征

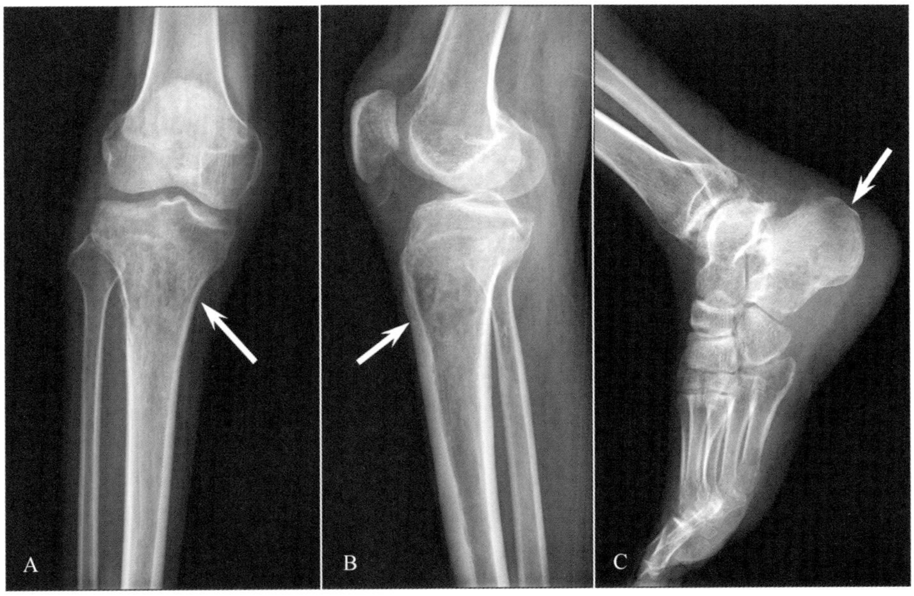

图 2-8-4 （2020-11-18）右膝（**A**，正位；**B**，侧位）及右踝（**C**，侧位）关节 X 线片示右胫骨上段骨质密度减低、骨小梁模糊（**A**～**B**，箭号），右跟骨密度不均、骨小梁模糊（**C**，箭号）

变骨活检，术中流出暗黑色液化坏死脂肪组织；病理:（右跟骨脂肪组织及骨组织）脂肪坏死伴液化及皂化（图 2-8-5 C～D）。临床诊断：胰腺炎、脂膜炎与多关节炎综合征。

【讨论】 抗磷脂抗体综合征（antiphospholipid antibody syndrome，APS）是一种以反复动静脉血栓形成、病态妊娠（妊娠早期流产和中晚期死胎）和 PLT 减少为主要特征的系统性非炎症性自身免疫性疾病[1-2]。患者血中出现中高滴度的抗磷脂抗体，包括抗心磷脂抗体、狼疮抗凝物、抗 β_2 糖蛋

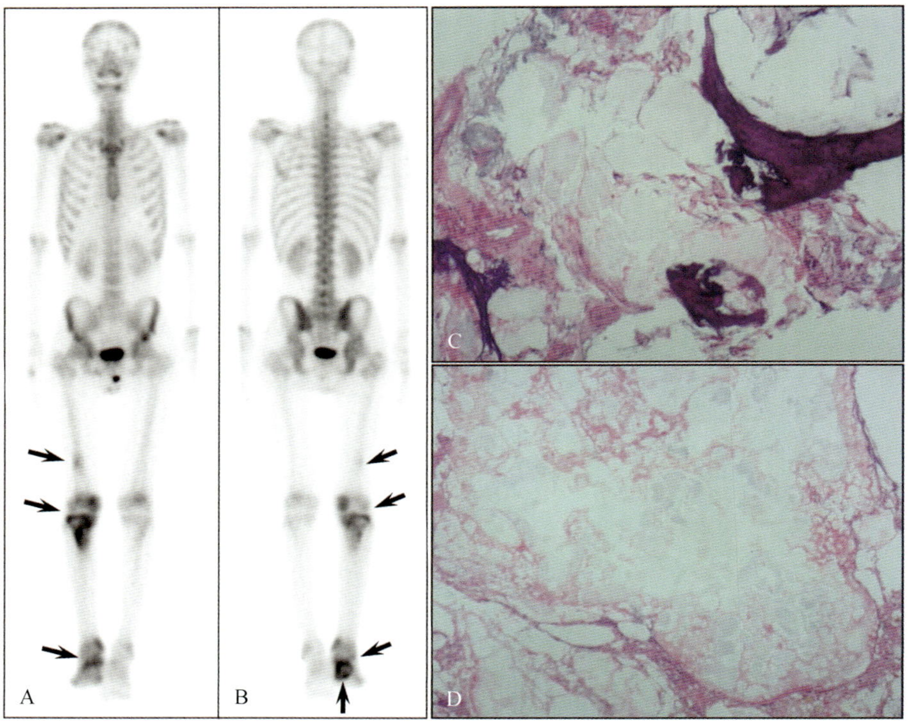

图 2-8-5 （2020-11-19）全身骨显像（**A**～**B**）示右股骨下段、右膝及右踝关节、右跟骨多发放射性摄取增高（箭号）；（2020-11-20）右跟骨病变活检病理（**C**～**D**，HE 染色）示骨髓脂肪坏死

白 1 抗体；临床表现主要有反复动静脉血栓形成与习惯性流产，部分患者可发生 PLT 减少、网状青斑、溶血性贫血、心瓣膜赘生物和舞蹈病等[2]。APS 分为原发性和继发性，后者常继发于系统性红斑狼疮（SLE）等自身免疫性疾病（图 2-8-6）。此外，还有一种少见的灾难性 APS（catastrophic APS，CAPS），又称恶性 APS 或 Asherson 综合征，表现为短期内进行性广泛血栓形成，造成多器官功

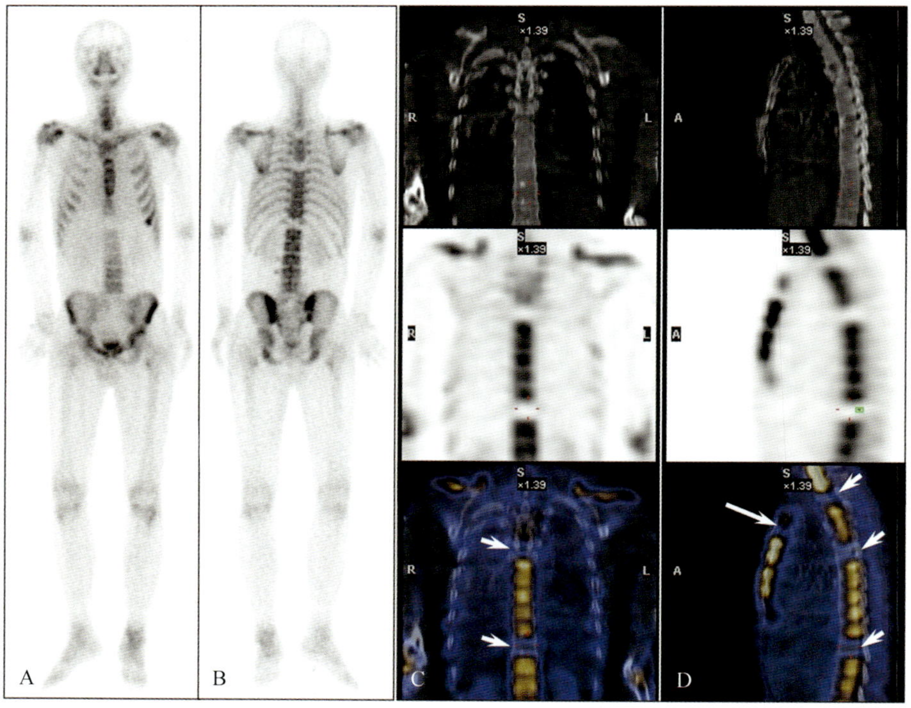

图 2-8-6 SLE 继发 APS 所致急性多发骨梗死（男，39 岁）。全身骨显像（**A**～**B**）示双侧第 1、2 前肋，胸骨柄，第 2、5、12 胸椎，骶骨可见放射性分布减低、缺损区；SPECT/CT 冠状断层（**C**）及矢状断层（**D**）示胸骨柄，第 2、6、12 胸椎可见放射性分布减低、缺损区（箭号），骨质未见明显异常

能衰竭甚至死亡[1]。原发性 APS 的病因目前尚不明确，可能与遗传、感染等因素有关；多见于年轻人，男 / 女发病比率为 1∶9，女性中位发病年龄 30 岁[1]。APS 所致骨梗死多见于 CAPS，可能是由于抗磷脂抗体损伤了血管内皮细胞导致微血栓形成，引发骨髓微循环障碍所致[3-4]。

胰腺炎、脂膜炎与多关节炎综合征（pancreatitis, panniculitis and polyarthritis syndrome），又称 PPP 综合征，为受损的胰腺释放胰酶（如磷脂酶 A、脂肪酶、淀粉酶和蛋白酶）到血液循环中，导致皮下脂肪组织、骨和关节的脂肪坏死[5]。PPP 综合征多以皮肤或骨关节病变为首诊症状，早期腹部体征多不明显，导致胰腺病变易被忽视。胰腺病变包括急性或慢性胰腺炎、胰腺肿瘤（胰腺腺泡细胞癌）、胰腺外伤等。皮肤损害（即胰源性脂膜炎）表现为皮肤红肿、红斑性结节或溃疡，最常累及下肢，其次是躯干和上肢。骨关节受累多表现为不对称性多关节炎，常累及踝关节与膝关节，其次为腕关节、指间关节等；可能与骨髓内脂肪坏死、水肿及炎症引起髓内压力增加，压迫小动脉和静脉，或血清脂肪酶和其他胰酶直接作用于小动脉内皮细胞引起血栓形成，从而导致骨缺血梗死有关[6]。

骨梗死（bone infarction）是由于缺血引起的骨组织坏死，又称骨髓梗死、骨脂肪梗死，常见的病因有糖皮质激素治疗、过量饮酒、血脂异常和潜水病；骨梗死通常影响多个部位，特别是长骨的干骺端和骨干，并且通常无症状，而在其他疾病的影像学检查中偶然发现[7-8]。骨梗死病理改变可分为两个阶段：①以细胞坏死为特征的骨死亡阶段；②以血管再生、骨化再生和死亡骨小梁吸收为特征的修复阶段。骨梗死在骨死亡阶段骨显像表现为受累骨骼的血流及骨盐代谢减低；在修复阶段则表现为坏死骨周围的血流及骨盐代谢增高[9]（图 2-8-7）。全身骨显像可以早期明确骨梗死诊断及病变的分布与范围，并可指示骨髓穿刺或骨活检的部位。骨梗死在 ^{18}F-FDG PET/CT 上也可表现为葡萄糖代谢增高[10]（图 2-8-8）。

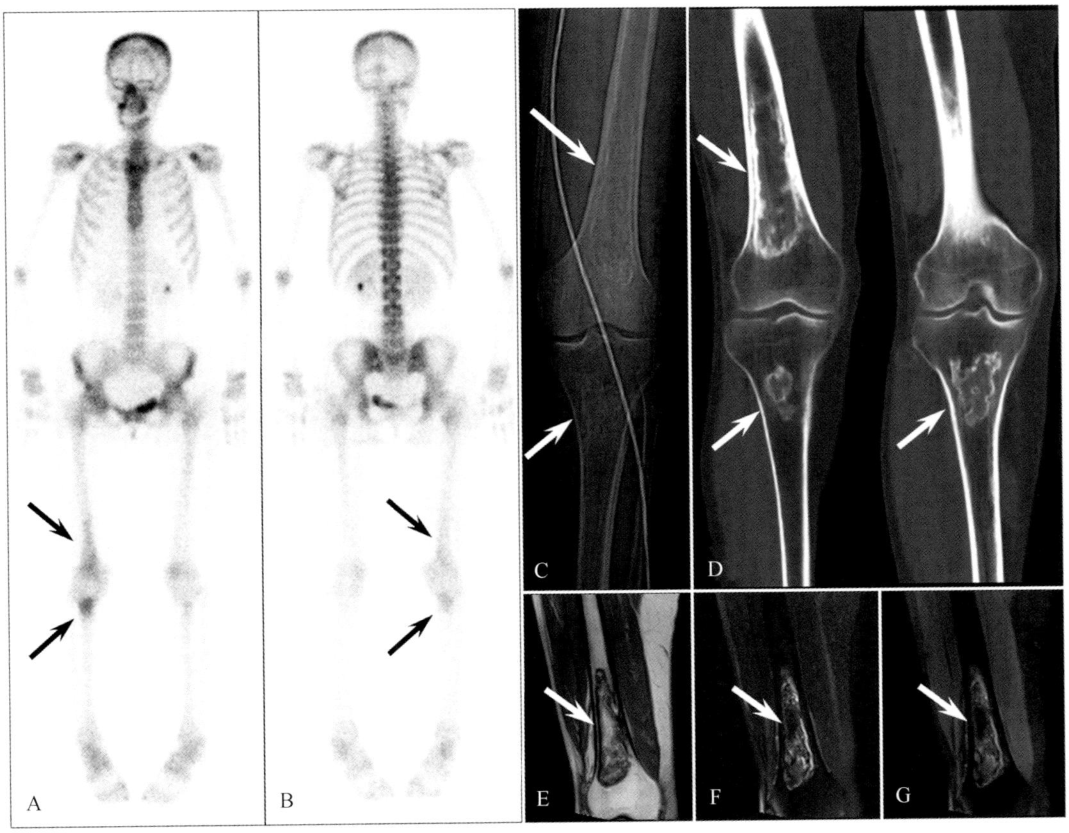

图 2-8-7 骨梗死（女，51 岁）。全身骨显像（**A**～**B**）示右股骨下段及右胫骨上段放射性摄取增高（箭号）；右膝关节 X 线片（**C**）及 CT 冠状断层（**D**）示右股骨下段及右胫骨上段髓腔内混杂密度灶（箭号），病变周围可见不规则的“地图样”硬化边；MRI 冠状断层（**E**，T1WI；**F**，FS T2WI；**G**，增强）示右股骨下段病灶呈不均匀 T1WI 低信号与 FS T2WI 高信号，增强扫描可见强化（箭号）

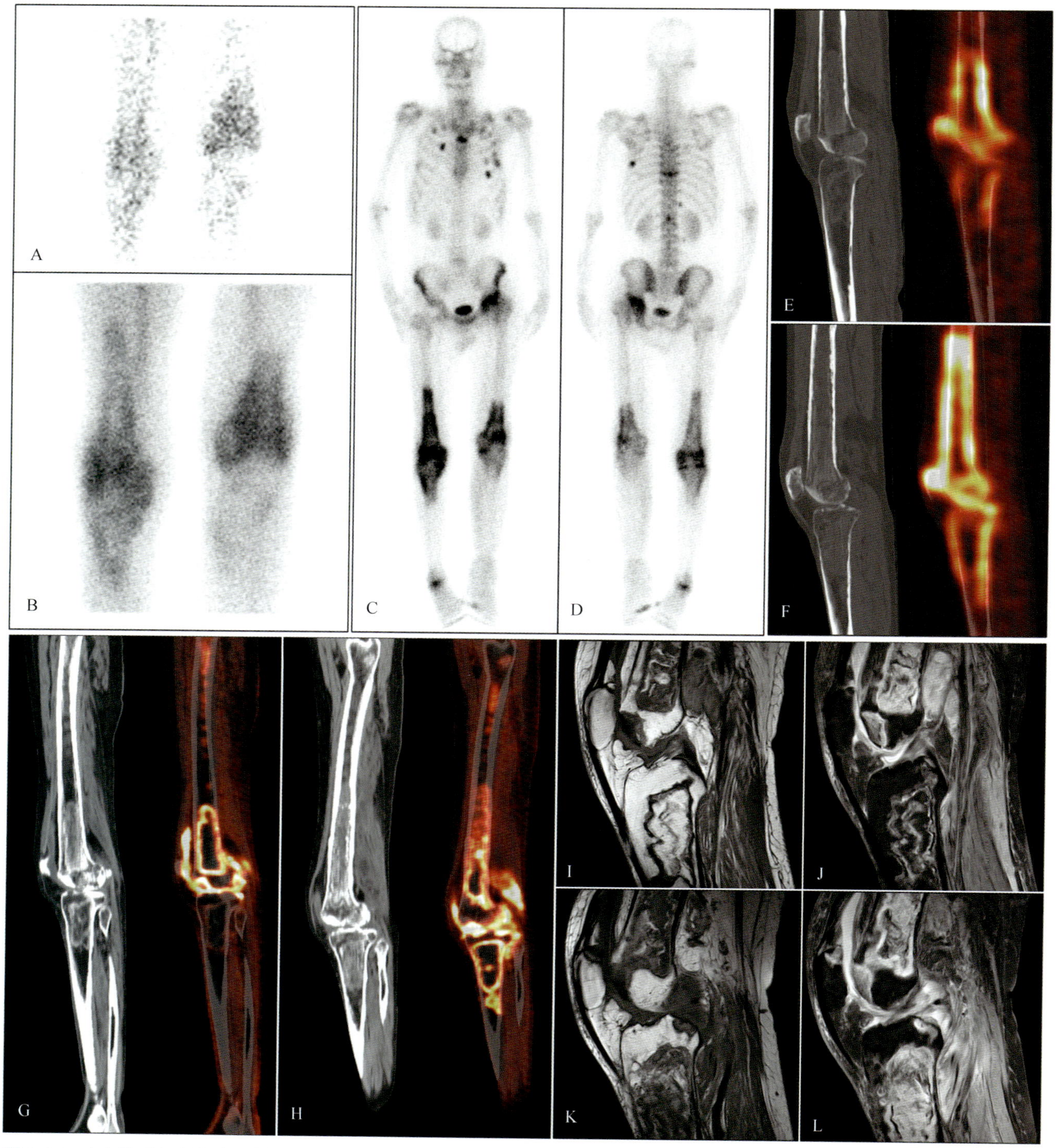

图 2-8-8 （皮肌炎）长期应用糖皮质激素所致骨梗死（男，44 岁）。血流相（**A**）、血池相（**B**）及全身骨显像（**C～D**）示双膝关节周围放射性摄取增高；SPECT/CT 矢状断层（**E**，左膝；**F**，右膝）示双侧股骨远端、胫骨近端髓腔内斑片状磨玻璃样密度增高影伴放射性摄取增高；^{18}F-FDG PET/CT 矢状断层（**G**，左膝；**H**，右膝）示双侧股骨远端、胫骨近端髓腔内斑片状磨玻璃样密度增高影伴葡萄糖代谢增高，双膝关节滑膜可见葡萄糖代谢增高（反应性滑膜炎）；左（**I**，T1WI；**J**，T2WI）及右（**K**，T1WI；**L**，T2WI）膝关节 MRI 矢状断层示双侧股骨远端和胫骨近端髓腔内病变，边界不规则曲折，呈“地图样”信号异常（提示骨梗死）

（付占立　吴培琳　周通　李红梅　张金赫　宋乐　石俊岭）

参考文献

[1] 中华医学会风湿病学分会．抗磷脂综合征诊断和治疗指南．中华风湿病学杂志，2011，15（6）：407-410.

[2] 卢莎，张文．抗磷脂综合征的临床分型与治疗进展．中华内科杂志，2014，53（3）：234-236.

[3] Khalil YK，Pistoria MJ，Wright RE. Catastrophic antiphospholipid antibody syndrome with bone marrow necrosis：a rare

complication. J Rheumatol, 2011, 38 (10): 2279-2281.
[4] 高丽霞，孙熠锋，张保连，等.抗磷脂综合征并发骨髓坏死一例.中华风湿病学杂志，2013，17（11）：789-790.
[5] Loverdos I, Swan MC, Shekherdimian S, et al. A case of pancreatitis, panniculitis and polyarthritis syndrome: Elucidating the pathophysiologic mechanisms of a rare condition. J Pediatr Surg Case Rep, 2015, 3 (5): 223-226.
[6] Norimura D, Mizuta Y, Ohba K, et al. Intraosseous fat necrosis associated with alcoholic pancreatitis. Clin J Gastroenterol, 2009, 2 (6): 425-430.
[7] Ning D, Xu F, Zhang Z, et al. Early bone infarction with soft-tissue abscess. J Am Acad Orthop Surg Glob Res Rev, 2022, 6 (7): e21.00235.
[8] Lafforgue P, Trijau S. Bone infarcts: unsuspected gray areas? Joint Bone Spine, 2016, 83 (5): 495-499.
[9] Greyson ND, Kassel EE. Serial bone-scan changes in recurrent bone infarction. J Nucl Med, 1976, 17 (3): 184-186.
[10] Chen X, Li Q, Fu Z. ^{18}F-FDG PET/CT Revealed bone infarction as the cause of unexplained fever. Clin Nucl Med, 2024 Dec 23. Epub ahead of print.

第九节 复杂性区域疼痛综合征

【简要病史】 男，63岁，右上肢多关节肿痛3个月；患者3个月前无明显诱因出现右肘关节疼痛，随后出现右肩关节、右手掌指关节与指间关节、右腕关节肿痛，伴晨僵（持续时间大于1 h）。

【相关检查】 查体：右手（图2-9-1 A～B）及右上肢肿胀、压痛、活动受限；右手皮肤多汗；右手轻度杵状指（图2-9-1 A）。WBC 7.9×10^9/L，中性粒细胞76%，RBC 3.9×10^{12}/L，Hb 98 g/L，PLT 197×10^9/L。ESR 48 mm/h（参考值0～20 mm/h），超敏C反应蛋白（hs-CRP）6.5 mg/L（参考值0～6 mg/L）。血清总蛋白68 g/L（参考值65～85 g/L），白蛋白39 g/L（参考值40～55 g/L），ALP 181 U/L（参考值45～125 U/L），γ-谷氨酰转肽酶（γ-GT）83 U/L（参考值10～60 U/L）。谷丙转氨酶（ALT）、谷草转氨酶（AST）、LDH、肌酸激酶（CK）、胆红素、肌酐、尿素及电解质（钾、钠、氯、钙、磷）正常。甲状腺相关激素正常，类风湿因子及抗环瓜氨酸肽（CCP）抗体（－）。

【影像所见】 双手X线片（图2-9-1 C）示右手软组织肿胀，右手诸骨骨质普遍疏松，尤以指间关节、掌指关节及腕关节周围为著；右肩X线片（图2-9-1 D）示右肩关节周围诸骨骨质普遍疏松；右肘关节X线片（图2-9-1 E～F）示右肱骨远段及尺桡骨近段骨质普遍疏松，尤以右肘关节周围为著，右桡骨可见囊状透亮区；全身骨显像（图2-9-1 G～H）示右肩胛骨及右上肢诸骨普遍放射性浓聚，尤以关节周围为著。

【临床诊断】 复杂性区域疼痛综合征Ⅰ型。

【讨论】 复杂性区域疼痛综合征（complex regional pain syndrome，CRPS）是一种以顽固多变性疼痛、营养不良和功能障碍为特征的临床综合征；发病率约为（5～26）/100 000，男/女发病比例1：2～1：4，高峰发病年龄61～70岁[1]。CRPS好发于四肢（上肢多见），常继发于意外损伤、医源性损伤以及心/脑血管事件等激发事件后，多于激发事件后4～6周出现症状，约10%的患者无明显诱因[2]。疼痛是CRPS最突出的临床表现，其范围常超出单一的神经支配区域，且疼痛程度与已知创伤或病变炎症程度不相符。CRPS常伴随自主神经症状，如患肢皮肤颜色改变和水肿，大多数患者表现为“温”型（皮温升高、肢体红肿），少部分患者表现为“冷”型（皮温下降、皮肤青紫）；部分“温”型CRPS患者可转变为“冷”型，因此过去曾认为“温”型与“冷”型为CRPS病程的不同阶段，但目前更倾向于二者为CRPS的不同发病类型，而无先后关系[3]。CRPS主要依靠患者症状及体征进行临床诊断，具体CRPS的布达佩斯共识标准详见表2-9-1[4]。

CRPS包含两种亚型，Ⅰ型又称反射性交感神经营养不良（reflex sympathetic dystrophy，RSD），约占临床病例的90%；Ⅱ型又称灼性神经痛（causalgia）；Ⅰ型与Ⅱ型CRPS的临床表现相似，但Ⅱ型存在明确的周围神经损伤病史。CRPS的发病机制不详，可能与中枢及外周神经系统功能障碍、自身免疫异常、遗传及心理因素等有关[2]。CRPS临床病程一般分为3个阶段：急性期、营养不良期和萎缩期。急性期表现为剧烈疼痛，可伴随血管舒缩异常和皮肤温度改变，持续时间约20周；营养不良期表

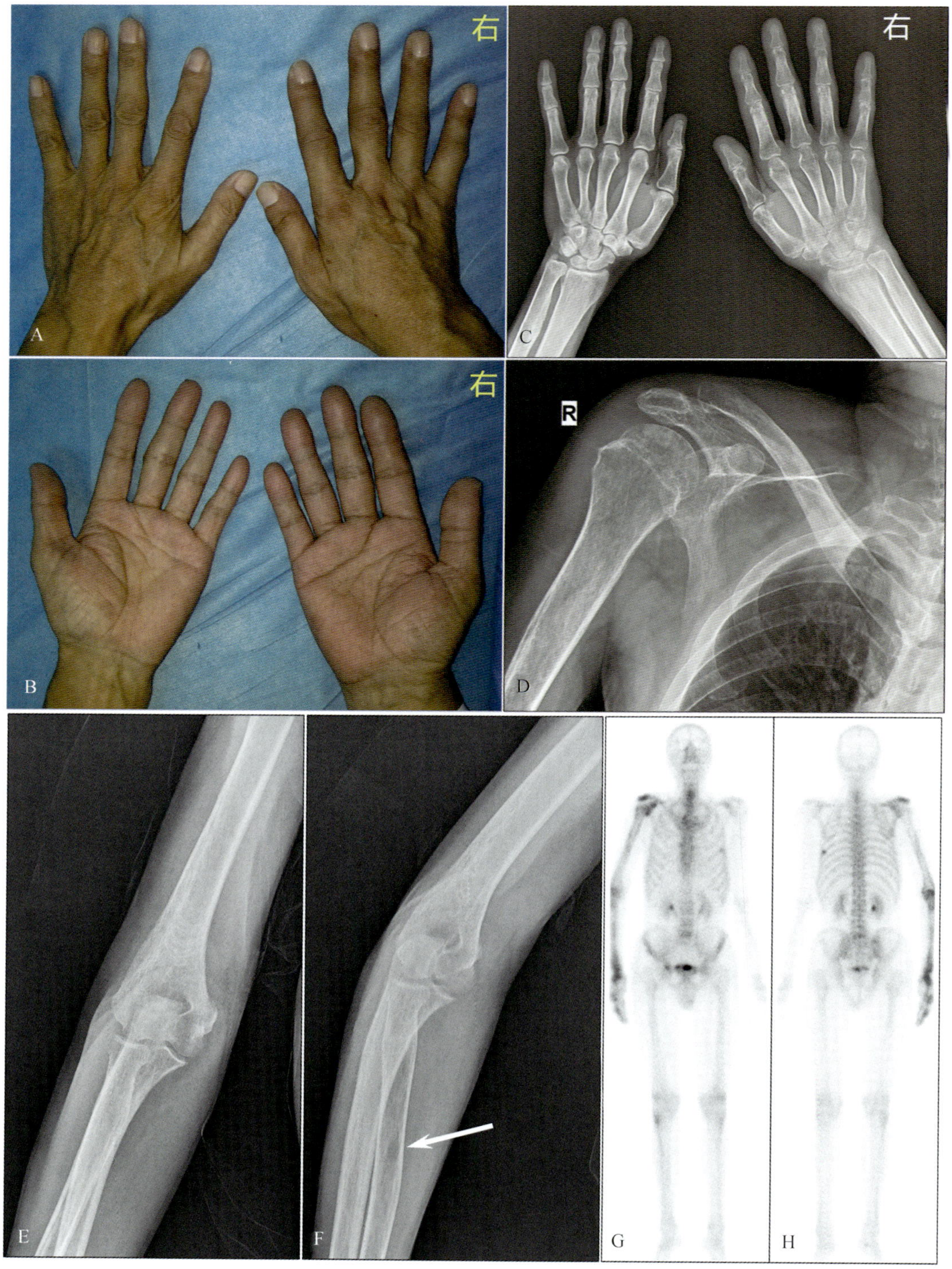

图 2-9-1 双手照片（**A**，手背；**B**，手掌）示右手红肿（**A**～**B**），右手轻度杵状指（**A**）；双手 X 线片（**C**）示右手软组织肿胀，右手诸骨骨质普遍疏松，尤以指间关节、掌指关节及腕关节周围为著；右肩 X 线片（**D**）示右肩关节周围诸骨（肱骨头、肱骨近段、肩胛盂及锁骨远端）骨质普遍疏松；右肘关节正位（**E**）及侧位（**F**）X 线片示右肱骨远段及尺桡骨近段骨质普遍疏松，尤以右肘关节周围为著，右桡骨可见囊状透亮区（**F**，箭号）；全身骨显像（**G**～**H**）示右肩胛骨及右上肢诸骨普遍放射性浓聚，尤以关节周围为著

现为触觉过敏及皮肤、毛发及指 / 趾甲的营养不良改变，持续时间约 40 周；萎缩期可出现患肢明显肌肉萎缩和运动受限[5]。由于 CRPS 临床病程的 3 个阶段高度重合，且缺乏独立的分期证据，在近年来的临床研究与实践中已较少应用。

在病史和体格检查的基础上，一些辅助检查可支持 CRPS 诊断。CRPS 典型 X 线片表现为患肢斑片状骨质疏松（以关节周围为著），但敏感度较低（＜30%），对比双手或双足 X 线片有助于患侧 CRPS 的诊断[4]；CT 可更好显示骨结构及关节病

表 2-9-1　CRPS 临床诊断布达佩斯共识标准

布达佩斯共识标准	具体描述
持续疼痛，且与已知创伤或病变严重程度不相符	
出现以下 4 类症状中至少 3 类	（1）感觉异常：有感觉过敏和（或）触痛 （2）血管舒缩异常：有皮温不对称和（或）皮肤颜色改变和（或）皮肤颜色不对称 （3）汗液分泌异常 / 水肿：有水肿和（或）汗液分泌改变和（或）汗液分泌不对称 （4）运动异常 / 营养改变：有活动度减低和（或）运动功能障碍（无力、震颤或肌张力障碍）和（或）营养改变（毛发、指 / 趾甲或皮肤）
出现以下 4 类体征中至少 2 类	（1）感觉异常：感觉过敏（针刺试验）和（或）触痛（轻触、温度改变、深部躯体压力改变或关节运动） （2）血管舒缩异常：皮温不对称（＞1℃）和（或）皮肤颜色改变和（或）皮肤颜色不对称 （3）汗液分泌异常 / 水肿：有水肿和（或）汗液分泌改变和（或）汗液分泌不对称 （4）运动异常 / 营养改变：显示活动度减低和（或）运动功能障碍（无力、震颤或肌张力障碍）和（或）营养改变（毛发、指 / 趾甲或皮肤）
无其他能更好地解释这些症状和体征的诊断	

变。MRI 可表现为骨髓及软组织水肿[6]。骨三时相显像在急性期表现为受累肢体的血流相、血池相与延迟相放射性摄取正常或增高；在营养不良期，血流相、血池相与延迟相放射性摄取均增高，以关节周围为著；在萎缩期，患肢的血流相与血池相放射性分布减低，而延迟相可表现为增高、正常或减低[7-8]。随着对 CRPS 认识的不断深入，近年对 CPRS 的骨三时相显像表现提出了不基于临床分期的新观点：血流相及血池相摄取变化个体差异较大，但以增高多见；延迟相典型表现为摄取增高（图 2-9-2），亦可有延迟相摄取减低的不典型表现，多见于儿童[9-10]。

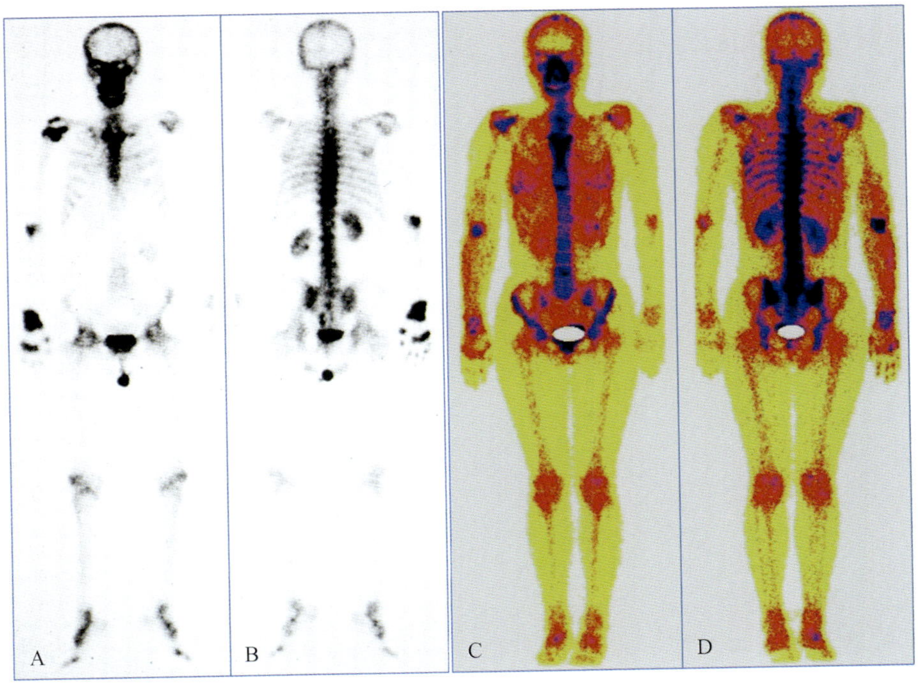

图 2-9-2　CRPS Ⅰ型患者全身骨显像。病例 1（**A～B**；女，42 岁，右上肢疼痛 1 年）与病例 2（**C～D**；女，32 岁，反复右前臂肿胀、疼痛 1 年，加重 1 个月）示右上肢诸骨普遍性放射性浓聚，尤以右肩、右肘、右腕关节及右手诸小关节周围为著；病例 2（**C～D**）同时伴有右上臂中远段、右前臂及右手软组织放射性异常浓聚

CRPS 治疗的主要目标是恢复患肢功能、减少疼痛与失能以及提高生活质量，同时尽量减少毒副作用较大药物的使用。理疗和技能训练是 CRPS 的基础疗法和一线疗法，此外还包括药物治疗（镇痛药、治疗神经病理性疼痛的辅助药物、双膦酸盐等）、心理社会治疗和行为治疗以及难治性疼痛的干预（触发点 / 压痛点药物注射、区域交感神经阻滞、脊髓电刺激等）。CRPS 的预后尚不明确，研究显示 74% 的患者症状可缓解，但也有一部分患者会有一定程度的长期失能[11]。

（邱永康　张仲慧　康磊　付占立）

参考文献

[1] Chang C, McDonnell P, Gershwin ME. Complex regional pain syndrome-False hopes and miscommunications. Autoimmun Rev, 2019, 18 (3): 270-278.

[2] Ott S, Maihöfner C. Signs and symptoms in 1043 patients with complex regional pain syndrome. J Pain, 2018, 19 (6): 599-611.

[3] Bruehl S. Complex regional pain syndrome. BMJ, 2015, 351: h2730.

[4] Birklein F, O'Neill D, Schlereth T. Complex regional pain syndrome: an optimistic perspective. Neurology, 2015, 84 (1): 89-96.

[5] Turner-Stokes L. Reflex sympathetic dystrophy—a complex regional pain syndrome. Disabil Rehabil, 2002, 24 (18): 939-947.

[6] Cappello ZJ, Kasdan ML, Louis DS. Meta-analysis of imaging techniques for the diagnosis of complex regional pain syndrome type I. J Hand Surg Am, 2012, 37 (2): 288-296.

[7] Intenzo CM, Kim SM, Capuzzi DM. The role of nuclear medicine in the evaluation of complex regional pain syndrome type I. Clin Nucl Med, 2005, 30 (6): 400-407.

[8] Park S A, Yang C Y, Kim C G, et al. Patterns of three-phase bone scintigraphy according to the time course of complex regional pain syndrome type I after a stroke or traumatic brain injury. Clin Nucl Med, 2009, 34 (11): 773-776.

[9] Howard BA, Roy L, Kaye AD, et al. Utility of radionuclide bone scintigraphy in complex regional pain syndrome. Curr Pain Headache Rep, 2018, 22 (1): 7.

[10] Cheon M, Kang HJ, Do H, et al. Diagnostic performance of three-phase bone scintigraphy and digital infrared thermography imaging for chronic post-traumatic complex regional pain syndrome. Diagnostics (Basel), 2021, 11 (8): 1459.

[11] Sandroni P, Benrud-Larson LM, McClelland RL, et al. Complex regional pain syndrome type I: incidence and prevalence in Olmsted county, a population-based study. Pain, 2003, 103 (1-2): 199-207.

第三章　代谢、遗传、增生、肥厚、硬化及发育不良性骨关节疾病

第一节　甲状旁腺功能亢进症相关骨病

【简要病史】 女，65岁，左乳癌术后12年，右乳癌术后7个月，右季肋部疼痛1周。

【影像所见】 2004-4-17全身骨显像（图3-1-1 A～B）示右第6、10后肋放射性异常浓聚；2007-7-23全身骨显像（图3-1-1 C～D）示右后肋病灶增多；2007-11-2全身骨显像（图3-1-1 E～F）示颅骨、肋骨、双侧骶髂关节放射性摄取普遍增高，右侧肋骨病变增多；2008-2-26全身骨显像（图3-1-1 G～H）示上述病变进展。

【临床诊疗经过及病理结果】 血生化示高钙、低磷，ALP、PTH升高。2008-3-4 ^{99m}Tc-MIBI甲状旁腺显像（图3-1-1 I～J）示甲状腺左叶下极甲状旁腺瘤；2008-3-20术后病理示“具有恶性潜能的甲状旁腺肿瘤”。术后患者骨痛逐渐好转、消失；2010-12-2复查全身骨显像（图3-1-1 K～L）示原骨病变明显改善。

【讨论】 甲状旁腺功能亢进症（简称“甲旁亢”）所导致的代谢性骨病属于高转换型骨病，骨

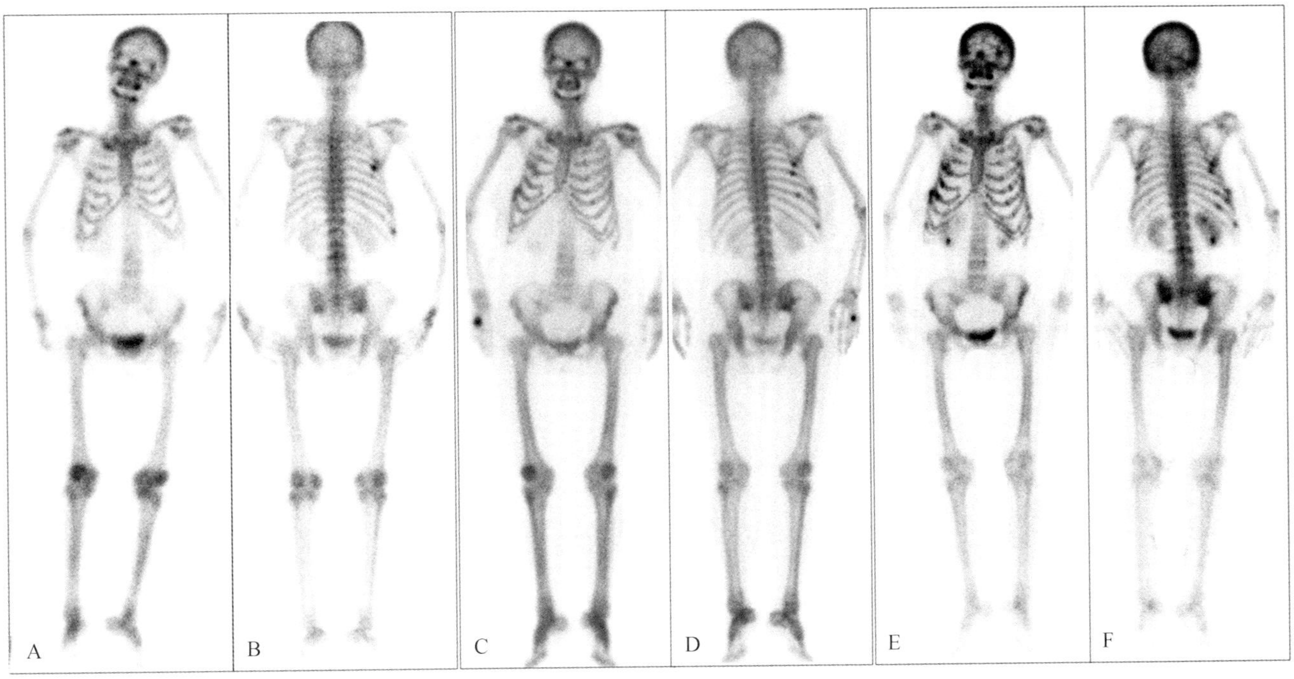

图3-1-1 （2004-4-17）全身骨显像（**A**～**B**）示右第6、10后肋放射性异常浓聚；（2007-7-23）全身骨显像（**C**～**D**）示右后肋病灶增多；（2007-11-2）全身骨显像（**E**～**F**）示颅骨、肋骨、双侧骶髂关节放射性摄取普遍增高，右侧肋骨病变增多；（2008-2-26）全身骨显像（**G**～**H**）示上述病变进展。（2008-3-4）^{99m}Tc-MIBI甲状旁腺显像（**I**，早期；**J**，延迟）示甲状腺左叶下极甲状旁腺瘤（箭号）；（2010-12-2）术后复查全身骨显像（**K**～**L**）示原骨病变明显改善

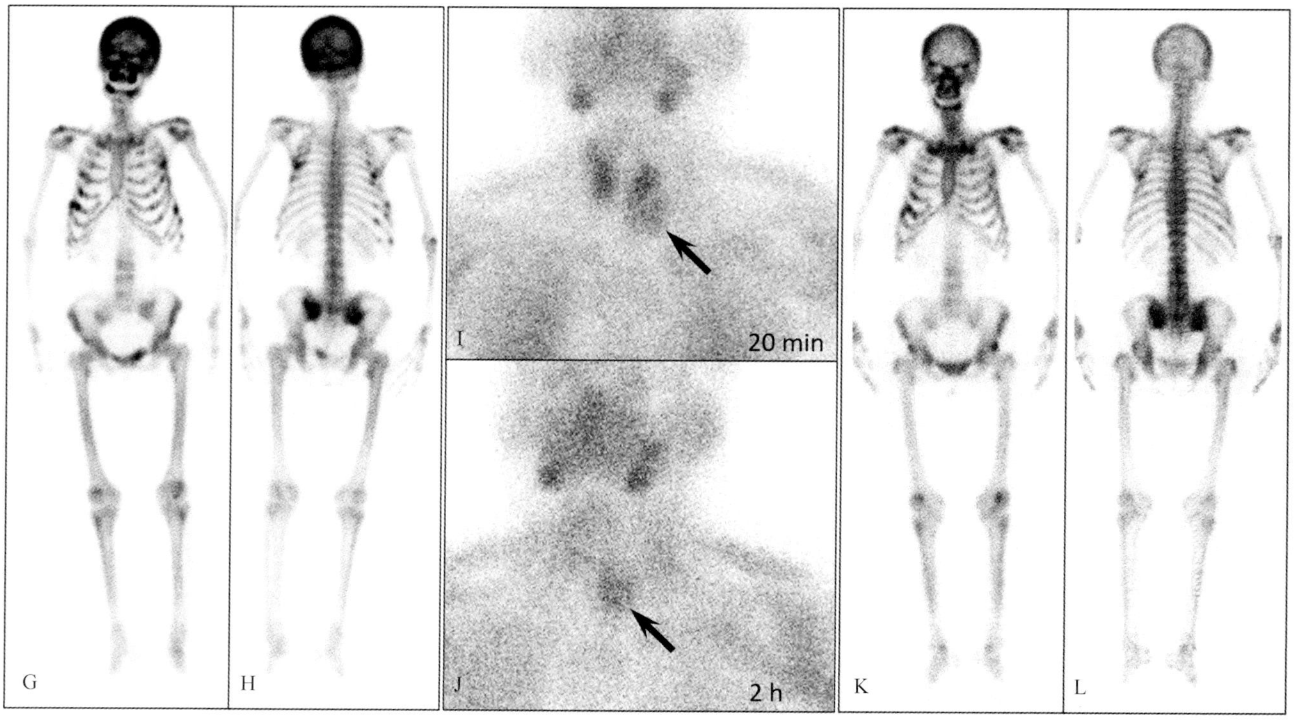

图 3-1-1　续

形成与骨吸收均增加，但骨吸收大于骨形成，骨质的矿物相/有机相比值基本正常。由于骨形成增加，故全身骨骼摄取骨显像剂普遍增多，经尿液排出的显像剂减少（表现为肾脏、膀胱显影淡或不显影），可以表现为“超级影像”（图 3-1-2）；骨吸收大于骨形成造成的骨质疏松可以引起机能不全

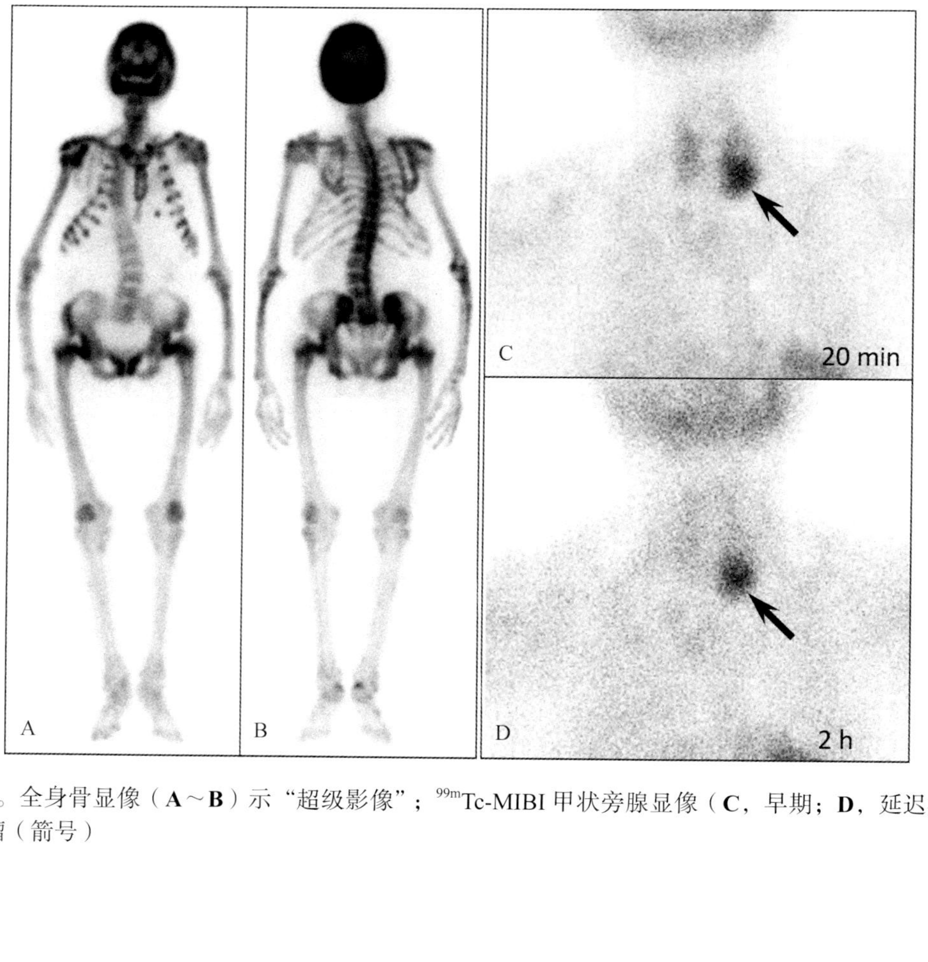

图 3-1-2　甲旁亢。全身骨显像（**A**～**B**）示“超级影像”；^{99m}Tc-MIBI 甲状旁腺显像（**C**，早期；**D**，延迟期）示甲状腺左叶下极甲状旁腺瘤（箭号）

性骨折（“假骨折”）；由甲旁亢引起的纤维囊性骨炎（osteitis fibrosa cystica），又称棕色瘤（brown tumor），可表现为囊状溶骨性骨破坏（图 3-1-3、图 3-1-4），严重者可导致病理性骨折（图 3-1-3）；在 ^{18}F-FDG PET/CT 上棕色瘤可表现为葡萄糖代谢增高[1]（图 3-1-5）；此外，甲旁亢导致的高钙血症，

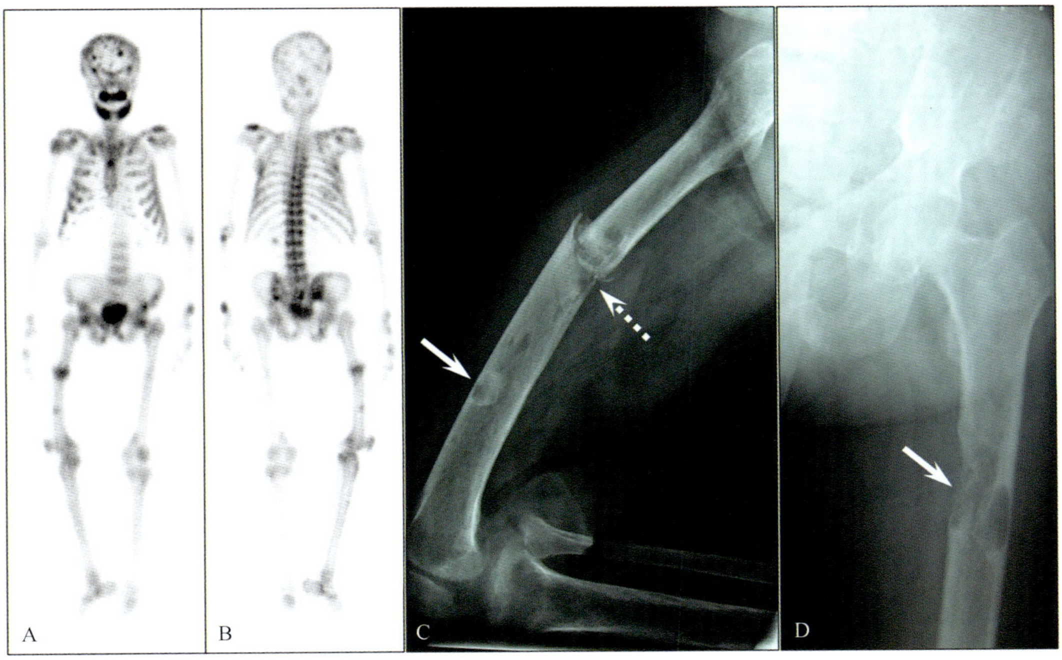

图 3-1-3 甲旁亢。全身骨显像（**A**～**B**）示全身骨显影普遍增浓（尤以上、下颌骨为著），颅骨、肋骨、双侧股骨可见多发放射性浓聚影（棕色瘤与骨折）；右股骨（**C**）及左股骨（**D**）X 线片示严重骨质疏松，双侧股骨多发溶骨性病变（棕色瘤，箭号）伴右股骨病理性骨折（断续箭号）

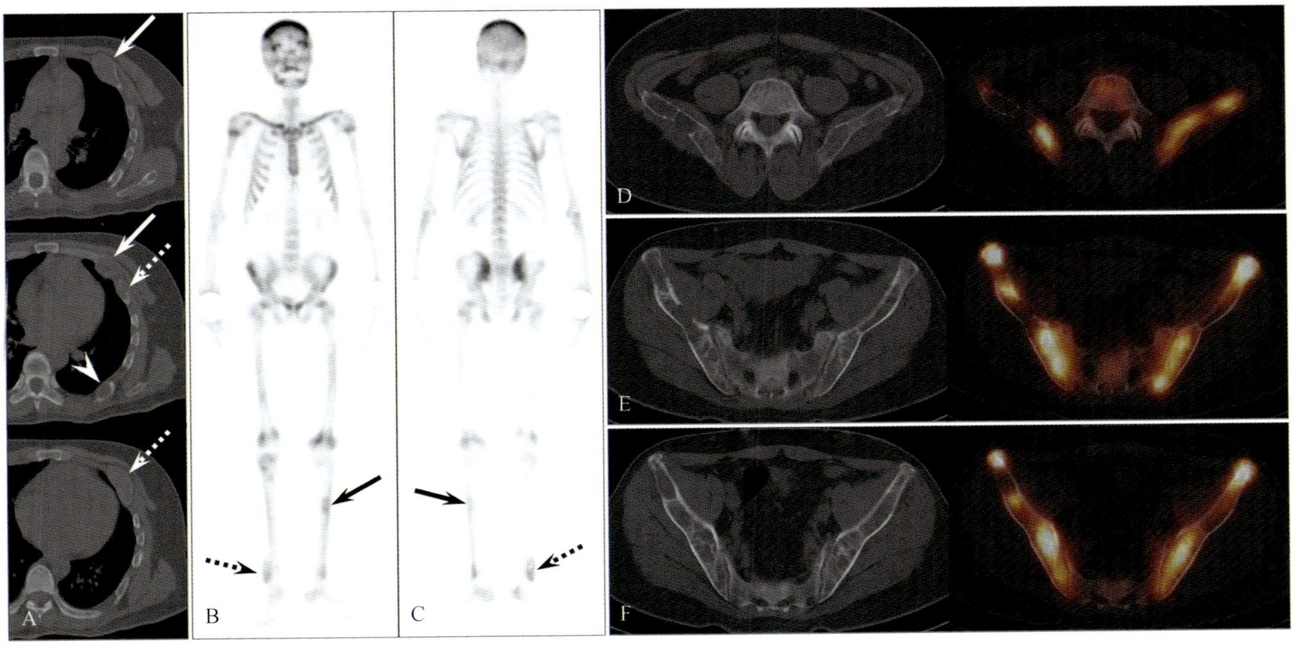

图 3-1-4 甲旁亢。胸部 CT（**A**）示左第 3 前肋（箭号）、左第 4 前肋（断续箭号）及左第 8 后肋（箭头）多发囊状溶骨性骨破坏（棕色瘤）；全身骨显像（**B**～**C**）示“超级影像”，左胫骨中段（箭号）及右腓骨远端（断续箭号）可见放射性异常浓聚影（棕色瘤）；SPECT/CT 横断层（**D**～**F**）示双侧髂骨多发溶骨性病变（棕色瘤），病灶多呈放射性分布减低区

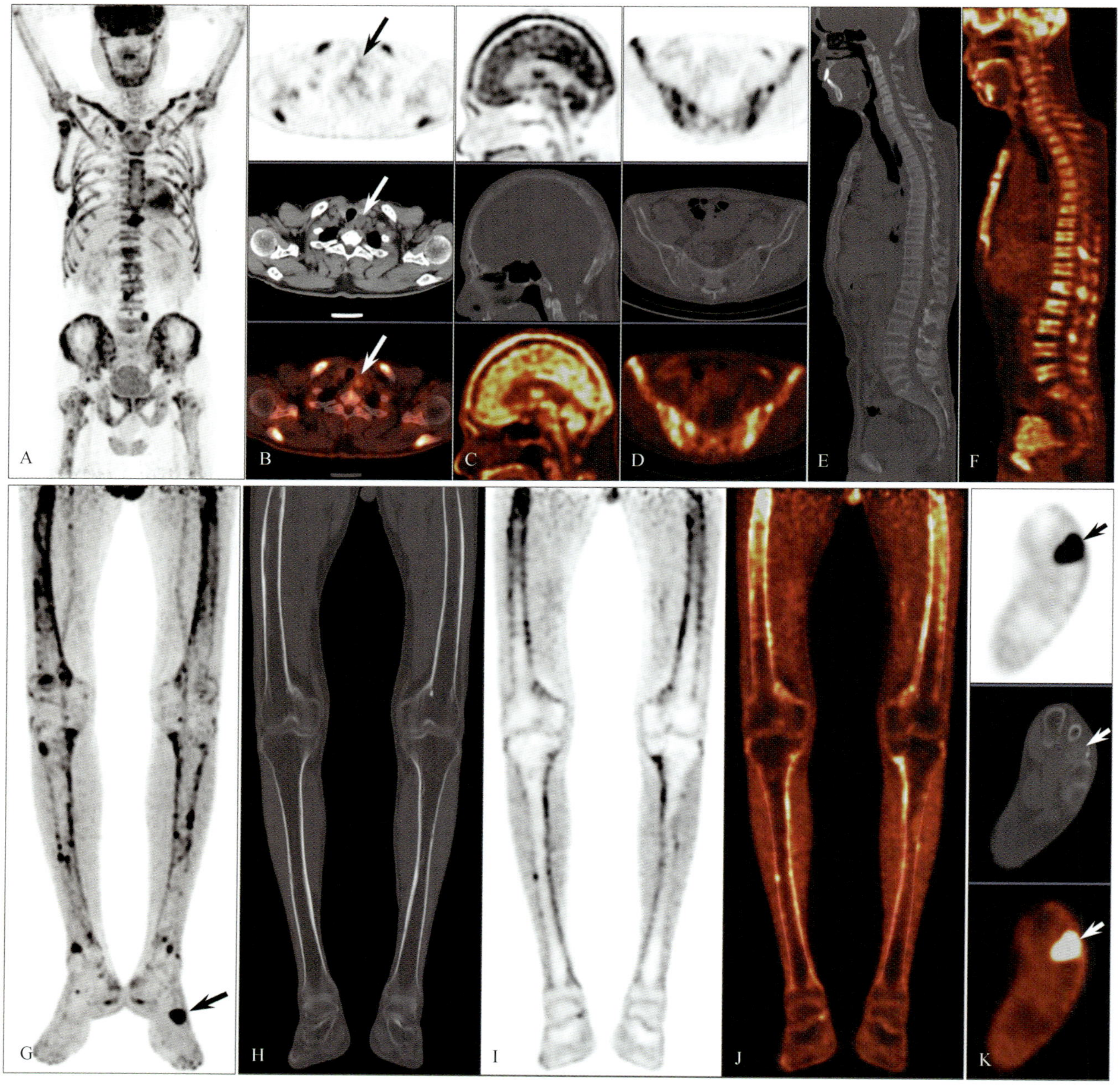

图 3-1-5 甲旁亢，^{18}F-FDG PET/CT。躯干 MIP（**A**）示视野内骨骼弥漫性不均匀葡萄糖代谢增高；颈部横断层（**B**）示甲状腺左叶下极后外侧软组织密度结节，葡萄糖代谢轻度增高（箭号，甲状旁腺瘤）；颅骨矢状断层（**C**）示顶盖骨弥漫性溶骨性骨破坏，尤以颅骨外板为著，葡萄糖代谢普遍增高；骨盆横断层（**D**）示双侧髂骨及骶骨多发溶骨性骨破坏，葡萄糖代谢增高；矢状断层（**E**，CT；**F**，PET/CT）示胸骨及脊柱骨质密度普遍减低伴多发溶骨性骨破坏，葡萄糖代谢弥漫性增高。双下肢 MIP（**G**）示双侧股骨、胫骨及足踝部多发葡萄糖代谢增高灶，尤以左足背部病灶为著（箭号）；冠状断层（**H**，CT；**I**，PET；**J**，PET/CT）示双侧股骨及胫骨普遍骨质疏松、皮质变薄，葡萄糖代谢弥漫性不均匀增高；左足横断层（**K**）示左足第 3 趾骨溶骨性骨质破坏，葡萄糖代谢明显增高（箭号，棕色瘤）

还可引起迁徙性钙化[2]（metastatic calcification）（图 3-1-6）。本例患者在病情发展过程中，“超级影像”不典型，而突出表现为多发性机能不全性骨折，特别是当患者有恶性肿瘤病史时，容易误诊为骨转移瘤。

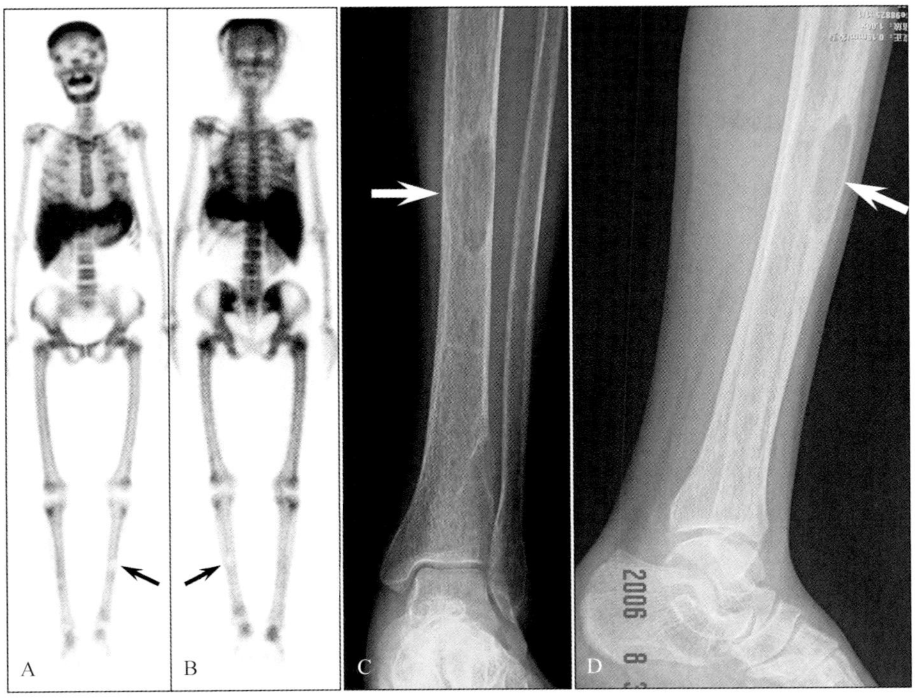

图 3-1-6 甲旁亢。全身骨显像（**A**～**B**）示“超级影像”，肺、肝、脾、胃放射性异常浓聚（迁徙性钙化），左胫骨中段局灶性“冷”区（箭号，棕色瘤）；左小腿正位（**C**）及侧位（**D**）X 线片示左胫骨中段溶骨病变（箭号，棕色瘤）

（付占立　路凯　孙云川　王洋　佟鹏　李飞）

参考文献

[1] Kwee TC，de Klerk JMH，Nix M，et al. Benign bone conditions that may be FDG-avid and mimic malignancy. Semin Nucl Med，2017，47（4）：322-351.

[2] Hwang GJ，Lee JD，Park CY，et al. Reversible extraskeletal uptake of bone scanning in primary hyperparathyroidism. J Nucl Med，1996，37（3）：469-471.

第二节　骨软化症

【简要病史】 男，47 岁，全身骨痛伴双下肢无力 2 年余；既往乙肝病史 8 年，持续口服阿德福韦酯（10 mg/d）。

【实验室检查】 尿常规：蛋白（+），葡萄糖（++）；血生化：钙 2.42 mmol/L（参考值 2.2～2.75 mmol/L），磷 0.56 mmol/L（参考值 0.87～1.55 mmol/L），钾 2.90 mmol/L（参考值 3.5～5.5 mmol/L），ALP 407.0 U/L（参考值 40～150 U/L），肌酐 130.5 μmol/L（参考值 44～120 μmol/L），ALT、AST、总蛋白、白蛋白、胆红素、血糖均正常；24 小时尿蛋白定量 2.8 g/24 h（参考值 0.028～0.14 g/24 h），24 h 尿钙 3.625 mmol/24 h（参考值 2.5～7.5 mmol/24 h），24 h 尿磷 10.73 mmol/24 h（参考值 9.7～42 mmol/24 h）；PTH 32.32 pg/ml（参考值 6～80 pg/ml）。

【影像所见】 2016-11 MRI（图 3-2-1 A）示双侧股骨头及股骨颈骨髓水肿；2017-8 X 线片（图 3-2-1 B～C）示骨盆及腰椎骨质密度普遍减低，双侧股骨颈干角变小、椎体变扁；2017-8 全身骨显像（图 3-2-1 D～E）示肋骨、脊柱及双侧髋关节、膝关节、踝关节多发机能不全性骨折。

【病理结果及临床诊疗经过】 临床诊断：阿德福韦酯相关肾损害，继发性范科尼综合征，（低磷）骨软化症。患者停用阿德福韦酯，改用“恩替卡

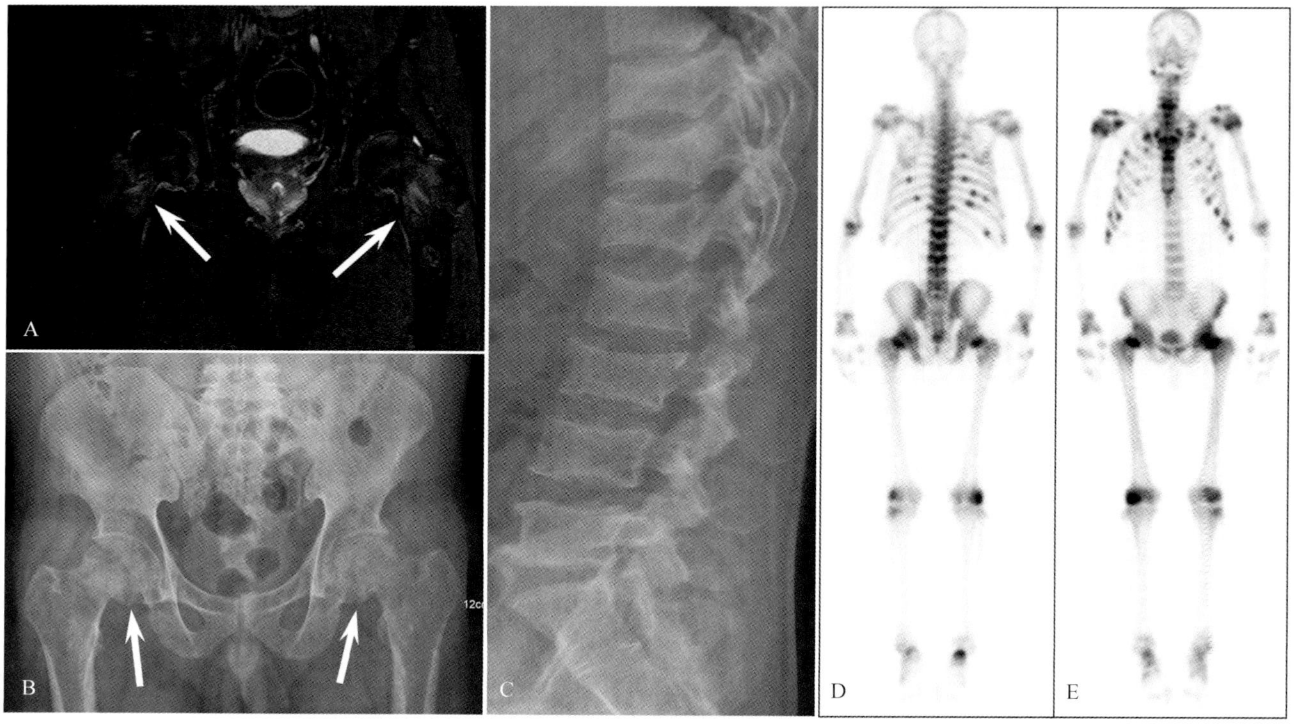

图 3-2-1 （2016-11）双髋关节 MRI 冠状断层（**A**，FS T2WI）示双侧股骨头及股骨颈不均匀高信号（箭号），以股骨颈为著（提示骨髓水肿）；（2017-8）X 线片（**B**）示骨盆诸骨骨质密度普遍减低，双侧股骨颈干角变小（箭号）；（2017-8）腰椎侧位 X 线片（**C**）示腰椎骨质密度普遍减低，椎体变扁；（2017-8）全身骨显像（**D**～**E**）示肋骨、脊柱及双侧髋关节、膝关节、踝关节多发放射性异常浓聚灶（机能不全性骨折）

韦”替代治疗，并进行补磷及纠正电解质失衡等治疗后患者症状及实验室指标明显改善。

【讨论】 骨软化症是新形成的骨基质（类骨质或骨样组织）不能以正常的方式进行矿化的一类代谢性骨病。导致骨软化症的病因众多，任何能引起血钙与血磷乘积下降的疾病均会导致本病。

阿德福韦酯是治疗慢性乙肝最常用的药物之一，其代谢产物（阿德福韦）引起的肾毒性可能与肾小管药物转运蛋白异常、线粒体毒性、肾小管上皮损伤等有关，多发生在口服该药（10 mg/d）后 3～5 年，发生率 10%～27%，主要影响近曲小管，导致重吸收障碍（范科尼综合征），引发肾小管酸中毒、低血磷、低血钾、低尿酸等，而肾小管酸中毒与低血磷可进一步导致骨软化症[1]。

骨软化症患者的矿物相 / 有机相比值降低，骨吸收程度则根据是否伴有继发性甲旁亢以及甲旁亢的程度不同而异。骨的矿化不良，会造成大量类骨组织的堆积，使骨质量（骨的密度与强度）下降，从而导致机能不全性骨折（又称“假骨折”）。“假骨折”是指由于骨质量下降或矿化障碍，使在正常外力作用下形成的许多微小的骨损伤得不到及时修复，经过长期、慢性的累积后形成的骨折；这种“假骨折”与常见创伤性骨折的最大区别在于骨折线附近没有明显的成骨反应（骨痂形成），有时还会在骨折线的两侧形成硬化边（图 3-2-2）；“假骨折”不仅出现在骨软化症，有时在骨质疏松等其他疾病也可见到[2]。在骨显像上，骨软化症的主要表现是由机能不全性骨折所引起的全身骨骼多发放射性异常浓聚灶，其中肋骨与承重骨是最容易累及的部位；是否伴有全身骨骼放射性摄取的普遍增加则取决于是否伴有继发甲旁亢以及 PTH 的升高程度（图 3-2-3）；引起骨软化症的病因解除后，骨折可以很快愈合（图 3-2-4）。

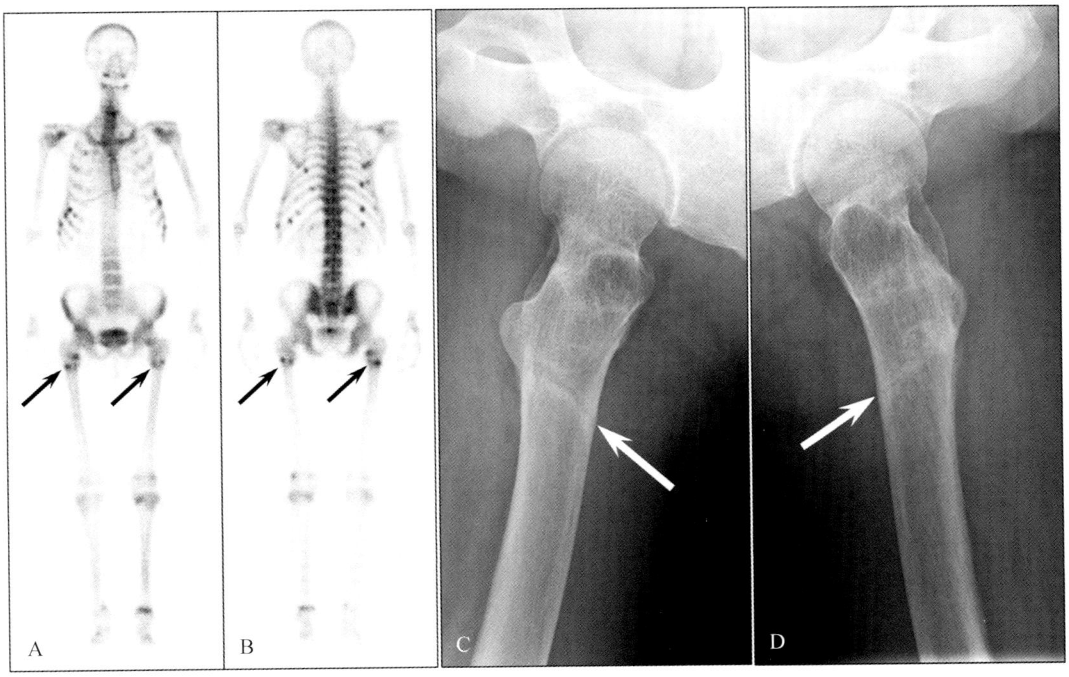

图 3-2-2 Ⅰ型肾小管酸中毒所致骨软化症（PTH 正常）。全身骨显像（**A**～**B**）示双侧肋骨、双侧股骨上端（箭号）多发放射性异常浓聚灶（“假骨折”）；左股骨（**C**）及右股骨（**D**）侧位 X 线片示双侧股骨上段“假骨折”，骨折面可见骨质硬化（箭号）

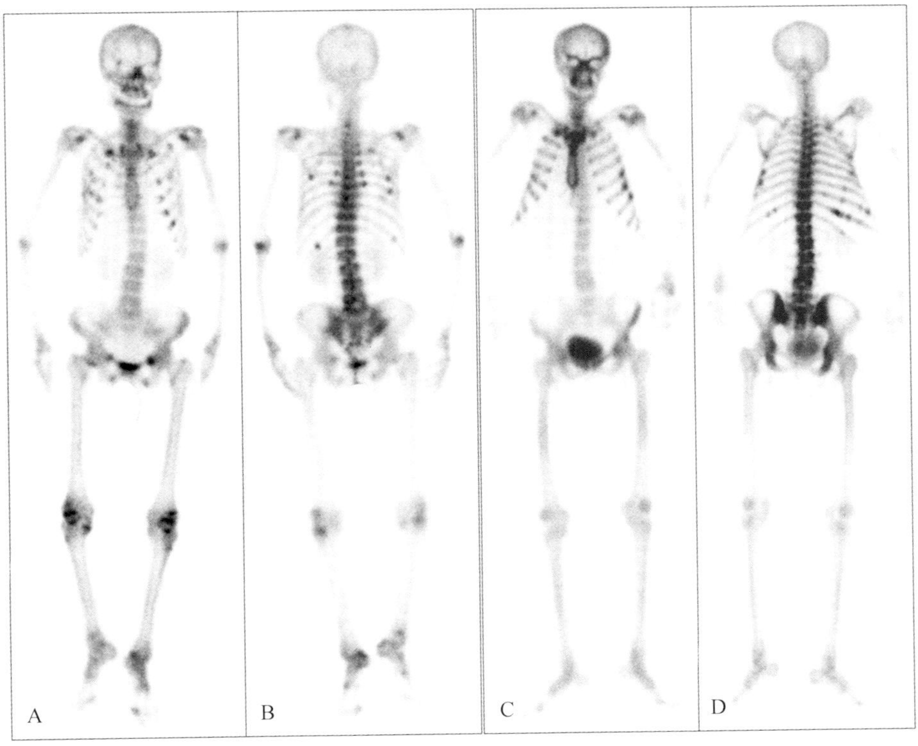

图 3-2-3 骨软化症合并继发性甲旁亢。病例 1（**A**～**B**，女，69 岁）PTH 171 pg/ml（参考值 15～65 pg/ml）；病例 2（**C**～**D**，女，79 岁）PTH 545 pg/ml（参考值 15～65 pg/ml）；全身骨显像示在肋骨多处“假骨折”的基础上伴有不同程度全身骨骼的放射性摄取增高

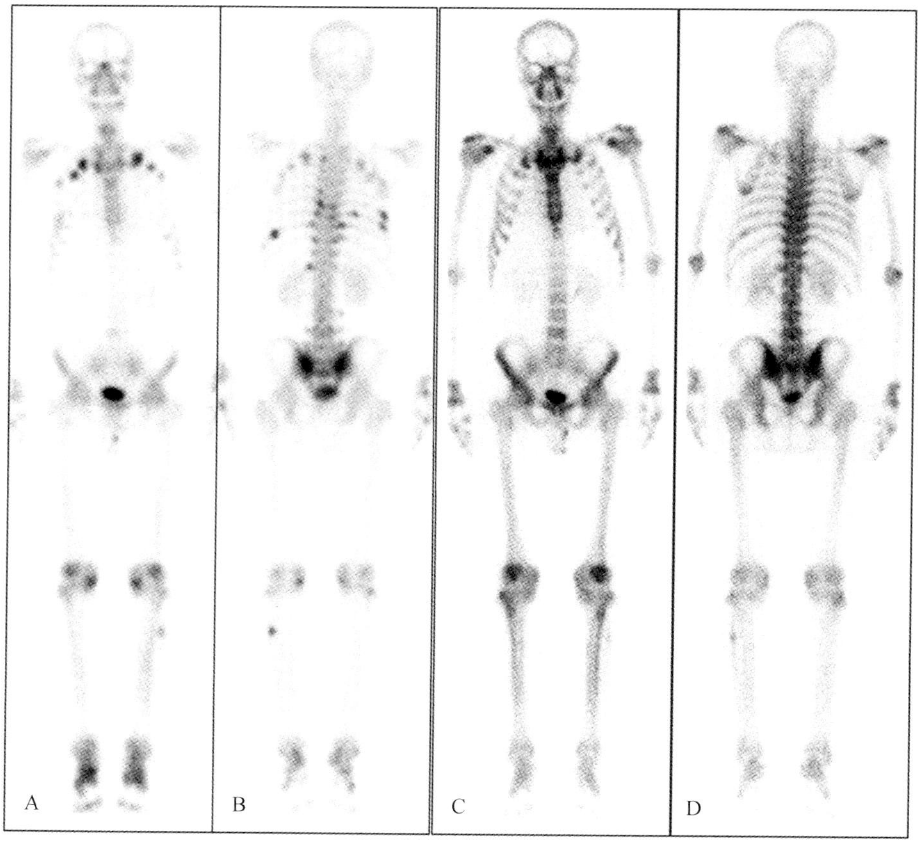

图 3-2-4 肿瘤源性骨软化症（男，41 岁，磷酸盐尿性间质肿瘤，PTH 正常）。治疗前全身骨显像（**A**～**B**）示全身骨骼多发放射性异常浓聚灶（“假骨折”）；切除磷酸盐尿性间质肿瘤后 1 年复查全身骨显像（**C**～**D**）示原骨病变明显好转

（付占立　张学东　许玉峰）

参考文献

[1] 章振林，魏哲. 阿德福韦酯引起肾小管损害和骨软化临床研究进展. 中华内科杂志，2018，57（12）：935-937.

[2] Orwoll ES，McClung MR. Pseudofractures in patients with low-turnover osteoporosis. West J Med，1985，143（2）：239-242.

第三节　畸形性骨炎

病例 1

【简要病史】 女，47 岁，发现血清 ALP 升高 6 年，出现阵发性头痛 2 个月。

【实验室检查】 血清 ALP 2368 U/L（参考值 40～150 U/L），PTH、钙、磷处于正常范围。

【影像所见】 X 线片（图 3-3-1 A～B）示颅盖骨弥漫性斑片状致密影，板障增厚；全身骨显像（图 3-3-1 C～F）示颅盖骨放射性摄取明显增高。

【临床诊断及治疗】 临床诊断为畸形性骨炎，经二膦酸盐治疗后头痛好转。

病例 2

【简要病史】 男，63 岁，因腹痛行腹盆 CT 发现骶骨病变 1 月余。

【实验室检查】 血清 ALP 355 IU/L（参考值 45～125 IU/L），PTH、钙、磷处于正常范围。

【影像所见】 MRI（图 3-3-2 A～B）示骶骨信号异常伴轻度强化；^{18}F-FDG PET/CT（图 3-3-2 C～D）示骶骨成骨性骨破坏，葡萄糖代谢轻度增高。全身骨显像（图 3-3-3 A～B）示骶骨及左颅盖骨放射性摄取增高；SPECT/CT（图 3-3-3 C～F）示骶骨成骨性骨破坏伴弥漫性放射性摄取增高，额骨

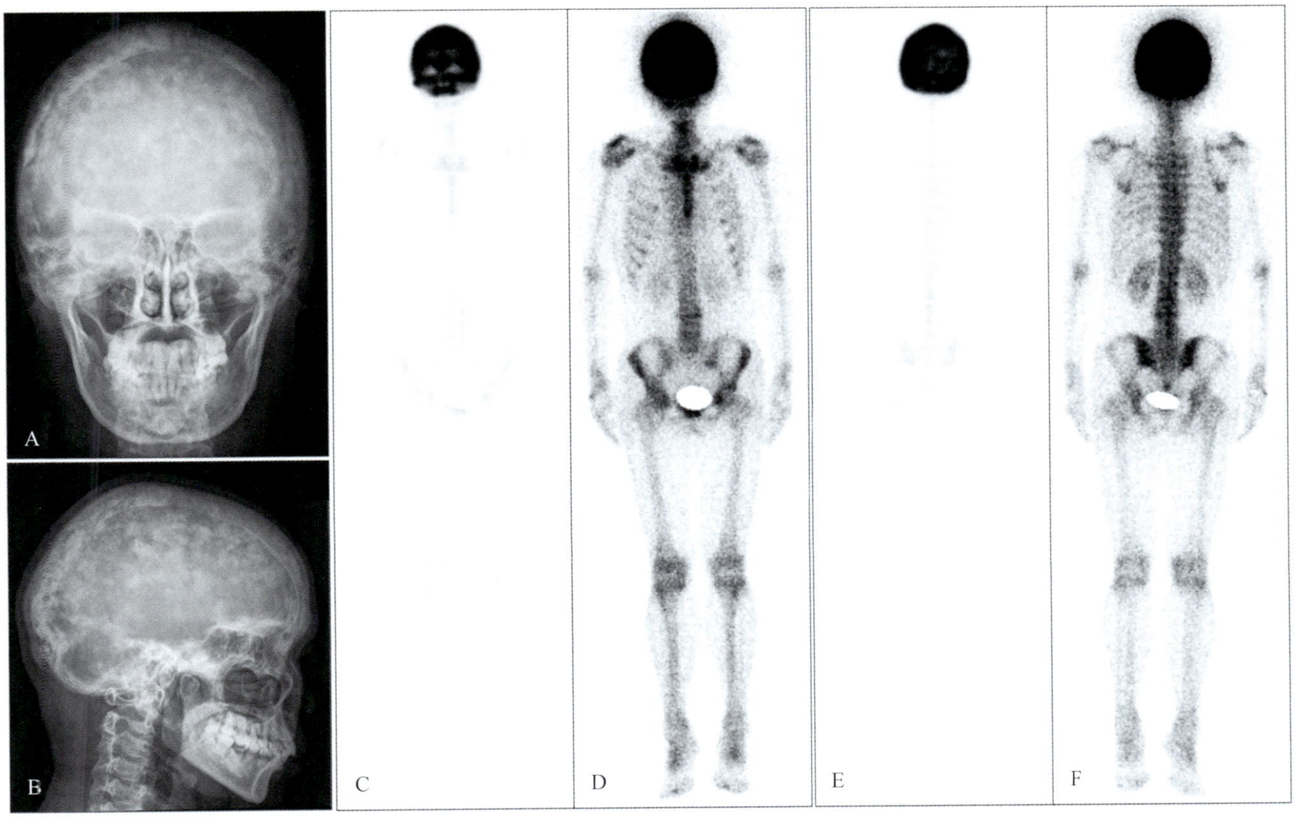

图 3-3-1 头颅正位（**A**）及侧位（**B**）X 线片示颅盖骨弥漫性斑片状致密影，板障增厚；全身骨显像（**C**～**D**，前位；**E**～**F**，后位）示颅盖骨放射性摄取明显增高

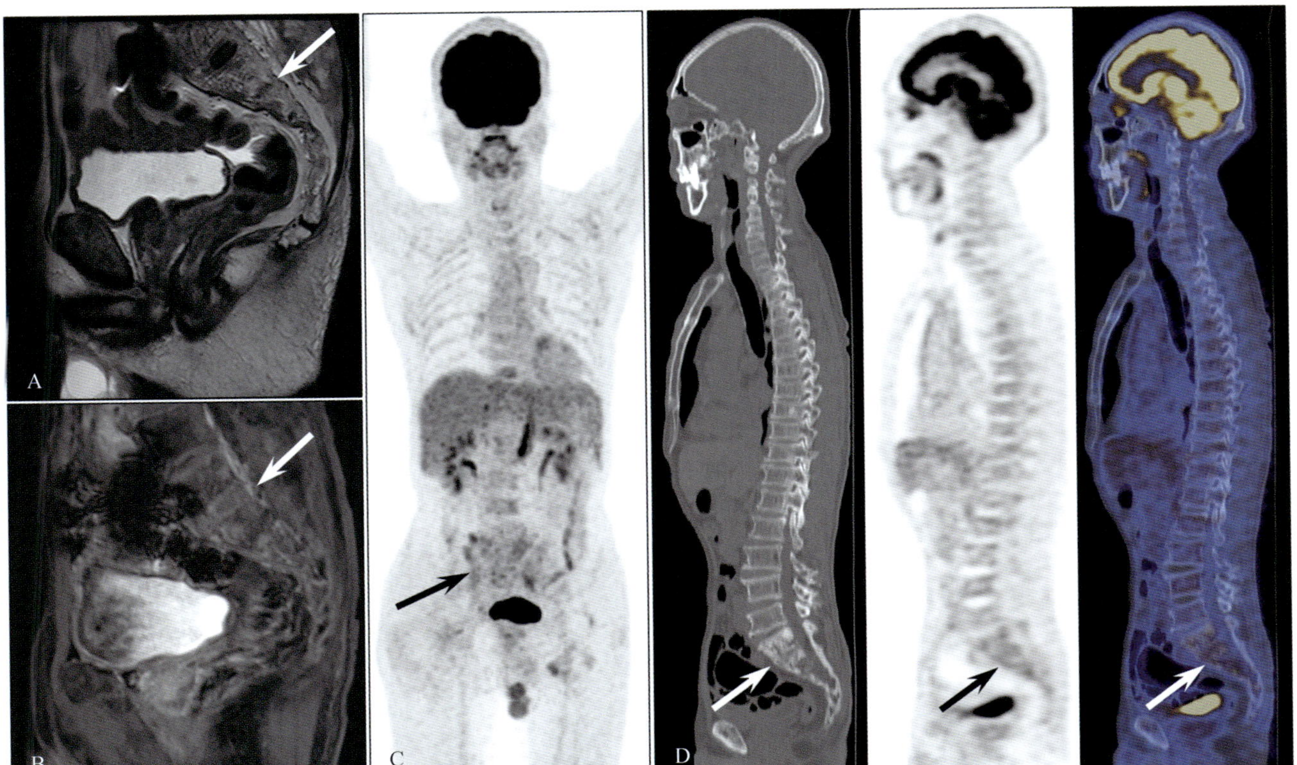

图 3-3-2 盆腔 MRI 矢状断层（**A**，T2WI；**B**，增强）示骶骨信号异常伴轻度强化（箭号）；^{18}F-FDG PET/CT（**C**，MIP；**D**，矢状断层）示骶骨成骨性骨破坏，葡萄糖代谢轻度增高（箭号）

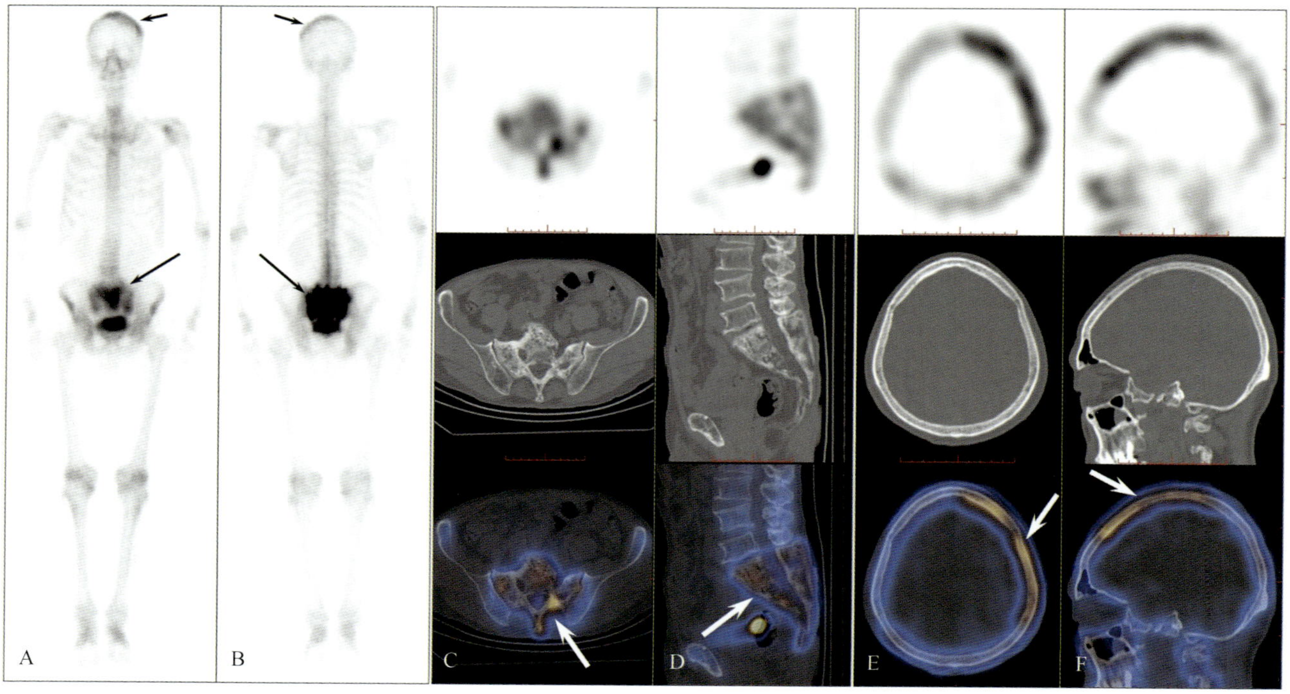

图 3-3-3　全身骨显像（A～B）示骶骨及左颅盖骨放射性摄取增高（箭号）；骶骨 SPECT/CT 横断层（C）及矢状断层（D）示骶骨成骨性骨破坏伴弥漫性放射性摄取增高（箭号）；颅骨 SPECT/CT 横断层（E）及矢状断层（F）示额骨左侧及左顶骨骨质密度较对侧轻度减低，放射性摄取弥漫性增高

左侧及左顶骨骨质密度轻度减低，放射性摄取弥漫性增高。

【病理结果】 行骶骨病变穿刺活检；病理（图 3-3-4）:（穿刺骨组织）为成骨性病变，呈不同成熟表现的新生骨（骨样基质—编织状小梁骨—钙化骨小梁），小梁排列较密集且不规则，环以单排增生的骨母细胞及散在破骨样多核巨细胞，骨小梁间为较丰富的纤维及脉管组织，各组织无明显异型性，可符合畸形性骨炎。

病例 3

【简要病史】 男，68 岁，右髋关节外伤后疼痛 6 月余；2016 年 2 月右髋关节外伤后出现右髋关节疼痛，伴右下肢疼痛。2016 年 4 月外院实验室检查，血钙 2.86～3.17 mmol/L（参考值 2.02～2.60 mmol/L），磷 1.06～1.37 mmol/L（参考值 0.87～1.45 mmol/L），ALP 457～578 U/L（参考值 45～125 U/L），肌酐 129～198 μmol/L（参考值 53～97 μmol/L）；外院骨盆 CT 示右髂骨、耻骨及坐骨骨质密度普遍减低，MRI 示上述诸骨弥漫性信号异常。2016 年 7 月患者出现双下肢及颜面水肿，尿量少，伴恶心、呕吐；复查实验室检查，血钙 3.52 mmol/L，磷 1.78 mmol/L，ALP 569 U/L，肌酐 278 μmol/L，PTH 14.83 pg/ml（参考值 15～65 pg/ml），骨钙素 183.2 ng/ml（参考值 14～46 ng/ml），Ⅰ型胶原羧基端肽 β 降解产物 3.8 ng/ml（参考值≤ 0.704 ng/ml），Ⅰ型前胶原氨基端前肽＞ 1200 ng/ml（参考值 20～70 ng/ml）；2016 年 8 月 1 日患者入院后 4 天出现精神萎靡、谵妄、嗜睡，伴纳差、血压升高（180/120 mmHg），急查血钙 4.16 mmol/L，磷 2.32 mmol/L，肌酐 566 μmol/L；诊断为高钙危象，给予大量补液、利尿、降压及鲑鱼降钙素等治疗后患者血压、血钙及肌酐逐渐降低。

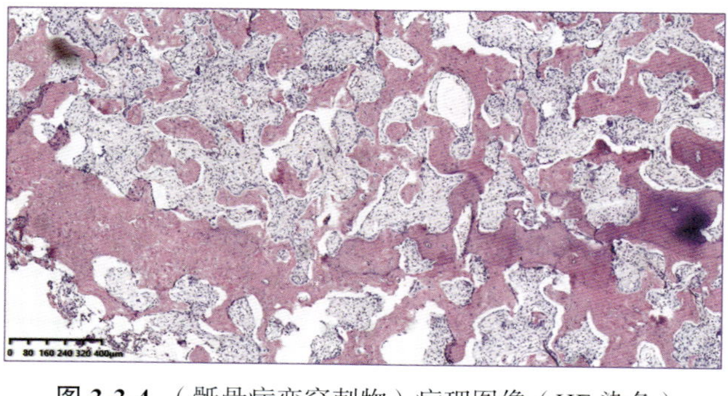

图 3-3-4　（骶骨病变穿刺物）病理图像（HE 染色）

【影像所见】 2016-8-3 全身骨显像（图 3-3-5 A～B）示右髂骨、耻骨及坐骨弥漫性放射性摄取增高，双肺及胃部可见放射性摄取（迁徙性钙化）。2016-8-24 ^{18}F-FDG PET/CT（图 3-3-5 C～E）示右

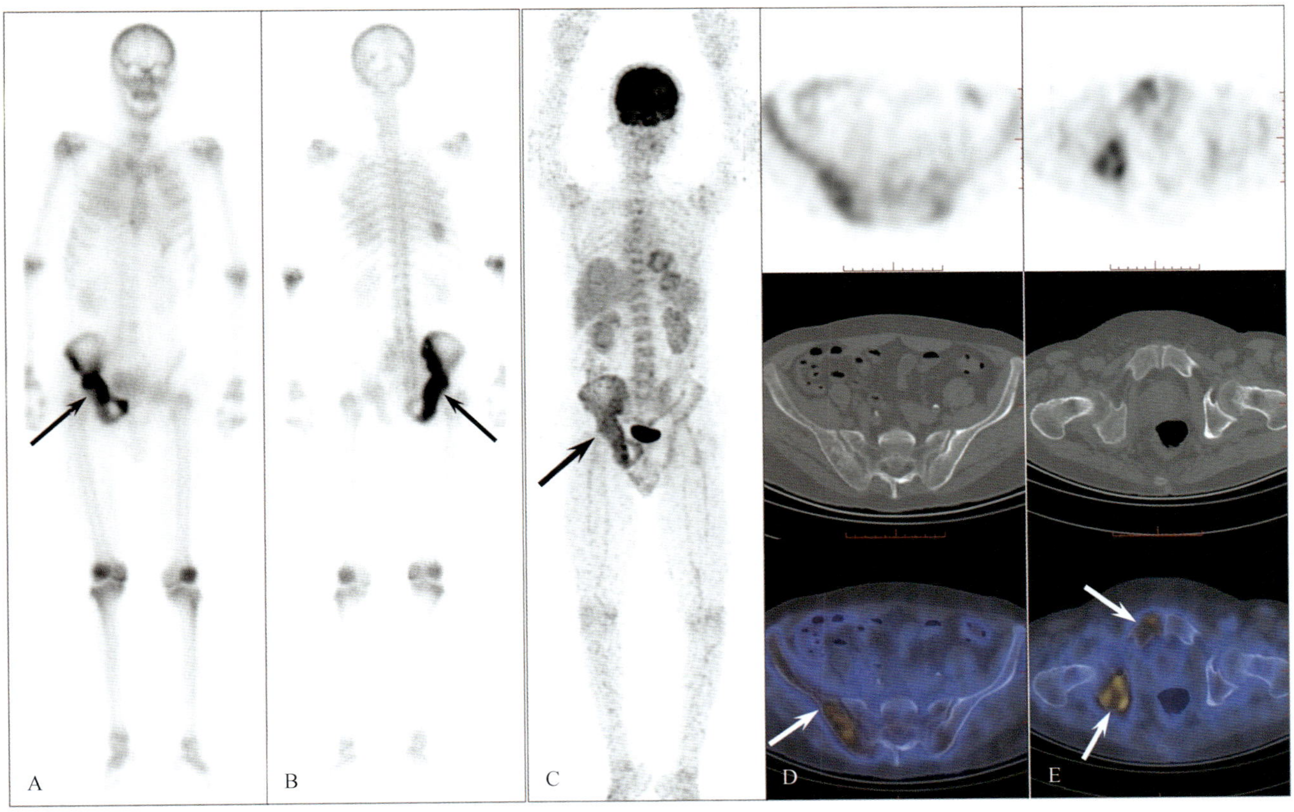

图 3-3-5 （2016-8-3）全身骨显像（**A**～**B**）示右髂骨、耻骨及坐骨弥漫性放射性摄取增高（箭号），双肺及胃部可见放射性摄取。（2016-8-24）^{18}F-FDG PET/CT（**C**，MIP；**D**～**E**，横断层）示右髂骨、耻骨及坐骨弥漫性骨质密度减低，葡萄糖代谢增高（箭号）

髂骨、耻骨及坐骨弥漫性骨质密度减低，葡萄糖代谢增高。

【病理结果及临床诊断】 右髂骨活检病理：骨质增生，骨小梁结构紊乱，部分骨小梁增宽且不规则，小梁周围骨母细胞增生，黏合线形成，小梁间较多破骨巨细胞增生，纤维组织增生，局部可见溶骨；骨髓增生活跃，三系可见，粒红比例大致正常，各系未见明显形态异常，间质少许成熟浆细胞浸润；网织染色：＋＋；综上并结合临床，可符合畸形性骨炎。临床诊断：畸形性骨炎，高钙血症（高钙危象），继发性肾功能不全。

病例 4

【简要病史】 男，72 岁，右肩不适、隐痛 8 年余，加重半年。

【相关检查】 查体见右肱骨内弯畸形；ALP 1050 U/L（参考值 40～150 U/L）。

【影像所见】 右肩关节 X 线片（图 3-3-6 A）示右肩胛骨密度不均匀增高，右肱骨弯曲畸形，肱骨皮质增厚、密度不均，肱骨头多发骨破坏。骨盆 X 线片（图 3-3-6 B）示双侧髂骨、耻骨及坐骨骨质密度不均匀增高。全身骨显像（图 3-3-7 A～B）示右肱骨内弯畸形，全身骨骼多发放射性异常聚集，可见典型的“领带”征（胸骨）和“鼠面”征（腰 1 椎体）。

【临床诊断及转归】 临床诊断为畸形性骨炎，未予特殊治疗；1 年后，右上肢轻微负重时突发剧痛，X 线片（图 3-3-7 C）及 CT（图 3-3-7 D）示右肱骨上段病理性骨折伴周围瘤骨形成；手术病理证实为畸形性骨炎继发骨肉瘤。

病例 5

【简要病史】 女，62 岁，腰部及双下肢疼痛 20 余天。

【实验室检查】 ALP 10566 U/L（参考值 40～150 U/L）。

【影像所见】 CT（图 3-3-8 A～F）示右锁骨、胸骨、骨盆、右股骨头及左股骨上段、脊柱多发硬化性骨破坏，其中胸骨及左髂骨可见骨膜反应；全身骨显像（图 3-3-8 G～H）示全身骨骼多发放射性异常浓聚灶，其中左股骨可见向内弯曲畸形。

【病理结果及临床诊断】 胸骨及左髂骨病变

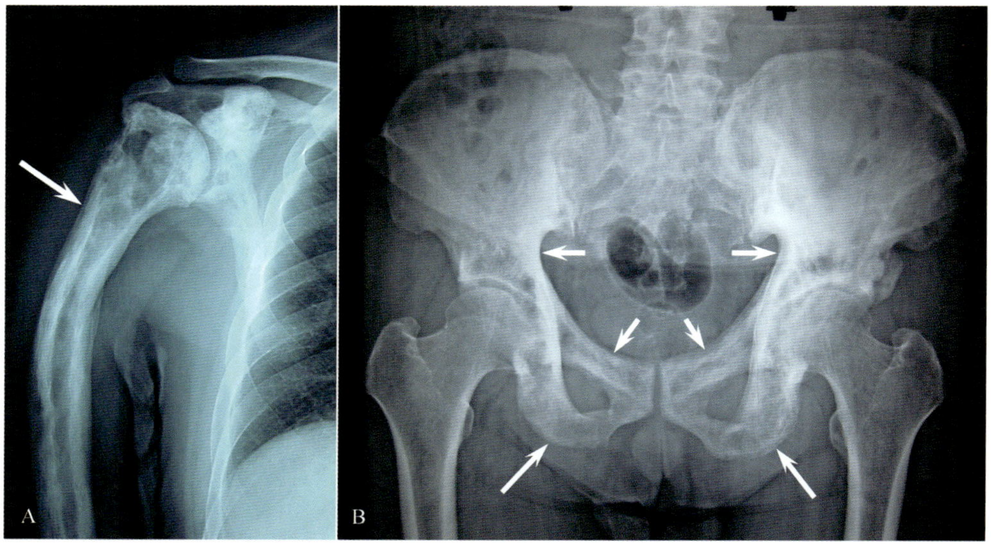

图 3-3-6 右肩关节 X 线片（**A**）示右肩胛骨密度不均匀增高，右肱骨弯曲畸形，肱骨皮质增厚、密度不均，肱骨头多发骨破坏（箭号）。骨盆 X 线片（**B**）示双侧髂骨、耻骨及坐骨骨质密度不均匀增高（箭号）

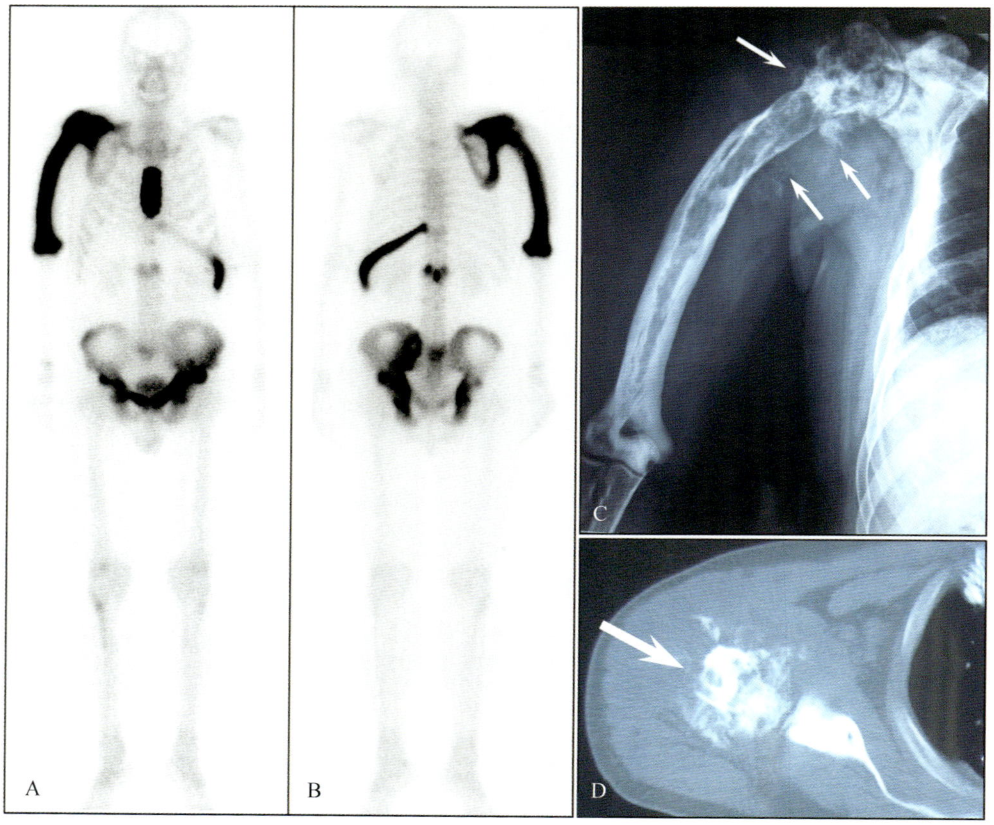

图 3-3-7 全身骨显像（**A**～**B**）示右肱骨、右肩胛骨、左第 10 肋骨、胸骨体呈与之解剖形态一致的放射性异常浓聚，伴右肱骨弯曲变形，胸骨呈“领带”征；腰 1 椎体、骶骨、左髂骨及髋臼、双侧耻骨及坐骨放射性异常浓聚，其中腰 1 椎体呈“鼠面”征。（1 年后）右肩关节及肱骨 X 线片（**C**）及 CT 横断层（**D**）示右肱骨上段病理性骨折，右肱骨上段及肱骨头骨破坏加重，伴周围瘤骨形成（箭号）

穿刺活检病理：高级别未分化梭形细胞肉瘤；临床诊断：畸形性骨炎继发高级别未分化梭形细胞肉瘤。

【讨论】 畸形性骨炎（osteitis deformans），又称佩吉特骨病（Paget’s disease of bone），是一种原因不明的慢性进行性骨代谢异常性疾病，早期表现为骨吸收增加，后续表现为骨重建增加，可于同一病灶内观察到多种骨代谢异常。该病在西欧、南欧及其移民中发病率较高，为仅次于骨质疏松症的第二大代谢性骨病；在英国 55～59 岁年龄段人群中发病率为每年 0.4/ 万人[1]，而在北欧、亚洲和非

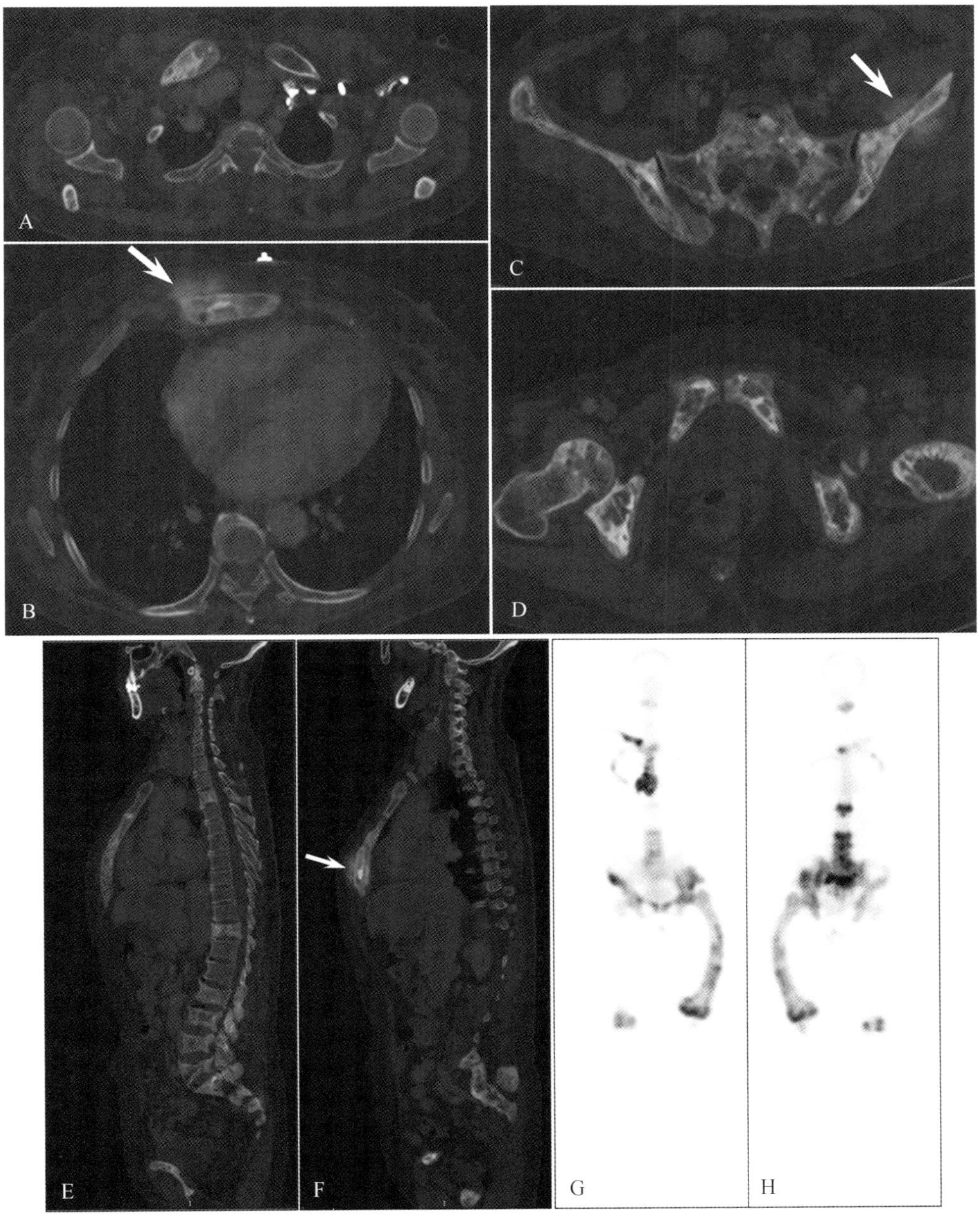

图 3-3-8 CT 横断层（**A**～**D**）及矢状断层（**E**～**F**）示右锁骨（**A**），胸骨（**B**、**F**），双侧髂骨及骶骨（**C**），耻骨、坐骨、右股骨头及左股骨上段（**D**），颈、胸、腰、骶椎及附件（**E**）多发硬化性骨破坏，其中胸骨（**B**、**F**）及左髂骨（**C**）可见骨膜反应（箭号）；全身骨显像（**G**～**H**）示全身骨骼多发放射性异常浓聚灶，其中左股骨可见向内弯曲畸形

洲该病则较为罕见[1-3]。

畸形性骨炎病因尚未完全明确，可能与遗传及病毒感染有关。家族性畸形性骨炎易感基因位于染色体 18q21-22（PDB2）[4-5]、5q35（PDB3）[6-7]、5q31（PDB4）[6]、2q36（PDB5）[7]、10p13（PDB6）[7]和 18q23（PDB7）[8]，其中染色体 5q35 区域的 *SQSTM1*（sequestosome 1）为该病最重要的相关基因，在发病率较高的地区，26%～46% 的家族性畸形性骨炎和 5%～16% 的散发病例中存在该基因突变[9-15]，其中热点突变为 P392L[16-17]。

SQSTM1 是在细胞质和细胞核中广泛表达的接头蛋白，通过加强核因子 NF-κB 的信号转导，可增加破骨细胞的生成[13, 18]。国内散发性畸形性骨炎患者 *SQSTM1* 突变率较低，目前仅有 2 例 *SQSTM1* 突变相关畸形性骨炎报道，且 2 例患者的突变位点均为 M404T[12, 19]，该突变位点在欧美国家少见[16]。此外，病毒感染、IL-6 等细胞因子也可能与本病发生相关[20]。

根据病理进程，畸形性骨炎分为溶骨期、溶骨与成骨混合期、成骨硬化期 3 个阶段。该病的病理特征为缓慢进行的骨质破坏与骨重塑，二者常同时或交替进行。病变早期破骨细胞活跃、成堆分布，可见哈弗斯管破坏与一定程度的增生同时存在，骨小梁可变薄；后续可见大小不一的成骨细胞增多，增生的骨组织形成编织样骨及板层状骨，新生骨结构紊乱，正常的骨组织被板层状骨和增生的血管及纤维组织所取代，骨吸收和沉积可同时出现，新旧骨排列呈“镶嵌状”改变[21-22]；最终破骨细胞几乎完全停止活动，仅有极少数成骨细胞活动，此时病变进入成骨硬化期。畸形性骨炎可继发恶性肿瘤，以骨肉瘤最常见，其他还有成人型纤维肉瘤、恶性纤维组织细胞瘤（未分化多形性肉瘤）等，多预后不良[23-27]。

本病通常在55岁以后发病，男性略多于女性[1，12]，多骨受累（65%～90%）多于单骨受累（10%～35%），最常累及部位依次为骨盆、脊柱、颅骨、股骨以及胫骨[28-30]。患者多呈隐匿起病，早期临床症状不明显，多在体检X线检查时偶然发现。颅骨病变常有头痛、头晕、耳鸣，严重者可导致听力损害和视力下降[31-33]；颅骨可有局部骨隆起、头颅不对称性增大、颅底扁平，累及面骨时，严重者可出现骨性“狮面”。当病变累及躯干和四肢时，由于患者骨吸收明显增加，继而代偿性新骨形成增加，但新骨结构为骨化不全的编织骨，结构松散紊乱，机械承受力减弱，可导致骨骼膨大、弯曲等骨畸形（如长骨的“军刀状”改变或椎体畸形引起的驼背），且易发生外伤性或病理性骨折；这部分患者常因骨畸形、骨痛、关节病变、僵硬感或其他合并症状而就诊[34]。

约85%未经治疗的畸形性骨炎患者有ALP升高[35]，且多为显著升高（可达正常值10倍以上），特别是颅骨病变时，即使是单独的颅骨受累，ALP也可明显增高。在活动性疾病中，血清骨转换标志物检测对疾病严重程度和疗效评估有重要意义，除了ALP之外，还包括Ⅰ型前胶原氨基端前肽（PINP）、骨特异性碱性磷酸酶（bALP）、Ⅰ型胶原羧基端肽β降解产物（β-CTX）等[36-37]。畸形性骨炎患者血钙、镁、磷和PTH多正常；4.9%～5.2%的患者可出现高钙血症[38-39]，多发生于活动期病变或多骨病变患者中，特别是在长期制动和脱水患者中容易出现[2，40-41]；此外，对于合并高钙血症的畸形性骨炎患者尚需进一步排查是否同时合并原发性甲状旁腺功能亢进症，活动期畸形性骨炎患者中合并原发性甲状旁腺功能亢进症的发生率为2.2%～6.0%[41]。

本病主要通过血清ALP、X线片、CT、骨显像及组织病理学等检查综合诊断与评价。

颅骨受累的X线片早期表现为局限性骨质疏松，随病变进展，病灶区骨皮质与骨小梁边缘粗糙、板障模糊、颅缝消失，可出现“棉花团样”骨质硬化区。颅骨外形可进行性不对称增大，可形成局限性骨隆起[42]。椎体病变时可表现为“相框”征，为椎体边缘骨密度明显增加所致；当骨质密度弥漫增高时则表现为“象牙椎”。骨盆受累时可有骨盆变形，髋臼内陷。长骨早期病变可在与正常骨皮质分界处形成“V”型分界线，晚期骨皮质增厚、分层，髓腔变窄，并可发生弯曲变形，股骨的颈干角变小（如“拐杖样”）。此外还可以发生不完全横行骨折、裂隙状骨折等病理性骨折。CT可观察病灶的细微结构，对病灶内囊状、斑片状、磨玻璃样密度改变及溶骨性改变的观察较X线片更清晰，对解剖结构复杂、X线片上重叠较多的部位，如骨盆、颅骨和脊椎等部位病灶评估更加准确[42]。

畸形性骨炎在MRI上的表现缺乏特征性，可观察到骨体积增大，骨皮质膨胀、增厚，骨质破坏区呈与肌肉相似的T1WI与T2WI信号，在FS PDWI上呈高信号，边界不清楚；粗大且紊乱的骨小梁及骨质硬化区呈T1WI与T2WI低信号，边界清楚，可见粗大且紊乱的低信号骨小梁结构在高信号的骨髓组织内纵横交错[42]。MRI对畸形性骨炎早期溶骨性病变较敏感，椎体受累时可清晰显示椎体附件及椎管结构受累情况。此外，对畸形性骨炎继发肿瘤的范围与类型评估更具临床价值。

全身骨显像对于畸形性骨炎的诊断较X线片与CT更敏感，表现也更具特征性，如多骨受累、病变部位骨骼放射性摄取明显增高、受累骨增大变形，均有助于该病的诊断。颅骨可表现为“黑颅”征[43]，下颌骨受累呈“黑须”征，病变累及脊椎附件（椎弓根及棘突）时可表现为“鼠面”征。全身骨显像可发现X线片未显示的病变，可以用于确定病变范围和疗效观察；但在成骨硬化期病变为主时，骨显像可无明显放射性异常浓聚[44-45]。SPECT/CT既可观察病灶浓聚范围，也可观察局部骨质密度及形态改变，对病灶的形态特征评估更为准确，可以显著提高对畸形性骨炎诊断的特异性[46-47]。

^{18}F-FDG PET/CT上，畸形性骨炎多表现为低摄取或者不摄取[48-49]，少部分表现为高摄取，需与恶性病变累及鉴别[50-51]。此外，针对前列腺癌的PSMA PET/CT上也常观察到畸形性骨炎的非特异性显像剂摄取（图3-3-9）[52-55]。

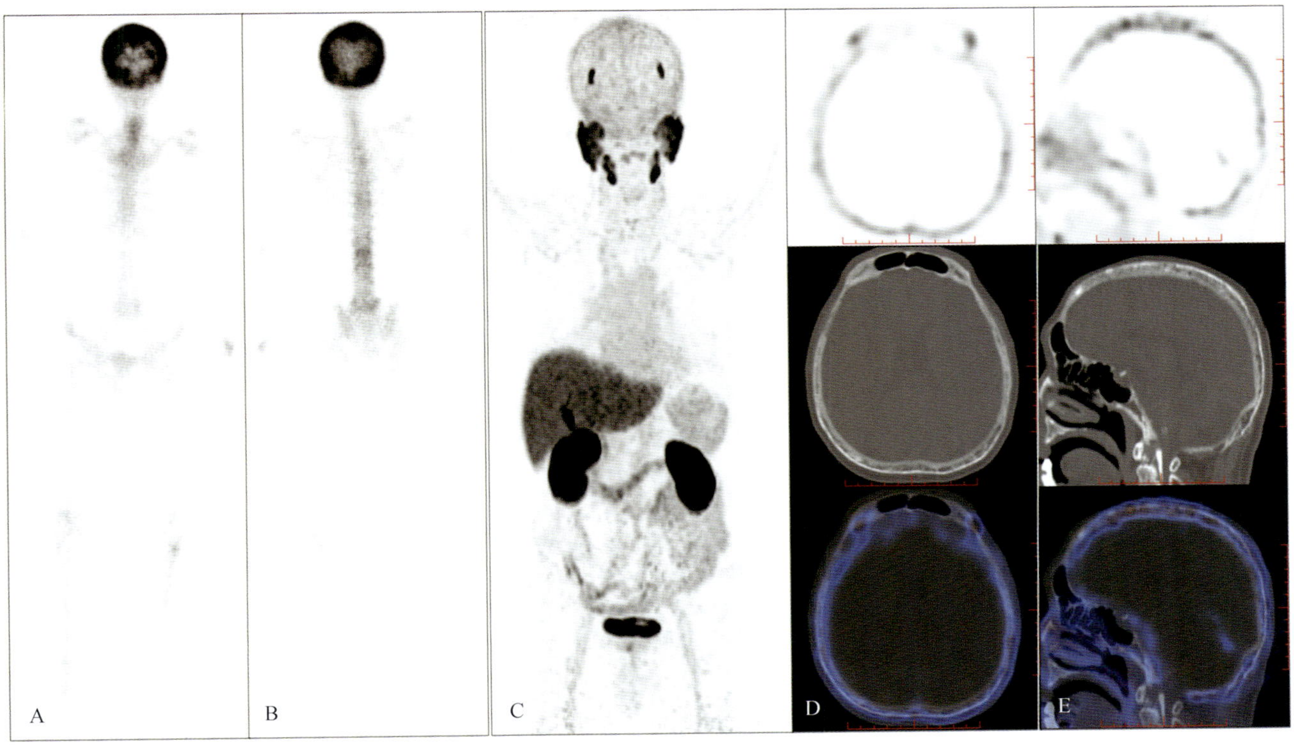

图 3-3-9 前列腺癌合并畸形性骨炎（男，70 岁）。全身骨显像（**A**～**B**）示颅盖骨弥漫性放射性摄取增高；^{18}F-PSMA PET/CT（**C**，MIP；**D**，横断层；**E**，矢状断层）示颅骨内板模糊，伴板障内多发低密度灶，放射性摄取轻度增高

畸形性骨炎的治疗原则是减轻患者骨痛症状，预防正常骨质进一步破坏及异常骨质的形成。首选双膦酸盐治疗，最新研究显示对于具有 *SQSTM1* 突变但尚未发病的畸形性骨炎高风险人群应用唑来膦酸可有利于早期控制病情进展[56]。此外，由于畸形性骨炎患者新骨的形成贯穿病变骨修复的全过程，易出现维生素 D 的相对缺乏而合并骨软化症，所以应及时摄食或补充钙和维生素 D[57]。对于继发骨折、严重骨骼畸形、椎管狭窄伴神经功能障碍及恶变患者则需手术治疗[58]。

（袁婷婷　张莺　李飞　张杰
陈雪祺　付占立）

参考文献

[1] Van Staa T P，Selby P，Leufkens H G，et al. Incidence and natural history of Paget's disease of bone in England and Wales. J Bone Miner Res，2002，17（3）：465-471.

[2] Griz L，Fontan D，Mesquita P，et al. Diagnosis and management of Paget's disease of bone. Arq Bras Endocrinol Metabol，2014，58（6）：587-599.

[3] Ralston S H. Clinical practice. Paget's disease of bone. N Engl J Med，2013，368（7）：644-650.

[4] Haslam S I，Van Hul W，Morales-Piga A，et al. Paget's disease of bone：evidence for a susceptibility locus on chromosome 18q and for genetic heterogeneity. J Bone Miner Res，1998，13（6）：911-917.

[5] Hughes A E，Shearman A M，Weber J L，et al. Genetic linkage of familial expansile osteolysis to chromosome 18q. Hum Mol Genet，1994，3（2）：359-361.

[6] Laurin N，Brown J P，Lemainque A，et al. Paget disease of bone：mapping of two loci at 5q35-qter and 5q31. Am J Hum Genet，2001，69（3）：528-543.

[7] Hocking L J，Herbert C A，Nicholls R K，et al. Genomewide search in familial Paget disease of bone shows evidence of genetic heterogeneity with candidate loci on chromosomes 2q36，10p13，and 5q35. Am J Hum Genet，2001，69（5）：1055-1061.

[8] Good D A，Busfield F，Fletcher B H，et al. Linkage of Paget disease of bone to a novel region on human chromosome 18q23. Am J Hum Genet，2002，70（2）：517-525.

[9] Cundy T，Naot D，Bava U，et al. Familial Paget disease and SQSTM1 mutations in New Zealand. Calcif Tissue Int，2011，89（3）：258-264.

[10] Collet C，Michou L，Audran M，et al. Paget's disease of bone in the French population：novel SQSTM1 mutations，functional analysis，and genotype-phenotype correlations. J Bone Miner Res，2007，22（2）：310-317.

[11] Najat D，Garner T，Hagen T，et al. Characterization of a non-UBA domain missense mutation of sequestosome

1（SQSTM1）in Paget's disease of bone. J Bone Miner Res，2009，24（4）：632-642.

[12] Gu J M，Zhang Z L，Zhang H，et al. Thirteen Chinese patients with sporadic Paget's disease of bone：clinical features，SQSTM1 mutation identification，and functional analysis. J Bone Miner Metab，2012，30（5）：525-533.

[13] Rhodes E C，Johnson-Pais T L，Singer F R，et al. Sequestosome 1（SQSTM1）mutations in Paget's disease of bone from the United States. Calcif Tissue Int，2008，82（4）：271-277.

[14] Laurin N，Brown J P，Morissette J，et al. Recurrent mutation of the gene encoding sequestosome 1（SQSTM1/p62）in Paget disease of bone. Am J Hum Genet，2002，70（6）：1582-1588.

[15] Eekhoff E W，Karperien M，Houtsma D，et al. Familial Paget's disease in The Netherlands：occurrence，identification of new mutations in the sequestosome 1 gene，and their clinical associations. Arthritis Rheum，2004，50（5）：1650-1654.

[16] Cronin O，Subedi D，Forsyth L，et al. Characteristics of early Paget's disease in SQSTM1 mutation carriers：baseline analysis of the ZiPP study cohort. J Bone Miner Res，2020，35（7）：1246-1252.

[17] Hocking L J，Lucas G J，Daroszewska A，et al. Domain-specific mutations in sequestosome 1（SQSTM1）cause familial and sporadic Paget's disease. Hum Mol Genet，2002，11（22）：2735-2739.

[18] Falchetti A，Di Stefano M，Marini F，et al. Genetic epidemiology of Paget's disease of bone in Italy：sequestosome1/p62 gene mutational test and haplotype analysis at 5q35 in a large representative series of sporadic and familial Italian cases of Paget's disease of bone. Calcif Tissue Int，2009，84（1）：20-37.

[19] Tao X，Liu L，Yang X，et al. Clinical characteristics and pathogenic gene identification in Chinese patients with Paget's disease of bone. Front Endocrinol（Lausanne），2022，13：850462.

[20] Hoyland J A，Freemont A J，Sharpe P T. Interleukin-6，IL-6 receptor，and IL-6 nuclear factor gene expression in Paget's disease. J Bone Miner Res，1994，9（1）：75-80.

[21] Mirra J M，Brien E W，Tehranzadeh J. Paget's disease of bone：review with emphasis on radiologic features，Part I. Skeletal Radiol，1995，24（3）：163-171.

[22] 王为岗，梁长虹，曾辉，等．中早期 Paget's 病影像学征象与病理对照研究（附 1 例报道及文献回顾）. 实用医学影像杂志，2001，2（4）：232-234.

[23] 许慧中，颜庆华，吴晓宏，等．颅骨 Paget's 病恶变一例报道并文献复习．中华神经创伤外科电子杂志，2022，08（5）：315-317.

[24] Hansen M F，Seton M，Merchant A. Osteosarcoma in Paget's disease of bone. J Bone Miner Res，2006，21 Suppl 2：P58-63.

[25] Mirra J M，Brien E W，Tehranzadeh J. Paget's disease of bone：review with emphasis on radiologic features，Part II. Skeletal Radiol，1995，24（3）：173-184.

[26] Goldberg S，Slamovits T L，Dorfman H D，et al. Sarcomatous transformation of the orbit in a patient with Paget's disease. Ophthalmology，2000，107（8）：1464-1467.

[27] Davis M A，Scalcione L R，Gimber L H，et al. Paget sarcoma of the pelvic bone with widespread metastatic disease on radiography，CT，MRI，and ^{18}F-FDG PET/CT with pathologic correlation. Clin Nucl Med，2014，39（4）：371-373.

[28] Cortis K，Micallef K，Mizzi A. Imaging Paget's disease of bone—from head to toe. Clin Radiol，2011，66（7）：662-672.

[29] Smith S E，Murphey M D，Motamedi K，et al. From the archives of the AFIP. Radiologic spectrum of Paget disease of bone and its complications with pathologic correlation. Radiographics，2002，22（5）：1191-1216.

[30] Gumà M，Rotés D，Holgado S，et al. Paget's disease of bone：study of 314 patients. Med Clin（Barc），2002，119（14）：537-540.

[31] 万强，张晓东，程毅飞，等．全颅骨畸形性骨炎一例．中华神经外科杂志，2014，30（7）：689.

[32] Monsell E M. The mechanism of hearing loss in Paget's disease of bone. Laryngoscope，2004，114（4）：598-606.

[33] Kao S Y，Kempfle J S，Jensen J B，et al. Loss of osteoprotegerin expression in the inner ear causes degeneration of the cochlear nerve and sensorineural hearing loss. Neurobiol Dis，2013，56：25-33.

[34] 陈佳，周力，邓微．Paget 骨病 4 例并文献复习．中华骨质疏松和骨矿盐疾病杂志，2015，（1）：33-38.

[35] Josse R G，Hanley D A，Kendler D，et al. Diagnosis and treatment of Paget's disease of bone. Clin Invest Med，2007，30（5）：E210-223.

[36] Gonçalves M J，Romão V C. Images in clinical medicine. Saber tibia in Paget's disease of bone. N Engl J Med，2014，371（25）：2417.

[37] Ralston S H，Corral-Gudino L，Cooper C，et al. Diagnosis and management of Paget's disease of bone in adults：a clinical guideline. J Bone Miner Res，2019，34（4）：579-604.

[38] Wermers R A，Tiegs R D，Atkinson E J，et al. Morbidity and mortality associated with Paget's disease of bone：a

population-based study. J Bone Miner Res, 2008, 23 (6): 819-825.
[39] Gutteridge D H. Treatment of Paget's disease with hypercalcemia. Bone, 2006, 39 (3): 668.
[40] Whyte M P. Clinical practice. Paget's disease of bone. N Engl J Med, 2006, 355 (6): 593-600.
[41] Gutteridge D H, Gruber H E, Kermode D G, et al. Thirty cases of concurrent Paget's disease and primary hyperparathyroidism: sex distribution, histomorphometry, and prediction of the skeletal response to parathyroidectomy. Calcif Tissue Int, 1999, 65 (6): 427-435.
[42] 刘玉珂，陈伟，郭会利，等．畸形性骨炎的影像学诊断．实用放射学杂志，2012，28（11）：1745-1749.
[43] Govers S, Van Der Zant F M, Wondergem M, et al. "Skull on Fire": monostotic Paget disease of the skull bone. Clin Nucl Med, 2021, 46 (1): 55-57.
[44] Wang K, Allen L, Fung E, et al. Bone scintigraphy in common tumors with osteolytic components. Clin Nucl Med, 2005, 30 (10): 655-671.
[45] Khairi M R, Wellman H N, Robb J A, et al. Paget's disease of bone (osteitis deformans): symptomatic lesions and bone scan. Ann Intern Med, 1973, 79 (3): 348-351.
[46] 王道英，么坤，李星辉，等．颅骨弥漫性Paget病 ^{99}TC^{m}-MDP SPECT/CT 显像1例．中国医学影像技术，2019，35（12）：1914.
[47] Farid K, Caillat-Vigneron N. SPECT-CT improves the identification of Paget's disease of bone. Joint Bone Spine, 2010, 77 (4): 370-371.
[48] Woo J H, Kim S, Choi S J, et al. Diagnosis of Paget's disease of the pelvis using F-18 FDG PET/CT. Int J Rheum Dis, 2010, 13 (4): e51-54.
[49] Park E T, Kim S E. Radiography, bone scan, and F-18 FDG PET/CT imaging findings in a patient with Paget's disease. Nucl Med Mol Imaging, 2010, 44 (1): 87-89.
[50] Cook G J, Maisey M N, Fogelman I. Fluorine-18-FDG PET in Paget's disease of bone. J Nucl Med, 1997, 38 (9): 1495-1497.
[51] Adams H J, De Klerk J M, Fijnheer R, et al. Paget's disease of the bone mimicking lymphomatous bone marrow involvement at FDG-PET. Am J Hematol, 2015, 90 (3): 269-270.
[52] Sasikumar A, Joy A, Nanabala R, et al. ^{68}Ga-PSMA PET/CT false-positive tracer uptake in Paget disease. Clin Nucl Med, 2016, 41 (10): e454-455.
[53] Bourgeois S, Gykiere P, Goethals L, et al. Aspecific uptake of ^{68}Ga-PSMA in Paget disease of the bone. Clin Nucl Med, 2016, 41 (11): 877-878.
[54] Artigas C, Alexiou J, Garcia C, et al. Paget bone disease demonstrated on ^{68}Ga-PSMA ligand PET/CT. Eur J Nucl Med Mol Imaging, 2016, 43 (1): 195-196.
[55] Engur C O, Turoglu H T, Ozguven S, et al. ^{68}Ga-prostate-specific membrane antigen PET-positive paget bone disease with metastatic prostatic carcinoma. Clin Nucl Med, 2020, 45 (9): e425-e426.
[56] Phillips J, Subedi D, Lewis S C, et al. Randomised trial of genetic testing and targeted intervention to prevent the development and progression of Paget's disease of bone. Ann Rheum Dis, 2024, 83 (4): 529-536.
[57] Silverman S L. Paget disease of bone: therapeutic options. J Clin Rheumatol, 2008, 14 (5): 299-305.
[58] Vallet M, Ralston S H. Biology and treatment of Paget's disease of bone. J Cell Biochem, 2016, 117 (2): 289-299.

第四节　痛风

病例 1

【简要病史】 男，28 岁，发现右足第一趾根部包块伴间断肿痛 1 年余。

【实验室检查】 血、尿常规（－）；尿酸 700 μmol/L（参考值 155～428 μmol/L），肌酐 127 μmol/L（参考值 59～104 μmol/L）。

【影像所见】 X线片（图 3-4-1）示右足第 1 跖趾关节骨质破坏伴周围稍高密度影。右足 MRI（图 3-4-2 A～B）示右足第 1 跖趾关节骨质破坏伴周围肿物，呈 T1WI 低信号与 FS PDWI 高信号；全身骨显像及 SPECT/CT（图 3-4-2 C～E）示双足第 1 跖趾关节骨质破坏伴周围稍高密度肿物，局部放射性异常浓聚。

【手术及病理结果】 术中见白色固体膏样组织沉积于第 1 跖趾关节周围，质硬，边界较清晰，伴第 1 跖趾关节破坏。术后病理：（右足病灶组织）符合痛风结节。

病例 2

【简要病史】 男，46 岁，右膝关节肿胀伴疼痛 2 个月，发现右髌骨肿物 1 个月；既往痛风病史

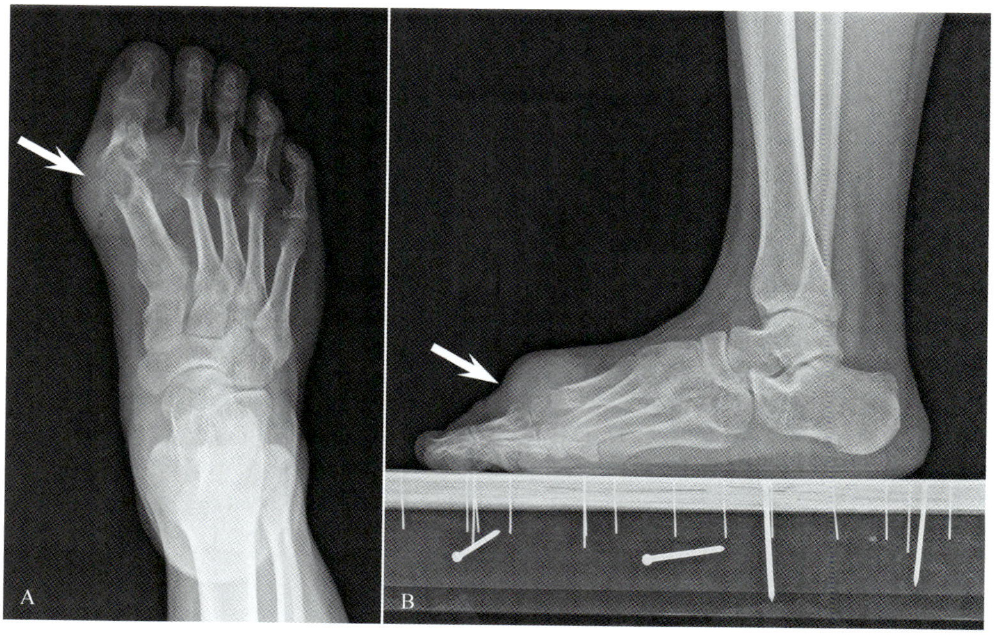

图 3-4-1 右足正位（**A**）及侧位（**B**）X 线片示右足第 1 跖趾关节骨质破坏伴周围稍高密度影（箭号）

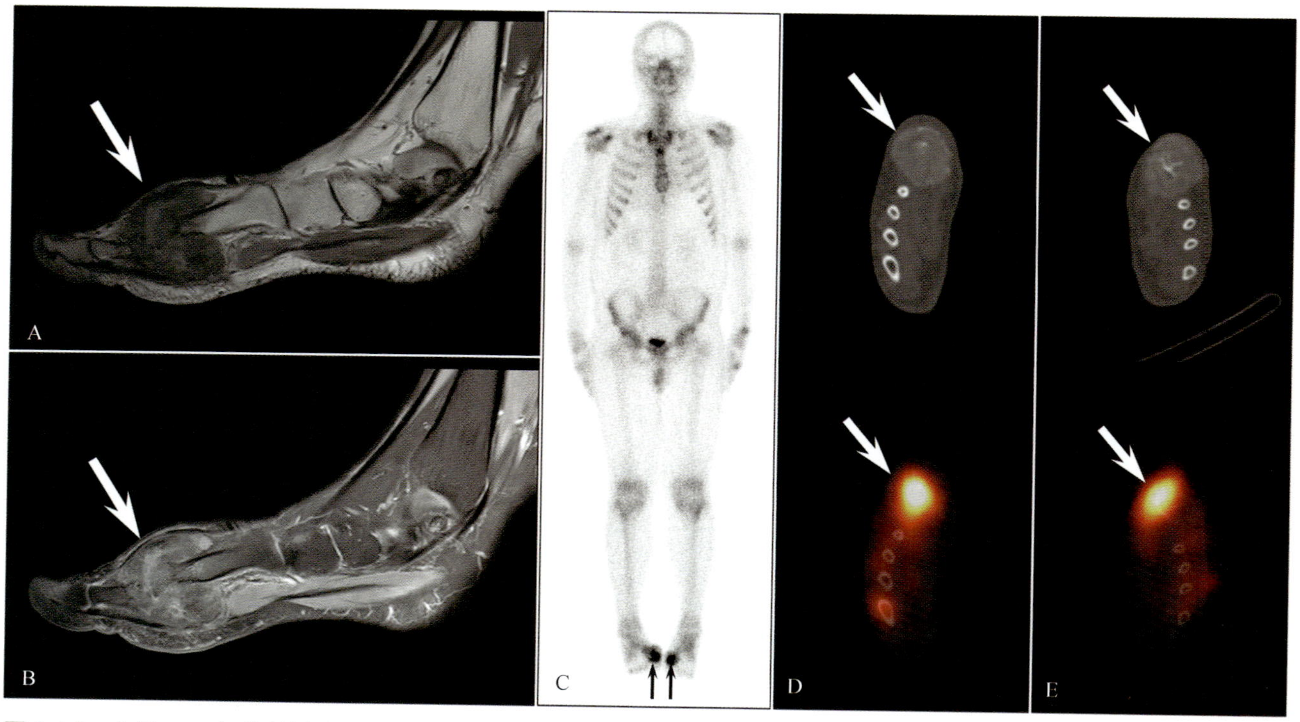

图 3-4-2 右足 MRI 矢状断层（**A**，T1WI；**B**，FS PDWI）示右足第 1 跖趾关节骨质破坏伴周围肿物（箭号），呈 T1WI 低信号与 FS PDWI 高信号；全身骨显像（**C**，前位）及双足 SPECT/CT 横断层（**D**，右；**E**，左）示双足第 1 跖趾关节骨质破坏伴周围稍高密度肿物，局部放射性异常浓聚（箭号）

2 年。

【实验室检查】 血、尿常规（－）；尿酸 533 μmol/L（参考值 90～410 μmol/L）。

【影像所见】 全身骨显像及 SPECT/CT（图 3-4-3 A～D）示右髌骨上部骨质破坏伴放射性摄取增高。

【手术及病理结果】 右髌骨肿物穿刺病理：送检组织内见粉染无定形物质，周围见多量组织细胞及多核巨细胞；病理诊断：（右髌骨）病变形态符合痛风结节，骨组织有侵及。

病例 3

【简要病史】 女，60 岁，右髋部疼痛 7 年，加重伴右髂前上棘区疼痛 3 月余。

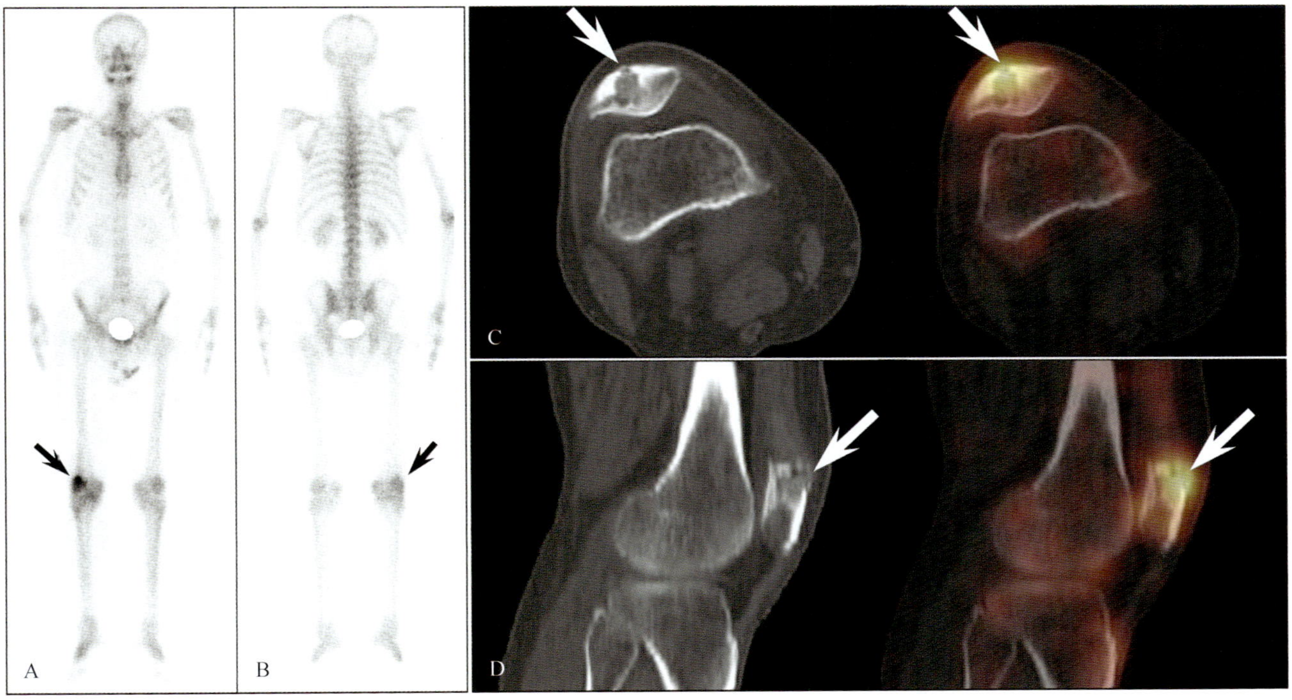

图 3-4-3 全身骨显像（**A**～**B**）示右髌骨放射性异常浓聚（箭号）；SPECT/CT 横断层（**C**）及矢状断层（**D**）示右髌骨上部骨质破坏伴放射性摄取增高（箭号）

【实验室检查】 血、尿常规（－），ESR 40 mm/h（参考值 0～20 mm/h），尿酸 253 μmol/L（参考值 155～357 μmol/L）。

【影像所见】 X 线（图 3-4-4 A～B）及 CT（图 3-4-4 C～D）示右髋关节外前方钙化影，部分累及右髂骨及髋臼。MRI（图 3-4-5 A～E）示右臀小肌及右髂骨异常信号；增强扫描示上述病变可见强化；全身骨显像（图 3-4-5 F～G）示右髋关节外侧及右髂骨放射性异常浓聚。

【病理结果】（右髋关节）病变切除术后病理：痛风性肉芽肿。

【讨论】 痛风（gout）是一种由单钠尿酸盐（monosodium urate，MSU）晶体沉积在关节及周围软组织所致的疾病，与嘌呤代谢紊乱和（或）

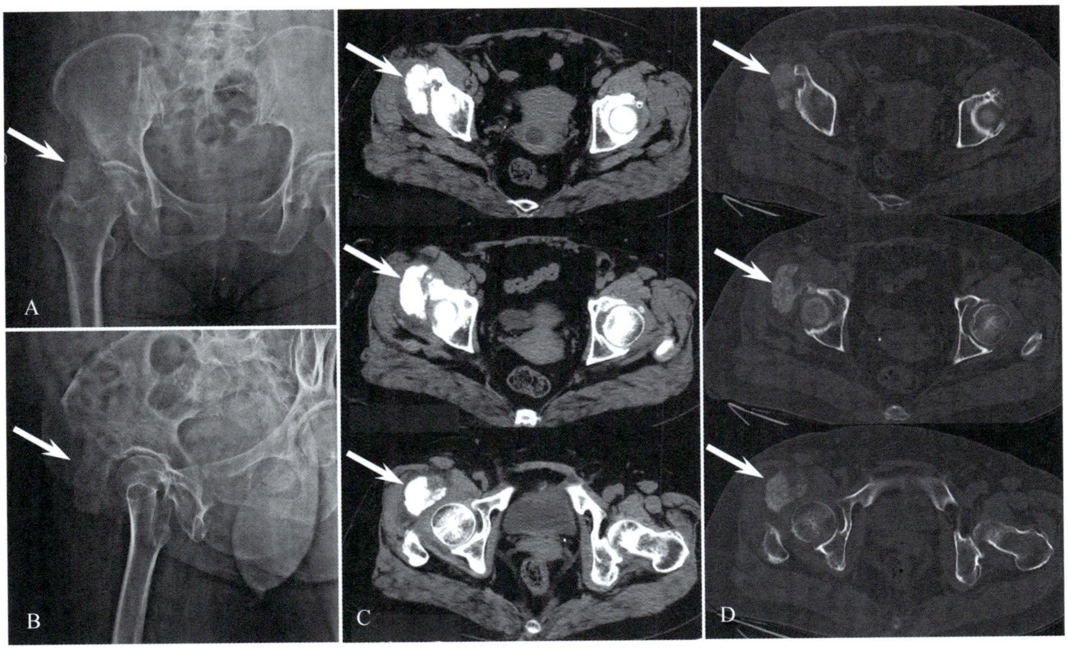

图 3-4-4 右髋关节正位（**A**）及侧位（**B**）X 线片及 CT（**C**，软组织窗；**D**，骨窗）示右髋关节外前方钙化影，部分累及右髂骨及髋臼（箭号）

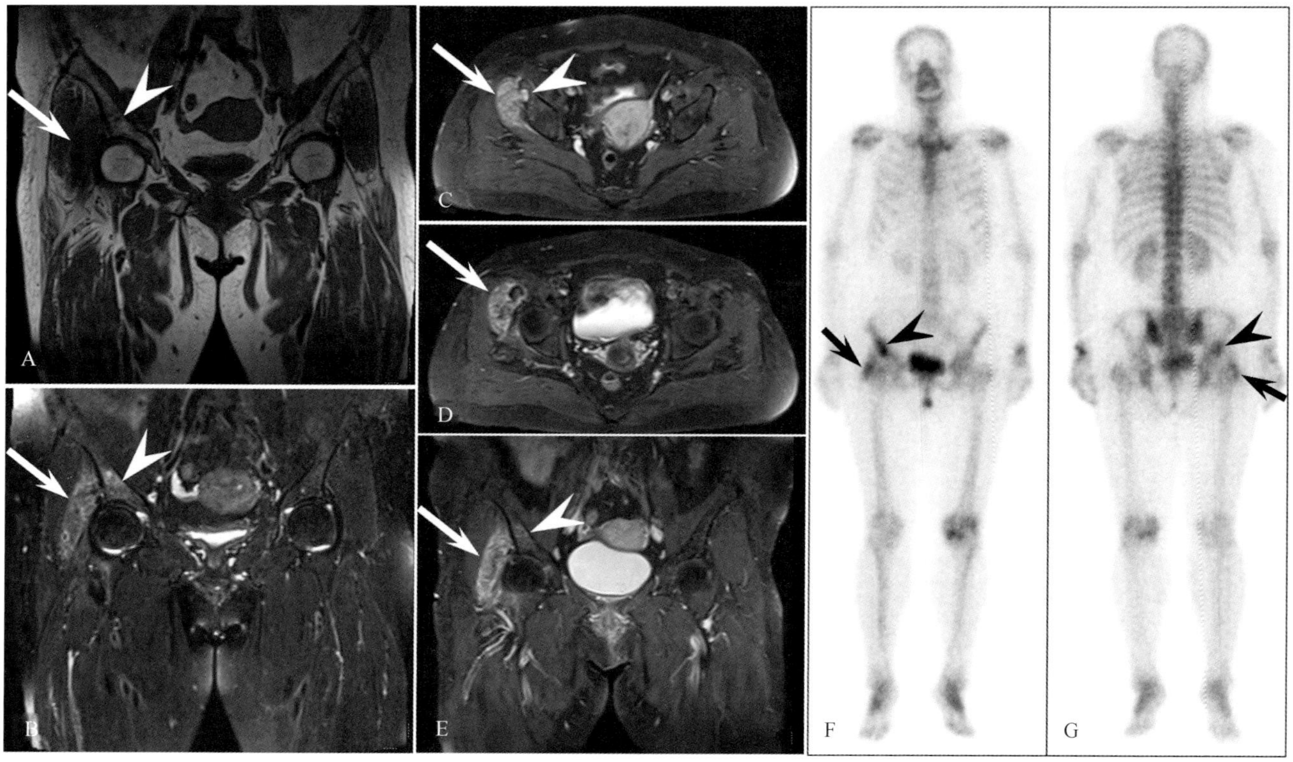

图 3-4-5 MRI 冠状断层（**A**，T1WI；**B**，FS T2WI）示右臀小肌（箭号）及右髂骨（箭头）T1WI 低信号与 FS T2WI 高信号；增强 MRI 横断层（**C**～**D**）及冠状断层（**E**）示上述病变可见强化。全身骨显像（**F**～**G**）示右髋关节外侧（箭号）及右髂骨（箭头）放射性异常浓聚

尿酸排泄减少所致的高尿酸血症直接相关。需要注意的是，高尿酸血症（非同日两次血尿酸超过 420 μmol/L）是尿酸盐结晶沉积的前提条件，但临床上仅有部分高尿酸血症患者会进一步发展为痛风。据统计，中国高尿酸血症总体患病率为 13.3%，而痛风的患病率仅为 1.1%[1]。

痛风分为原发性和继发性两类。前者主要由先天性嘌呤代谢异常所致，常与肥胖、糖 / 脂代谢紊乱、高血压、动脉硬化和冠心病等合并发生；后者则由某些系统性疾病（如肾脏疾病导致尿酸排泄减少、骨髓增生性疾病导致尿酸生成增多）或药物（抑制尿酸排泄）引起。

痛风多见于 40 岁以上男性，女性多在更年期后发病，平均发病年龄 48 岁，男 / 女比约 15∶1。2018 年欧洲抗风湿病联盟更新的痛风诊断循证专家建议，将痛风病程分为临床前期（无症状高尿酸血症及无症状 MSU 晶体沉积）和临床期（即痛风期，分为痛风性关节炎发作期、发作间期及慢性痛风石期）[2]。①痛风性关节炎发作期：发作前多有饮酒、高嘌呤饮食、受冷和剧烈运动等诱发因素；好发于下肢，如足背、足跟、踝及膝关节，指、肘及腕关节亦可受累；常于夜间发作，起病急骤，疼痛进行性加剧，典型急性痛风症状常于发作后 12 h 左右达高峰；首次发作多为单关节，50% 以上发生于第一跖趾关节；受累关节及周围软组织表现为红、肿、热、痛，症状多于数天至 2 周内自行缓解；随病程进展及反复发作，受累关节逐渐增多，少数可累及骶髂关节、肩关节或脊柱，亦可累及关节周围滑囊、肌腱及腱鞘等部位，且发作的症状和体征渐趋不典型；部分严重患者发作时可伴发热、寒战、乏力及心悸等全身症状；实验室检查可见 CRP 升高。②发作间期：急性痛风关节炎发作后一般无明显后遗症，可有局部皮肤色素沉着，但随病情进展，部分患者发作后不能完全缓解。③慢性痛风石期：表现为皮下痛风石和慢性痛风石性关节炎，两者常同时存在；皮下痛风石常见部位为耳廓、反复发作关节的周围以及尺骨鹰嘴、跟腱、髌骨滑囊等处，表现为皮下隆起的大小不一的黄白色赘生物，破溃后排出白色粉状或糊状物，伤口不易愈合；慢性痛风石性关节炎为关节内 MSU 晶体大量沉积形成痛风石所致，表现为持续性关节肿痛、压痛、畸形和功能障碍，可致关节骨质破坏、关节周围组织纤维化、继发退行性变等[3]。此外，痛风发病过程中还可并发急 / 慢性尿酸性肾病、尿酸性尿路结石等。

痛风诊断的“金标准”是在关节或软组织内检测到 MSU 晶体。目前我国痛风的诊断采用 2015 年美国风湿病学会（ACR）/ 欧洲抗风湿联盟（EULAR）分类标准[4]。根据该标准，将“至少发生 1 次关节肿胀、疼痛或触痛”作为诊断流程准入的必要条件，以“在关节或滑膜液中发现 MSU 结晶，或出现痛风石”作为确诊的充分条件。若不符合此项充分条件，则依据临床症状、体征、实验室及影像学检查结果累计赋分，≥ 8 分可临床诊断为痛风（表 3-4-1）。

痛风在关节超声中的主要表现包括以下几方面：①“双轨”征（double contour sign），为诊断痛风最具特异性的征象[5-6]，表现为软骨外表面的

表 3-4-1 2015 年 ACR/EULAR 痛风分类诊断标准

第 1 步：纳入标准（只在符合本条件情况下方采用下列评分体系）：至少一次外周关节或滑囊发作性肿胀、疼痛或压痛

第 2 步：充分标准（如具备，可直接分类诊断为痛风，无须进行下列评分）：有症状关节、滑囊（即在滑液中）或痛风石中发现单钠尿酸盐晶体

第 3 步：评分标准（不符合充分标准时使用，≥ 8 分可诊断为痛风）

临床诊断痛风评估项目及评分

分类	项目	表现	评分
临床表现	症状发作累及的关节 / 滑囊[a]	踝关节或中足（作为单关节或寡关节的一部分发作而未累及第一跖趾关节）	1
		累及第 1 跖趾关节（作为单关节或寡关节发作的一部分）	2
	关节炎发作特点（包括既往的发作）： 受累关节发红（患者自诉或医生观察到） 受累关节不能忍受触摸、按压 受累关节严重影响行走或无法活动	1 个特征	1
		2 个特征	2
		3 个特征	3
	发作或曾经发作的时序特征（无论是否抗炎治疗，符合下述两项或两项以上为一次典型发作）： 疼痛达峰＜ 24 h 症状缓解≤ 14 天 发作期间完全缓解（恢复至基线水平）	1 次典型的发作	1
		反复典型症状发作	2
	痛风石的临床证据：皮下“粉笔灰样”结节，表面皮肤薄，常伴有表面血管覆盖；位于典型的部位，如关节、耳廓、鹰嘴滑囊、指腹、肌腱（如跟腱）	存在	4
实验室检查	血尿酸水平（通过尿酸酶方法测定）： 理想情况下，应于患者未接受降尿酸治疗及症状发作 4 周后（即在发作间期）进行测定；如果可行，在上述情况下进行复测，以最高的数值为准	＜ 240 μmol/L	−4
		240 ~ ＜ 360 μmol/L	0
		360 ~ ＜ 480 μmol/L	2
		480 ~ ＜ 600 μmol/L	3
		≥ 600 μmol/L	4
	有（曾有）症状的关节或滑囊进行滑液分析（应由有经验的检查者进行检测）	未做检测	0
		单钠尿酸盐阴性	−2
影像学特征	有（曾有）症状的关节或滑囊处具有尿酸盐晶体的影像学证据：超声显示“双轨”征[b]或双能 CT 证实尿酸盐沉积[c]	无影像学证据（两种检查方法）或未作检查	0
		存在	4
	痛风相关关节破坏的影像学证据：手和（或）足在传统影像学表现至少有 1 处骨侵蚀[d]	无影像学证据或未作检查	0
		存在	4

注：[a] 症状发作是指包括外周关节或滑囊的肿胀、疼痛和（或）压痛在内的有症状的时期。[b]“双轨”征：透明软骨表面的回声不规则增强，且与超声探头角度无关（注意：假阳性的“双轨”征可能出现在软骨表面，但改变超声探头角度时会消失）。[c] 在关节或关节周围部位存在彩色标记的尿酸盐（使用双能 CT 扫描获取影像，在 80 kV 和 140 kV 扫描能量下获取数据，使用痛风特异性软件应用双物质分解算法分析并颜色标记尿酸盐）；阳性结果定义为在关节或关节周围存在颜色标记的尿酸盐，但需排除甲床、亚毫米病灶、皮肤、运动、射线硬化和血管伪影造成的假阳性；[d] 侵蚀定义为骨皮质的破坏伴边界硬化和边缘悬挂突出，不包括远端指间关节侵蚀性改变和鸥翼表现。

高回声带和平行于软骨下骨的强回声带，为尿酸盐晶体沉积在关节透明软骨表面所致；②痛风石（tophus），可见于关节内外或肌腱内，呈环形、不均质高回声和（或）低回声聚集物，可伴有后方声影或钙化；③尿酸盐结晶聚集体（aggregates），可出现在关节腔内或肌腱内，表现为异质性高回声灶，可伴随滑膜炎或滑膜增生；④骨侵蚀（bone erosion），表现为关节内或关节外骨皮质连续性中断，早期可能仅见浅表骨缺损，晚期可发展为深层骨侵蚀。超声因其安全性高、非侵入性、患者接受度高、运行成本低、易于获取且便携等优势，被视为痛风相关单钠尿酸盐（MSU）晶体检测的一线影像学检查技术。其中，“双轨”征已被纳入 ACR/EULAR 痛风的分类诊断标准（表 3-4-1）。

痛风早期 X 线可仅有关节周围软组织肿胀。晚期典型 X 线征象有关节旁结节状或肿块样密度增高影（痛风石）；邻近关节可见偏心性穿凿样骨破坏，骨缺损边缘锐利、翘起，类似于悬挂的边缘（“悬挂边缘”征）；关节间隙狭窄或消失，甚至关节纤维性强直及关节半脱位。

双能 X 线 CT 通过输出两种不同能量的 X 线，获得两组不同能量 X 线的衰减数据，通过分析不同能量 X 线下组织相对应的 CT 值变化，可区分不同组织成分，因而可以将 MSU 晶体与其他成分区分开来。双能 X 线 CT 被认为是一种能够替代滑膜液抽吸活检诊断 MSU 晶体沉积的方法，可对 MSU 沉积物进行无创性、可视化表征与定量[7]，从而有助于与其他炎性关节病（如假痛风、类风湿关节炎、银屑病性关节炎、脓毒性关节炎等）相鉴别。在检查 MSU 沉积方面，超声更灵敏，但双能 X 线 CT 更具有特异性。双能 X 线 CT 诊断痛风的灵敏度和特异度分别为 81% 和 91%[8]。常规 CT 在显示软组织肿胀、关节积液、骨破坏及痛风石方面也较 X 线片更具优势。

MRI 可以早期发现痛风所致的滑膜损害、软组织肿胀和骨质破坏。相对于周围的肌肉组织，痛风石在 T1WI 与 T2WI 均表现为低至中等信号，钙化可能是产生低信号的原因[9-10]，增强扫描可见明显强化[11]；滑膜损害表现为滑膜增厚[10]；软骨损害表现为局部或弥漫软骨变薄或缺损[12]。

全身骨显像对痛风性关节炎具有较高的灵敏度。痛风石、受累关节及周围软组织均可表现为放射性摄取增高[11, 13]，可能与炎症导致局部血流增加以及 MSU 晶体沉积导致局部骨破坏和骨重塑有关；结合同机 CT 的骨破坏特点，SPECT/CT 可显著提高痛风的诊断效能[11]。

由于 MSU 晶体沉积引起巨噬细胞活性增加以及各种促炎因子释放，痛风石[14-16]及受累关节病变[9, 15, 17-19]在 PET/CT 上均表现为 ^{18}F-FDG 摄取增高（图 3-4-6）。^{18}F-FDG PET/CT 所示的穿凿样骨破

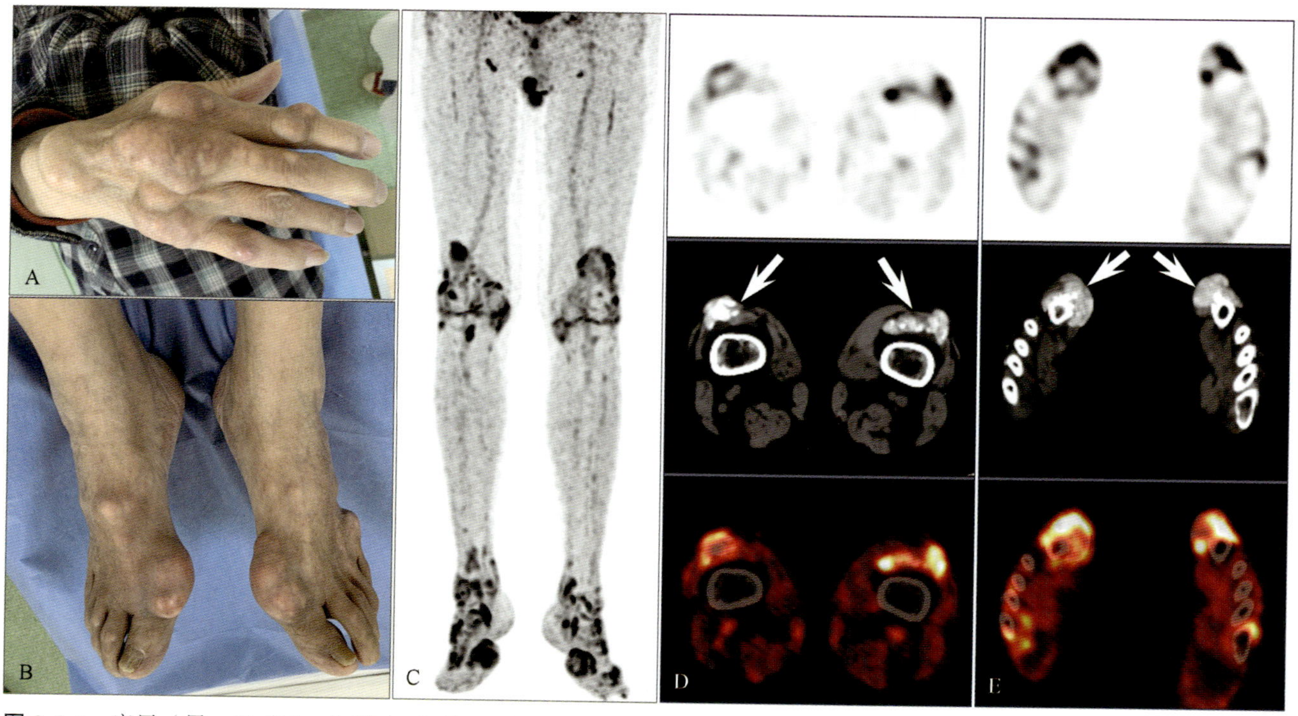

图 3-4-6 痛风（男，68 岁）。右手（**A**）及双足（**B**）图片示多发痛风石；^{18}F-FDG PET/CT（**C**，MIP；**D**～**E**，横断层）示双膝关节（**D**）及双足第一跖趾关节（**E**）周围多发痛风石（箭号），^{18}F-FDG 摄取增高

坏、硬化缘、皮质翘起以及邻近软组织密度增高或钙化伴葡萄糖代谢增高对痛风诊断具有提示作用[20]。

痛风预后相对良好，早期诊断并进行规范化治疗（非药物治疗：低嘌呤饮食、减少饮酒、适量运动、肥胖者减重等生活方式管理；药物治疗：降尿酸、对症控制关节炎症和疼痛等），大多数患者可以正常工作与生活[21]。慢性期病变也有一定的可逆性，长期规范达标治疗可使痛风石缩小或消失，关节症状和功能改善。痛风石较大，压迫神经或皮肤面溃破、久治不愈者可考虑手术治疗。

（邸丽娟　郭威　黄定德　郝婷婷　赵银龙　李树恒　李晓东　李乾　许玉峰　付占立）

参考文献

[1] Liu R, Han C, Wu D, et al. Prevalence of hyperuricemia and gout in Mainland China from 2000 to 2014: A systematic review and meta-analysis. Biomed Res Int, 2015, 2015: 762820.

[2] Richette P, Doherty M, Pascual E, et al. 2018 updated European League Against Rheumatismevidence-based recommendations for the diagnosis of gout. Ann Rheum Dis, 2020, 79 (1): 31-38.

[3] 陈佳，顾鹏 . 痛风骨关节损害的影像学研究进展 . 中华风湿病学杂志，2012，16（4）：273-276.

[4] Neogi T, Jansen TL, Dalbeth N, et al. 2015 gout classification criteria: an American College of Rheumatology/European League Against Rheumatism collaborative initiative. Ann Rheum Dis, 2015, 74 (10): 1789-1798.

[5] Chowalloor PV, Keen HI. A systematic review of ultrasonography in gout and asymptomatic hyperuricaemia. Ann Rheum Dis, 2013, 72 (5): 638-645.

[6] Gutierrez M, Schmidt WA, Thiele RG, et al. OMERACT Ultrasound Gout Task Force group. International Consensus for ultra sound lesions in gout: results of Delphi process and webreliability exercise. Rheumatology, 2015, 54 (10): 1797-1805.

[7] Carotti M, Salaffi F, Filippucci E, et al. Clinical utility of dual energy computed tomography ingout: current concepts and applications. Acta Biomed, 2020, 91 (8-S): 116-124.

[8] Gamala M, Jacobs JWG, van Laar JM. The diagnostic performance of dual energy CT for diagnosing gout: a systematic literature review and meta-analysis. Rheumatology, 2019, 58 (12): 2117-2121.

[9] Shen G, Su M, Liu B, et al. A case of tophaceous pseudogout on ^{18}F-FDG PET/CT imaging. Clin Nucl Med, 2019, 44 (2): e98-e100.

[10] Narvaez JA, Narvaez J, Ortega R, et al. Hypointense synovial lesions on T2-weighted images: differential diagnosis with pathologic correlation. AJR Am J Roentgenol, 2003, 181 (3): 761-769.

[11] Wang Y, Zha Y, She R, et al. ^{99m}Tc-methylene diphosphonate SPECT/CT imaging of gout spondylitis: a case report. J Int Med Res, 2022, 50 (10): 3000605221129557.

[12] Popovich I, Dalbeth N, Doyle A, et al. Exploring cartilage damage in gout using 3-T MRI: distribution and associations with joint inflammation and tophus deposition. Skeletal Radiol, 2014, 43 (7): 917-924.

[13] Coombs RJ, Pinsky ST, Padanilam TG. Bone scan findings of combined gout and septic arthritis in the same digit. Clin Nucl Med, 2001, 26 (5): 442-443.

[14] Edwards KW, Doss M, Huang M, et al. Solitary subcutaneous gouty nodule mimicking metastatic melanoma on FDG PET/CT. Clin Nucl Med, 2015, 40 (6): 523-525.

[15] Prigent K, Jean-Jacques B, Heyndrickx M, et al. Atypical gouty mediastinal tophus mimicking thymoma on ^{18}F-FDG PET/CT. Eur J Nucl Med Mol Imaging, 2019, 46 (12): 2623-2624.

[16] Jiao B, Liu S, Zhuang Y, et al. Lumbosacral paravertebral tophaceous gout on an adolescent mimicking malignant neoplasm in ^{18}F-FDG PET/CT. Clin Nucl Med, 2024, 49 (1): 91-92.

[17] Cardoso FN, Omoumi P, Wieers G, et al. Spinal and sacroiliac gouty arthritis: report of a case and review of the literature. Acta Radiol Short Rep, 2014, 3 (8): 2047981614549269.

[18] Emsen B, Fitoussi A, Chalaye J, et al. FDG PET/CT of cervical gout with spinal cord compression. Clin Nucl Med, 2020, 45 (1): e29-e31.

[19] Drazyk A, Loh H, Bui C, et al. False-positive metastatic bone disease on FDG PET/CT due to multilevel tophaceous gout of the spine. Clin Nucl Med, 2024, 49 (3): 240-241.

[20] Sato J, Watanabe H, Shinozaki T, et al. Gouty tophus of the patella evaluated by PET imaging. J Orthop Sci, 2001, 6 (6): 604-607.

[21] 徐东，朱小霞，邹和建，等 . 痛风诊疗规范 . 中华内科杂志，2023，62（9）：1068-1076.

第五节　溶酶体贮积病

溶酶体贮积病（lysosomal storage disease，LSD）是由于溶酶体内的酶活性不足引起溶酶体功能缺陷，造成次级溶酶体内相应底物不能被消化，引起底物积蓄、代谢障碍而形成的贮积性疾病[1-2]。LSD 大部分为常染色体隐性遗传，它不仅影响机体某个器官的正常功能，往往也会影响到整个机体代谢活动的协调性，引发多种疾病。目前已知 LSD 类疾病有 40 种以上，主要有糖原贮积病、黏脂贮积病、脑苷脂贮积病（戈谢病）、黏多糖贮积症等。

一、戈谢病

病例 1

【简要病史】 男，27 岁，发现脾脏增大 3 年。

【相关检查】 查体：身材矮小，贫血貌；脾脐下可触及，表面光滑，活动度差，无触痛。血常规：WBC 2.67×10^9/L，中性粒细胞百分比 59.6%，RBC 2.52×10^{12}/L，Hb 84 g/L，PLT 19.2×10^9/L。血生化：总蛋白 50.8 g/L（参考值 60～83 g/L），白蛋白 35.3 g/L（参考值 34～54 g/L），球蛋白 15.5 g/L（参考值 16～35 g/L），总胆红素 71.7 μmmol/L（参考值 3.4～21 μmmol/L），直接胆红素 11.3 μmmol/L（参考值 0～3.4 μmmol/L），间接胆红素 60.4 μmmol/L（参考值 0～17.1 μmmol/L）。

【影像所见】 CT（图 3-5-1 A～D）示肝、脾大伴脾梗死；全身多发骨质硬化，双侧股骨头坏死；全身骨显像（图 3-5-1 E～F）示双侧肩关节、肘关节、髋关节、膝关节及踝关节周围放射性异常浓聚。

【病理结果】 骨髓活检：骨髓增生极度活跃，戈谢细胞弥漫分布，造血细胞少见，脂肪组织少见，纤维组织广泛增生，符合戈谢病伴继发性骨髓纤维化。脾脏切除术后病理：脾脏内见胞质丰富且红染的戈谢细胞，符合戈谢病表现。

病例 2

【简要病史】 男，34 岁，双髋关节疼痛 24 年，加重 5 年。既往 7 岁时因“脾大”于当地医院行“脾切除”。其兄、妹在儿童时期均有“脾切除”病史。

【相关检查】（全血）β-葡萄糖苷酶活性 4.43 nmol/1 h/mg（参考值＞ 6.8 nmol/1 h/mg）。

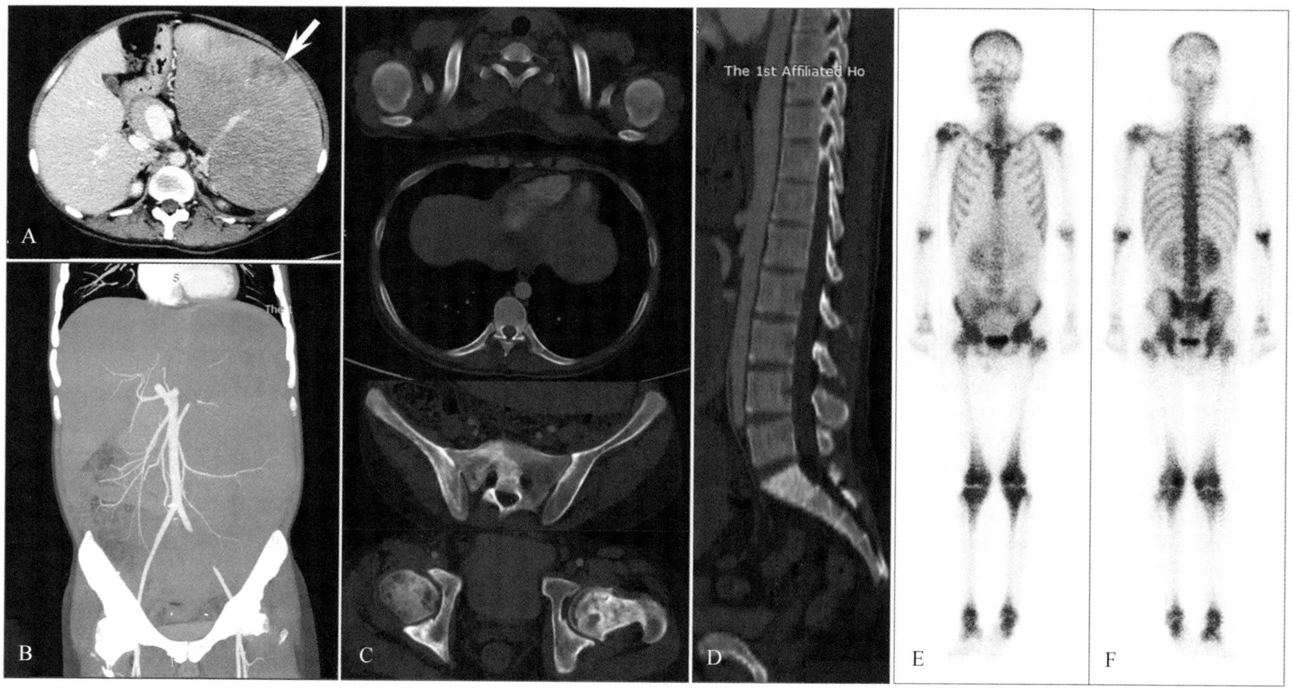

图 3-5-1　增强 CT 横断层（A）及冠状断层（B）示肝、脾大，伴脾梗死（A，箭号）；CT 横断层（C）及矢状断层（D）示双侧肱骨头、肋骨、骨盆、股骨头及脊柱多发骨质硬化，其中双侧股骨头可见骨质破坏；全身骨显像（E～F）示双侧肩关节、肘关节、髋关节、膝关节及踝关节周围骨放射性异常浓聚

【影像所见】 X线片（图3-5-2）示骨盆诸骨不均匀骨质硬化，双侧股骨头扁平伴骨质破坏，双侧股骨上段多发囊状透亮区；双侧股骨下段骨质密度欠均匀，可见囊状透亮区。骨盆CT（图3-5-3）示双侧髂骨翼及骶骨不均匀骨质硬化；左髂骨囊状骨破坏，双侧股骨头骨质破坏，双侧股骨上段骨髓腔扩大、皮质变薄，内可见骨嵴，双侧髋臼及坐骨、右耻骨不均匀骨质硬化。腰椎CT（图3-5-4 A～B）示椎体变扁，不均匀骨质硬化，尤以骶骨为著；全身骨显像（图3-5-4 C～D）示四肢关节附近骨质放射性摄取不同程度增高，尤以双髋关节为著，腰3椎体可见放射性缺损区（骨梗死）。

【病理与基因检测结果】（髂骨）活检：穿刺标本中未见明确骨髓造血细胞，骨小梁间可见大量

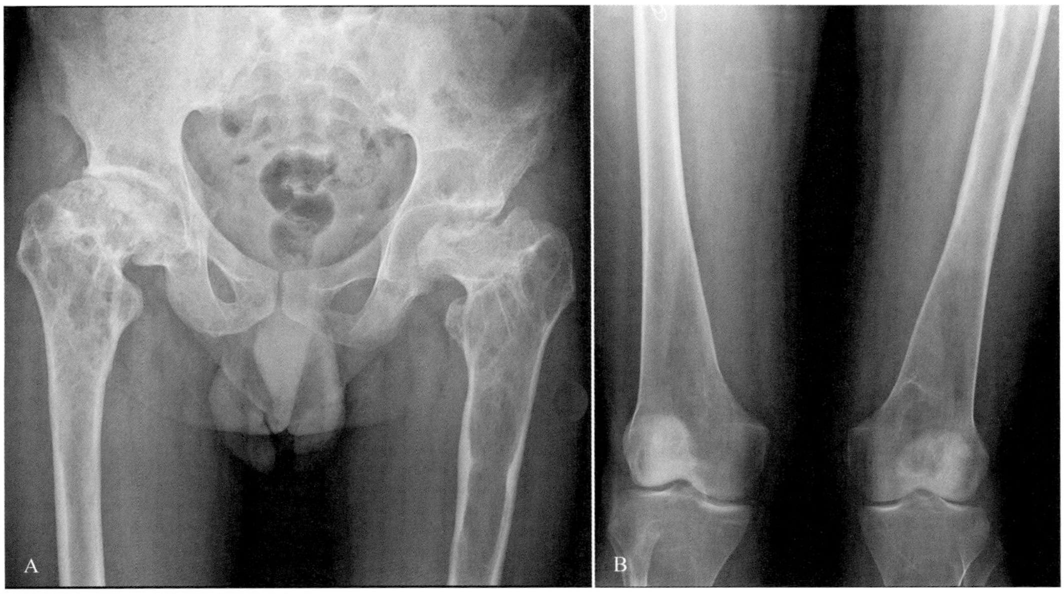

图3-5-2 双髋关节X线片（**A**）示骨盆诸骨不均匀骨质硬化，双侧股骨头扁平伴骨质破坏（左侧为著），双侧股骨上段多发囊状透亮区（左侧为著）；双侧股骨下段及膝关节X线片（**B**）示双侧股骨下段骨质密度欠均匀，可见囊状透亮区（左侧为著）

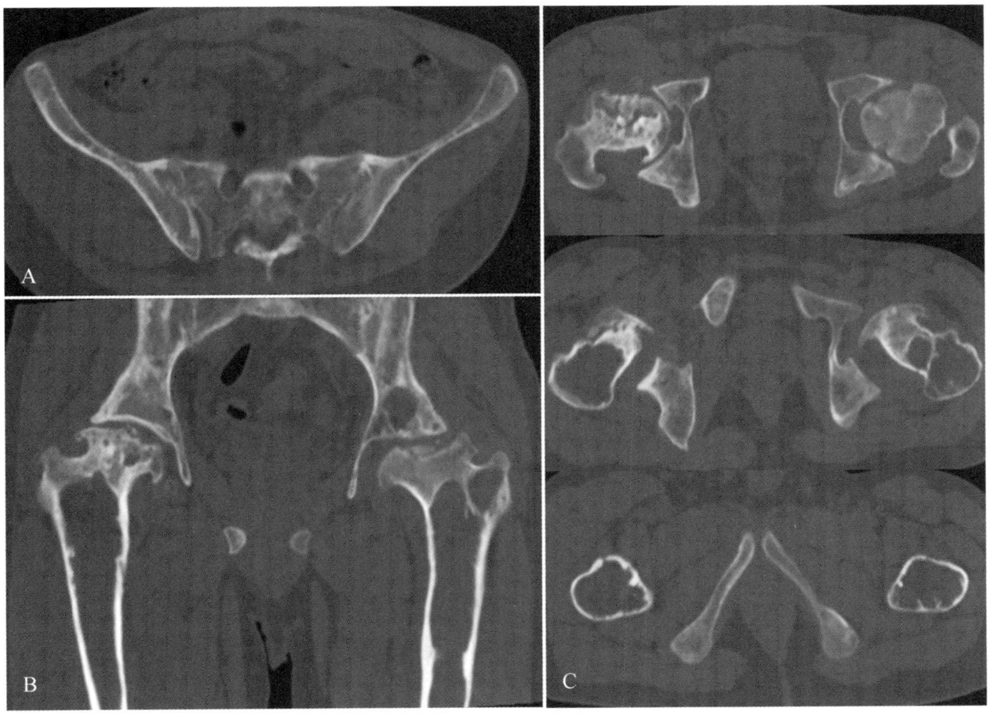

图3-5-3 骨盆CT横断层（**A**）及冠状断层（**B**）示双侧髂骨翼及骶骨不均匀骨质硬化，左髂骨囊状骨破坏，双侧股骨头骨质破坏，双侧股骨上段骨髓腔扩大、皮质变薄，内可见骨嵴；骨盆CT横断层（**C**）示双侧股骨头骨质破坏，双侧股骨颈及股骨上段骨髓腔扩大、皮质变薄，内可见骨嵴，双侧髋臼及坐骨、右耻骨不均匀骨质硬化

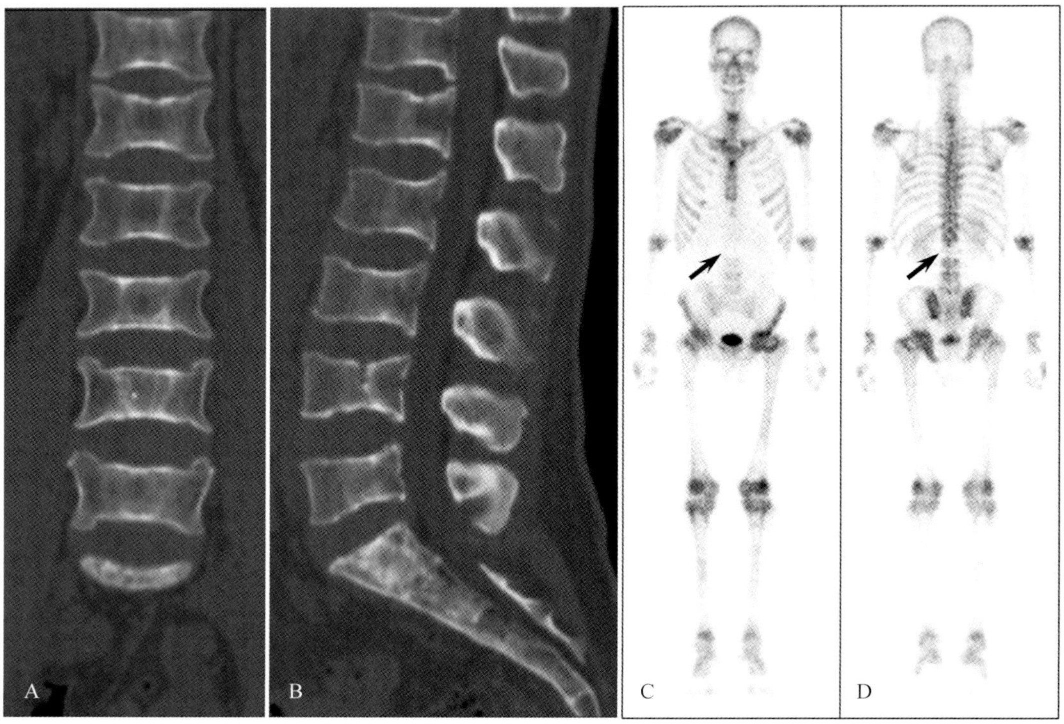

图 3-5-4 腰椎 CT 冠状断层（**A**）及矢状断层（**B**）示椎体变扁，不均匀骨质硬化，尤以骶骨为著；全身骨显像（**C～D**）示四肢关节附近骨质放射性摄取不同程度增高，尤以双髋关节为著，腰 3 椎体可见放射性缺损区（箭号）

泡沫细胞增生，细胞核深染、轻度大小不一，胞质丰富；IHC：CD34（血管＋），Vimentin（＋），S-100（脂肪细胞＋），CD163（＋），CD68（＋），MPO（个别＋），CD3（个别＋），CD20（个别＋），CD42b（－），CD235a（RBC＋），Ki67（散在＋），结合临床及免疫组化可符合戈谢病表现。*GBA* 基因检测：*GBA* 基因存在复合杂合突变（Intron 2，c.115＋1G ＞ A；Exon 6，c.625C ＞ T，p.R209C）。

【讨论】 戈谢病（Gaucher disease，GD）是由编码溶酶体葡萄糖脑苷脂酶（glucocerebrosidase，GBA）（又称为葡萄糖神经酰胺酶或酸性 β- 葡萄糖苷酶）的 *GBA1* 基因突变引起的常染色体隐性遗传病。*GBA1* 基因突变所导致的 GBA 活性不足会使其代谢底物葡萄糖脑苷脂在巨噬细胞溶酶体内进行性贮积，形成戈谢细胞。光镜下，戈谢细胞体积大，核偏心，染色质与细胞质浓缩。戈谢细胞主要浸润骨髓、脾及肝脏，也可浸润其他器官[3-4]。

GD 是一种多系统疾病，与 GD 相关的症状源于戈谢细胞在各器官中的累积，各年龄段疾病的表现取决于 GD 的临床类型[5]。根据神经系统是否受累以及受累程度，GD 可以分为 3 种临床类型[5-7]：Ⅰ型（非神经病变型）、Ⅱ型（急性神经病变型）、Ⅲ型（慢性或亚急性神经病变型）。每种临床类型均表现出广泛的表型和基因型异质性。

Ⅰ型 GD：最为常见，约占所有 GD 的 94%[5]。临床表现差异较大，从终生无症状到儿童期早发型不等，通常确诊中位年龄为 10～20 岁；Ⅰ型 GD 通常会影响生活质量，但很少危及生命[4]。患者无神经系统受累表现，常累及的器官为脾、肝及骨髓，严重时可累及肺和肾。在未经治疗的患者中，肝、脾大以及血液系统并发症（如贫血、PLT 减少伴出血）较为常见[5]；超过 80% 的患者有骨骼受累。相较于血液系统及内脏并发症，骨骼受累对生活质量的影响更大，主要表现为生长迟缓、慢性骨痛、骨畸形、骨量减少、骨危象（骨坏死前兆，临床表现为急性骨痛和发热，伴有 WBC、ESR、CRP 升高，但血培养为阴性）、骨坏死、骨硬化、病理性骨折及椎体塌陷，以椎体、股骨、肱骨及胫骨最常受累[8]。

Ⅱ型及Ⅲ型 GD 较Ⅰ型 GD 少见，主要表现为中枢神经系统受累，也可伴有中枢神经系统外受累的表现。Ⅱ型 GD 最少见，表现为早发性神经系统受累，进展迅速，通常于 2 岁前死亡。Ⅲ型较Ⅱ型更常见，生存期也更长；患者通常具有与Ⅰ型 GD 类似的全身性特征（如肝脾大、血液系统并发症、骨骼受累等表现），病程后期出现与Ⅱ型 GD 相似的中枢神经系统症状[3]。根据临床表现的差异，Ⅲ型又可分为 3 种临床亚型，其中以Ⅲb 最为常见（以眼球扫视运动受损以及广泛内脏累及为特征），Ⅲa（以进行性肌阵挛性癫痫为特征，神经系统症状较Ⅲb 更为严重）及Ⅲc［主要表现为主动脉瓣/二尖瓣/主动脉钙化、脑积水和（或）角膜浑浊等］较少见[6]。

尽管某些基因突变或基因型与 GD 临床类型（Ⅰ～Ⅲ型）、特殊亚型（如Ⅲc）或严重程度有关，但目前基因型与表型之间的关系还不足以用于临床分类[3]。

GD 的诊断方法包括 GBA 活性检测、骨髓穿刺活检与涂片、*GBA* 基因检测和产前诊断[4]。GD 确诊需要检测 WBC、单核细胞或成纤维细胞中的 GBA 活性。骨髓穿刺并非确诊的强制性检查，但当有孤立性 PLT 减少症和（或）脾肿大时，可对未确诊的患者进行骨髓检查，如发现戈谢细胞，对诊断会有一定帮助。需要注意的是，其他一些血液系统疾病（如骨髓瘤、淋巴瘤、慢性粒细胞白血病等）以及感染性疾病（如非典型分枝杆菌感染）也可出现"类戈谢细胞"，需予以鉴别[4]。*GBA* 基因位于 1q21，目前记录的 *GBA* 基因突变有几百种，其中较常见的有：c.1226A ＞ G（N370S）、c.1448T ＞ C（L444P）、c.84dup、c.115＋1G ＞ A（IVS2＋1G ＞ A）以及 RecNcil[4]，可通过基因检测对致病基因变异予以确认[9]。当已知家族中有致病性 *GBA* 基因变异时，可通过绒毛膜取样或羊水穿刺进行检测，或通过检测母体血液中的胎儿游离 DNA 进行 GD 的产前诊断[9]。

X 线诊断 GD 的敏感性较差，但可用于 GD 骨骼受累的筛查。经典的长骨"烧瓶样"畸形（由于骨皮质变薄以及干骺端/骨干远端扩张形成类似于锥形瓶的外观）可作为 GD 诊断的早期线索。X 线主要用于检测 GD 骨骼并发症（如病理性骨折）以及监测与评估关节置换术[8]。

在成人 GD 患者中，骨量减少/骨质疏松几乎普遍存在，可为局限性或弥漫性，可使病理性骨折风险增加。双能 X 线骨密度测定（DEXA）可通过测定骨密度来评估 GD 患者全身骨量减少情况[4, 8]。

在未经治疗的 GD 患者中，肝、脾肿大最为常见，酶替代治疗已被证明能够显著改善上述器官肿大、甚至使其恢复正常。肝、脾大小变化是评估治疗反应的早期敏感指标，准确测量肝、脾体积对评估疗效和指导酶替代治疗剂量较为重要。MRI 是评估肝、脾体积以及形态结构的最佳检查，也可发现肝、脾受累的其他表现，如肝局灶性病变、脾脏结节以及脾梗死等。此外，MRI 还是评估 GD 累及骨骼的首选检查，对骨髓浸润、骨梗死、感染、骨折等相关改变较为敏感。GD 骨髓浸润主要发生在长骨的近端与远端，推荐使用 T1WI 序列检测与量化骨髓浸润，低信号通常反映正常骨髓脂肪被戈谢细胞替代；T2WI 序列则主要用于检测骨梗死等并发症[4, 8]。

全身骨显像可用于评估全身骨骼病变，可检出非典型部位（如颌骨及手足）的无症状病变、骨梗死后遗改变及骨折，在鉴别骨危象与骨髓炎方面也有一定价值（对于骨危象，疼痛发作后 1～3 天的骨显像显示受累部位放射性摄取减低，而感染则表现为局部放射性摄取增高）；此外，SPECT/CT 可提供解剖信息，进而更准确定位病灶[4, 8, 10]。GD 在 ^{18}F-FDG PET/CT 可表现为骨髓葡萄糖代谢增高[11]。

目前 GD 的治疗方法包括特异性治疗与非特异性治疗。特异性治疗包括酶替代治疗、造血干细胞移植、底物减少疗法、分子伴侣疗法和基因疗法等；非特异性治疗包括脾脏切除、骨病治疗、抗癫痫等对症治疗[7]。

（佟正灏　路宇　高璇　杨芳　付占立）

参考文献

［1］Hesselink RP，Wagenmakers AJ，Drost MR，et al. Lysosomal dysfunction in muscle with special reference to glycogen storage disease type II. Biochim Biophys Acta，2003，1637（2）：164-170.

［2］何灵江，原丽红. 人类溶酶体与溶酶体疾病. 生物学教学，2010，35（4）：2-5.

［3］Nalysnyk L，Rotella P，Simeone JC，et al. Gaucher disease epidemiology and natural history：a comprehensive review of the literature. Hematology，2017，22（2）：65-73.

［4］Stirnemann J，Belmatoug N，Camou F，et al. A review of Gaucher disease pathophysiology，clinical presentation and treatments. Int J Mol Sci，2017，18（2）：441.

［5］Dandana A，Ben Khelifa S，Chahed H，et al. Gaucher disease：clinical，biological and therapeutic aspects. Pathobiology，2016，83（1）：13-23.

［6］Daykin EC，Ryan E，Sidransky E. Diagnosing neuronopathic Gaucher disease：New considerations and challenges in assigning Gaucher phenotypes. Mol Genet Metab，2021，132（2）：49-58.

［7］中华医学会儿科学分会内分泌遗传代谢学组，中华医学会儿科学分会血液学组，中华医学会医学遗传学分会，等. 中国儿童戈谢病诊治专家共识（2021）. 中华儿科杂志，2021，59（12）：1025-1031.

[8] Katz R, Booth T, Hargunani R, et al. Radiological aspects of Gaucher disease. Skeletal Radiol, 2011, 40 (12): 1505-1513.
[9] Weinreb NJ, Goker-Alpan O, Kishnani PS, et al. The diagnosis and management of Gaucher disease in pediatric patients: Where do we go from here? Mol Genet Metab, 2022, 136 (1): 4-21.
[10] Kesim S, Turoglu HT, Tutar E, et al. ^{99m}Tc-MDP bone scintigraphy in Gaucher disease. Clin Nucl Med, 2020, 45 (10): e455-e456.
[11] Hosoba S, Kito K, Teramoto Y, et al. A novel mutation causing type 1 Gaucher disease found in a Japanese patient with gastric cancer: A case report. Medicine (Baltimore), 2018, 97 (27): e11361.

二、黏脂贮积病

【简要病史】 男，14.5 岁，双上肢上举困难 5 年余，左髋及左膝关节疼痛 1 月余，于 2024 年 11 月就诊。患儿于 2019 年 3 月无明显诱因出现双上肢上举困难（表现为脱上衣困难），双手精细活动欠佳，握筷子欠稳；2019-10 肌电图示双上肢周围神经源性损害，曾辗转当地多家医院进行营养神经、运动康复等治疗，疗效欠佳；2022-7 X 线片（图 3-5-5）示胸、腰椎椎体多发畸形，“飘带”肋，双侧髋关节基本正常；2023-10 头颅 MRI 未见明显异常；2024-10 出现左髋关节疼痛，活动受限。

【相关检查】 查体：神志清楚，精神可，双手鱼际肌、肱二头肌、肱三头肌萎缩，肩胛带肌稍萎缩，双手呈“猿手”畸形（图 3-5-6），可见翼状肩；双侧大腿肌肉稍萎缩，双脚掌横距增宽（宽约 10 cm，长度约 20 cm），足弓稍增高；左下肢稍短缩，左髋关节僵硬、活动受限（屈髋 20°），不能屈膝关节，“4 字”征阳性，无红肿；四肢近端肌力 5 级，远端肌力 4 级，四肢肌张力正常；双膝腱反射活跃，跟腱反射正常，病理反射未引出；指鼻试验、跟膝胫试验正常，闭目难立征阴性。肌电图：双侧正中神经损害（运动、感觉纤维均损害）；双侧前臂内侧皮神经损害；右侧桡神经（感觉纤维）损害；右侧肌皮神经损害。

【影像所见】 2024-11 X 线片（图 3-5-7）示胸、腰椎椎体多发畸形，双侧髂骨外翻畸形及左髋关节骨质破坏。2024-11 CT（图 3-5-8）示下段胸椎椎体及腰 1 椎体多发畸形；双侧髂骨外翻畸形及左髋关节骨质破坏，伴髋关节半脱位。2024-11 全身骨显像（图 3-5-9）示躯干部短，左下肢短缩，左髋关节放射性摄取增高。

【基因检测及临床诊断】 基因检查：在 *GNPTAB* 基因上检测到 2 个致病性变异（exon 13：c.2715＋1G＞A 与 exon 15：c.378dupA），分别来自于患者母亲与父亲该基因（复合杂合突变），关联的疾病为黏脂贮积病Ⅱα/β 型和黏脂贮积病Ⅲα/β 型。临床诊断：黏脂贮积病Ⅲα/β 型。

【讨论】 黏脂贮积病（mucolipidosis，ML）可分为 4 种类型（ML Ⅰ～Ⅳ）。黏脂贮积病Ⅰ型

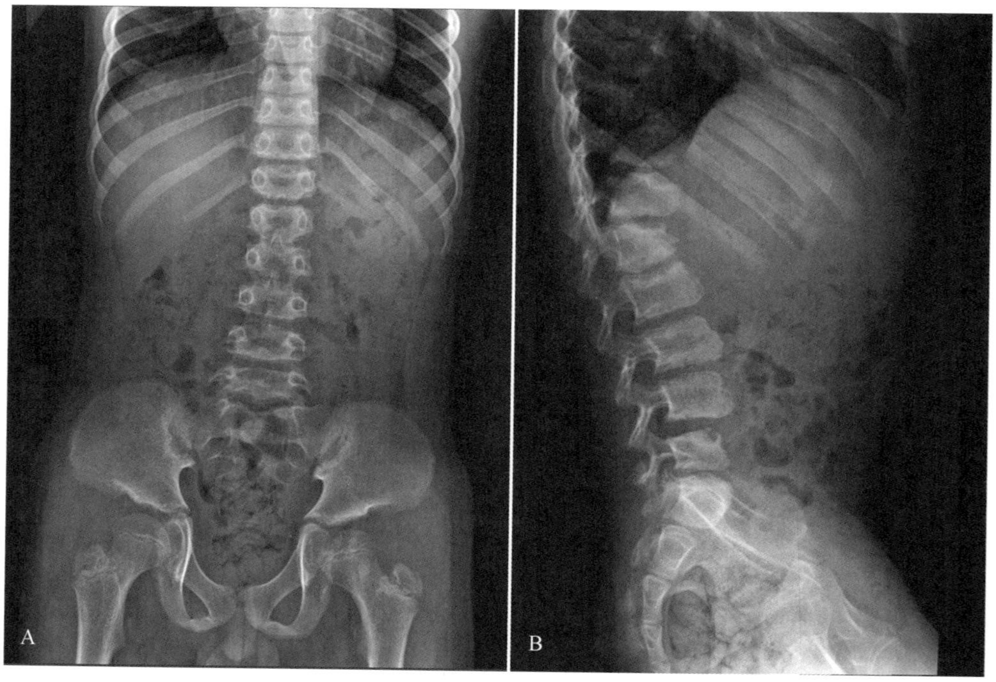

图 3-5-5 （2022-7）腰椎正位（**A**）及侧位（**B**）X 线片示胸、腰椎椎体多发畸形，“飘带”肋，双侧髋关节基本正常

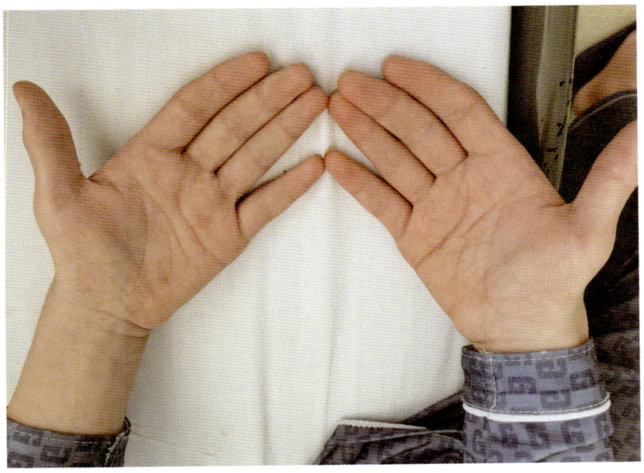

图 3-5-6 双手掌面照片示“猿手”畸形

（ML Ⅰ），又称涎酸贮积病，由神经氨酸酶基因（*NEU1*）突变导致 α-神经氨酸酶缺乏所致；该酶在正常时可分解唾液酸糖蛋白和神经节苷脂，酶活性缺乏使这两种类脂沉积在神经及其他组织内而发病。黏脂贮积病Ⅳ型（ML Ⅳ）是由 *MCONLN1* 基因突变所致，该基因编码黏蛋白 1（TRPML1），TRPML1 是一种转运蛋白（属于转膜蛋白糖苷酰化酶家族中的一员），主要位于溶酶体膜上参与调节溶酶体的酸化和融合过程，对细胞溶酶体生理功能起着重要作用；该基因突变可导致 TRPML1 功能受损，抑制溶酶体与吞噬细胞的吞噬体有效融合，

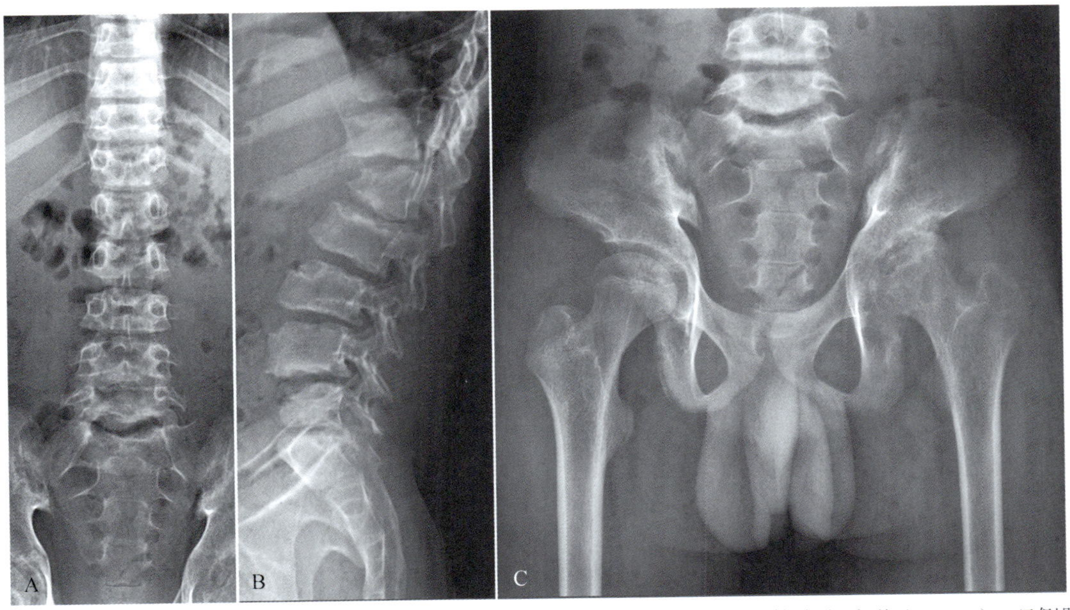

图 3-5-7 （2024-11）腰椎正位（**A**）及侧位（**B**）与骨盆（**C**）X 线片示胸、腰椎椎体多发畸形（**A～B**），双侧髂骨外翻畸形及左髋关节骨质破坏（**C**）

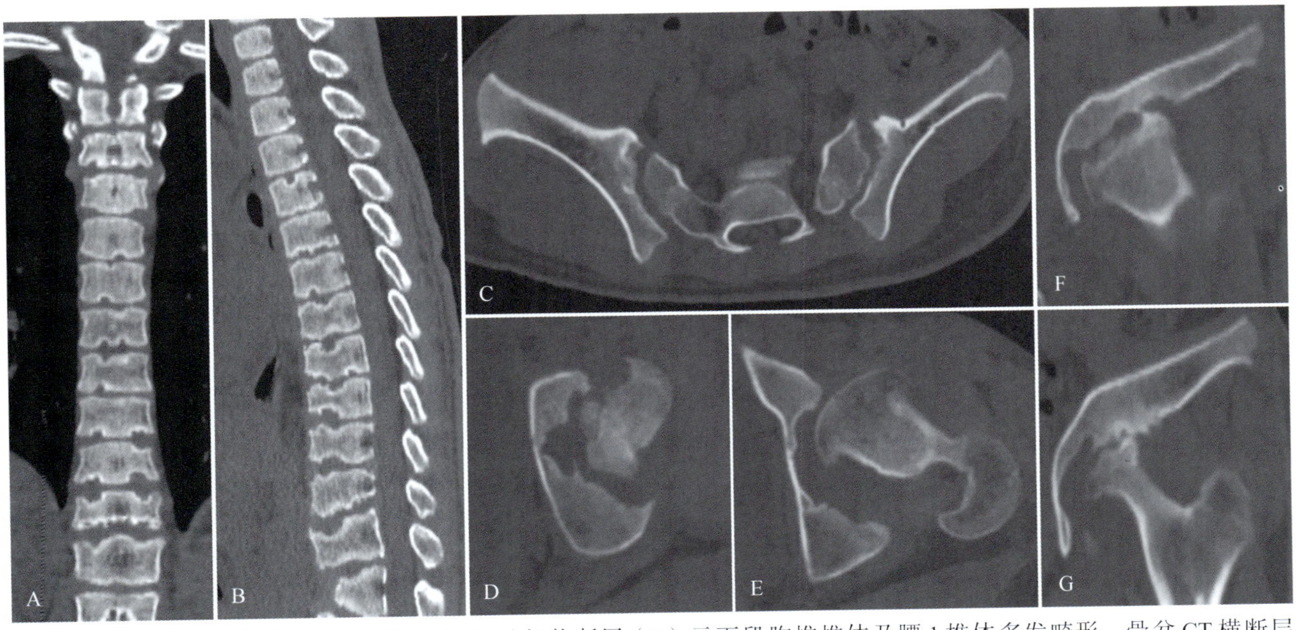

图 3-5-8 （2024-11）胸椎 CT 冠状断层（**A**）及矢状断层（**B**）示下段胸椎椎体及腰 1 椎体多发畸形；骨盆 CT 横断层（**C～E**）及冠状断层（**F～G**）示双侧髂骨外翻畸形（**C**），左髋关节骨质破坏，伴髋关节半脱位（**D～G**）

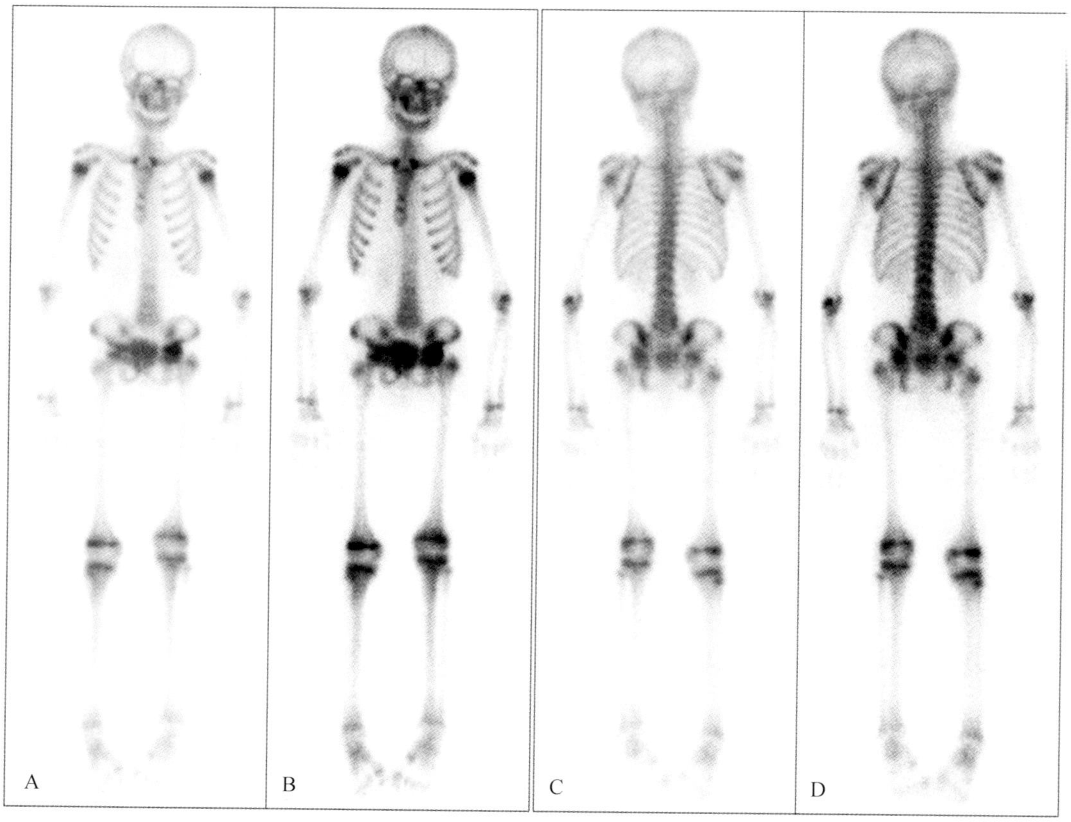

图 3-5-9 （2024-11）全身骨显像（**A**～**B**，前位；**C**～**D**，后位）示躯干部短，左下肢稍短缩，左髋关节放射性摄取增高

导致吞噬体在吞噬细胞内累积，损害吞噬细胞功能；临床表现以角膜浑浊、畏光、斜视、精神运动进行性发育障碍为特征[1]。

黏脂贮积病Ⅱ型（ML Ⅱ）和Ⅲ型（ML Ⅲ）都是由于N-乙酰葡萄糖胺-1-磷酸转移酶（N-acetylglucosamine-1-phosphotransferase，GlcNAc-1-PT）的活性完全或部分缺乏所致。GlcNAc-1-PT是由α2/β2/γ2构成的六聚物[2]，其中α/β亚基前体由*GNPTAB*基因编码[3]，γ亚基由*GNPTAG*基因编码[4]。对应到疾病分类中，ML Ⅱ和Ⅲ α/β均是由*GNPTAB*基因突变引起，ML Ⅲ γ由*GNPTAG*基因突变引起。*GNPTAB*基因突变后残留正常GlcNAc-1-PT酶活性决定了临床表型的严重程度，也是ML Ⅱ和Ⅲ α/β区分的依据[5]。正常情况下，溶酶体的各种酸性水解酶在粗面内质网的核糖体上合成，通过GlcNAc-1-PT使寡糖链上的甘露糖磷酸化，形成甘露糖6-磷酸（mannose 6-phospahte，M6P）标记，具有该标记的溶酶体酶能被高尔基体膜上的M6P受体识别，将溶酶体酶引导到溶酶体中，无M6P识别的蛋白质则被运至细胞膜分泌到细胞外。GlcNAc-1-PT活性减低使得缺乏M6P引导的溶酶体酶无法进入溶酶体中发挥功能，而直接从高尔基体中分泌到细胞外。溶酶体中部分酶的缺乏，使得大分子物质不能被降解，这些大分子物质聚集在大脑、骨骼及内脏器官中，导致智力障碍、骨骼畸形和重要内脏器官的功能障碍[6]；临床表现为全身多系统疾病，包括生长发育受限、智力发育缺陷、骨骼畸形和内脏器官功能异常。ML Ⅱ患者的GlcNAc-1-PT活性丧失，因此临床症状出现时间较早，并在儿童早期发展为致命结局[7-8]。与ML Ⅱ相比，ML Ⅲ α/β残留的正常GlcNAc-1-PT酶活性较高[9]，因此ML Ⅲ α/β的临末发病较晚、症状较轻、病情进展较慢，预期寿命通常较长。ML Ⅲ α/β一般在婴儿晚期至儿童晚期起病，出生时肌肉及骨骼生长发育指标通常正常；在学龄前和学龄期才开始出现面容粗糙，多关节僵硬，骨、关节疼痛，身材矮小，脊柱后凸及侧突畸形，角膜混浊，心肺病变和轻度精神发育障碍等；常见死亡原因为心肺并发症。

部分患者可合并腕管综合征[10-11]。腕管综合征在儿童少见，常由LSD所致，其中以黏多糖贮积症最多见，ML次之[12]。腕管综合征是指正中神经在腕管中受压，导致神经功能下降，进而引起桡侧3个半手指（拇指、示指、中指、环指桡侧）的麻木、刺痛以及乏力为主的神经卡压性疾病。正中神经支配大部分前臂前肌群，大鱼际肌，第1、

2 蚓状肌；其感觉纤维分布于手掌桡侧 3 个半手指皮肤、手背相应的中节和远节指背皮肤。正中神经损伤初期以间歇性手部感觉异常为特征，中期出现持续性手指疼痛、麻木，随后发生感觉减退甚至丧失，精细动作灵活性下降，晚期可出现大鱼际肌萎缩，肌力减退，伸展困难，呈现“猿手”畸形（大鱼际萎缩，掌心扁平，拇指伸直且不能对掌；示指、中指伸直不能弯曲）。

ML 在 X 线上可表现为骨质疏松和多发性骨骼发育不全。脊柱主要表现为椎体扁平、椎间隙狭窄，齿状突发育不良，下胸椎和上腰椎前下缘呈“鸟嘴状”。髂骨发育不良，表现为髋臼变浅及髂外翻畸形。四肢长骨骨干缩短，股骨近端骨骺中度至重度发育不良。肋骨之胸骨端和侧面部位增宽，脊柱端比正常窄，呈“飘带”肋。双手掌骨和指骨骨干轻微缩短，腕骨较正常小，骨化中心出现延迟，后期可出现手部畸形表现[13-14]。ML Ⅲ患者髋关节 MRI 可有信号异常：增厚的关节滑膜在 T1WI 及 T2WI 均呈低信号；股骨头扁平，在 T1WI 呈低信号，T2WI 呈高信号；增强扫描后股骨头内有强化区域，而增厚的关节滑膜无明显强化；股骨头的异常信号强化区域可能为缺血性坏死所致[15]。

ML 尚无有效的特异性治疗方法，目前仅限于对症治疗、支持性护理、提供矫形支具、遗传咨询和姑息治疗[14, 16]。双膦酸盐可以降低破骨细胞活性，缓解疼痛，改善运动功能。此外，双髋关节置换术在年龄较大的青少年和成年人 ML Ⅲ α/β 患者中有成功案例[17]。

（张毓艺　俞秀华　付占立）

参考文献

[1] van Meel E, Kornfeld S. Mucolipidosis III GNPTG missense mutations cause misfolding of the γ subunit of GlcNAc-1-phosphotransferase. Hum Mutat, 2016, 37 (7): 623-626.

[2] Bao M, Booth JL, Elmendorf BJ, et al. Bovine UDP-N-acetylglucosamine: lysosomal-enzyme N-acetylglucosamine-1-phosphotransferase. I. Purification and subunit structure. J Biol Chem, 1996, 271 (49): 31437-31445.

[3] Tiede S, Storch S, Lübke T, et al. Mucolipidosis II is caused by mutations in GNPTA encoding the alpha/beta GlcNAc-1-phosphotransferase. Nat Med, 2005, 11 (10): 1109-1112.

[4] Raas-Rothschild A, Cormier-Daire V, Bao M, et al. Molecular basis of variant pseudo-hurler polydystrophy (mucolipidosis IIIC). J Clin Invest, 2000, 105 (5): 673-681.

[5] Speer RR, Ezeanya UC, Beaudoin SJ, et al. Term neonate presenting with the combined occurrence of mucolipidosis type II and Leigh syndrome. J Pediatr Genet, 2020, 9 (2): 137-141.

[6] Katz DI, Bernick C, Dodick DW, et al. National institute of neurological disorders and stroke consensus diagnostic criteria for traumatic encephalopathy syndrome. Neurology, 202, 96 (18): 848-863.

[7] Lin MH, Pitukcheewanont P. Mucolipidosis type II (I-cell disease) masquerading as rickets: two case reports and review of literature. J Pediatr Endocrinol Metab, 2012, 25 (1-2): 191-195.

[8] 杨科，娄桂予，祁娜，等. 新复合杂合突变导致的黏脂贮积症Ⅱ α/β 患儿一例. 中华医学遗传学杂志, 2019, 36 (6): 606-609.

[9] Khan MA, Zubaida B, Karim N, et al. Identification of two novel variants in GNPTAB underlying mucolipidosis II in a Pakistani family. J Pediatr Endocrinol Metab, 2020, 33 (5): 647-651.

[10] Somford MP, Vanhoenacker FM, Draijer WE, et al. Skeletal deformities in mucolipidosis III. JBR-BTR, 2009, 92 (3): 168-169.

[11] Wraith JE, Alani SM. Carpal tunnel syndrome in the mucopolysaccharidoses and related disorders. Arch Dis Child, 1990, 65 (9): 962-963.

[12] Van Meir N, De Smet L. Carpal tunnel syndrome in children. Acta Orthop Belg, 2003, 69 (5): 387-395.

[13] Mao SJ, Zu YM, Dai YL, et al. Case Report: Mucolipidosis II and III Alpha/Beta Caused by Pathogenic Variants in the *GNPTAB* Gene (Mucolipidosis). Front Pediatr, 2022, 10: 852701.

[14] Leroy JG, Cathey SS, Friez MJ. GNPTAB-related disorders. 2008 Aug 26 [Updated 2019 Aug 29]. In: Adam MP, Feldman J, Mirzaa GM, et al., editors. GeneReviews® [Internet]. Seattle (WA): University of Washington, Seattle, 1993-2024.

[15] Wihlborg CE, Babyn PS, Clarke JT. MRI appearances of hip abnormalities in mucolipidosis, type III. Pediatr Radiol, 2000, 30 (4): 262-264.

[16] Velho RV, Harms FL, Danyukova T, et al The lysosomal storage disorders mucolipidosis type II, type III alpha/beta, and type III gamma: Update on GNPTAB and GNPTG mutations. Hum Mutat, 2019, 40 (7): 842-864.

[17] Lewis JR, Gibson PH. Bilateral hip replacement in three patients with lysosomal storage disease: Mucopolysaccharidosis type Ⅳ and Mucolipidosis type Ⅲ. J Bone Joint Surg Br, 2010, 92 (2): 289-292.

第六节 脊柱骨骺发育不良

一、先天性脊柱骨骺发育不良

【简要病史】 女，27 岁，体格发育不良 27 年，双膝关节畸形 25 年。患者系第 1 胎，足月顺产，出生时重 3 kg，身长 48 cm；出生后母乳喂养，无喂养困难，走路、说话、生长发育均较同龄人迟缓；3 月抬头不稳，约 1 岁渐稳，2 岁能说话、会爬，3 岁能站立；4 岁时无法直立行走，双膝关节畸形、外翻明显，无明显疼痛；患者诉身高较同龄人明显矮小，约 14 岁时身高再无明显增加，后发现乳腺发育迟缓，无腋毛、阴毛生长；患者双膝关节畸形进展、外翻加重，4 年前因双膝关节运动相互掣肘无法行走，仍无疼痛。

【相关检查】 查体：身高 100 cm，体重 26 kg；双膝关节外翻畸形，双足不能背屈。总 I 型前胶原氨基端延长肽（tP1NP）85.35 ng/ml（参考值 13.10～58.50 ng/ml），I 型胶原羧基端肽 β 特殊序列（β-CTX）0.87 ng/ml（参考值＜ 0.573 ng/ml），25- 羟基维生素 D3 8.52 ng/ml（参考值 20.00～40.00 ng/ml），N- 端骨钙素及 PTH 正常；催乳素 2068.26 mIU/L（参考值 70.80～566.40 mIU/L）。MRI 平扫及增强垂体均未见异常。

【影像所见】 X 线片（图 3-6-1）示双侧股骨头发育不良，双膝关节外翻畸形。CT（图 3-6-2 A）示椎体多发畸形；全身骨显像（图 3-6-2 B～C）示短躯干为主型矮小，双膝关节外翻畸形，双髋关节可见放射性异常浓聚。

【基因检测及临床诊断】 检测到：① *COL2A1* c.3364G ＞ A（p.G1122R）杂合突变；② *FOXL2* c.704G ＞ A（p. G235D）。临床诊断：先天性脊柱骨骺发育不良。

二、迟发性脊柱骨骺发育不良

【简要病史】 男，36 岁，全身骨骼畸形伴关节疼痛 26 年。患者出生后正常，自 10 岁左右开始出现全身多发骨骼畸形伴关节疼痛，并逐渐加重；无视力、听力异常；无唇腭裂；无寰枢椎异常。11 岁时曾行双膝关节手术。父母近亲结婚（姑表亲）。实验室检查未见明显异常。

【影像所见】 X 线平片（图 3-6-3）示双侧肱骨头及股骨头发育不良，椎体普遍扁平，呈“舌样”改变。MRI（图 3-6-4 A～B）示双侧股骨头发育不良伴信号异常；全身骨显像（图 3-6-4 C～F）示短躯干为主型矮小，骨盆狭小，双膝关节外翻畸形，双肘、双髋、双膝关节可见放射性异常浓聚。

【临床诊断】 迟发性脊柱骨骺发育不良。

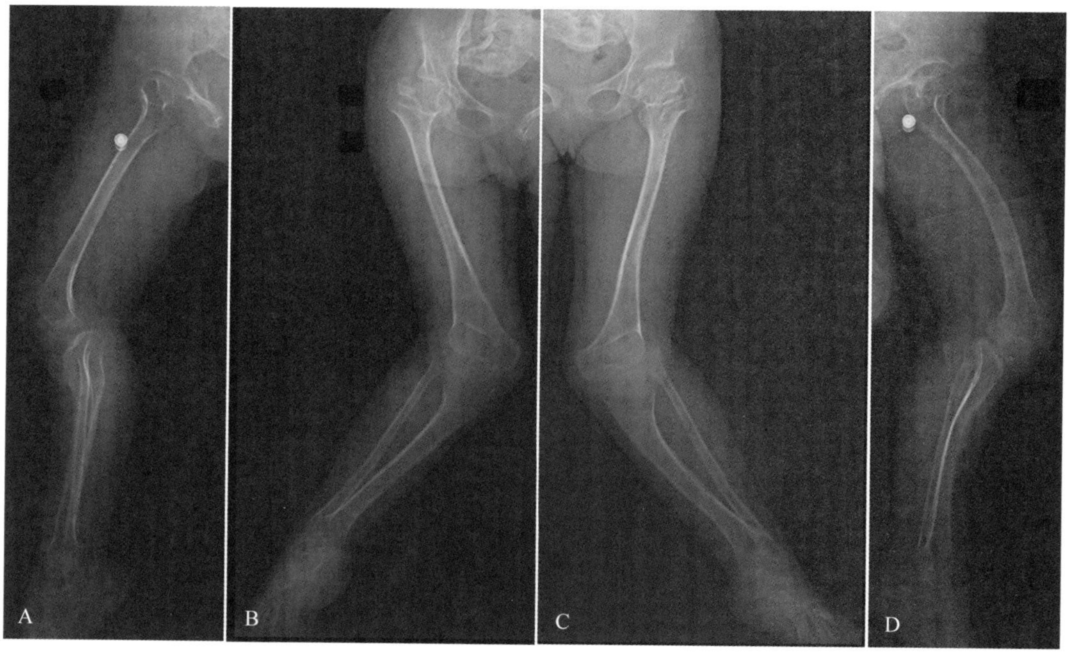

图 3-6-1 右下肢侧位（**A**）及正位（**B**）与左下肢正位（**C**）及侧位（**D**）X 线片示双侧股骨头发育不良，双膝关节外翻畸形

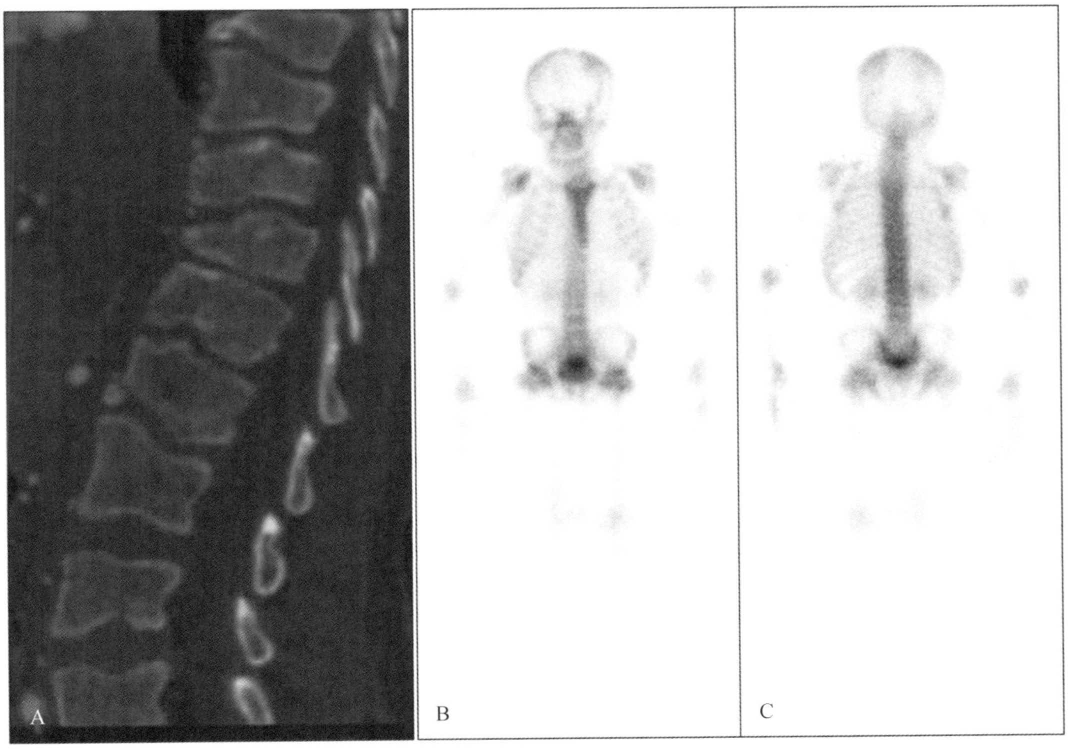

图 3-6-2 胸椎 CT 矢状断层（**A**）示椎体多发畸形；全身骨显像（**B**～**C**）示短躯干为主型矮小，双膝关节外翻畸形，双髋关节可见放射性异常浓聚

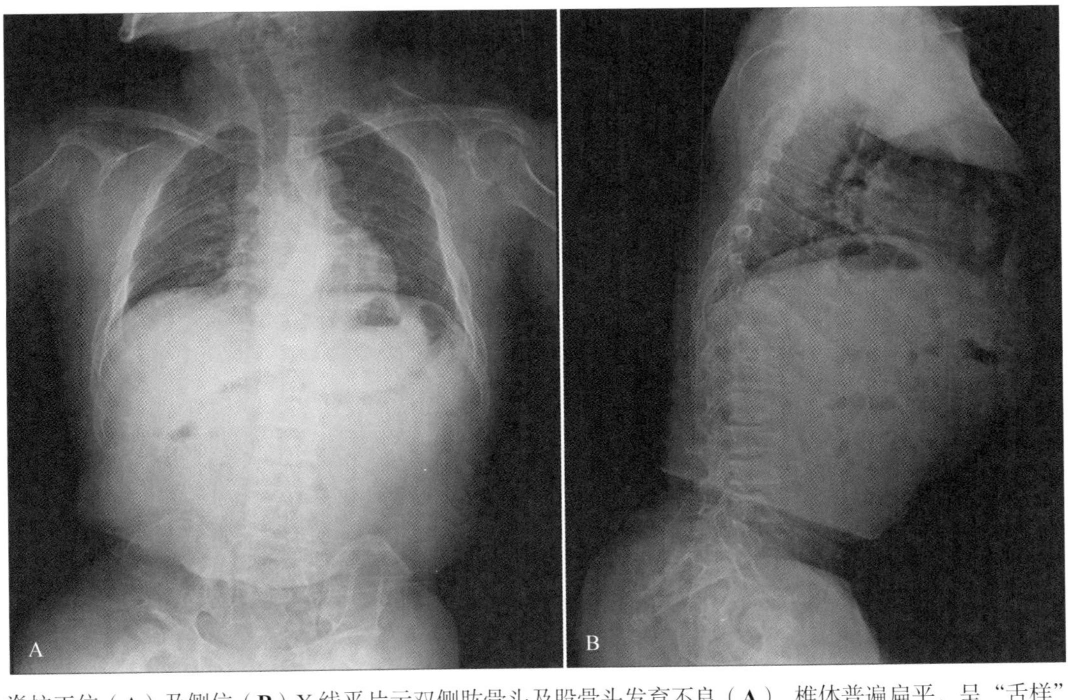

图 3-6-3 脊柱正位（**A**）及侧位（**B**）X 线平片示双侧肱骨头及股骨头发育不良（**A**），椎体普遍扁平，呈“舌样”改变（**B**）

【讨论】 脊柱骨骺发育不良（spondyloepiphyseal dysplasia，SED）是一种罕见的遗传性骨软骨发育不良性疾病，主要累及脊柱骨骺和长骨末端骨骺。按发病时间的不同，可以分为先天性脊柱骨骺发育不良（spondyloepiphyseal dysplasia congenita，SEDC）和迟发性脊柱骨骺发育不良（spondyloepiphyseal dysplasia tarda，SEDT）两种。SEDC 患儿出生时即出现异常，SEDT 患者出生时正常，多在儿童期出现骨骼异常，二者的遗传方式和临床特点有所不同[1]。

SEDC 遗传方式为常染色体显性遗传，最早由 Spranger 与 Wiedemann 于 1966 年报道[2]。它是由 *COL2A1* 基因突变引起，该致病基因位于 12 号

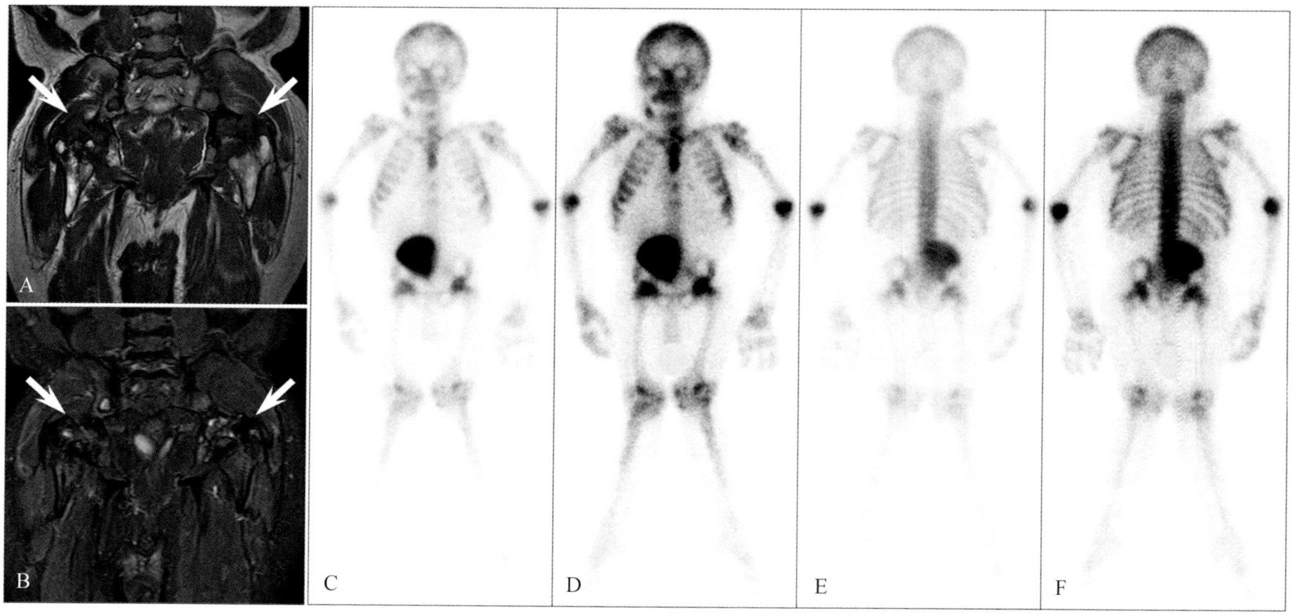

图 3-6-4 髋关节 MRI 冠状断层（**A**，TIWI；**B**，T2WI）示双侧股骨头发育不良伴信号异常（箭号）；全身骨显像（**C**～**D**，前位；**E**～**F**，后位）示短躯干为主型矮小，骨盆狭小，双膝关节外翻畸形，双肘、双髋、双膝关节可见放射性异常浓聚

染色体长臂[3]。*COL2A1* 基因编码Ⅱ型胶原，Ⅱ型胶原蛋白主要分布于软骨、椎间盘、玻璃体中。骨骼是 SEDC 患者的主要受累系统，主要累及脊柱椎体和大关节，表现为椎体扁平、椎间隙狭窄、齿状突发育不良、脊柱侧弯、桶状胸、短躯干型身材矮小、髋关节发育不良[4]，其他还包括近视、视网膜脱离等眼科并发症[5]，听力异常及腭裂等[6]。在组织病理学方面，SEDC 患者骨骺生长板通常表现出轻到中度的紊乱，邻近软骨处的软骨细胞内可见大量淀粉酶消化法过碘酸希夫（D-PAS）染色阳性的球形胞质包涵体[7]。明确 SEDC 诊断需在临床诊断的基础上进行基因检测。

SEDT 遗传方式是 X 连锁的隐性遗传，男性发病[8]，起病年龄在 6～8 岁[9]。目前导致 SEDT 的已知致病基因是 *SEDL* 基因（又称 *TRAPPC2* 基因），该基因位于 X 染色体末端，其编码产物为 sedlin 蛋白，该蛋白为一类蛋白转运复合体（transport protein particle，TRAPP）的亚基，广泛分布于体内各组织。sedlin 蛋白参与细胞间蛋白的转运，调控内质网内前胶原蛋白的输出，sedlin 蛋白功能障碍时，可引起细胞Ⅰ、Ⅱ型胶原蛋白的分泌减少[10]。由于该病发病年龄较迟，在胎儿期无法通过产科 B 型超声进行筛查，故产前诊断的唯一途径依赖于产前基因诊断。

SED 患者由于广泛的骨骺发育不良，X 线表现通常为椎体普遍变扁及“舌样”变[10]，椎体前部扁平而中后部则呈“驼峰样”隆起[11]；脊柱侧凸和（或）后凸畸形；齿状突发育不良造成寰枢椎半脱位等上颈椎畸形；髋臼呈水平位且变浅，股骨头颈发育不良，伴有髋内翻畸形[12]。该病的潜在并发症为早发性关节炎（premature arthritis），主要受累部位为脊柱和髋关节[13]。

SED 目前尚无有效治疗方法。对于髋关节发育不良，病情严重的患者可能在成年早期即需要髋关节矫形治疗[13]。晚发型患儿应尽量避免可能损伤脊柱和大关节的运动，积极治疗并发症，预防早期关节炎的发生。

（张毓艺　付占立）

参考文献

[1] Yang B，Lin J，Jin J，et al. A rare genetic disease-spondyloepiphyseal dysplasia. Chin Med J（Engl），2010，123（19）：2727-2731.

[2] Spranger J，Wiedemann HR. Dysplasia spondyloepiphysaria congenita. Helv Paediatr Acta，1966，21：598-611.

[3] Anderson IJ，Goldberg RB，Marion RW，et al. Spondyloepiphyseal dysplasia congenita：genetic linkage to type II collagen（COL2AI）. Am J Hum Genet，1990，46（5）：896-901.

[4] 焦洋，张昊知，林嘉琛，等. 先天性脊柱骨骺发育不良诊断和治疗的研究进展. 中华骨与关节外科杂志，2023，16（3）：277-281.

[5] Terhal PA，Nievelstein RJ，Verver EJ，et al. A study of the clinical and radiological features in a cohort of 93 patients with a COL2A1 mutation causing spondyloepiphyseal dysplasia congenita or a related phenotype. Am J Med

Genet A，2015，167A（3）：461-475.

[6] Tham E，Nishimura G，Geiberger S，et al. Autosomal recessive mutations in the COL2A1 gene cause severe spondyloepiphyseal dysplasia. Clin Genet，2015，87（5）：496-498.

[7] Turner LM，Steffensen TS，Leroy J，et al. Spondyloepiphyseal dysplasia congenita. Fetal Pediatr Pathol，2010，29（1）：57-62.

[8] Wynne-Davies R，Gormley J. The prevalence of skeletal dysplasias. An estimate of their minimum frequency and the number of patients requiring orthopaedic care. J Bone Joint Surg Br，1985，67（1）：133-137.

[9] Tiller GE. X-linked spondyloepiphyseal dysplasia tarda. 2001 Nov 1 [updated 2023 Apr 6]. In：Adam MP，Feldman J，Mirzaa GM，et al. GeneReviews® [Internet]. Seattle（WA）：University of Washington，Seattle，1993-2024.

[10] 朱岷，熊丰. 骨骺发育障碍与生长. 中国实用儿科杂志，2020，35（6）：455-460.

[11] Iceton JA，Horne G. Spondylo-epiphyseal dysplasia tarda. The X-linked variety in three brothers. J Bone Joint Surg Br，1986，68（4）：616-619.

[12] Handa A，Grigelioniene G，Nishimura G. Radiologic features of type II and type XI collagenopathies. Radiographics，2021，41（1）：192-209.

[13] MacKenzie JJ，Fitzpatrick J，Babyn P，et al. X linked spondyloepiphyseal dysplasia：a clinical，radiological，and molecular study of a large kindred. J Med Genet，1996，33（10）：823-828.

第七节 额骨内板增生症

【简要病史】 女，71 岁，因全血细胞减少临床确诊“多发性骨髓瘤”1 周。

【影像表现】 全身骨显像（图 3-7-1 A～B）示肋骨、胸骨、脊柱、左肱骨多发放射性异常增高灶（骨髓瘤累及）；额骨对称性“蝶形”放射性异常浓聚区；头颅 CT（图 3-7-1 C～D）示额骨内板及

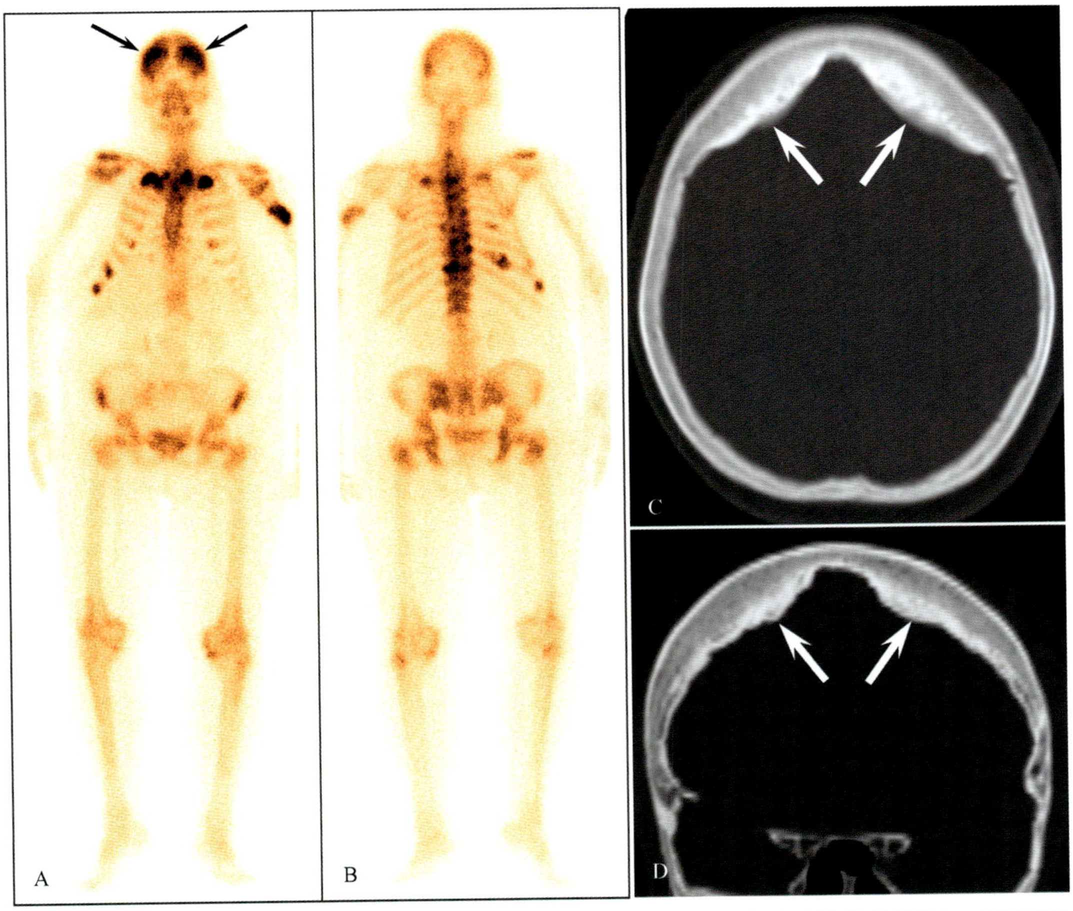

图 3-7-1 全身骨显像（A～B）示肋骨、胸骨、脊柱、左肱骨多发放射性异常增高灶（骨髓瘤累及）；额骨对称性“蝶形”放射性异常浓聚区（箭号）；头颅 CT 横断层（C）及冠状断层（D）示额骨内板及板障增生、肥厚（箭号）

板障增生、肥厚。

【临床诊断】 多发性骨髓瘤，额骨内板增生症。

【讨论】 额骨内板增生症（hyperostosis frontalis interna，HFI）主要见于绝经后的老年妇女，可以伴有内分泌与代谢异常以及神经精神症状，又称Morgagni或Stewart-Morel综合征，可能是由于颅盖骨内板增厚压迫脑组织移位，进而使垂体柄张力增加而导致垂体内分泌功能失常所致[1]。HFI患者也可以无症状，因此也有人认为HFI是一种良性颅骨硬化，属于正常变异，无临床意义。HFI在X线及CT上表现为额骨或额、顶骨内板及板障增厚，左右对称或基本对称，呈梭形或波浪形，而不累及中线部骨缝。全身骨显像表现为额、顶骨对称性“蝶形”放射性异常浓聚[2-5]。本例患者多发性骨髓瘤合并HFI，二者之间可能无明确相关性。

（付占立　王鹤）

参考文献

[1] Torres MA，Palestro CJ. Leukocyte-marrow scintigraphy in hyperostosis frontalis interna. J Nucl Med，1997，38（8）：1283-1285.

[2] Chaljub G，Johnson RF 3rd，Johnson RF Jr，et al. Unusually exuberant hyperostosis frontalis interna：MRI. Neuroradiology，1999，41（1）：44-45.

[3] Novetsky GJ，Berlin L. Bone scintigraphy in hyperostosis frontalis interna. Clin Nucl Med，1982，7（6）：265-266.

[4] Ceylan E，Caner B. Evolution of hyperostosis frontalis interna butterfly sign demonstrated by bone scan. Clin Nucl Med，2003，28（1）：78-79.

[5] Tripathi M，Bal C，Damle NA，et al. Hyperostosis fronto-parietalis mimicking metastasis to the skull：Unveiled on SPECT/CT. Indian J Nucl Med，2012，27（4）：272-273.

第八节　肥大性骨关节病

一、继发性肥大性骨关节病

【简要病史】 男，61岁，痰中带血丝2周。

【体格检查】 可见杵状指、趾（图3-8-1）。

【影像所见】 双手、足X线片（图3-8-2）示指、趾端末节周围软组织肿胀，趾骨远端粗隆膨大伴骨质增生；胸片（图3-8-3 A）及CT（图3-8-3 B）示左上肺肿物；全身骨显像（图3-8-3 C～D）示四肢长骨放射性摄取弥漫性不均匀增高。

【病理结果及临床诊断】 左上肺肿物穿刺活检病理：鳞状细胞癌。临床诊断：肺鳞状细胞癌，肺性肥大性骨关节病。

二、原发性肥大性骨关节病

【简要病史】 男，35岁，间断多关节肿痛伴发热10年；主要表现为双手、腕、肘、膝、踝、足关节粗大、肿胀、疼痛，严重时不能下蹲，并伴间断发热（T_{max} 38℃），多为午后或傍晚，发热时关节肿痛加重；既往无心、肺及肝脏疾病史；胸部X线片（－）。

【体格检查】 面容宽大，面部皮肤粗糙，前

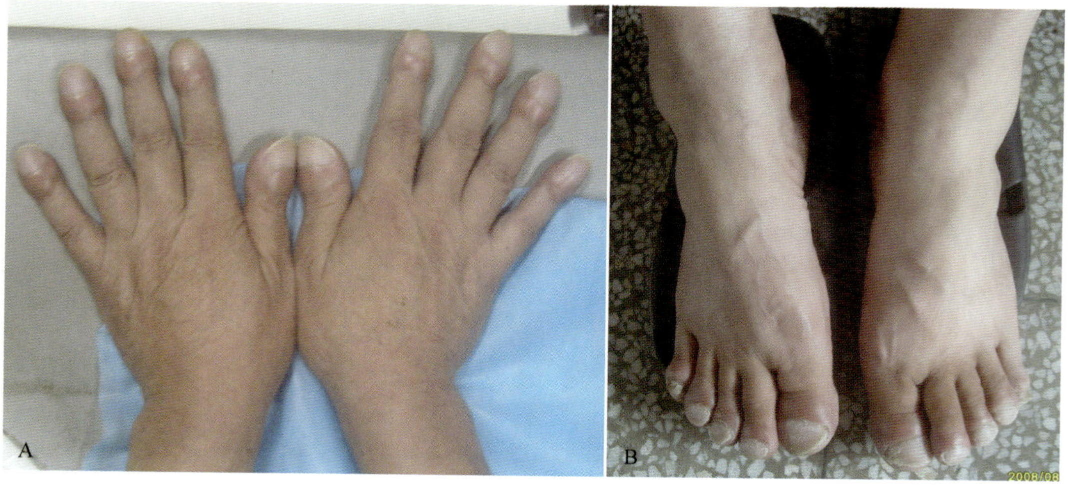

图3-8-1　杵状指（A）趾（B）

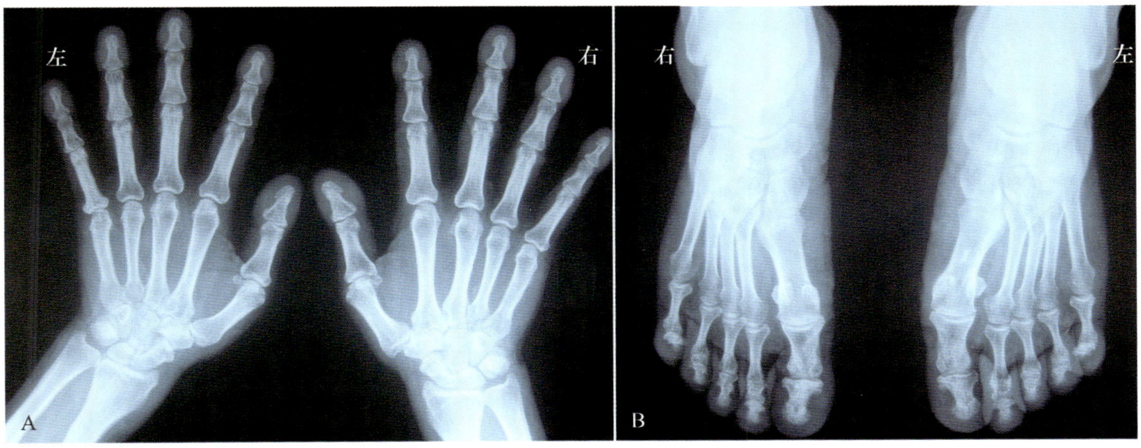

图 3-8-2 双手 X 线片（**A**）示指端末节周围软组织肿胀；双足 X 线片（**B**）示趾端末节周围软组织肿胀，趾骨远端粗隆膨大伴骨质增生

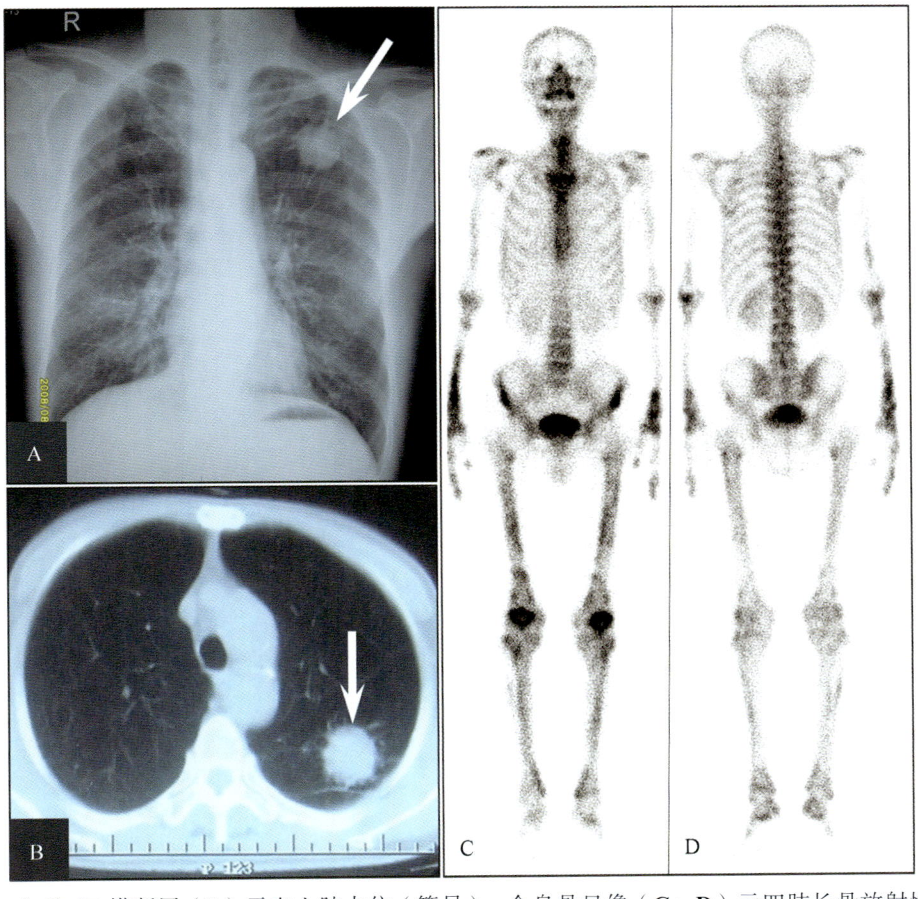

图 3-8-3 胸片（**A**）及 CT 横断层（**B**）示左上肺占位（箭号）；全身骨显像（**C**～**D**）示四肢长骨放射性摄取弥漫性不均匀增高

额横纹深大，头皮可见脑回状隆起（回状头皮）；可见杵状指（图 3-8-4 A）、趾；双手、腕、肘、膝、踝、足关节肿胀、压痛；四肢长骨粗大、压痛。

【影像所见】 头颅 MRI（图 3-8-4 B）示回状头皮。X 线片（图 3-8-5）示双侧股骨及肱骨远端，双侧胫、腓骨及尺、桡骨弥漫性骨皮质增厚，伴骨膜反应；右踝关节 MRI（图 3-8-6 A～B）示胫骨远端及跟骨骨膜增厚伴信号异常，增强扫描可见强化；全身骨显像（图 3-8-6 C～D）示四肢长骨骨皮质弥漫性、对称性放射性分布增高，尤以四肢骨远端为著

【临床诊断】 原发性肥大性骨关节病。

【讨论】 肥大性骨关节病（hypertrophic osteoarthropathy，HPO）是一种由于骨周围软组织增厚、广泛性骨膜新骨形成而导致的综合征。临床以杵状指（趾）、广泛性骨膜新骨形成和关节炎为主要表现。本病分为原发性和继发性两种类型。继

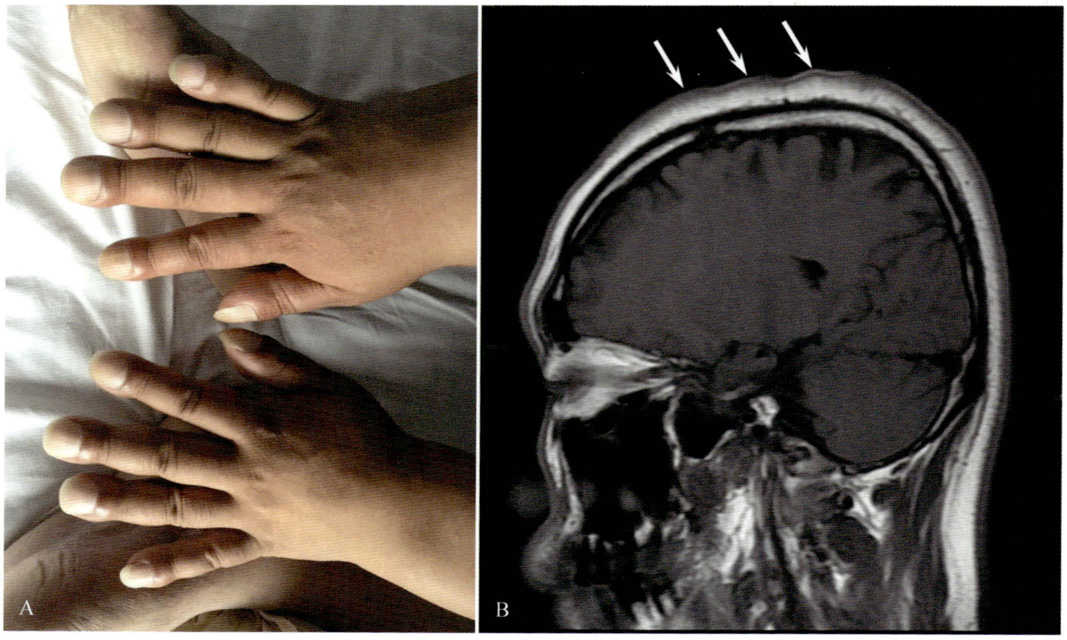

图 3-8-4 双手（A）可见杵状指；头颅 MRI 矢状断层（B，T1WI）示回状头皮（箭号）

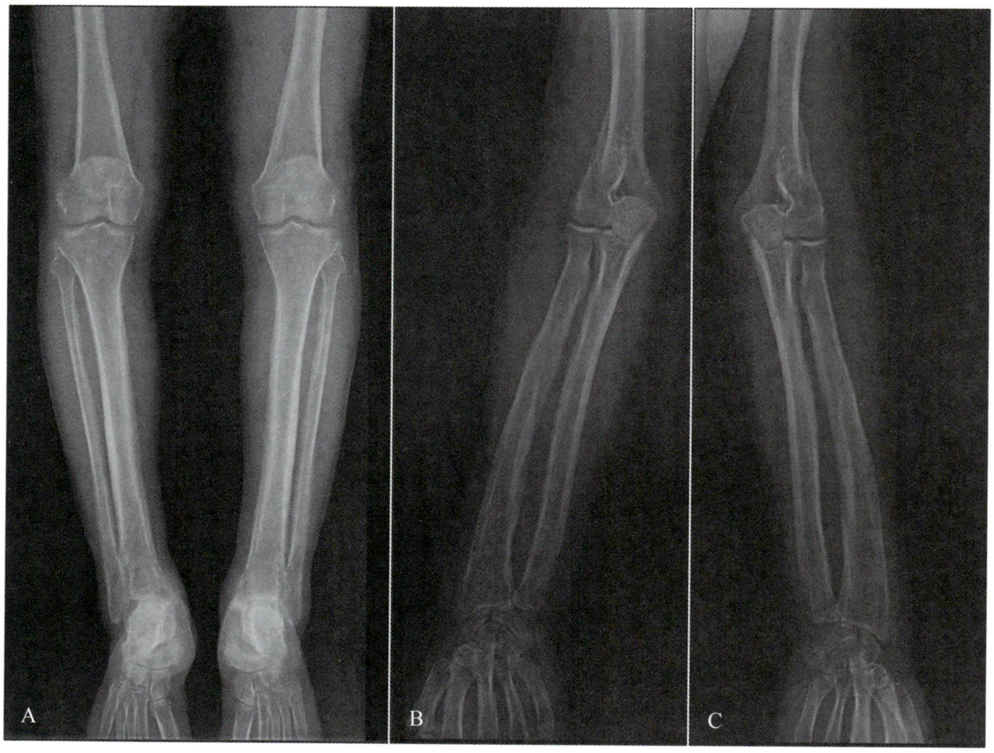

图 3-8-5 双侧小腿（A）与右（B）及左（C）前臂 X 线片示双侧股骨及肱骨远端，双侧胫、腓骨及尺、桡骨弥漫性骨皮质增厚，伴骨膜反应

发性肥大性骨关节病多见于肺内炎性与肿瘤性病变，又称为肺性肥大性骨关节病，简称“肺性骨病”；少数可继发于肝病与炎性肠病。肺癌是导致 HPO 最常见的原因（约占 HPO 的 80%），其确切机制尚不十分清楚，可能与迷走神经刺激以及肿瘤所产生的内分泌物质（雌激素、促肾上腺皮质激素、生长激素、扩血管物质）等有关[1]。肺性骨病主要累及四肢长骨，尤以远端长骨（胫、腓骨与尺、桡骨）为著，表现为骨膜成骨的增强；在全身骨显像上表现为上述部位长骨皮质边缘的线性放射性摄取增高，呈“双条”（double stripe）或“平行轨”（parallel tract）征，对于累及关节或指（趾）端的病变也会有相应部位的放射性异常浓聚[2-4]；少数病例可累及肩胛骨与颧骨（图 3-8-7 A～D）；

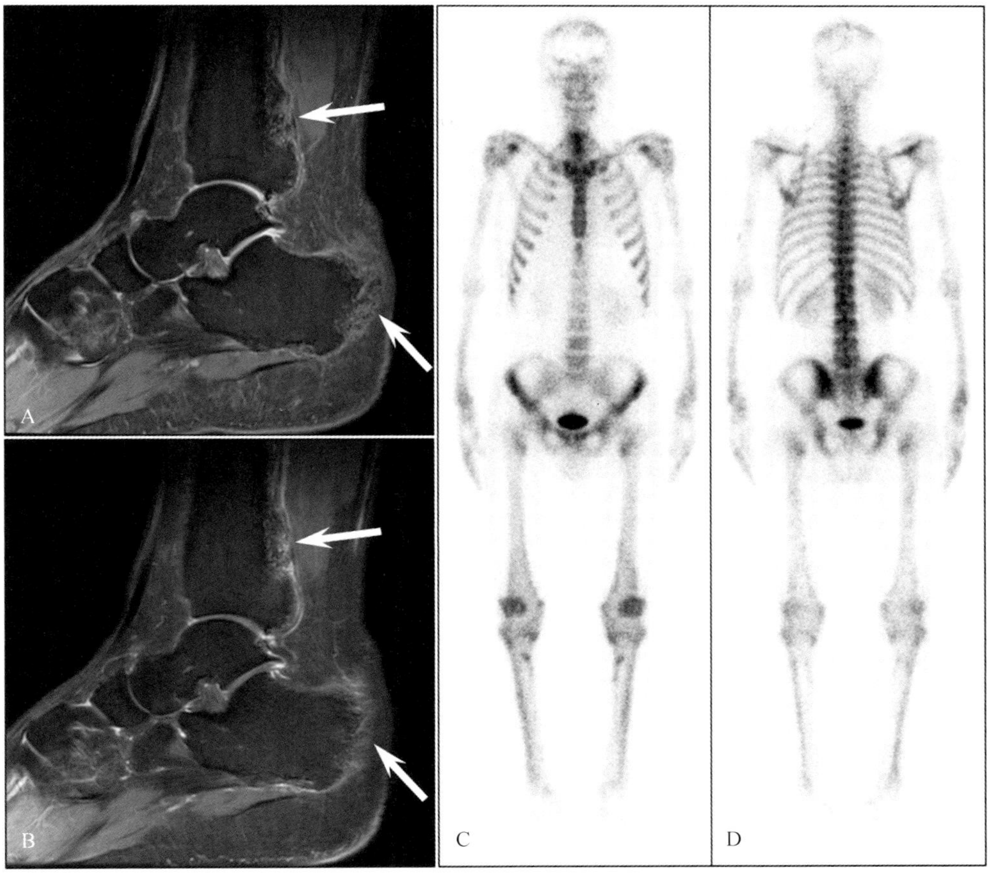

图 3-8-6 右踝关节 MRI 矢状断层（**A**，FS PDWI；**B**，增强）示胫骨远端及跟骨骨膜增厚伴信号异常，增强扫描可见强化；全身骨显像（**C～D**）示四肢长骨骨皮质弥漫性、对称性放射性分布增高

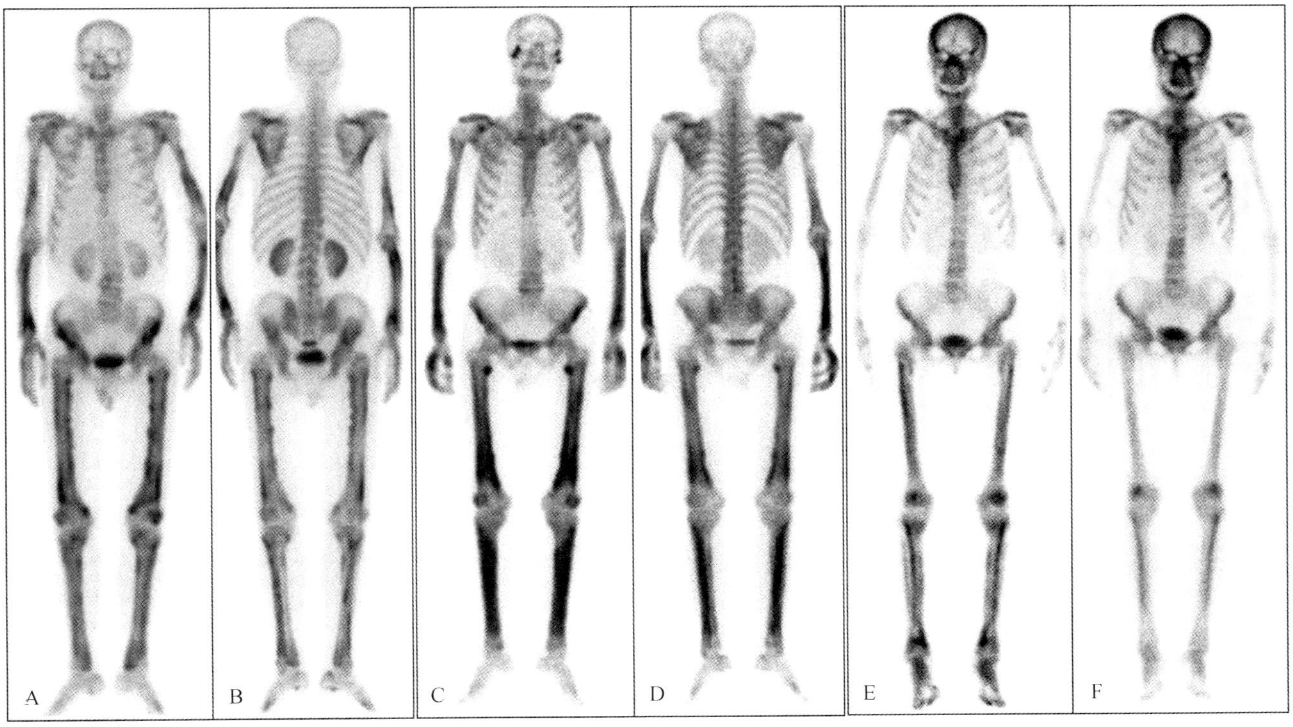

图 3-8-7 （肺癌）肺性骨病患者全身骨显像。病例 1（**A～B**）示四肢长骨及双侧肩胛骨受累，双侧股骨皮质放射性摄取欠均匀；病例 2（**C～D**）示四肢长骨、双侧肩胛骨及双侧髋骨受累；病例 3（**E～F**，前位；**E**，术前；**F**，术后 6 个月）示手术切除肺肿瘤后肺性骨病好转

此外，部分患者的病变可以不对称、不均匀或不规则。在肺部原发病变得到有效控制后，肺性骨病可以好转（图 3-8-7 E～F）。

原发性肥大性骨关节病，又称厚皮性骨膜病（pachydermoperiostosis）、家族性肥大性骨关节病、Touraine-Solente-Golé 综合征，是一种罕见的遗传发育性疾病，属于多变的常染色体显性遗传，多见于男性，男 / 女比为 9∶1，约 1/3 患者有家族史。临床以缓慢进展的骨膜成骨亢进、杵状指（趾）、头面部和肢端的皮肤增厚为主要表现，可伴有皮脂溢出、毛囊炎、多汗、关节炎（关节痛）、指（趾）端骨质溶解、胃溃疡、胃炎、肥厚性胃病、自主神经综合征（如脸红、苍白）及回状头皮[5]。大多数患者于青春期起病，进展数年至数十年后可变为静止状态。原发性肥大性骨关节病诊断需首先排除继发性肥大性骨关节病，一般后者的发病年龄较晚，以骨病变为主要表现而皮肤改变不显著。

（付占立　李飞）

参考文献

[1] Uchisako H，Suga K，Tanaka N，et al. Bone scintigraphy in growth hormone-secreting pulmonary cancer and hypertrophic osteoarthropathy. J Nucl Med，1995，36：822-825.

[2] Hod N，Pinkas L，Ben-Ezra Z，Horne T. Scintigraphic evidence of clubbing on a bone scan. Clin Nucl Med，2001，26（10）：860.

[3] Mohan HK，Groves AM，Clarke SE. Detection of finger clubbing and primary lung tumor on Tc-99 MDP bone scintigraphy in a patient with a scaphoid fracture. Clin Nucl Med，2004，29（7）：450-451.

[4] Narla VV，Rajagopalan MS. Atypical presentation of hypertrophic pulmonary osteoarthropathy on Tc-99m MDP bone scintigraphy. Clin Nucl Med，2008，33（10）：702-704.

[5] 解朋，黄建敏，张芳，等 . 原发性厚皮性骨膜增生症骨显像一例 . 中华核医学与分子影像杂志，2016，36（2）：190-191.

第九节　进行性骨干发育不良

病例 1

【简要病史】 女，16 岁，双大腿不适 3 年。既往 6 年余前因双膝外翻行矫正手术，1 年前左踝骨裂，儿时因腺样体肥大行手术切除。否认家族病及骨痛史。

【实验室检查】 ESR 24 mm/h（参考值 0～20 mm/h），ALP 264 IU/L（45～125 IU/L），总 Ⅰ 型前胶原氨基端延长肽（tP1NP）334 ng/ml（参考值 13.10～58.50 ng/ml）。CRP、钙、磷、PTH 均正常。

【影像所见】 全身骨显像（图 3-9-1 A～D）示颅骨及四肢长骨骨干弥漫性放射性摄取增高；SPECT/CT（图 3-9-1 E～G）示双股骨、胫骨及腓骨骨皮质弥漫性增厚，放射性摄取增高，尤以双股骨为著。

【临床诊断】 进行性骨干发育不良。

病例 2

【简要病史】 女，21 岁，进行性肢体酸痛 4 年。

【影像所见】 2002-11 X 线片（图 3-9-2 A～D）示右尺骨及桡骨、双股骨、双胫骨及腓骨骨皮质增厚，髓腔狭窄；全身骨显像（图 3-9-2 E～F）示四肢长骨弥漫性、对称性、不均匀放射性摄取增高，同时伴有颅底骨受累。2008-10 X 线片（图 3-9-3 A～E）示额骨及颅底骨、双尺骨及桡骨、双股骨、双胫骨及腓骨骨皮质增厚较前进展；全身骨显像（图 3-9-3 F～G）示颅骨及四肢长骨病变较前进展。

【临床诊断】 进行性骨干发育不良。

【讨论】 进行性骨干发育不良（progressive diaphyseal dysplasia，PDD），又称 Camurati-Engelmann 病（CED），是一种罕见的以膜内成骨亢进为特征的常染色体显性遗传性肥厚性骨发育不良性疾病[1-2]。该病由 Cockayne 于 1920 年首次描述，1922 年 Camurati 首次提出该病具有遗传性，1929 年 Engelmann 首次报道了一例肌肉萎缩和明显骨骼受累的 CED 病例[3]。CED 发病与位于染色体 19q13 的 *TGFB1* 基因突变有关，该基因编码转化生长因子 β1（TGF-β1）；*TGFB1* 突变基因所产生的 TGF-β1 活性增高，可引起骨膜成骨增加而骨吸收减少，并可抑制肌肉和脂肪生成，从而出现骨骼病变和肌肉脂肪萎缩[3]。CED 多为家族性发

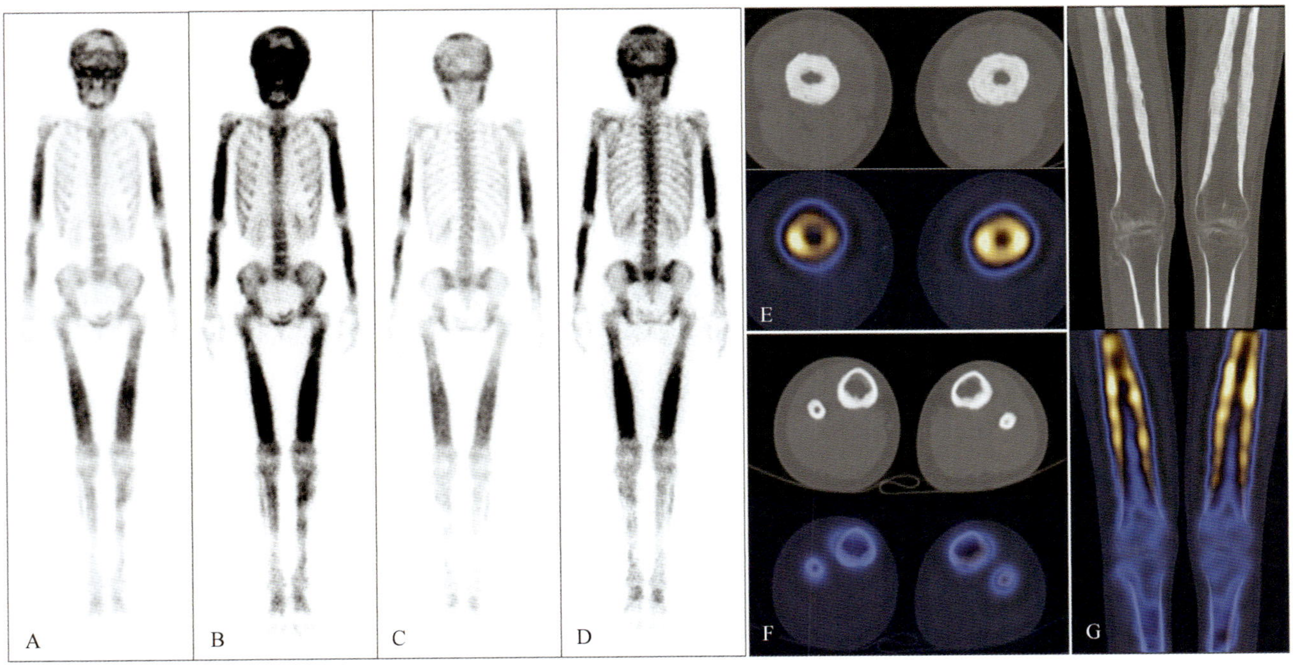

图 3-9-1 全身骨显像（**A**～**B**，前位；后位，**C**～**D**）示颅骨及四肢长骨骨干弥漫性放射性摄取增高；SPECT/CT 横断层（**E**，股骨中段；**F**，胫、腓骨上段）及冠状断层（**G**）示双股骨、胫骨及腓骨骨皮质弥漫性增厚，放射性摄取增高，尤以双股骨为著

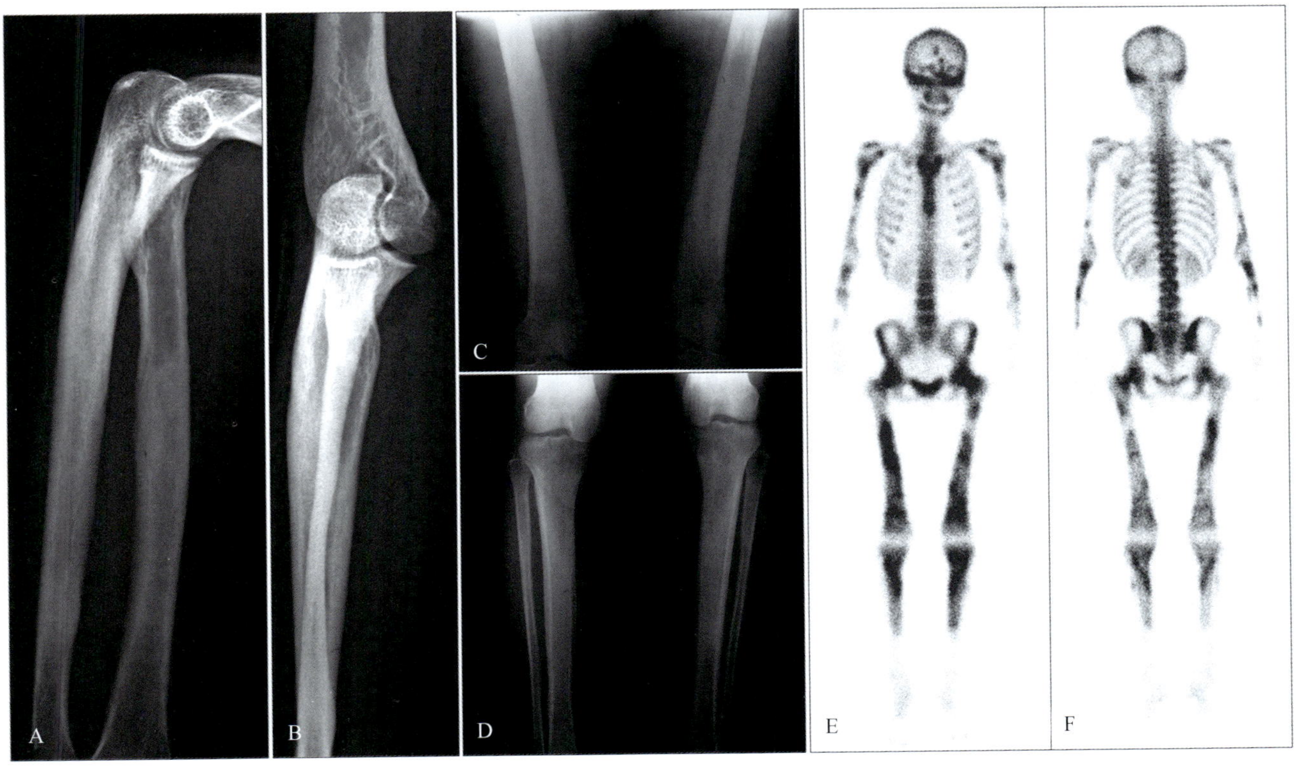

图 3-9-2 （2002-11）X 线片示右尺骨及桡骨（**A**～**B**）、双股骨（**C**）、双胫骨及腓骨（**D**）骨皮质增厚，髓腔狭窄；全身骨显像（**E**～**F**）示四肢长骨弥漫性、对称性、不均匀放射性摄取增高，同时伴有颅底骨受累

病，发病率为百万分之一[4]。病变骨组织病理可见骨内、外膜下有新骨沿骨干形成，与骨皮质融合后，皮质骨可呈层状结构；镜下可见骨细胞增生活跃，可见大量骨母细胞，内外骨膜均增生，骨小梁增粗、肥大，排列紊乱[5]。

CED 发病年龄从 3 个月至 60 岁不等，通常在儿童时期起病，无明显性别差异。大多数患者表现为肢体疼痛、步态蹒跚、容易疲劳以及肌肉无

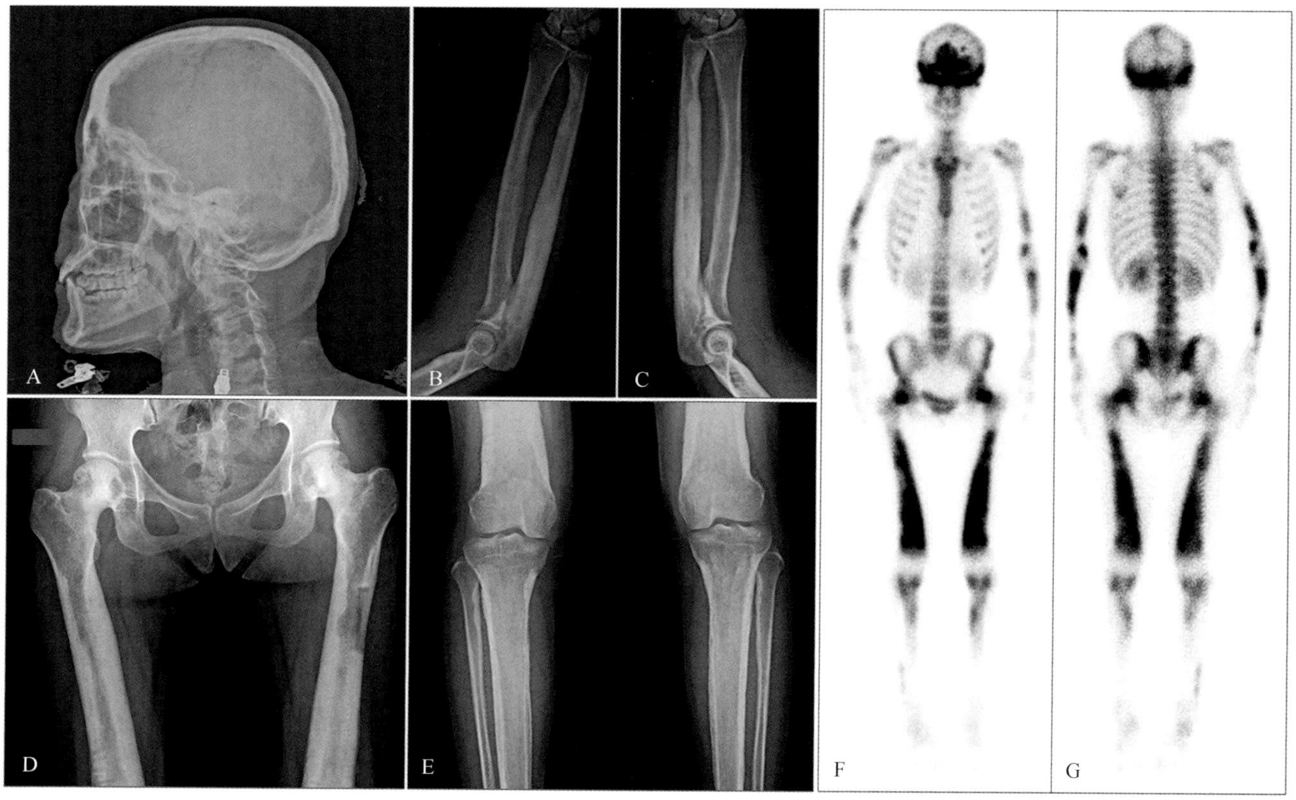

图 3-9-3 （2008-10）X 线片示额骨及颅底骨皮质增厚、骨质硬化（**A**）；左（**B**）与右（**C**）尺骨及桡骨、双股骨（**D**）、双胫骨及腓骨（**E**）骨皮质增厚较前进展；全身骨显像（**F**～**G**）示颅骨及四肢长骨病变较前进展

力、萎缩和皮下脂肪减少[1-2, 6]；偶尔会出现贫血、WBC 减少和肝脾肿大等全身表现；颅骨受累时可出现脑神经损伤麻痹[2-3]。病情严重患者可出现特征性体型，包括头部较大，前额和眼球突出，身材高大，四肢纤细，骨骼增粗，肌肉质量少。

影像学上受累的骨骼表现为进行性、对称性骨干皮质增厚，髓腔变窄；随疾病进展，骨质增生可逐渐蔓延至干骺端，但骨骺通常不受累[2]。受累骨干逐渐增粗，骨干直径可增加 1.5～2 倍，骨表面可变得不规则[1-2]。CED 主要累及四肢长骨，下肢比上肢更多见；短管状骨亦可受累，部分还可累及颅骨、椎骨和骨盆[2, 6]。全身骨显像可见受累骨质弥漫性放射性摄取增高[7-9]。

实验室检查常见血清 ALP 和尿羟脯氨酸升高，血清钙和尿钙减低，ESR 增快[2, 10]。

CED 患者临床病程多变，虽然影像学显示有进行性加重趋势，但部分患者成年后症状可自发缓解[10]。该病目前尚无理想的治疗方法，主要是对症治疗，减轻痛苦[3]。

（赵靖　陈紫薇　杨芳　付占立）

参考文献

[1] Boulet C, Madani H, Lenchik L, et al. Sclerosing bone dysplasias: genetic, clinical and radiology update of hereditary and non-hereditary disorders. Br J Radiol, 2016, 89 (1062): 20150349.

[2] Bartuseviciene A, Samuilis A, Skucas J. Camurati-Engelmann disease: imaging, clinical features and differential diagnosis. Skeletal Radiol, 2009, 38 (11): 1037-1043.

[3] Janssens K, Vanhoenacker F, Bonduelle M, et al. Camurati-Engelmann disease: review of the clinical, radiological, and molecular data of 24 families and implications for diagnosis and treatment. J Med Genet, 2006, 43(1): 1-11.

[4] Vanhoenacker FM, Janssens K, Van Hul W, et al. Camurati-Engelmann disease. Review of radioclinical features. Acta Radiol, 2003, 44 (4): 430-434.

[5] 闫利娟，张龙，顾盼，等. 进行性骨干发育不全临床病理观察. 诊断病理学杂志，2015，22（4）：217-220.

[6] Li MML, Chung KY, Ng AWH, et al. Progressive diaphyseal dysplasia: a rare bone disorder with alarming radiographs. Hong Kong Med J, 2020, 26 (6): 538.e1-538.e3.

[7] Xie P, Huang JM, Li HL, et al. Camurati-Engelmann disease-a rare cause of tetany identified on bone scintigraphy: A case report. Medicine (Baltimore), 2017, 96 (27):

e7141.
[8] Bhadada SK, Sridhar S, Steenackers E, et al. Camurati-Engelmann disease (progressive diaphyseal dysplasia): reports of an Indian kindred. Calcif Tissue Int, 2014, 94(2): 240-247.
[9] Momose M, Yoshida K, Yanagisawa S, et al. Camurati-Engelmann disease on a ^{99m}Tc-HMDP bone scan. Eur J Nucl Med Mol Imaging, 2008, 35(11): 2143.
[10] Smith R, Walton RJ, Corner BD, et al. Clinical and biochemical studies in Engelmann's disease (progressive diaphyseal dysplasia). Q J Med, 1977, 46(182): 273-294.

第十节 蜡油样骨病

【简要病史】 女，55 岁，右下肢疼痛不适半年余。

【影像学检查】 X 线片（图 3-10-1）示右股骨中下段及右腓骨中上段外侧骨皮质不规则增厚、硬化。CT（图 3-10-2 A～B）示右股骨中下段外侧骨皮质不规则增厚、硬化，右腓骨中上段骨皮质及髓腔内骨质硬化；全身骨显像及 SPECT/CT（图 3-10-2 C～F）示上述部位可见放射性摄取增高。

【临床诊断】 蜡油样骨病。

【讨论】 蜡油样骨病（melorheostosis），又称蜡泪样骨病、肢骨纹状增生症，是一种罕见的非遗传性硬化性骨发育不良性疾病[1]，由 Leri 和 Joanny 等于 1922 年首次报道[2]，故又称 Leri 氏病，国外统计发病率约 0.9/100 万[3]。蜡油样骨病可单独发

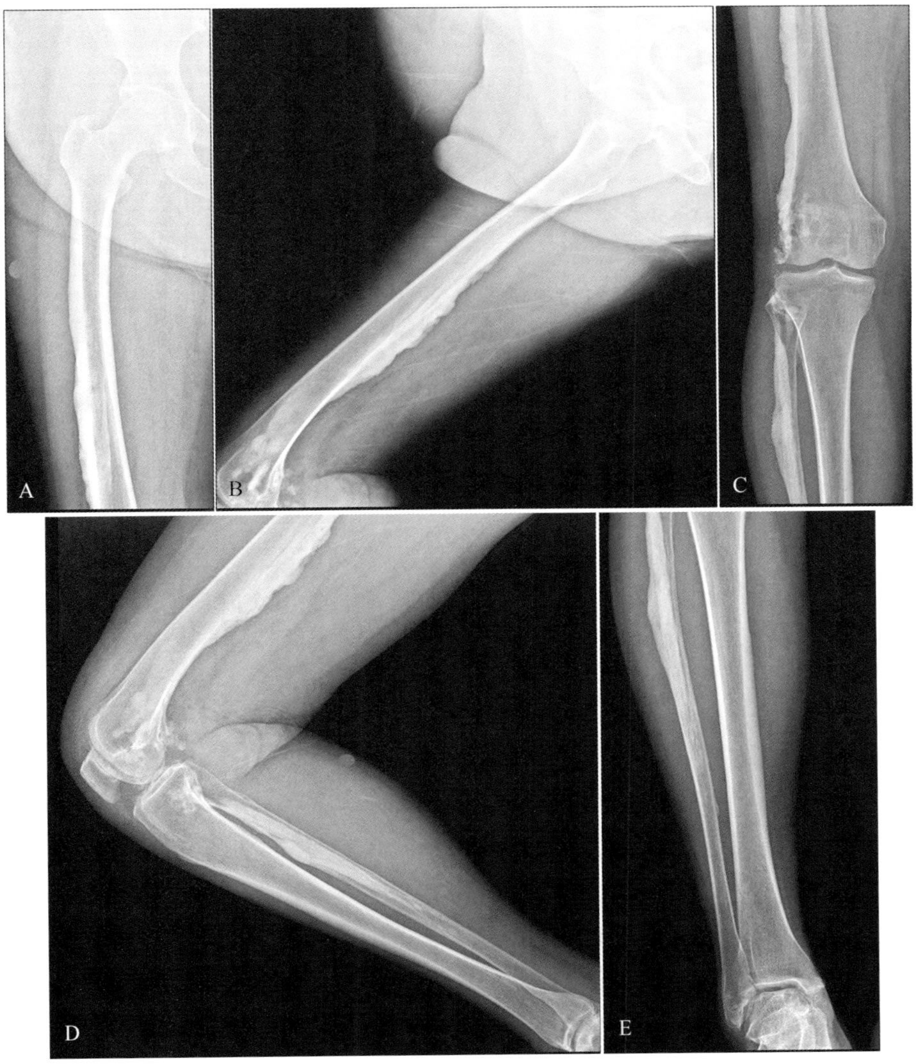

图 3-10-1 右股骨（**A**，正位；**B**；侧位）、右膝关节（**C**，正位；**D**，侧位）及右小腿（**E**，正位）X 线片示右股骨中下段及右腓骨中上段外侧骨皮质不规则增厚、硬化

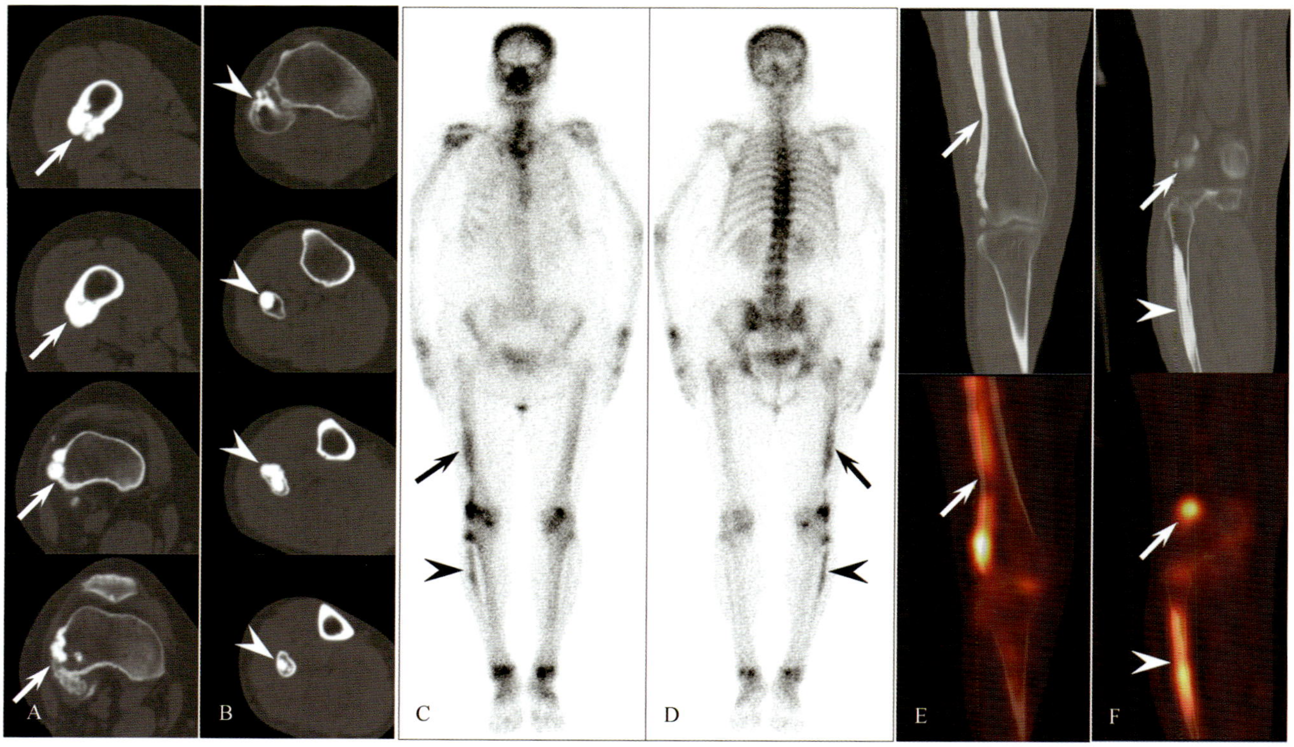

图 3-10-2 右大腿（**A**）及右小腿（**B**）CT 横断层示右股骨中下段外侧骨皮质不规则增厚、硬化（箭号），右腓骨中上段骨皮质及髓腔内（箭头）骨质硬化；全身骨显像（**C**～**D**）与 SPECT/CT 冠状断层（**E**）及矢状断层（**F**）示右股骨（箭号）及右腓骨（箭头）骨皮质增厚及硬化部位可见放射性摄取增高

生，也可与骨斑点症（osteopoikilosi）或 Buschke-Ollendorff 综合征伴随出现[4]。

蜡油样骨病的病因尚不完全清楚，可能与编码 MEK1-ERK1/2 蛋白的 *MAP2K1* 基因合子后突变和 *SMAD3* 基因 p.S264 突变有关。前者可导致 MEK1-ERK1/2 通路的激活，后者可增强成骨细胞中转化生长因子 β（TGF-β）的信号传导，二者均可促进患骨中成骨细胞增殖、类骨质的产生增加以及细胞外基质矿化，进而导致局部骨质的异常增生[4-5]。组织病理学上，儿童期多表现为骨内膜增厚，成年期骨内膜和骨外膜均可受累，表现为骨膜新骨形成；患骨骨板增厚、硬化且不规则，可能存在骨髓纤维化，关节周围病变中可见软骨形成[6]。镜下可见成骨活动增加，哈氏管扭曲，骨质成熟程度不一，可见成熟板层骨、纤维性成骨及软骨等，成熟骨与未成熟骨交错混杂存在；骨小梁增粗，且粗细不均，骨小梁中可见纤维性浸润或纤维组织替代[7]。

蜡油样骨病可发生在任何年龄，但通常出现在儿童晚期或青春期，约 50% 的患者在 20 岁前诊断[8]。蜡油样骨病最易累及四肢长骨，多数为单侧发病，下肢比上肢更常见，也可见于手和足的短管状骨[9]，中轴骨受累较少见[8-10]。骨病变在儿童时期进展相对较快，骨骼成熟后，骨病变的进展相对较慢，甚至无进展[8]。临床表现取决于骨骼受累的部位、程度以及是否累及邻近软组织[8, 11]。少数病例可无症状，于偶然影像学检查时发现；多数病例会出现病变部位疼痛、僵硬、活动范围受限、肢体肿胀、感觉异常、无力、关节畸形或挛缩等[8-9, 11]。病变骨表面的皮肤和邻近软组织受累时可表现为局部皮肤紧绷、发亮、增厚、纤维化、红斑、色素沉着、线状硬皮病样皮肤病变、水肿、纤维化、多毛症、纤维瘤、纤维脂肪瘤、毛细血管瘤、淋巴管扩张、动脉瘤等[7-8, 12]。软组织异常可先于骨病变被发现[8]。

蜡油样骨病在 X 线片上通常具有诊断性特征，典型表现为骨皮质增厚，类似蜡烛表面的蜡泪沿长骨骨干一侧自上而下滴落，呈特征性的“滴蜡样”外观[13]。多累及单侧肢体、单块骨，下肢最常见，通常沿单个脊感觉神经支配的骨骼区域（骨节）节段性或线性分布[1, 11]；少数也可累及双侧肢体与多块骨，双侧肢体受累时病变通常分布不对称。骨皮质的内侧或外侧均可受累，表现为单个骨或多个相邻骨的骨外膜或骨内膜表面出现致密、不规则和偏心性骨质增生；病变骨和正常骨界限分明[8]。受累骨干可增粗，表面光滑或凹凸不平，髓腔变窄[7]。除了经典"蜡滴样"改变外，部分病例可表现为骨内膜表面沿骨纵轴分布的"骨瘤样"改变（直径可达 5 cm 或更大）、骨皮质内表面附近出现单侧长而致密的纹状骨病样骨质增生、骨化性肌炎样改变，部分患者可同时出现前述几种表现[8-9, 14]。一侧肢体有多块骨受累时，病变可跨越关节波及邻近骨质，也可跳跃性累及不相邻骨；疾病早期，关节多无受累，随疾病进展，病灶可延伸至关节面或突入关节内；病变周围软组织内可出现骨化灶，尤其是关节附近[6-7, 9, 14]。长骨骨骺区、腕骨和跗骨可出现斑点或斑块状骨质增生，干骺端也可出现纹状骨病样以及骨斑点症样改变[6]。在全身骨显像上，病变骨由于过度血管化和成骨细胞活性增加而出现弥漫性放射性摄取增高[15]。

实验室检查无特异性，血清钙、磷和 ALP 水平均可正常[16]。

蜡油样骨病是一种良性疾病，一般不发生恶变及病理性骨折，通常对症治疗，预后尚可，但其病程长，易复发，目前各种治疗均不能阻止病情发展[8, 11, 16]。

（赵靖　张连娜　杨芳　付占立）

参考文献

[1] Boulet C，Madani H，Lenchik L，et al. Sclerosing bone dysplasias：genetic，clinical and radiology update of hereditary and non-hereditary disorders. Br J Radiol，2016，89（1062）：20150349.

[2] Léri A，Joanny JP. Une affection non de crite des os：hyperostose "en coule e" sur toute la longueur d'un membre ou "me lorhe ostose". Bull Membres Soc Med Hosp Paris，1922，46：1141-1145.

[3] Wynne-Davies R，Gormley J. The prevalence of skeletal dysplasias. An estimate of their minimum frequency and the number of patients requiring orthopaedic care. J Bone Joint Surg Br，1985，67（1）：133-137.

[4] Kang H，Jha S，Ivovic A，et al. Somatic SMAD3-activating mutations cause melorheostosis by up-regulating the TGF-β/SMAD pathway. J Exp Med，2020，217（5）：e20191499.

[5] Kang H，Jha S，Deng Z，et al. Somatic activating mutations in MAP2K1 cause melorheostosis. Nat Commun，2018，9（1）：1390.

[6] Campbell CJ，Papademetriou T，Bonfiglio M. Melorheostosis. A report of the clinical，roentgenographic，and pathological findings in fourteen cases. J Bone Joint Surg Am，1968，50（7）：1281-304.

[7] 李亚卓，胡丽丽，王宏伟. 蜡泪样骨病临床病理观察. 诊断病理学杂志，2019，26（2）：81-85.

[8] Wordsworth P，Chan M. Melorheostosis and osteopoikilosis：a review of clinical features and pathogenesis. Calcif Tissue Int，2019，104（5）：530-543.

[9] Smith GC，Pingree MJ，Freeman LA，et al. Melorheostosis：a retrospective clinical analysis of 24 patients at the Mayo clinic. PM R，2017，9（3）：283-288.

[10] Kotwal A，Clarke BL. Melorheostosis：a rare sclerosing bone dysplasia. Curr Osteoporos Rep，2017，15（4）：335-342.

[11] Giardullo L，Altomare A，Rotondo C，et al. Osteoblast dysfunction in non-hereditary sclerosing bone diseases. Int J Mol Sci，2021，22（15）：7980.

[12] Freyschmidt J. Melorheostosis：a review of 23 cases. Eur Radiol，2001，11（3）：474-479.

[13] Ihde LL，Forrester DM，Gottsegen CJ，et al. Sclerosing bone dysplasias：review and differentiation from other causes of osteosclerosis. Radiographics，2011，31（7）：1865-1882.

[14] Jha S，Cowen EW，Lehky TJ，et al. Clinical evaluation of melorheostosis in the context of a natural history clinical study. JBMR Plus，2019，3（8）：e10214.

[15] Marqués Aparicio ER，Dolado Ardit J，Crespo-Jara A，et al. Melorheostosis：a rare sclerosing bone dysplasia. Usefulness of bone scintigraphy. Rev Esp Med Nucl Imagen Mol（Engl Ed），2019，38（4）：243-244.

[16] 张志伟，沈为栋. 蜡油样骨病的诊疗现状. 中华临床医师杂志（电子版），2015，（3）：483-487.

第十一节　石骨症

病例 1

【简要病史】 男，45 岁，间断咯血 4 年余，多于秋冬季冷空气刺激后发作，未予诊治。既往肺结核病史 13 年（自述已治愈），冠心病（稳定型心绞痛）史 1 年。

【影像所见】 胸部 X 线片（图 3-11-1 A）示双肺多发结节，部分伴钙化，视野内脊柱、肋骨、肩胛骨及肱骨头多发骨硬化；CT（图 3-11-1 B～C）示双侧肱骨头、肋骨、肩胛骨、胸骨、髂骨、脊柱多发骨硬化，其中椎体呈“夹心饼干样”骨硬化。全身骨显像（图 3-11-2 A～B）示全身骨放射性摄取普遍增高，呈“超级影像”；SPECT/CT（图 3-11-2 C～D）示双侧股骨中远段增粗，呈“烧瓶样”，双侧股骨及胫骨近端弥漫性骨硬化，骨髓腔消失，放射性摄取增高。

【临床诊断】 石骨症。

病例 2

【简要病史】 女，31 岁，左大腿远端疼痛 2 月余；当地医院 X 线片发现左股骨下段溶骨性破坏。

【影像所见】 CT（图 3-11-3 A～B）示全身骨骼多发骨质硬化，伴左股骨下段骨质破坏；MRI（图 3-11-3 C～E）示左股骨下段髓腔内肿物伴骨质

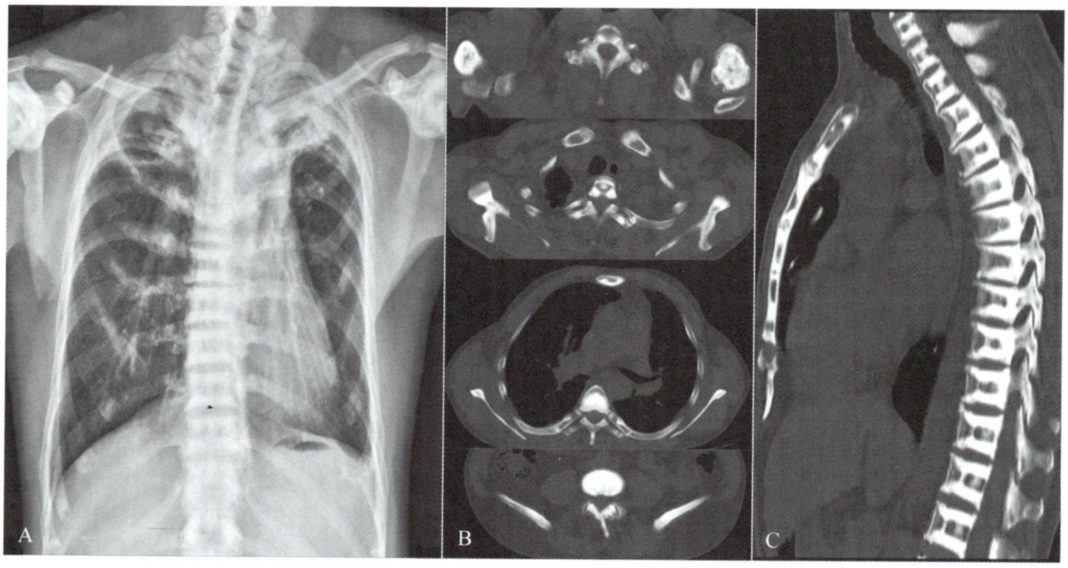

图 3-11-1 胸部 X 线片（A）示双肺多发结节，部分伴钙化，视野内脊柱、肋骨、肩胛骨及肱骨头多发骨硬化；CT 横断层（B）示双侧肱骨头、肋骨、肩胛骨、胸骨、髂骨、脊柱多发骨硬化；CT 矢状断层（C）示胸骨及脊柱多发不均匀骨硬化，其中椎体呈“夹心饼干样”骨硬化

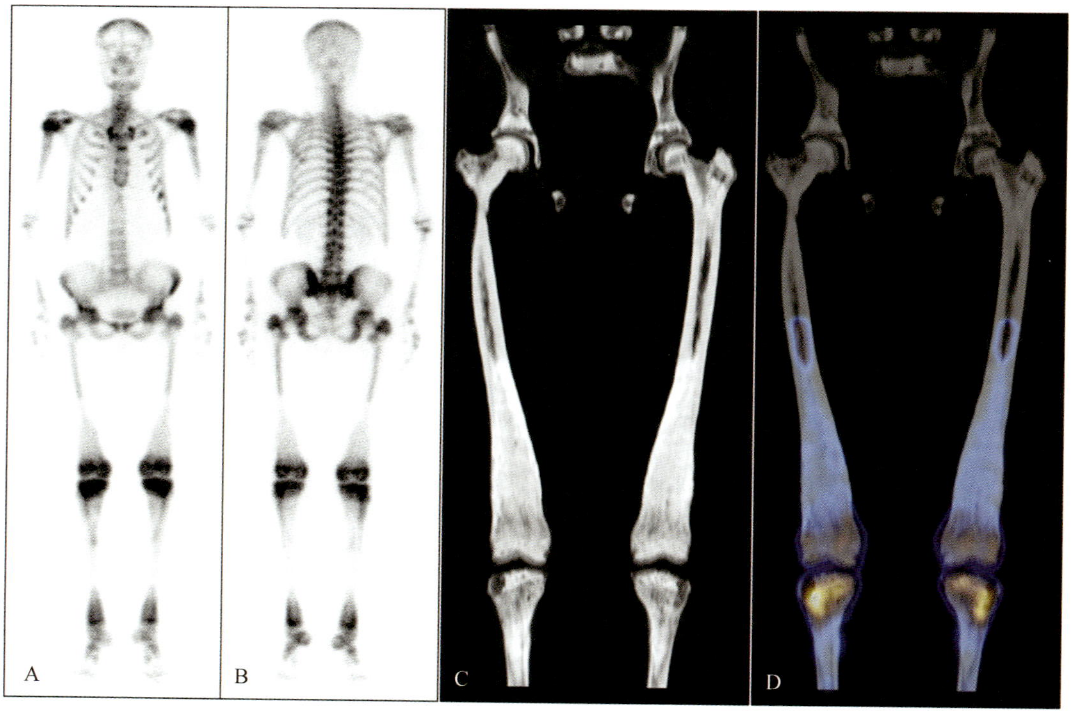

图 3-11-2 全身骨显像（A～B）示全身骨放射性摄取普遍增高，尤以肱骨近端、股骨远端及胫骨干骺端为著，呈“超级影像”；SPECT/CT 冠状断层（C，CT；D，融合图像）示双侧股骨中远段增粗，呈“烧瓶样”，双侧股骨及胫骨近端弥漫性骨硬化，骨髓腔消失，放射性摄取增高

破坏并累及周围软组织，增强扫描呈不均匀强化。全身骨显像（图 3-11-4 A～B）示双侧肱骨上段、股骨下段、胫骨上段及双髋关节呈基本对称性放射性浓聚，其中左股骨下段可见明显放射性浓聚；

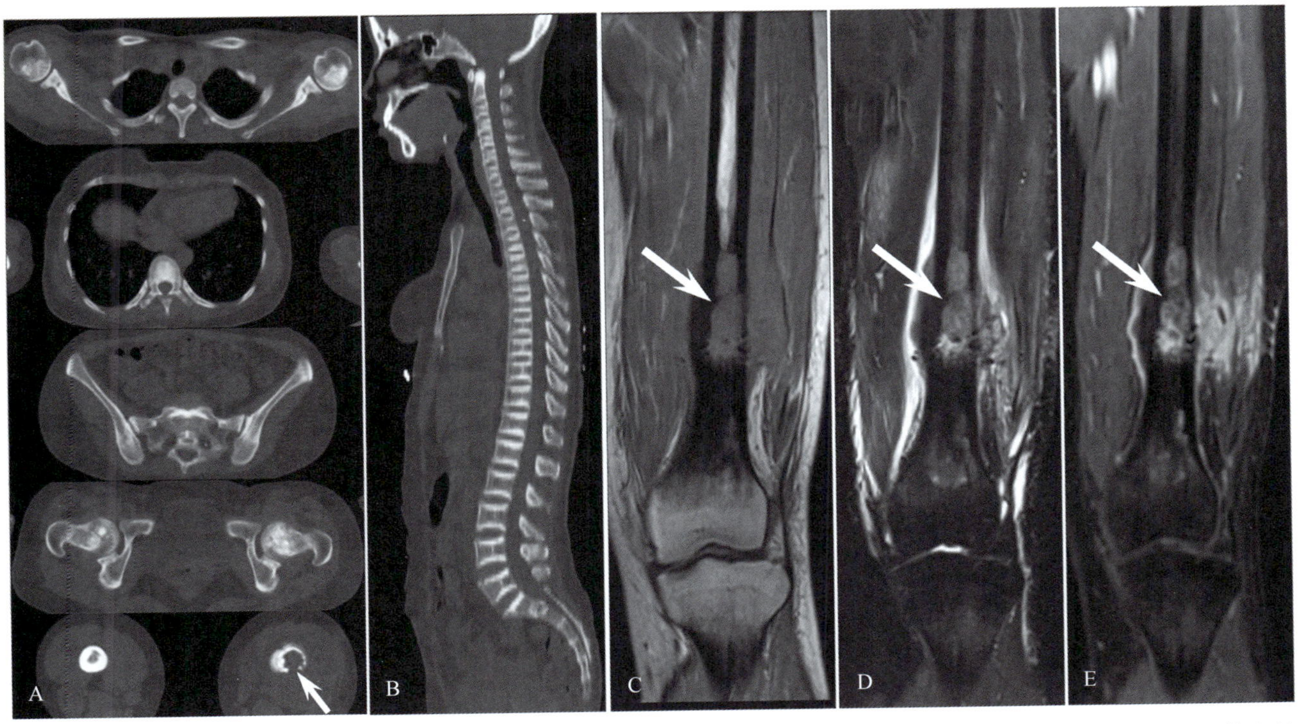

图 3-11-3 CT 横断层（**A**）及矢状断层（**B**）示全身骨骼多发骨质硬化，其中椎体呈“夹心饼干样”骨硬化（**B**），伴左股骨下段骨质破坏（**A**，箭号）；MRI 冠状断层（**C**，T1WI；**D**，FS T2WI；**E**，增强）示左股骨下段髓腔内肿物（箭号），呈 T1WI 低信号与 T2WI 高信号，伴骨质破坏并累及周围软组织，增强扫描呈不均匀强化

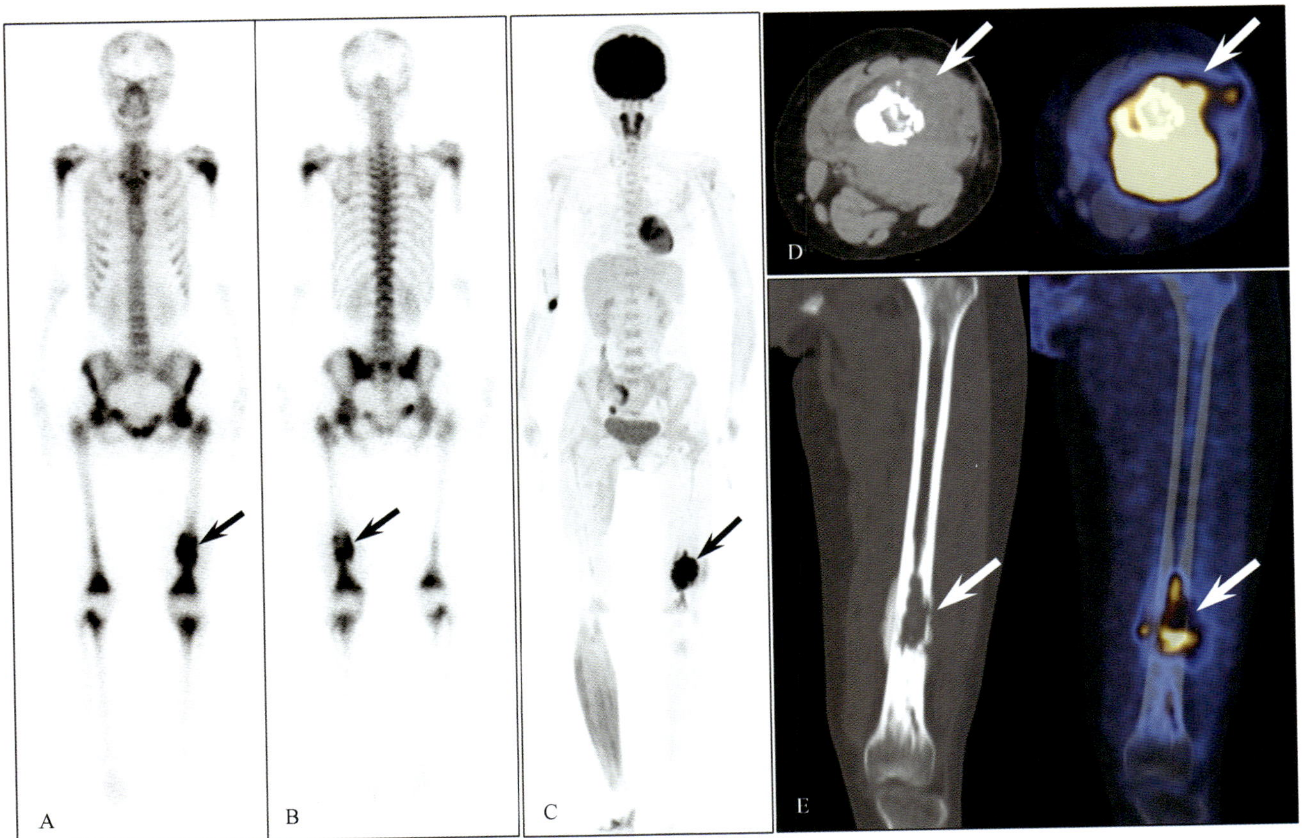

图 3-11-4 全身骨显像（**A**～**B**）示双侧肱骨上段、股骨下段、胫骨上段及双髋关节呈基本对称性放射性浓聚，左股骨下段可见明显放射性浓聚（箭号）；^{18}F-FDG PET/CT（**C**，MIP；**D**，横断层；**E**，冠状断层）示左股骨下段骨质破坏伴周围软组织密度肿物，葡萄糖代谢明显增高（SUV_{max} 18.7）

^{18}F-FDG PET/CT（图 3-11-4 C～E）示左股骨下段骨质破坏伴周围软组织密度肿物，葡萄糖代谢明显增高。

【病理结果及临床诊断】（左股骨下段）形态不典型的富含巨细胞的骨肉瘤。临床诊断：石骨症伴局部恶变。

【讨论】 骨硬化症（osteopetrosis）是一组罕见的单基因遗传性代谢性骨病，属于硬化性骨发育不良家族，其特征是破骨细胞骨吸收减少，导致骨量过高[1-2]，由德国放射科医生 Albers-Schönberg 在 1904 年首次描述[3]。骨硬化症的遗传方式为常染色体显性或隐性遗传[4]，我国尚无相关的流行病学数据，国外报道常染色体隐性遗传型发病率为 1/20 万，常染色体显性遗传型发病率为 1/2 万[2]。

目前已知有 10 余种基因突变可导致骨硬化症的发生[5]，主要致病基因为氯离子通道 7（chloride channel 7，*CLCN7*）和 T 细胞免疫调节因子 1（T cell immune regulator 1，*TCIRG1*）[6-7]，其他还有骨硬化相关跨膜蛋白 1（osteopetrosis-associated transmembrane protein 1，*OSTM1*）、碳酸酐酶Ⅱ（carbonic anhydrase Ⅱ，*CA* Ⅱ）、分选连接蛋白 10（sorting nexin 10，*SNX10*）、肿瘤坏死因子受体超家族成员 11A（tumor necrosis factor receptor superfamily member 11A，*TNFRSF11A*）、肿瘤坏死因子超家族成员 11（tumor necrosis factor superfamily member 11，*TNFSF11*）、PH 结构域包含蛋白家族成员 1（pleckstrin homology domain-containing protein family member 1，*PLEKHM1*）等[2]。上述基因突变可引起破骨细胞功能缺陷或数量减少，造成骨吸收障碍，而骨形成过程并未受到明显影响，导致骨量增加，最终发生广泛骨质硬化；严重者可引起髓腔狭窄、骨髓衰竭、髓外造血，甚至死亡[1-2]。颅骨骨质硬化可引起脑神经孔狭窄、脑神经受压，造成神经麻痹、视力和听力损害，甚至导致失明、失聪等[1-2]。骨吸收障碍还可导致骨重建障碍和微结构改变，干扰矿物质稳态，导致骨的脆性增加，易发生病理性骨折，并伴发骨骼畸形等[1-2]。

骨硬化症的临床表现具有明显异质性。轻者可无临床症状，仅通过 X 线检查发现骨骼密度异常增高；重者可出现失明或耳聋、骨髓衰竭，甚至死亡[1]。根据起病年龄、严重程度及疾病进展情况等可大致分为 3 型：恶性型、中间型与良性型[1-2]。

恶性型：通常在出生后几个月内发病，临床表现重且疾病进展快，又称“恶性婴儿型”[1]。典型临床表现为全身骨质硬化、病理性骨折、脑神经卡压症状（视神经为主）、骨髓衰竭以及反复感染，其他表现还包括：髓外造血引起的肝脾肿大、颅骨畸形（大头畸形、前额突出、小下颌，类似“外星人”）、脑积水，部分可伴有低丙种球蛋白血症[1]。该型患者病死率高，若无有效治疗，很少存活至 2 岁以上[1]。此型几乎均为常染色体隐性遗传，约 50% 为 *TCIRG1* 双等位基因突变所致，17.5% 为 *CLCN7* 双等位基因突变，其他少见的致病基因为 *SNX10*、*OSTM1*、*TNFRSF11A* 和 *TNFSF11* 等[5]。

中间型：此型多在 10 岁前起病，临床症状与恶性型相似，但病情相对较轻，一般不发生骨髓衰竭和髓外造血，主要表现为病理性骨折和进行性脑神经卡压造成的神经系统症状[1]。主要致病基因有 *CLCN7*、*TCIRG1*、*SNX10*、*TNFRSF11A* 和 *TNFSF11* 等[1]。

良性型：为最常见的遗传性骨硬化症，即经典 Albers-Schönberg 病，又称大理石骨病或石骨症。发病年龄 10～40 岁，几乎均由 *CLCN7* 基因杂合突变引起[1]。良性型骨硬化症病情轻、进展慢，常因病理性骨折或 X 线检查时偶然被发现，部分可伴有贫血和脑神经卡压症状，但发生率低于其他类型[6]，偶有肝脾肿大、视听障碍[1, 7-8]和恶性转化[9]。

骨硬化症患者 X 线的典型特征为全身骨骼弥漫性骨质硬化，骨皮质增厚，骨髓腔变窄甚至消失，呈“大理石样”改变；病变通常以椎体、颅底骨及骨盆表现最早、最明显，病变从局部向全身骨骼蔓延，病变范围从儿童到成人日渐扩展[10]。椎体可呈“三明治样”或“夹心饼干样”改变；长骨干骺端，尤其是肱骨近端和股骨远端，可呈“烧瓶样”改变；髂骨翼或骨骺端可有“骨中骨”表现[2, 10-11]。颅脑 CT/MRI 检查可以评估脑积水、脑血管异常、脑神经孔狭窄及脑神经受压和神经退行性改变（如脑萎缩和胼胝体发育不全等）[1-2]。全身骨显像可表现为“超级影像”：全身骨骼弥漫性放射性摄取增加，以中轴骨为著，长骨干骺端和邻近骨干对称性局灶性放射性摄取增加，双肾影浅淡或不显影[12-14]。

实验室检查可出现钙磷代谢异常（血清钙减低，血磷升高或减低），ALP、CK 以及 PTH 增高等；髓外造血时可出现外周血白细胞增多、CD34 阳性细胞比例升高，外周血涂片未成熟粒细胞和网织红细胞增高；晚期骨髓衰竭时会出现全血细胞减少[1, 12]。可疑脑神经受累时应行神经系统专科检查以及视力、听力检查。

根据临床表现、体格检查和典型影像学表现可诊断骨硬化症；确定临床诊断后，应尽快进行致病基因检测，从而指导进一步治疗。异基因造血干细胞移植是目前恶性型和部分中间型骨硬化症的唯一治愈方案[1]。对于良性型患者，则以对症支持治疗为主[1]。

（赵靖　郭小瑞　冯瑾　杨芳　付占立）

参考文献

[1] 中华医学会骨质疏松和骨矿盐疾病分会，章振林，陈静．遗传性骨硬化症临床诊疗专家共识．中华骨质疏松和骨矿盐疾病杂志，2023，16（5）：413-428.

[2] Wu CC，Econs MJ，DiMeglio LA，et al. Diagnosis and management of osteopetrosis：consensus guidelines from the osteopetrosis working group. J Clin Endocrinol Metab，2017，102（9）：3111-3123.

[3] Albers-Schönberg H. Röntgenbilder einer seltenen Knockenerkran-kung. Munch Med Wochenschr，1904，51：365-368.

[4] Sobacchi C，Schulz A，Coxon FP，et al. Osteopetrosis：genetics，treatment and new insights into osteoclast function. Nat Rev Endocrinol，2013，9（9）：522-536.

[5] Palagano E，Menale C，Sobacchi C，et al. Genetics of osteopetrosis. Curr Osteoporos Rep，2018，16（1）：13-25.

[6] 程健豪，汪纯，章振林．氯离子通道蛋白7相关骨硬化症．中华骨质疏松和骨矿盐疾病杂志，2017，10（5）：491-498.

[7] 柯耀华，章振林．骨硬化症致病基因研究进展．中华骨质疏松和骨矿盐疾病杂志，2010，3（2）：122-127.

[8] 庞倩倩，董进，夏维波．骨硬化症研究进展．中华骨质疏松和骨矿盐疾病杂志，2014，（1）：82-90.

[9] McGill K，Motamedi D，Azimi N，et al. Pleomorphic sarcoma in a patient with osteopetrosis. J Radiol Case Rep，2020，14（7）：1-9.

[10] 王成林，王立振，吴政光，等．石骨症的临床及X线表现——着重分析7个家族22例．中国医学影像技术，2004，20（5）：763-765.

[11] 周伟文，何旭升，刁胜林，等．良恶性石骨症的临床及X线分析．放射学实践，2011，26（7）：749-752.

[12] Zheng LC，OuYang XL，Liu GC，et al. $^{99}Tc^{m}$-MDP imaging of osteopetrosis：case report. Medicine（Baltimore），2015，94（22）：e929.

[13] Ahmed Al-Kandari F，Abdulla Kazem N，David Collier B，et al. Osteopetrosis：a potential mimic of osteomyelitis on three-phase bone scintigraphy. Clin Nucl Med，2003，28（1）：54-55.

[14] Junquera L，Rodríguez-Recio C，Villarreal P，et al. Autosomal dominant osteopetrosis and maxillomandibular osteomyelitis. Am J Otolaryngol，2005，26（4）：275-278.

第十二节　结节性硬化症

【简要病史】 女，39岁，腹胀3个月；超声示盆腔大量积液。既往20年前行“肝血管瘤及胆囊切除术”，13年前行“肺大泡破裂修补术”，同年行“淋巴结结核”切除术。

【影像所见】 CT（图3-12-1）示双肺多发小气囊、肺大泡及实性微小结节；双肾多发血管平滑肌脂肪瘤、腹主动脉周围多发肿大淋巴结，伴腹水；骨盆、胸骨、胸腰椎多发斑片状骨硬化。全身骨显像及SPECT/CT（图3-12-2）示胸、腰椎多发骨质硬化，尤以椎体附件为著，放射性摄取增高。

【临床诊断】 结节性硬化症（肺淋巴管平滑肌瘤病，肾血管平滑肌脂肪瘤，多发骨硬化）。

【讨论】 结节性硬化症（tuberous sclerosis complex，TSC）是一种罕见的常染色体显性遗传病，由抑癌基因 *TSC1* 或 *TSC2* 缺失、重排和失活突变所导致[1-4]。*TSC1* 与 *TSC2* 分别编码错构瘤蛋白和结节蛋白，这两种蛋白相互作用，在细胞质内形成复合物，通过抑制哺乳动物雷帕霉素靶蛋白（mTOR）通路活性，参与细胞增殖调节；二者的基因突变导致编码产物异常，激活mTOR通路，对细胞增殖的抑制作用减弱或消失，造成细胞过度增殖，最终在多个器官形成错构瘤；其中 *TSC2* 较 *TSC1* 基因突变更常见，且与更严重的神经损害相关[4]。

TSC发病率约为1/1.2万至1/0.6万，2/3为散发，1/3具有家族史，男/女比（2～3）：1，主要表现为多个器官系统的良性错构瘤；患者临床症状和严重程度个体差异较大，主要表现有癫痫、智力低下及面部血管纤维瘤（Vogt三联征）[1-4]。

皮肤病变可表现为色素脱失斑、面部血管纤维瘤、鲨革斑、前额斑块、甲周纤维瘤、“斑驳状”皮损、牙釉质小凹和口腔纤维瘤。中枢神经系统受累可表现为皮质结节、室管膜下结节、室管膜下巨细胞星形细胞瘤、脑白质异常及其他中枢神经系统异常，可导致癫痫、TSC相关神经精神障碍、智力

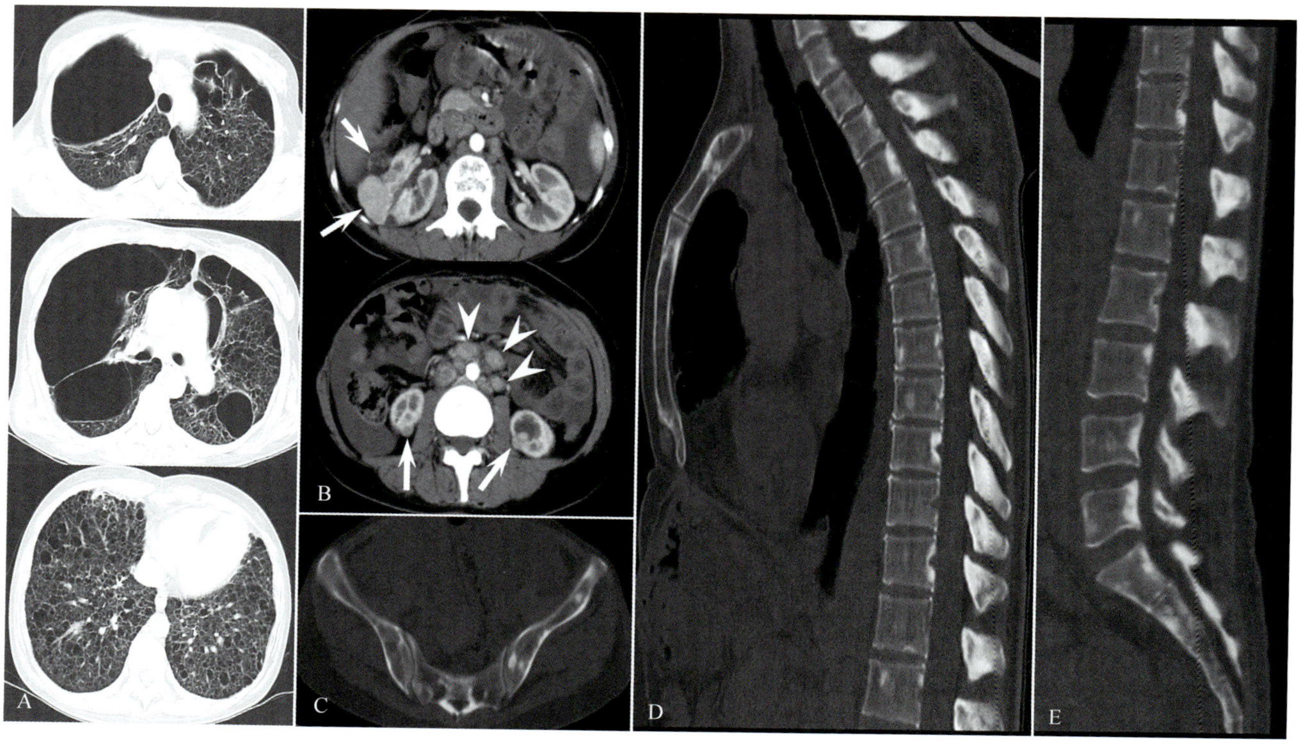

图 3-12-1 胸部 CT（**A**）示双肺多发小气囊、肺大泡及实性微小结节；腹部增强 CT 横断层（**B**，动脉期）示双肾多发血管平滑肌脂肪瘤（箭号），腹主动脉周围多发肿大淋巴结（箭头），伴腹水；CT 横断层（**C**，骨盆）及矢状断层（**D**，胸部；**E**，腹盆部）示骨盆、胸骨、胸腰椎多发斑片状骨硬化

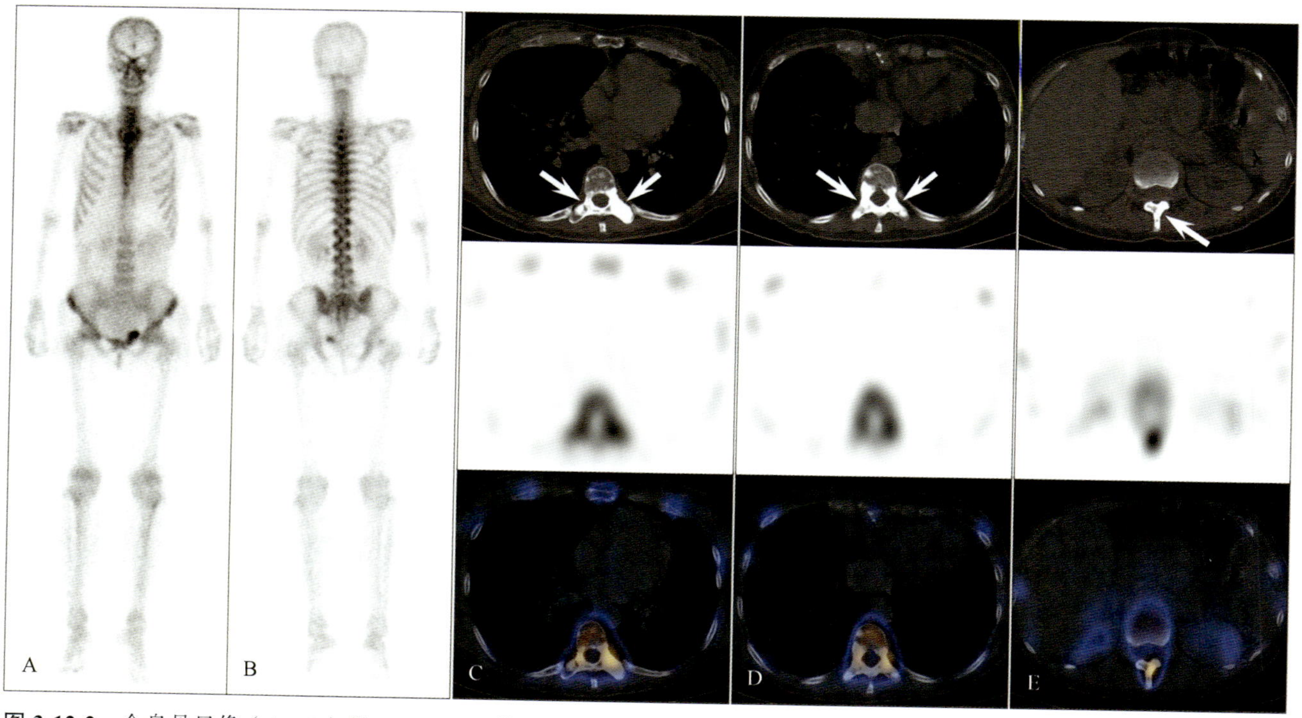

图 3-12-2 全身骨显像（**A**～**B**）及 SPECT/CT 横断层（**C**～**E**）示胸、腰椎多发骨质硬化（箭号），尤以椎体附件为著，放射性摄取增高

缺陷和自闭症谱系障碍等。肾脏受累可表现为血管平滑肌脂肪瘤、囊肿及乏脂性肾脏病变。肺部受累可表现为肺淋巴管平滑肌瘤病、多灶性微小结节样肺细胞增生以及肺透明细胞瘤。心脏受累多表现为心脏横纹肌瘤。其他器官系统受累可表现为肝脏血管平滑肌脂肪瘤、视网膜错构瘤、视网膜脱色斑、胰腺神经内分泌肿瘤、动脉瘤、脊索瘤等[1-4]。

TSC 骨骼受累多表现为骨硬化性病变，类似于

表 3-12-1　TSC 临床诊断标准

主要特征	次要特征
1. 色素脱失斑（≥ 3 处，最小直径 5mm）	①“斑驳状”皮损
2. 面部血管纤维瘤（≥ 3 处）或前额斑块	②牙釉质小凹（≥ 3 处）
3. 甲周纤维瘤（≥ 2 处）	③口腔纤维瘤（≥ 2 处）
4. 鲨革斑	④视网膜脱色斑
5. 多发视网膜错构瘤	⑤多发肾囊肿
6. 脑皮质发育不良 #（≥ 3 处）	⑥非肾脏错构瘤
7. 室管膜下结节	
8. 室管膜下巨细胞星形细胞瘤	
9. 心脏横纹肌瘤	
10. 肺淋巴管平滑肌瘤病 *	
11. 肾脏血管平滑肌脂肪瘤（≥ 2 处）*	

确诊：具有上述 2 个主要特征，或 1 个主要特征加 2 个次要特征；可能诊断：具有上述 1 个主要特征，或 1 个主要特征加 1 个次要特征，或 2 个及以上次要特征。# 包括皮质结节和脑白质放射状移行线；* 仅存在肾脏血管平滑肌脂肪瘤和肺淋巴管平滑肌瘤病两个主要特征而无其他特征时，不满足 TSC 诊断标准。

骨岛，通常小而多，多见于椎体后部（椎弓根、椎板）；组织学上由增厚的成熟骨小梁构成，周围包绕松质骨。骨硬化病变在 TSC 中发生率 73%～98%，男 / 女比约为 1∶1.8，通常病灶数目随年龄增长逐渐增多[5]。TSC 还可表现为牙骨质样增生或骨纤维结构不良样改变，以颅骨内外板常见；短管状骨可见局限性骨皮质增厚改变等[6]。多发骨硬化性病变有助于鉴别 TSC 伴发肺淋巴管平滑肌瘤病与单纯肺淋巴管平滑肌瘤病[7]。TSC 骨硬化性病变在骨显像上可表现为放射性摄取增高[8]或正常[9-10]，可能与发现骨病变时的患者年龄有关，年轻患者的骨病灶可能较老年患者的骨病灶代谢更活跃[10]。

TSC 的诊断基于遗传学和临床标准[4]。发现 *TSC1* 或 *TSC2* 基因的致病性突变即可确诊 TSC；由于有 10%～25% 的 TSC 患者在常规基因检测中没有发现突变，因此基因检测正常并不能排除 TSC。临床诊断标准见表 3-12-1。

（付占立　李红梅　董有文）

参考文献

[1] Curatolo P，Bombardieri R，Jozwiak S. Tuberous sclerosis. Lancet，2008，372（9639）：657-668.

[2] Portocarrero LKL，Quental KN，Samorano LP，et al. Tuberous sclerosis complex：review based on new diagnostic criteria. An Bras Dermatol，2018，93（3）：323-331.

[3] Sancak O，Nellist M，Goedbloed M，et al. Mutational analysis of the TSC1 and TSC2 genes in a diagnostic setting：genotype—phenotype correlations and comparison of diagnostic DNA techniques in Tuberous Sclerosis Complex. Eur J Hum Genet，2005，13（6）：731-741.

[4] Krueger DA，Northrup H；International Tuberous Sclerosis Complex Consensus Group. Tuberous sclerosis complex surveillance and management：recommendations of the 2012 International Tuberous Sclerosis Complex Consensus Conference. Pediatr Neurol，2013，49（4）：255-265.

[5] Boronat S，Barber I. Less common manifestations in TSC. Am J Med Genet C Semin Med Genet，2018，178（3）：348-354.

[6] 茅依玲，李玉华，李美蓉，等 . 结节性硬化症伴多系统损害的影像学表现 . 中国临床医学影像杂志，2014，25（11）：800-803.

[7] Avila NA，Dwyer AJ，Rabel A，et al. CT of sclerotic bone lesions：imaging features differentiating tuberous sclerosis complex with lymphangioleiomyomatosis from sporadic lymphangioleiomymatosis. Radiology，2010，254（3）：851-857.

[8] Jonard P，Lonneux M，Boland B，et al. Tc-99m HDP bone scan showing bone changes in a case of tuberous sclerosis or Bourneville's disease. Clin Nucl Med，2001，26（1）：50-52.

[9] Pui MH，Kong HL，Choo HF. Bone changes in tuberous sclerosis mimicking metastases. Australas Radiol，1996，40（1）：77-79.

[10] Song L，Zhang Y，Zhang W. Bone scintigraphy may help differentiate bone sclerotic lesions from osteoblastic metastases in tuberous sclerosis patients with concomitant pulmonary adenocarcinoma. Clin Imaging，2013，37（2）：382-385.

第十三节　骨髓纤维化

一、原发性骨髓纤维化

【简要病史】 男，61岁，间断乏力30年，胸闷、憋气2周。

【相关检查】 血常规：WBC 7.14×10^9/L，中性粒细胞56.6%，PLT 394×10^9/L，Hb 81 g/L，网织红细胞4.59%（参考值0.5%～2.3%），可见各阶段未成熟WBC及“泪滴状”RBC。骨髓穿刺：干抽明显，可见“泪滴状”RBC及明显骨髓纤维化。B超：肝、脾肿大，胸、腹水。骨髓增殖性相关基因突变检测：Janus激酶2基因（*JAK2*）V617F突变阳性（杂合型）。

【影像所见】 CT（图3-13-1 A）示弥漫性骨硬化；全身骨显像（图3-13-1 B～C）呈“超级影像”。

【临床诊断】 原发性骨髓纤维化。

二、继发性骨髓纤维化

【简要病史】 女，49岁，头晕、乏力、食欲下降2个月。

【相关检查】 血常规：WBC 3.3×10^9/L，RBC 0.89×10^{12}/L，Hb 36 g/L，网织红细胞计数149.7×10^9/L，PLT 94×10^9/L。B超：脾、肿肿大；左乳肿物。

【影像所见】 CT（图3-13-2 A～D）示弥漫性骨硬化伴肋骨多发骨折；全身骨显像（图3-13-2 E～F）示骨骼弥漫性放射性摄取增高，尤以双侧肩、肘、膝关节为著，伴肋骨多发放射性异常浓聚。

【病理结果】 左乳肿物活检：浸润性导管癌；（髂后）骨活检：乳腺癌骨转移伴继发性骨髓纤维化。

【讨论】 骨髓纤维化（myelofibrosis，MF）是一种由于骨髓造血组织中胶原增生而严重影响造血

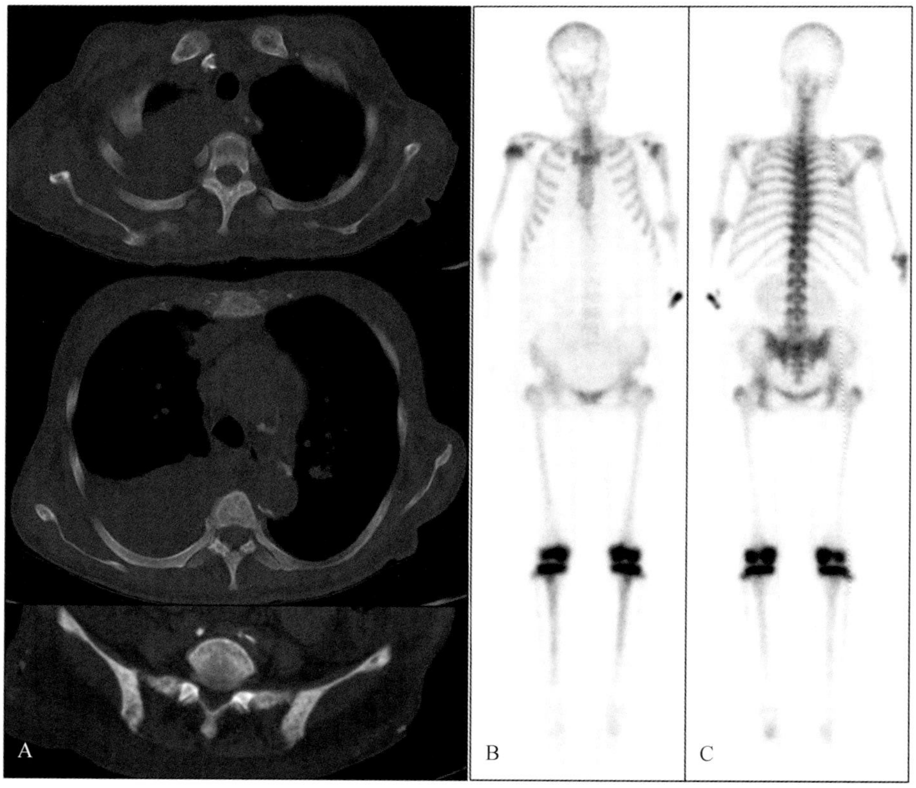

图3-13-1 CT横断层（**A**）示弥漫性骨硬化伴胸腔积液；全身骨显像（**B～C**）示全身骨骼弥漫性放射性摄取增高，尤以双侧股骨远端及胫骨近端为著，呈“超级影像”

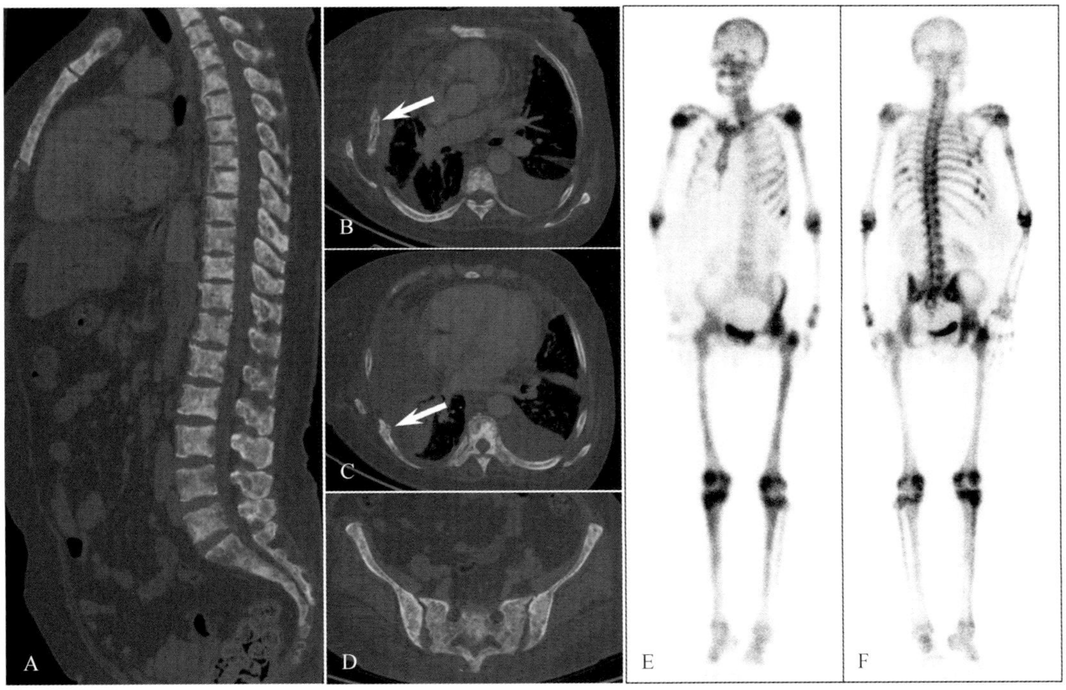

图 3-13-2 CT 矢状断层（**A**）及横断层（**B**～**D**）示弥漫性骨硬化，伴肋骨多发病理性骨折（**B**～**C**，箭号）；全身骨显像（**E**～**F**）示骨骼弥漫性放射性摄取增高，尤以双侧肩、肘、膝关节为著，伴肋骨多发放射性异常浓聚

功能所致的一种骨髓增生性疾病，主要病理改变为骨髓纤维化以及脾、肝、淋巴结的髓外造血。骨髓纤维化的发生由中心逐渐向外周发展，先从脊柱、肋骨、骨盆以及股骨、肱骨的近端骨骺开始，以后逐步蔓延至四肢骨骼远端。实验室检查常见贫血、PLT 及 WBC 异常，血清 ALP、LDH、尿酸等升高；外周血涂片中可见较具特征性的“泪滴状”RBC。

根据病因 MF 可分为原发性与继发性。原发性 MF 属于 *BCR-ABL1* 融合基因阴性的骨髓增殖性肿瘤，发病率约 1.5/10 万，主要发生于中老年人；约 90% 的原发性 MF 患者中可检测到以 *JAK2*、骨髓增生性白血病病毒致癌基因（*MPL*）及钙网蛋白基因（*CALR*）突变为主的驱动基因异常，其中以 *JAK2* 基因的 V617F 突变最为常见。继发性 MF 的病因有血液系统疾病及肿瘤，如卡斯特曼病（CD）（图 3-13-3）、慢性粒细胞白血病（图 3-13-4）；自身免疫性疾病，如系统性红斑狼疮（SLE）（图 3-13-5）、干燥综合征（图 3-13-6）；感染，如丙型肝炎病毒感染（图 3-13-7）；溶酶体贮积病（如戈谢病）及肿瘤骨转移等。

MF 引起的骨质改变在 X 线或 CT 上多表现为弥漫性或斑片状骨质密度增高伴骨小梁增粗，后期可见弥漫致密骨质硬化，部分伴斑片状透亮区。MF 引起的弥漫性骨硬化可导致骨骼成骨代谢的普遍增高，骨显像时表现为全身骨骼放射性摄取普遍增高或“超级影像”[1-3]；病灶对骨显像剂的浓聚程度通常与骨纤维化的活动性呈正相关，可与 X 线或 CT 上的骨硬化程度不平行。骨转移瘤是导致继发性 MF 最常见的原因，笔者认为骨显像所观察到的骨转移瘤所引起的“超级影像”，绝大部分是由转移瘤所导致的继发性 MF 所致（图 3-13-8，图 3-13-9）。MF 所致弥漫性骨放射性摄取增高或“超级影像”有时在全身骨显像上由于缺乏正常参考区而被漏诊，行 SPECT/CT 或参考 X 线片或 CT 图像可有效减少由此所导致的“假阴性”情况。

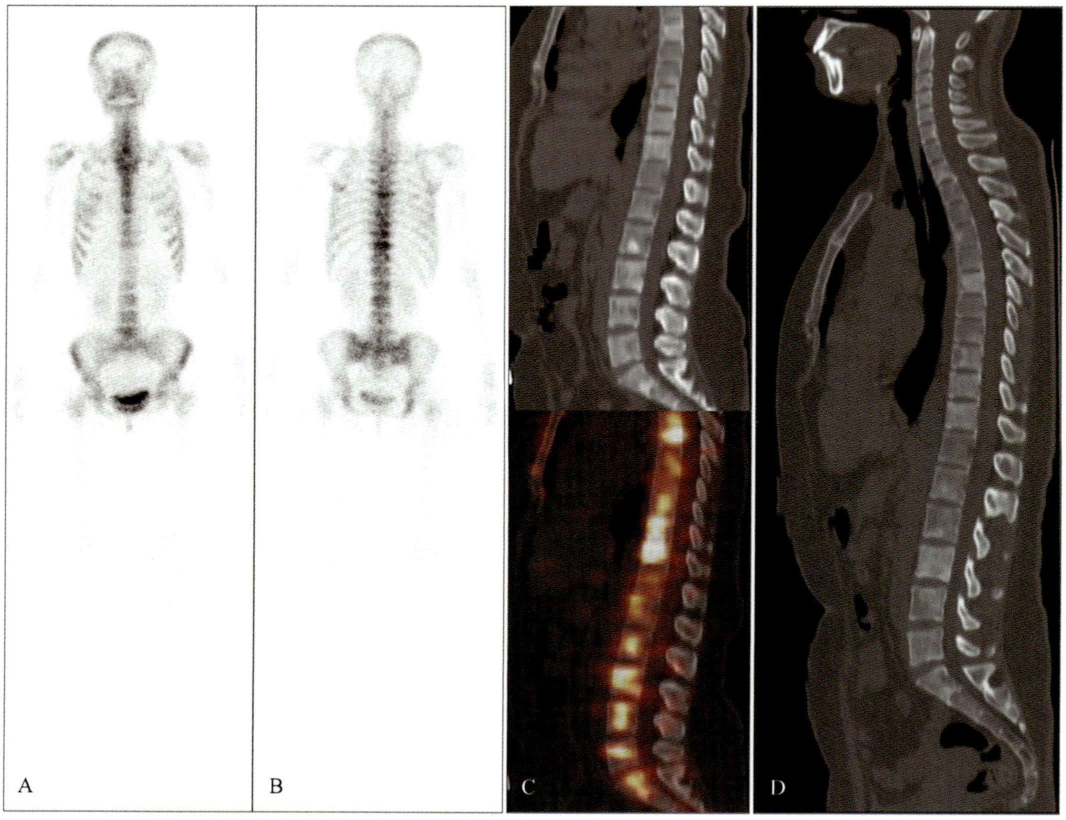

图 3-13-3 透明血管型 CD 继发骨髓纤维化（女，32 岁）。全身骨显像（**A**～**B**）及 SPECT/CT 矢状断层（**C**）示胸、腰椎多发骨质密度增高，放射性摄取不同程度增高；CT 矢状断层（**D**）示脊柱多发骨质密度增高

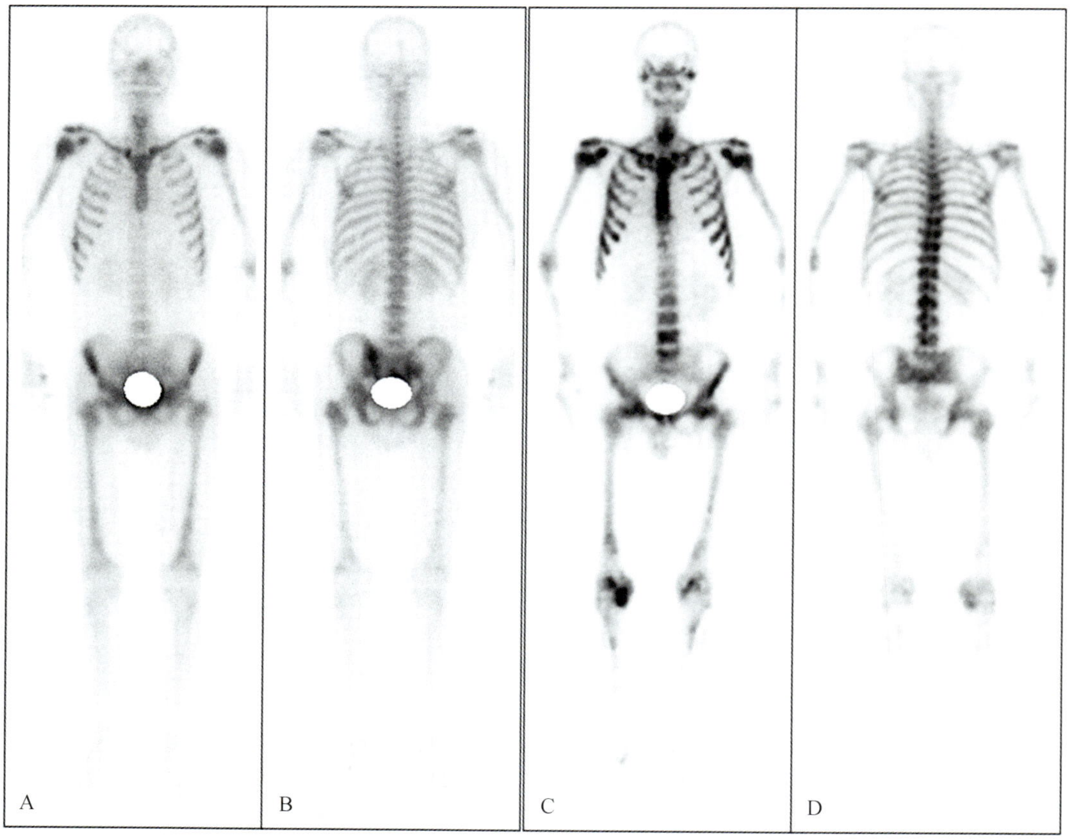

图 3-13-4 慢性粒细胞白血病继发骨髓纤维化全身骨显像。病例 1（**A**～**B**：男，42 岁，确诊慢性粒细胞白血病 9 年），病例 2（**C**～**D**：男，66 岁，确诊慢性粒细胞白血病 5 年）示全身骨骼弥漫性放射性摄取增高

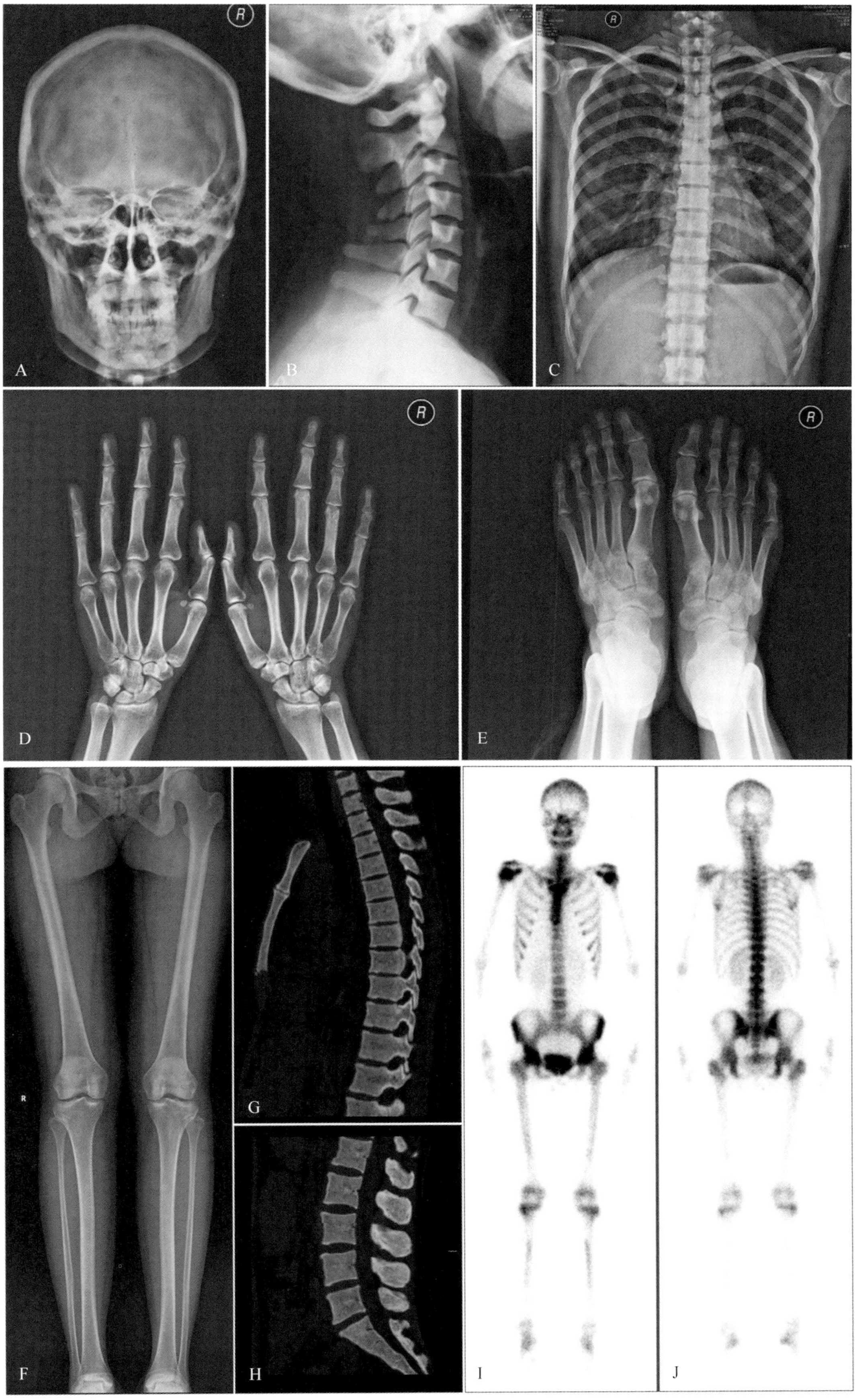

图 3-13-5 SLE 继发骨髓纤维化（女，25 岁，确诊 SLE 8 年）。颅骨（**A**）、颈椎（**B**）、胸部（**C**）、双手（**D**）、双足（**E**）及双下肢（**F**）X 线片与胸椎（**G**）及腰骶椎（**H**）CT 矢状断层示弥漫性骨质硬化；全身骨显像（**I**～**J**）示胸骨、脊柱、双肩及双髋关节放射性摄取弥漫性增高

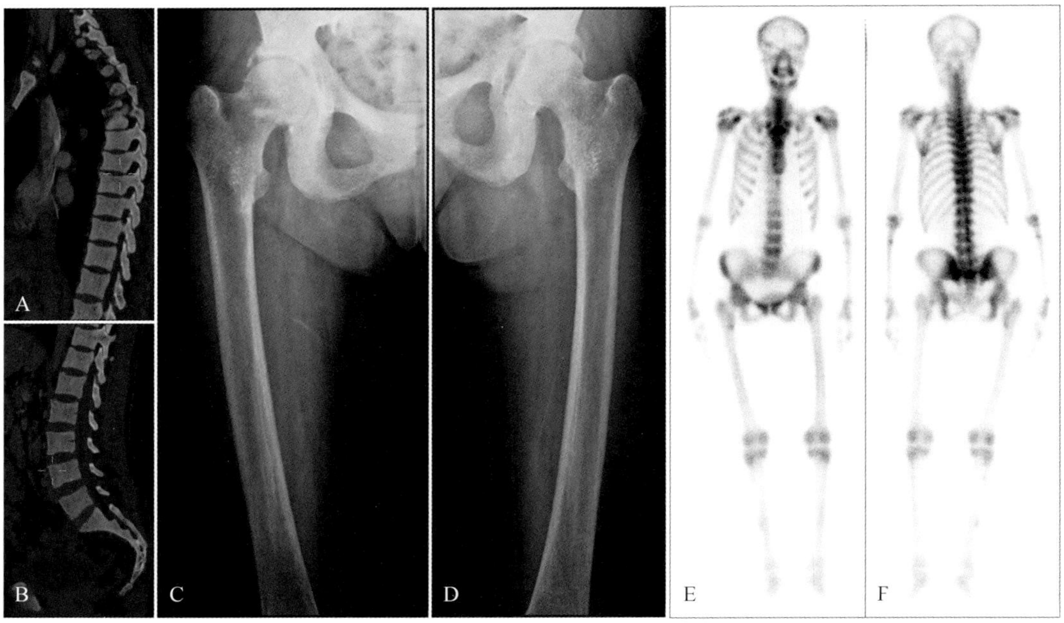

图 3-13-6 干燥综合征继发骨髓纤维化（女，53 岁，确诊干燥综合征 8 年）。胸椎（**A**）及腰骶椎（**B**）CT 矢状断层及双髋关节 X 线片（**C**，右；**D**，左）示多发骨质硬化；全身骨显像（**E**～**F**）示全身骨骼放射性摄取弥漫性增高，呈“超级影像”

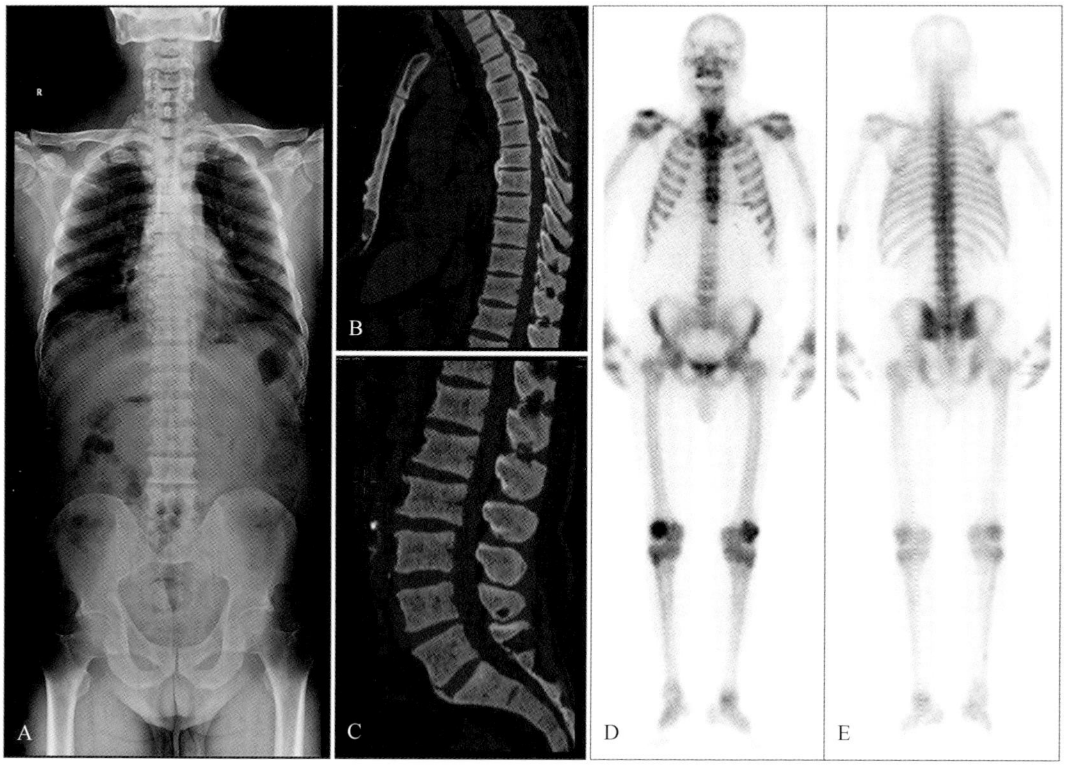

图 3-13-7 丙型肝炎继发骨髓纤维化（男，66 岁，确诊丙型肝炎 17 年）。胸、腹、盆部 X 线片（**A**）与胸椎（**B**）及腰骶椎（**C**）CT 矢状断层示弥漫骨硬化；全身骨显像（**D**～**E**）示全身骨骼放射性摄取弥漫性增高

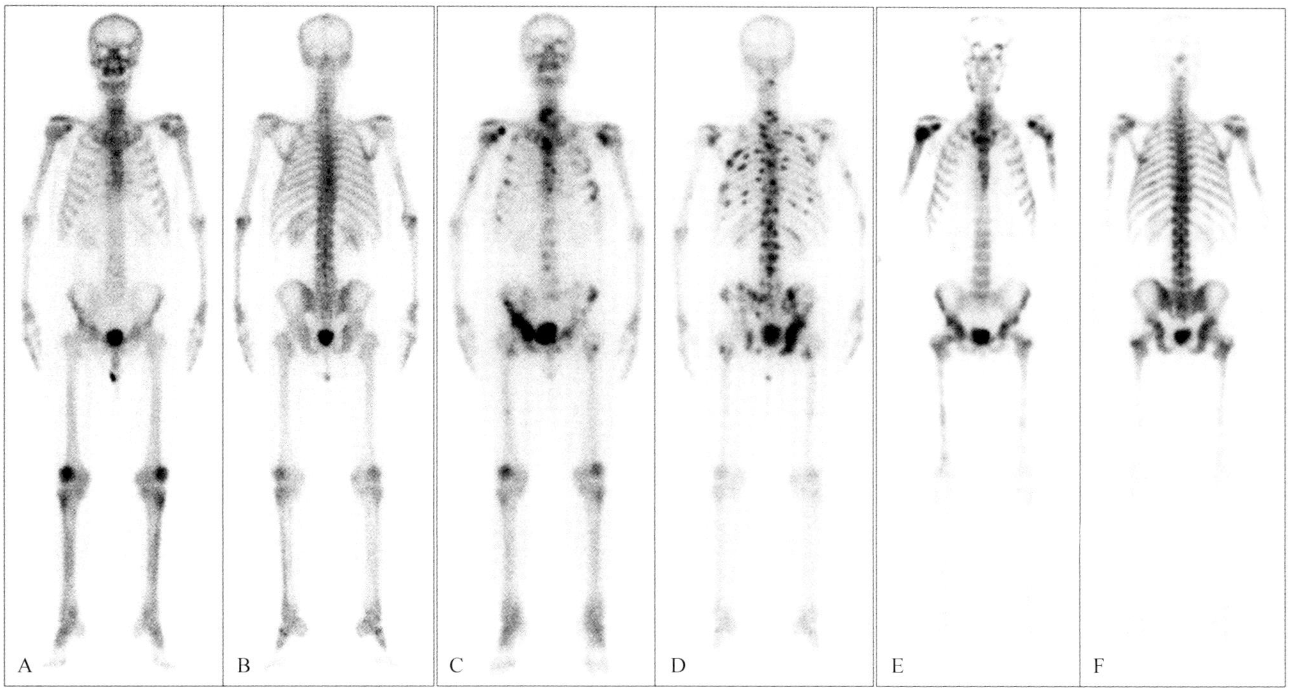

图 3-13-8 前列腺癌继发骨髓纤维化（男，78 岁）。2009-5-20 全身骨显像（**A**～**B**）未见明显异常；2010-6-18 骨显像（**C**～**D**）示全身多发骨转移；2011-5-4 骨显像（**E**～**F**）示“超级影像”

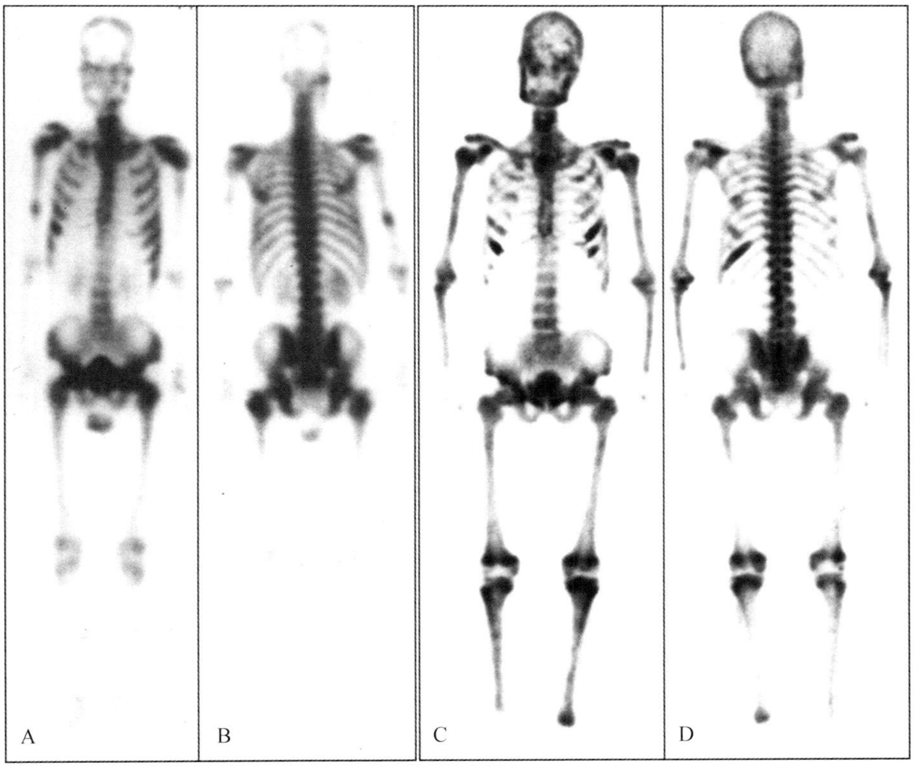

图 3-13-9 去势抵抗性前列腺癌继发骨髓纤维化。1998-1-7 全身骨显像（**A**～**B**）示右肱骨及右前肋放射性摄取增高；1999-1-5 全身骨显像（**C**～**D**）示全身骨骼放射性摄取弥漫性增高，呈“超级影像”，尤以四肢骨为著，肋骨病变增多、扩大

（付占立　陈雪祺　罗诗雨　李眉　赵红光　武建　王鹤）

参考文献

[1] Oyen WJ，Raemaekers JM，Corstens FH. Acute myelofibrosis mimicking multiple bone metastases on Tc-99m MDP bone imaging. Clin Nucl Med，1998，23：1-2.

[2] Ishimura J，Fukuchi M. Scintigraphic evaluation of secondary myelofibrosis associated with prostatic cancer before and after hormone therapy. Clin Nucl Med，1990，15：330-333.

[3] Chen M，Liu C，Yang J. Intense splenic ^{99m}Tc-MDP uptake in a patient with myelofibrosis. Clin Nucl Med，2013，38：1022-1024.

第四章　钙化与异位骨化

第一节　钙化

一、营养不良性钙化

病例 1

【简要病史】 男，66 岁，发现右上纵隔肿物 2 周；既往 20 年前因“结节性甲状腺肿”行“甲状腺部分切除术”。

【实验室检查】 血钙、磷、PTH 正常。

【影像所见】 CT（图 4-1-1 A）示右颈部（甲状腺区）及右前上纵隔巨大软组织密度肿物伴钙化；全身骨显像（图 4-1-1 B～C）示上述区域放射性异常浓聚。

【病理结果】（肿物完整切除术后）大体病理示结节样肿物，表面光滑，包膜较完整（图 4-1-1 D），切面灰粉、灰白、实性，部分区域有钙化；镜下病理示结节性甲状腺肿伴腺瘤样增生及钙化（图 4-1-1 E）。

病例 2

【简要病史】 女，78 岁，卵巢低级别浆液性癌（伴大量砂砾体）术后 3 年，复发，化疗中。

【影像所见】 CT（图 4-1-2 A）示腹膜及肠壁周围多发钙化灶伴腹水；全身骨显像及 SPECT/CT（图 4-1-2 B-F）示上述腹膜及肠壁周围钙化灶可见放射性异常浓聚。

【临床诊断】 卵巢低级别浆液性癌术后，腹膜转移。

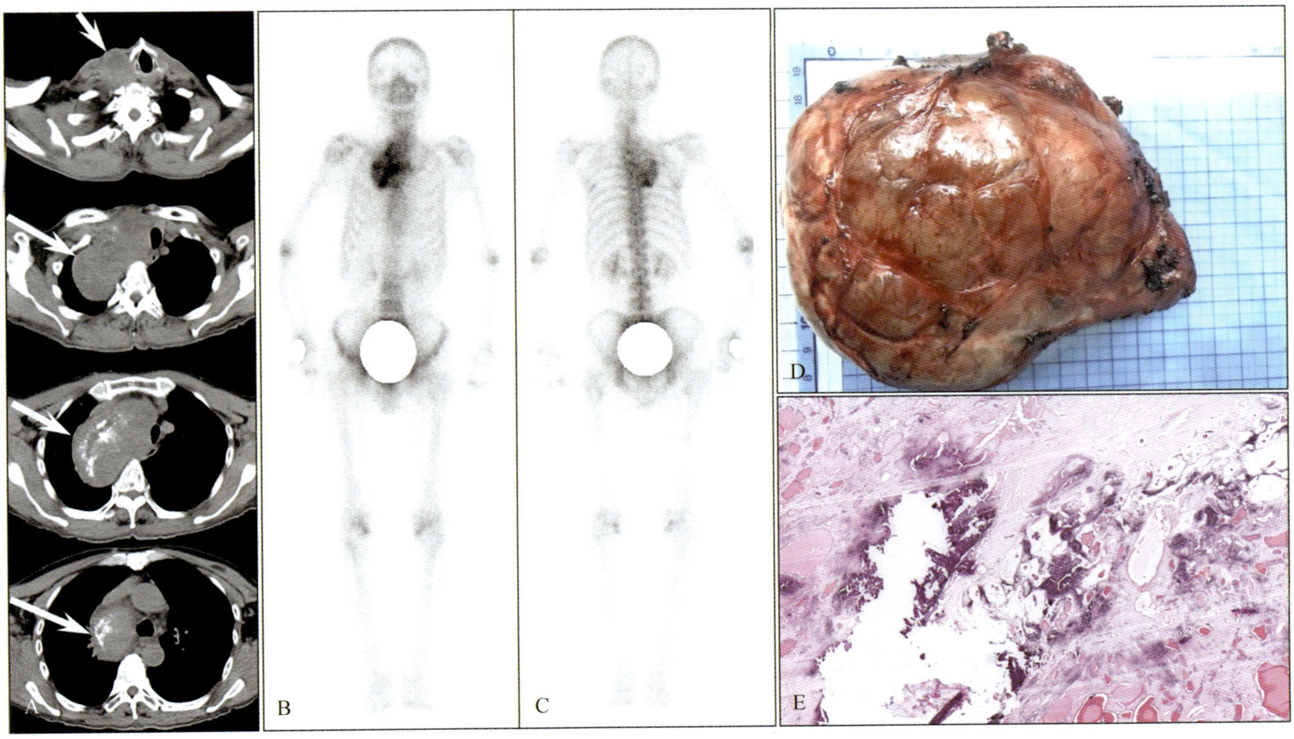

图 4-1-1　CT（**A**）示右颈部（甲状腺区）及右前上纵隔巨大软组织密度肿物伴钙化（箭号）；全身骨显像（**B**～**C**）示右颈部及右前胸部放射性异常浓聚；大体病理（**D**）示结节样肿物，大小约 14 cm×12 cm×17cm，表面光滑，包膜较完整；镜下病理（**E**，HE 染色）示结节性甲状腺肿伴腺瘤样增生及钙化

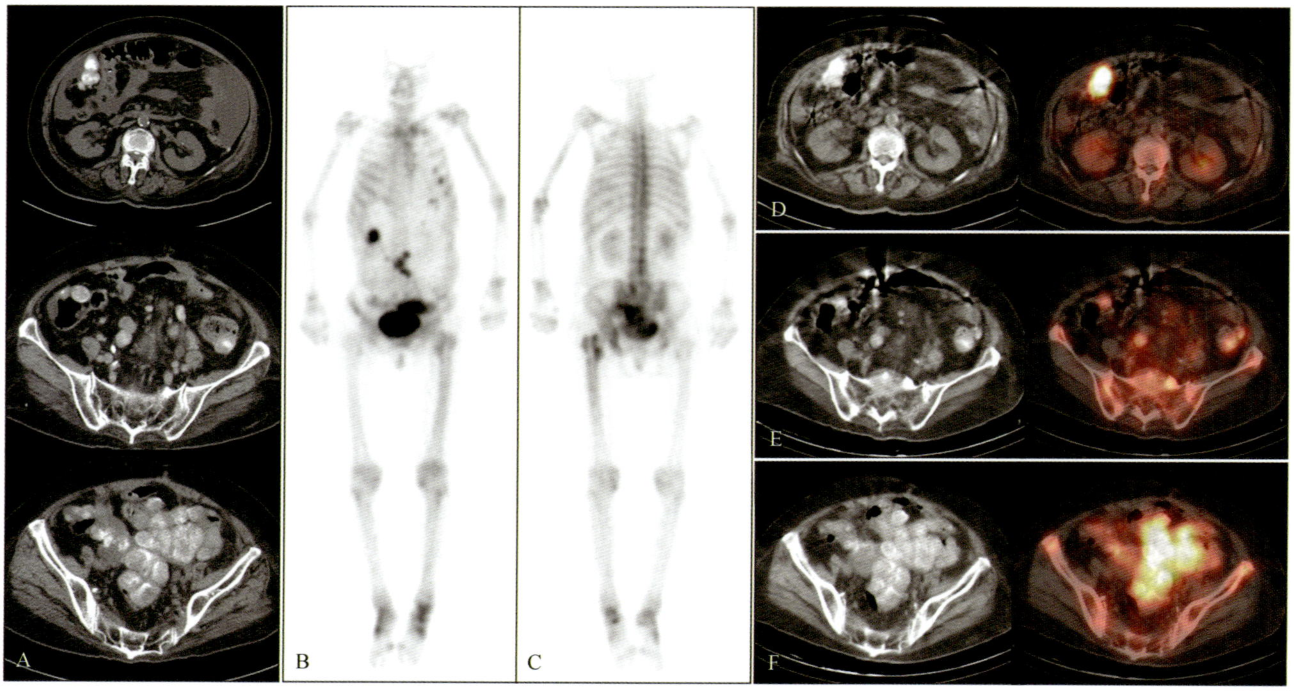

图 4-1-2 腹部 CT（A）示腹膜及肠壁周围多发钙化灶伴腹水；全身骨显像（B～C）示腹部及盆腔多发放射性异常浓聚；SPECT/CT 横断层（D～F）示上述腹膜及肠壁周围钙化灶可见放射性异常浓聚

二、迁徙性钙化

病例 1

【简要病史】 女，22 岁，乳癌术后 1 月余，间断恶心、呕吐 2 周，加重 1 天。

【实验室检查】 血常规：WBC 及分类正常，RBC 30.6×10^{12}/L，Hb 93 g/L，PLT 74×10^{9}/L。血生化：总蛋白 59.6 g/L（参考值 65～85 g/L），白蛋白 33.7 g/L（参考值 35～52 g/L），ALT 49 U/L（参考值 0～45 U/L），AST 63 U/L（参考值 0～45 U/L），γ-GT 140 U/L（参考值 7～45 U/L），ALP 184 U/L（参考值 30～120 U/L），LDH 964 U/L（参考值 95～300 U/L），α - 羟丁酸脱氢酶 669 U/L（参考值 72～182 U/L），CK 370 U/L（参考值 0～190 U/L），肌酸激酶同工酶 MB（CK-MB）583 U/L（参考值 0～25 U/L），肌酐 420.1 μmol/L（参考值 45～84 μmol/L），钠 134 mmol/L（参考值 137～147 mmol/L），钙 4.22 mmol/L（参考值 2.02～2.6 mmol/L），磷 0.71 mmol/L（参考值 0.87～1.45 mmol/L）。PTH 13.84 pg/ml（参考值 15～65 pg/ml）。

【影像所见】 CT（图 4-1-3 A～B）示胸骨、肋骨及脊柱弥漫性骨破坏；全身骨显像（图 4-1-3 C～D）示全身骨骼多发放射性异常浓聚，双肺及胃部可见放射性异常浓聚。

【病理结果及临床诊断】 髂骨活检及骨髓涂片：乳腺癌骨转移；临床诊断：乳腺癌骨转移，高钙血症，迁徙性钙化。

病例 2

【简要病史】 男，52 岁，咳嗽、乏力 1 月余；胸部 CT 发现右肺中叶结节（图 4-1-4 A）；纤维支气管镜示右肺中叶支气管肿物伴管腔狭窄；肿物活检病理示（肺）鳞状细胞癌（图 4-1-4 B）。

【相关检查】 血钙 4.58 mmol/L（参考值 2.08～2.60 mmol/L），钾 2.88 mmol/L（参考值 3.5～5.3 mmol/L），钠 133 mmol/L（参考值 135～145 mmol/L），肌酐 221 μmol/L（参考值 53～132 μmol/L）；PTH < 1 pmol/L（参考值 1.6～6.9 pmol/L）。

【影像所见】 全身骨显像及 SPECT/CT（图 4-1-4 C～E）示双肺、肝、脾及胃部放射性异常浓聚，全身骨骼显影不良。

【临床诊断】 肺鳞状细胞癌，副肿瘤性高钙血症，迁徙性钙化。

病例 3

【简要病史】 女，61 岁，烦渴、多尿，伴言语不清、下颌咀嚼无力及双下肢乏力半月余。

【相关检查】 血钙 4.04 mmol/L（参考值 2.08～

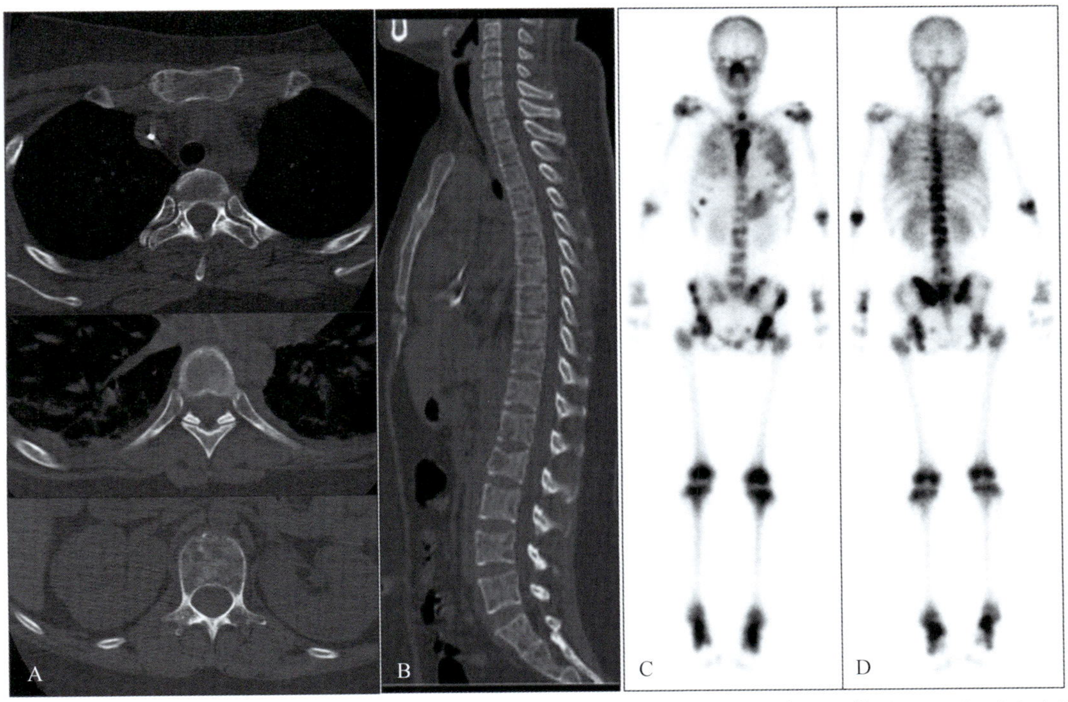

图 4-1-3　CT 横断层（**A**）及矢状断层（**B**）示胸骨、肋骨及脊柱弥漫性骨破坏；全身骨显像（**C～D**）示全身骨骼多发放射性异常浓聚，双肺及胃部可见放射性异常浓聚

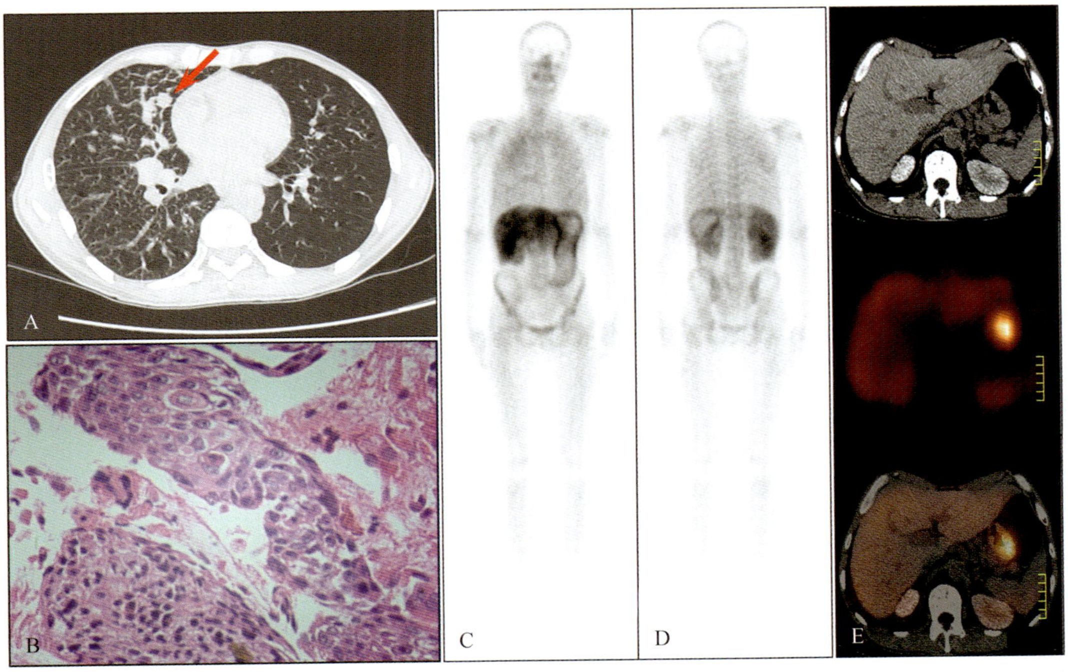

图 4-1-4　胸部 CT（**A**）示右肺中叶结节（箭号）；纤维支气管镜活检病理示鳞状细胞癌（**B**,HE 染色）；全身骨显像（**C～D**）示全身骨骼显影不良，双肺、肝、脾及胃部放射性异常浓聚；SPECT/CT 横断层（**E**）示肝、脾及胃部放射性异常浓聚，腰椎及肋骨显影不良

2.60 mmol/L），磷 1.76 mmol/L（参考值 0.87～1.60 mmol/L），肌酐 161 μmol/L（参考值 53～132 μmol/L）；PTH 1.69 pmol/L（参考值 1.6～6.9 pmol/L）。

【影像所见】 全身骨显像及 SPECT/CT（图 4-1-5 A～D）示双肺、胃及双侧肋骨与肋软骨交界处放射性异常浓聚。

【后续治疗及临床诊断】 患者经降钙、补液等对症治疗，血钙、磷恢复正常，临床症状好转；左髂前上棘骨髓活检不支持骨髓瘤，未能进一步明确高钙血症的病因。临床诊断：不明原因高钙血症，迁徙性钙化。

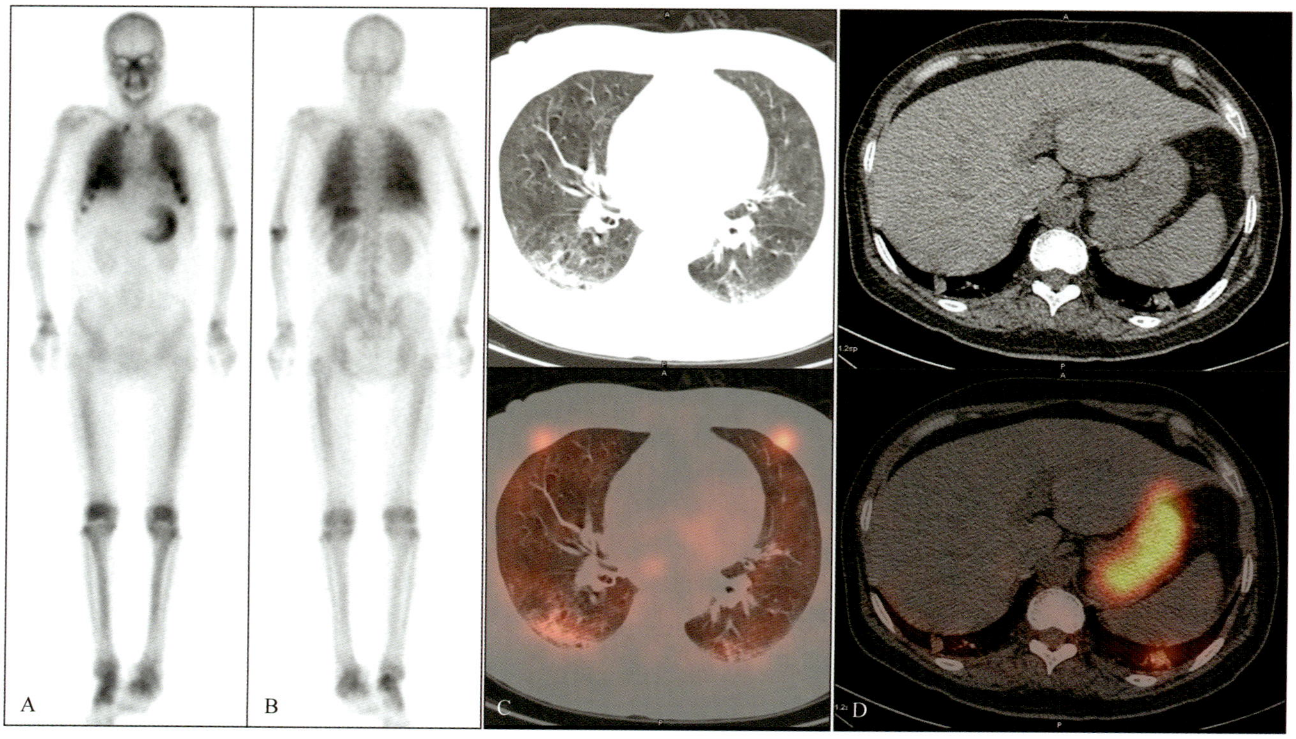

图 4-1-5 全身骨显像（**A**～**B**）示双肺、胃及双侧肋骨与肋软骨交界处放射性异常浓聚；SPECT/CT 横断层（**C**～**D**）示双肺、双侧肋骨与肋软骨交界处（**C**）及胃部（**D**）放射性摄取增高

【讨论】 磷酸钙盐在组织内的沉积主要有两种形式[1-3]：①羟基磷灰石（hydroxyapatite）晶体，类似于骨组织内的钙盐结构，钙/磷的摩尔比值较高（1.64），表面积相对较小，对骨显像剂的吸附作用较弱；②无定形钙磷化合物，热化学性质类似于白磷钙石（whitelockite），钙/磷的摩尔比值较低（1.48），表面积相对较大，对骨显像剂的吸附作用较强。根据钙盐在组织内沉积机制的不同，钙化大致可以分为两种类型：营养不良性钙化（dystrophic calcification）与迁徙性钙化（metastatic calcification）[1, 4]。

营养不良性钙化是指发生在病变或损伤组织内的磷酸钙沉积；患者血钙、磷水平正常，主要以羟基磷灰石的形式沉积在病变组织，对骨显像剂的摄取一般相对较弱；如发生在动脉壁、良/恶性肿瘤（图 4-1-6）以及组织损伤（图 4-1-7）的钙化。砂粒体（psammoma body）是某些肿瘤组织中的特殊病理性钙化，直径约 50～70 μm，嗜碱性，呈同心圆层状排列，切面呈“洋葱样”的钙化结构，常见于甲状腺乳头状癌、脑膜瘤、卵巢浆液性乳头状癌等[5]；一般认为砂粒体是由完好的肿瘤细胞释放到局部的代谢产物继发产生的营养不良性钙化，而非继发于肿瘤细胞坏死[6]。

恶性肿瘤相关高钙血症根据发病机制可分为局部溶骨性高钙血症（local osteolytic hypercalcemia）和副肿瘤性高钙血症（paraneoplastic hypercalcemia）[7]。局部溶骨性高钙血症约占肿瘤相关高钙血症的 20%，主要见于多发性骨髓瘤、转移性乳腺癌、白血病与淋巴瘤，为肿瘤广泛骨累及或转移引起的溶骨所致，主要参与的局部细胞/体液因子有白介素（IL-1、3、6）、肿瘤坏死因子 α（TNFα）、转化生长因子 α 及 β（TGFα、TGFβ）、淋巴毒素、前列腺素 E、巨噬细胞炎症蛋白 1α（MIP1α）、甲状旁腺激素相关肽（PTHrP）等[7]。副肿瘤性高钙血症约占恶性肿瘤相关高钙血症的 80%，患者一般没有或仅有少量骨转移，其中由于肿瘤细胞合成并分泌 PTHrP 所致的恶性体液性高钙血症（humoral hypercalcemia of malignancy）占副肿瘤性高钙血症的 80%，多见于鳞状细胞癌（头颈部、肺、食管、宫颈等）、乳腺癌、肾癌、膀胱癌、子宫内膜癌和卵巢癌，偶见于淋巴瘤与胰腺神经内分泌肿瘤；此外，异位骨化三醇合成（ectopic production of calcitriol）（主要见于淋巴瘤与卵巢无性细胞瘤）和异位 PTH 分泌（ectopic secretion of PTH）（主要见于肺癌、卵巢癌、肉瘤以及神经内分泌肿瘤）引起的副肿瘤性高钙血症占比均小于 1%[7]。

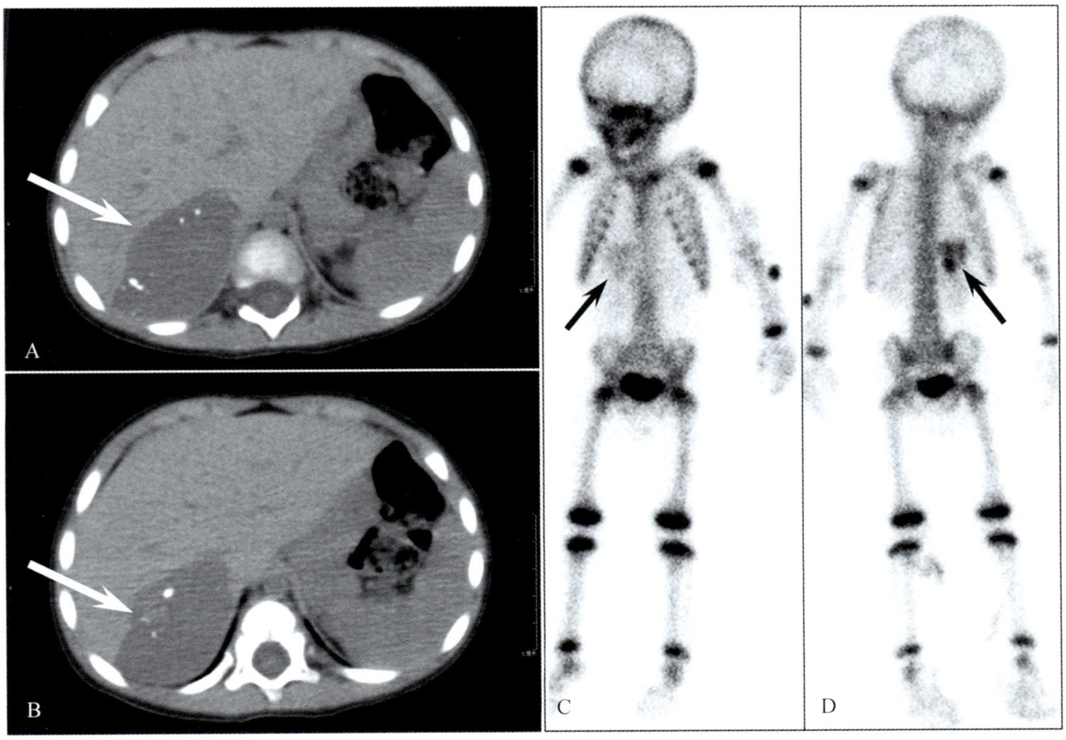

图 4-1-6 神经母细胞瘤伴营养不良性钙化。CT 横断层（**A**～**B**）示右肾上腺区软组织密度肿物伴钙化（箭号）；全身骨显像（**C**～**D**）示右肾上腺区放射性异常浓聚（箭号）

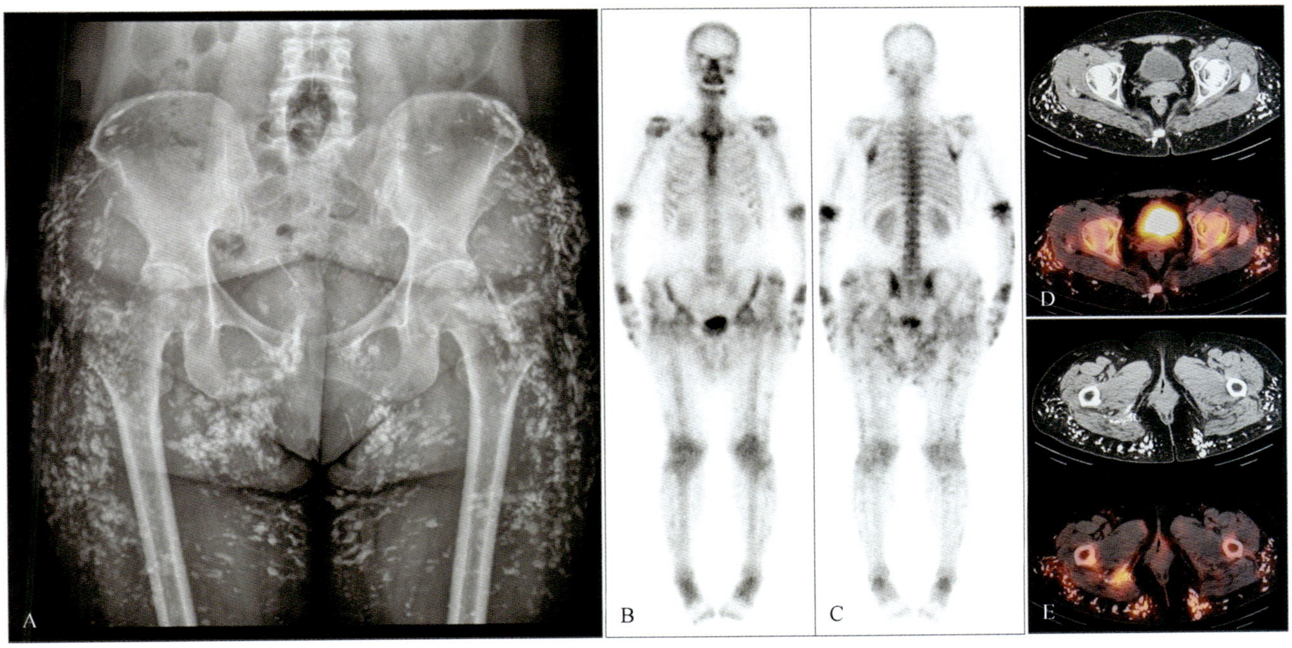

图 4-1-7 脂膜炎所致营养不良性钙化。骨盆 X 线平片（**A**）示臀部及大腿上段软组织内多发斑片状钙化影；全身骨显像（**B**～**C**）示臀部及大腿上段软组织内多发斑片状放射性异常浓聚；SPECT/CT 横断层（**D**～**E**）示臀部皮下脂肪组织及肌间多发钙化灶，放射性摄取增高

迁徙性钙化是由于血钙和（或）磷浓度升高（钙/磷浓度乘积大于 58～60 mg^2/dl^2）而导致磷酸钙沉积于正常组织内；这种沉积早期以无定形钙磷化合物为主，随后可以转化为羟基磷灰石[3]，故病变早期对骨显像剂摄取较强，晚期减弱。迁徙性钙化可见于任何导致血钙、磷急性或慢性升高的疾病，如慢性肾衰竭、溶骨性的原发与继发骨肿瘤、甲状旁腺功能亢进症[4]（图 4-1-8）、Vit D 中毒等，也有结节病以及副肿瘤性高钙血症[3]的报道。继发于慢性肾衰竭的迁徙性钙化还可以表现为肿瘤样

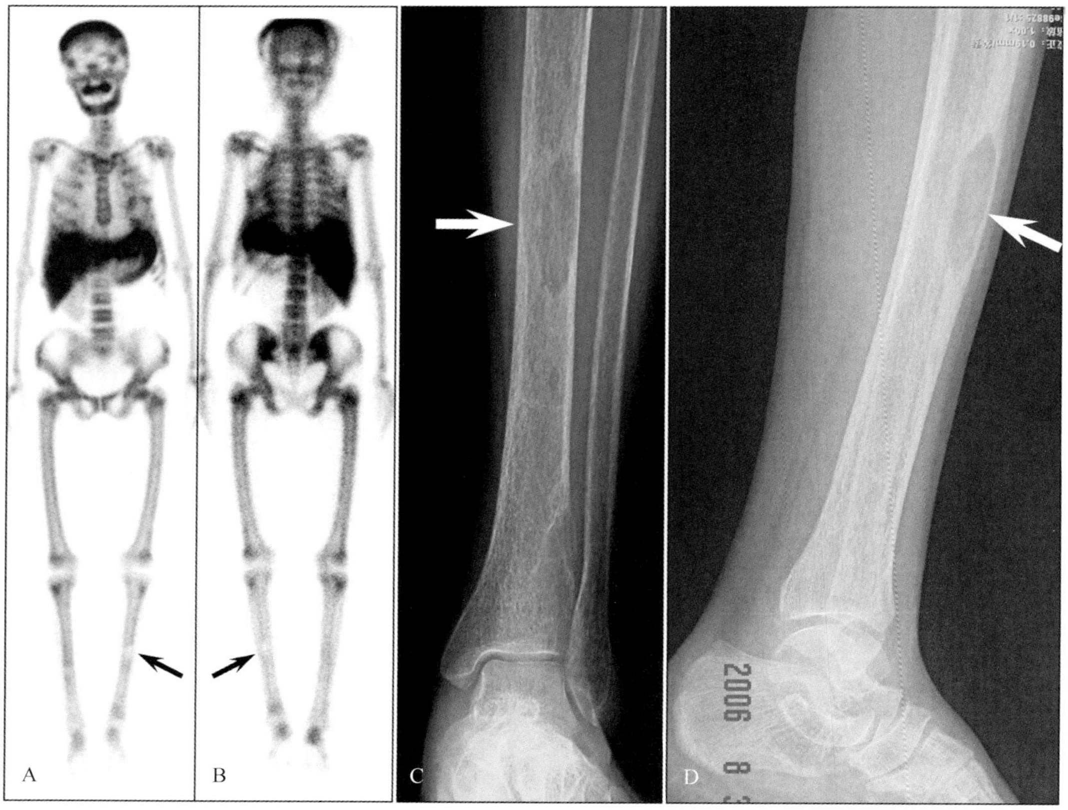

图 4-1-8 甲状旁腺功能亢进症所致迁徙性钙化。全身骨显像（**A**～**B**）示“超级影像”，肺、肝、脾、胃放射性异常浓聚，左胫骨中段局灶性“冷”区（箭号，棕色瘤）；左小腿正位（**C**）及侧位（**D**）X 线片示左胫骨中段溶骨病变（箭号，棕色瘤）

钙化（tumoral calcinosis）、关节与关节囊周围的钙化、结膜钙化、内脏钙化[1]。迁徙性钙化最容易受累的器官是肺泡壁、胃黏膜和肾脏，可能与这些器官的细胞外液环境偏碱性（pH 值较高），从而有利于钙、磷沉积有关[2-3]，严重时还可以累及心肌、肝、脾、胰腺、甲状腺、膈肌、骨骼肌等[3-4]。骨显像对迁徙性钙化的敏感性较高，对许多 X 线或 CT 未能显示的病灶也能显影[4]。

（付占立　刘晟楠　赫杨杨　王峰　王红艳　彭金　于鹏　贾莉　胡玉敬　边艳珠　王涛　杨立娜　张国建　李飞）

参考文献

［1］Alfrey AC. The role of abnormal phosphorus metabolism in the progression of chronic kidney disease and metastatic calcification. Kidney Int Suppl，2004，（90）：S13-17.

［2］Peller PJ，Ho VB，Kransdorf MJ. Extraosseous Tc-99m MDP uptake：a pathophysiologic approach. Radiographics，1993，13（4）：715-734.

［3］Lorberboym M，Bergman D，Kim CK. Metastatic calcification of multiple visceral organs in non-Hodgkin's lymphoma. J Nucl Med，1995，36（5）：820-821.

［4］Amico S，Lucas P，Diebold MD，et al. Metastatic calcification in the thyroid gland demonstrated on bone scan in a patient with primary hyperparathyroidism. J Nucl Med，1986，27（3）：373-376.

［5］李晓龙，李志辉. 浅析砂粒体在人体肿瘤中的形成机理及相关问题. 中国普外基础与临床杂志，2010，17（11）：1216-1218.

［6］Cameron RI，McCluggage WG. Extensive psammomatous calcification of the uterus and cervix associated with a uterine serous carcinoma. J Clin Pathol，2004，57（8）：888-890.

［7］Walker MD，Shane E. Hypercalcemia：a review. JAMA，2022，328（16）：1624-1636.

三、肿瘤样钙化

病例 1

【简要病史】 女，51 岁，发现右肩部肿块并逐步增大 2 年；既往有慢性肾功能不全（尿毒症期）病史 5 年，腹膜透析治疗中。

【相关检查】 查体：右肩关节明显肿大，右肩可及包块，大小约 15 cm×12 cm×9 cm，质硬，分界不清楚，推之不可活动，局部皮温不高，轻度压痛，无静脉曲张。血肌酐 1172.0 μmol/L（参考值 53～115 μmol/L），钙 2.39 mmol/L（参考值 2.25～2.75 mmol/L），磷 2.69 mmol/L（参考值 0.86～1.78 mmol/L），ALP 341 IU/L（参考值 30～125 IU/L），PTH 2021 pg/ml（参考值 16～65 pg/ml）。

【影像分析】 X线片（图 4-1-9 A）、CT（图 4-1-9 B）及 MRI（图 4-1-9 C～D）示右肩关节周围软组织内“桑葚样”钙化肿物。全身骨显像（图 4-1-9 E～F）示右肩关节周围软组织放射性异常浓聚。

【病理结果及治疗转归】 行右肩肿物穿刺活检，沿针道可见乳白色“石灰水样”液体流出。组织病理：于深筋膜内见多发钙化灶，伴上皮样组织细胞及泡沫细胞增生，可见多核巨细胞反应及肉芽肿形成，结合病史考虑为肿瘤样钙化。患者经低磷饮食及规律性腹膜透析后右肩肿物逐渐缩小。

病例 2

【简要病史】 男，65 岁，左肘肿胀伴活动不适 6 个月；既往糖尿病史 30 余年，糖尿病肾病及腹膜透析 2 年。

【相关检查】 查体：左上肢肿胀，左肘关节屈侧长条状质硬肿物，肿物活动度差，无明显触痛，左肘活动受限。血肌酐 1066 μmol/L（参考值 44～115 μmol/L），钙 2.3 mmol/L（参考值 2.03～2.67 mmol/L），磷 1.69 mmol/L（参考值 0.8～1.5 mmol/L），ALP 68 IU/L（参考值 45～125 IU/L）。

【影像所见】 CT（图 4-1-10 A～D）示左肘窝软组织内钙化肿物；全身骨显像（图 4-1-10 E～F）示左上肢软组织肿胀，左肘部及右髋关节外侧软组织内放射性异常浓聚；SPECT/CT（图 4-1-10 G）示右髋外侧软组织内钙化灶，伴放射性异常浓聚。

【临床诊断及治疗转归】 结合临床，左肘及右髋外侧软组织内钙化病变考虑为肿瘤样钙化。患者经低磷饮食及规律透析后肿物缩小。

病例 3

【简要病史】 女，55 岁，发现左肩部肿物 10 个月，无疼痛、无破溃，近 2 个月来进行性增大；既往慢性肾衰竭病史 8 年，长期血液透析（每周 3 次）。

【实验室检查】 血肌酐 494.7 μmol/L（参考值 53～97 μmol/L），钙 2.57 mmol/L（参考值 2.10～2.70 mmol/L），磷 1.98 mmol/L（参考值 0.8～

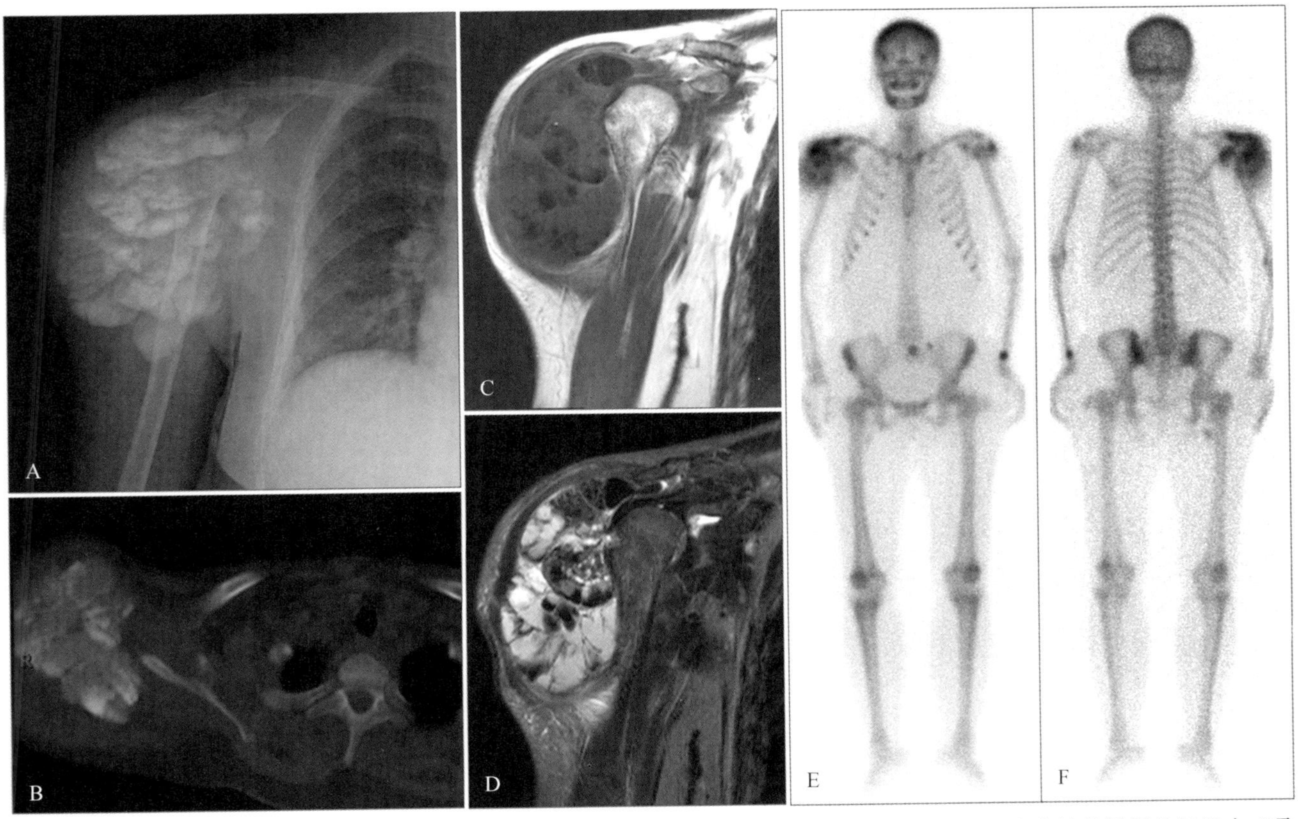

图 4-1-9 右肩关节 X 线片（A）、CT 横断层（B）及 MRI 冠状断层（C，T1WI；D，T2WI）示右肩关节周围软组织内“桑葚样”钙化肿物，T1WI 呈等、低信号，FS T2WI 呈不均匀高信号。全身骨显像（E～F）示右肩关节周围软组织放射性异常浓聚

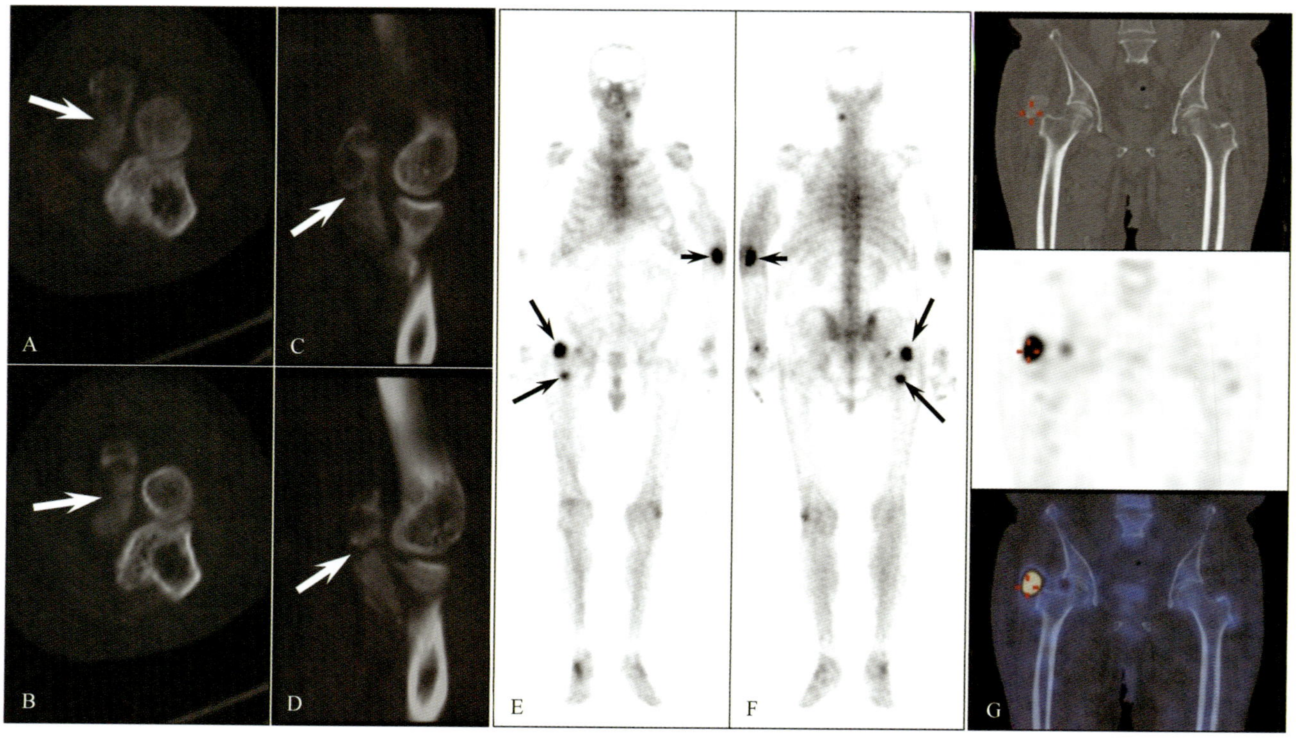

图 4-1-10　CT 横断层（A～B）及矢状断层（C～D）示左肘窝软组织内钙化肿物（箭号）。全身骨显像（E～F）示左上肢软组织肿胀，左肘部及右髋关节外侧软组织内放射性异常浓聚（箭号）；SPECT/CT 冠状断层（G）示右髋外侧软组织内钙化灶，伴放射性异常浓聚（十字星）

1.48 mmol/L），ALP 115.8 IU/L（参考值 50～135 IU/L）；PTH 789.10 pg/ml（参考值 16～65 pg/ml）。

【影像所见】 CT（图 4-1-11 A）示左肩关节周围、左胸壁及左上肢软组织内多发钙化肿物；全身骨显像（图 4-1-11 B～C）示左颈部、左肩关节、左胸壁及双上肢软组织内多发放射性异常浓聚；

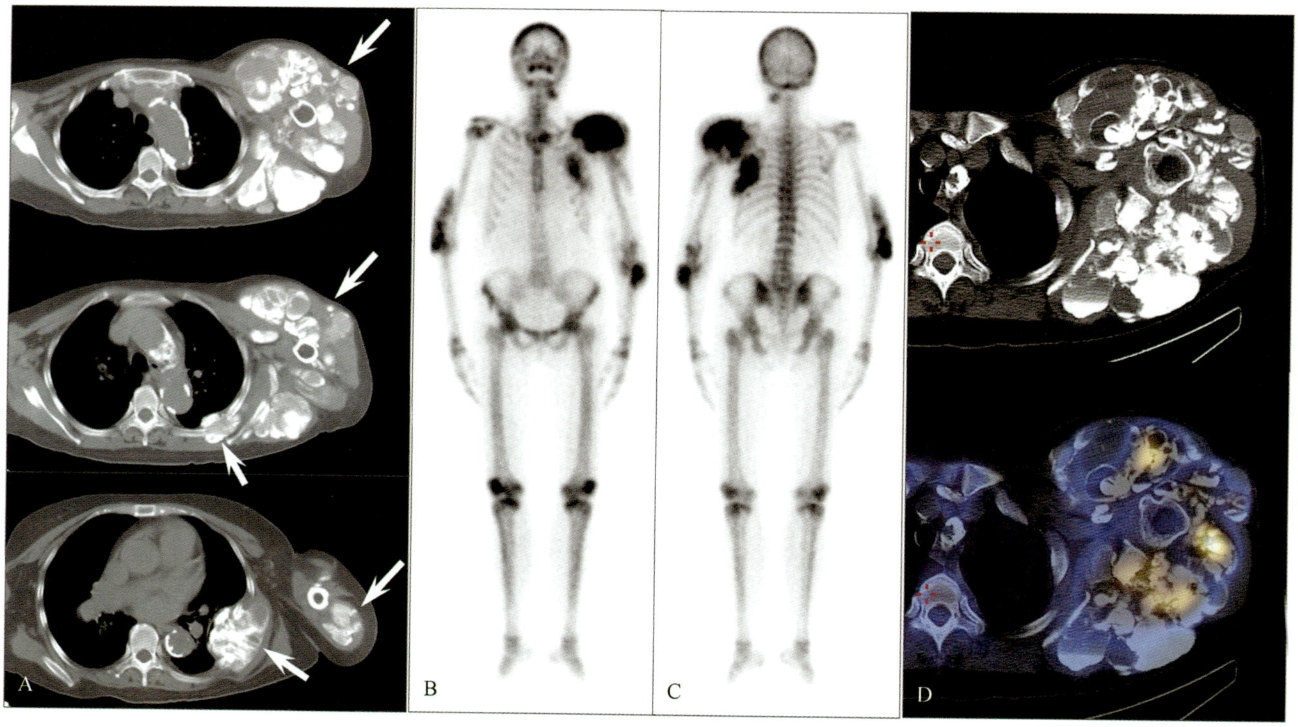

图 4-1-11　CT 横断层（A）示左肩关节周围、左胸壁及左上肢软组织内多发钙化肿物（箭号）；全身骨显像（B～C）示左颈部、左肩关节、左胸壁及双上肢软组织内多发放射性异常浓聚；SPECT/CT 横断层（D）示左肩关节肿胀，软组织内可见大量钙化，放射性摄取增高

SPECT/CT（图 4-1-11 D）示左肩关节肿胀，软组织内可见大量钙化，放射性摄取增高。

【病理结果及临床诊断】 行左肩占位细针穿刺，抽出淡黄色浑浊液体 20 ml；病理：(左肩占位囊液）涂片查见大量钙化，未见上皮成分。临床诊断：肿瘤样钙化。

【讨论】 肿瘤样钙化（tumoral calcinosis，TC）是一种以关节周围软组织内钙质沉着为特点的少见临床和组织病理学综合征；表现为关节周围无痛性肿块，当肿块较大时可以影响关节功能；最常累及上肢关节（肩、肘）和髋关节[1]。

TC 分为原发性与继发性两大类[2]。原发性 TC 又可分为正常血磷和高血磷两种亚型。原发性 TC 有家族性，可能与遗传有关，特别是高血磷型 TC，已经明确了多个基因位点的隐性突变所致的纤维细胞生长因子 23（FGF 23）失活，造成尿磷排泄减少而导致高血磷。继发性 TC 主要见于慢性肾衰竭。钙磷乘积的增高以及局部反复的微损伤可能是造成关节周围软组织内钙质沉积的主要原因[3]。继发于磷代谢异常的 TC 又属于迁徙性钙化的一种类型[4]。

（付占立　廖曼甜　王卫星）

参考文献

[1] Fathi I，Sakr M. Review of tumoral calcinosis：A rare clinico-pathological entity. World J Clin Cases，2014，2（9）：409-414.

[2] mack D，Norton SA，Fitzpatrick JE. Proposal for a pathogenesis-based classification of tumoral calcinosis. Int J Dermatol，1996，35（4）：265-271.

[3] Slavin RE，Wen J，Barmada A. Tumoral calcinosis—a pathogenetic overview：a histological and ultrastructural study with a report of two new cases，one in infancy. Int J Surg Pathol，2012，20（5）：462-473.

[4] Alfrey AC. The role of abnormal phosphorus metabolism in the progression of chronic kidney disease and metastatic calcification. Kidney Int Suppl，2004，（90）：S13-17.

第二节　异位骨化

一、遗传性异位骨化

病例 1

【简要病史】 男，15 岁，进行性骨骼变形 13 年余。患者 1 岁半时因颈部外伤，致颈椎处拳头大小肿块，质地韧，无疼痛，无颈部活动受限；半个月后此处肿块消退，周边再起肿块；此后 2 年内后颈部、头颅多处反复交错出现类似肿块，3 岁左右完全消退，但遗留颈部左右扭转受限，前后仰活动可；13 岁时因“阴茎包皮、睾丸精索静脉曲张”在腰椎麻醉下行手术治疗，术后 3 个月腰椎麻醉穿刺处出现“鸡蛋”大小的类似肿块，此后肿块逐渐向上发展，肩胛、颈部反复出现类似肿块，背部渐成板状，颈椎活动明显受限，不可左右扭转及前后仰，且肘关节外展、上抬受限。

【体格检查】 颈硬，活动明显受限，不可左右扭转及前后仰；胸壁多处肿块，质硬，活动度差，无压痛；脊柱生理曲度存在，后背呈板状，多处可及质硬肿块，活动度差，无压痛，活动明显受限；肘关节伸展、上抬受限，下肢活动自如，双足拇趾短，第 1 跖趾关节内侧突起。

【影像所见】 颈椎、胸部及腰椎 X 线片（图 4-2-1）示颈后肌群、双侧肩胛下肌群、双侧腰大肌及右髂腰肌多发钙化。双手及双足 X 线片（图 4-2-2 A～B）示双侧小指中节指骨短小，双侧第 1 跖骨远侧干骺端发育不良，第 1 跖趾关节畸形，第 1 趾骨短，发育畸形；全身骨显像（图 4-2-2 C～D）示胸背部及腰部软组织多发放射性异常浓聚。

【病理结果及临床诊断】（右肩胛下区）肿物活检：镜下见纤维组织增生，可见分化良好的骨小梁及骨母细胞，局部可见新生骨及钙化，符合“骨化性肌炎”。临床诊断：进行性骨化性肌炎。

病例 2

【简要病史】 女，12 岁，无明显诱因出现腰背部疼痛、无法直立端坐 1 月余，双上肢上举活动受限 20 余天。

【相关检查】 查体：颈背部两侧触及如骨样质硬条状肿块，颈椎关节前屈、后仰及左右旋转受限；双上肢上抬、外展、内收受限，左肩胛间区可触及直径 2 cm 左右肿块，质地较硬，无压痛，边界清；左髋关节外旋、外展受限，直腿抬高受限；

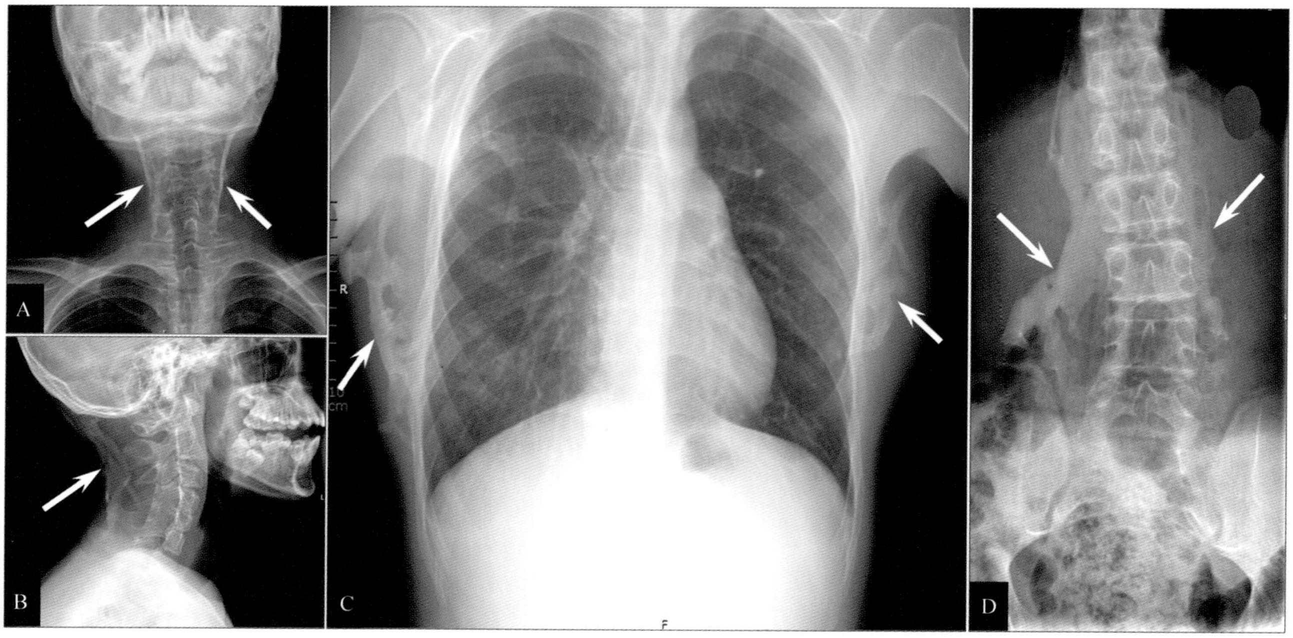

图 4-2-1　颈椎正位（**A**）及侧位（**B**）X 线片示颈后肌群钙化（箭号）；胸片（**C**）示双侧肩胛下肌群“鹿角状”粗大钙化（箭号）；腰椎 X 线片（**D**）示双侧腰大肌及右髂腰肌钙化（箭号）

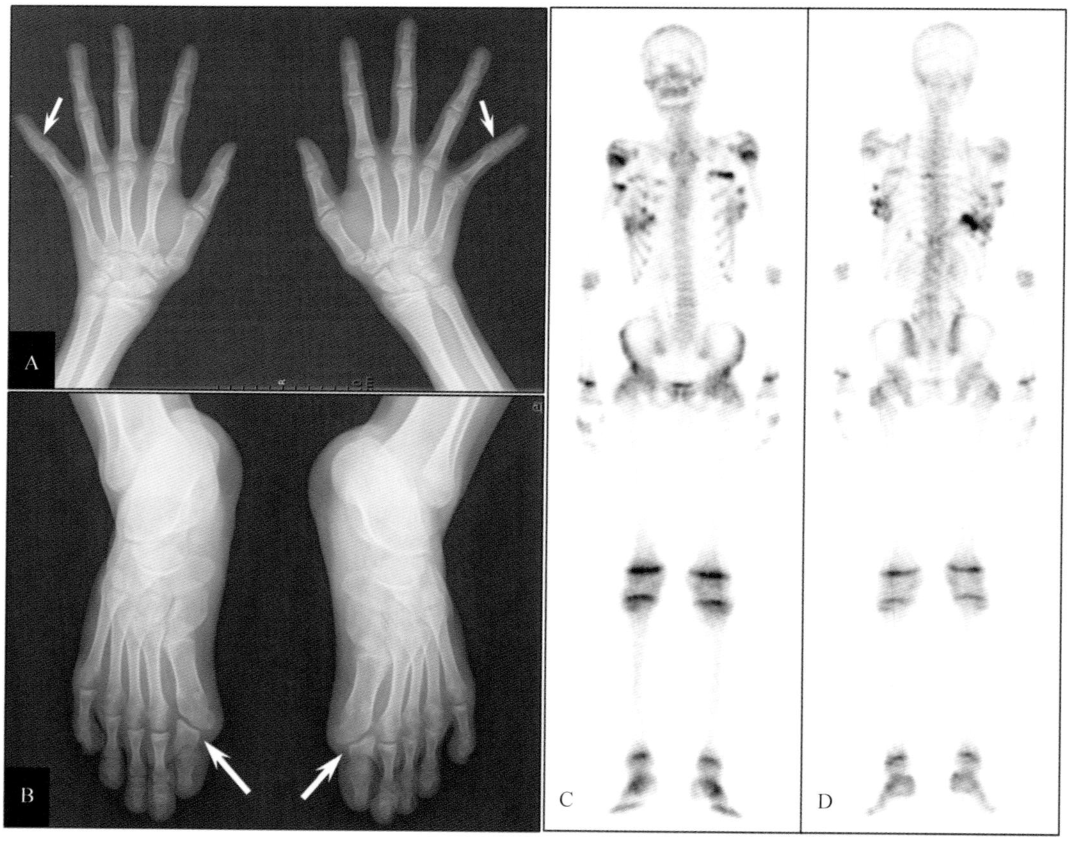

图 4-2-2　双手 X 线片（**A**）示双侧小指中节指骨短小（箭号）；双足 X 线片（**B**）示双侧第 1 跖骨远侧干骺端发育不良，第 1 跖趾关节畸形，第 1 趾骨短，发育畸形（箭号）；全身骨显像（**C**～**D**）示胸背部及腰部软组织多发放射性异常浓聚

腰背僵硬如石，脊柱侧弯，弯腰明显受限，指地距约 30 cm；双足拇趾无短小及外旋畸形，双下肢不肿。双手 X 线片：右手拇指第一指骨中部可见小分叉（不完全六指畸形），左手未见明显异常；双足 X 线片未见明显异常。

【影像所见】 CT（图 4-2-3 A～D）示胸部及背部肌肉内多发钙化灶；全身骨显像（图 4-2-3 E～F）示胸、背部多发放射性异常浓聚。

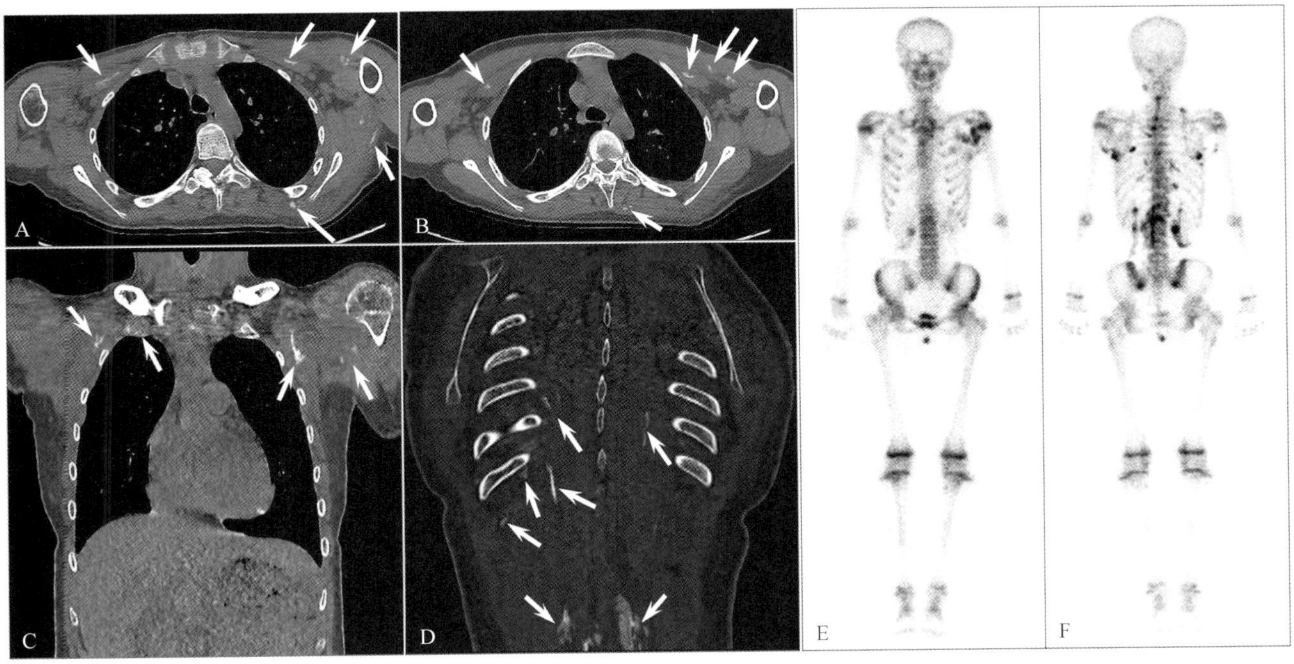

图 4-2-3 胸部 CT 横断层（**A～B**）及冠状断层（**C～D**）示胸部及背部肌肉内多发钙化灶（箭号）；全身骨显像（**E～F**）示胸、背部多发放射性异常浓聚

【基因检测结果】 trio 全外显子组测序检测：发现 *ACVR1* 基因的 1 个杂合突变［c.617（exon6）G＞A］，关联疾病为“进行性骨化性纤维发育不良”；患者父母均无该位点基因突变（野生型）。

二、创伤性异位骨化

【简要病史】 女，14 岁，无明显诱因右大腿根内侧疼痛 20 天。

【体格检查】 右下肢呈屈髋、屈膝强迫体位，于右大腿根内侧向下可及条索状质硬肿物，边界清，压痛明显。

【影像所见】 CT（图 4-2-4 A）示右大腿粗隆旁软组织肿物伴钙化；X 线片（图 4-2-4 B）示右股骨小转子旁“蛋壳样”钙化肿物；动脉造影（图 4-2-4 C）示右大腿近股骨颈内侧边界较清晰的造影剂染色区域；全身骨显像（图 4-2-4 D～E）示右髋关节内侧软组织内放射性异常浓聚。

【病理结果】 术后病理（图 4-2-5）：软组织内可见骨化结节，病变呈明显分带状；中心有出血、囊变及大量炎性细胞浸润，可见多核巨细胞、增生成纤维细胞、少许萎缩及增生肌肉细胞；过渡区可见围绕骨母细胞的编织状新生骨样基质，外围为成熟骨小梁及少许软骨；结合临床肿物生长快、并伴周围骨化以及形态表现，考虑为骨化性肌炎。

【临床诊断】 外伤性骨化性肌炎。

三、神经源性异位骨化

病例 1

【简要病史】 女，53 岁，右髋关节疼痛伴右大腿肿胀 3 周；4 个月前因“左颞顶叶脑出血”遗留右侧肢体运动障碍。

【相关检查】 查体：右侧肢体肌力弱；右大腿明显增粗、外翻，右髋关节周围可触及硬质肿块。超声提示右下肢深静脉血栓形成；CT 肺血管造影（CTPA）提示右下肺动脉栓塞。

【影像所见】 X 线片（图 4-2-6 A）示右髋关节周围软组织肿胀伴大量片絮状高密度影。CT（图 4-2-6 B）示右髂骨、右髋关节及右股骨上段周围大量高密度影。全身骨显像（图 4-2-7 A～B）示右髂骨、右髋关节及右股骨中上段周围放射性异常浓聚；SPECT/CT（图 4-2-7 C～D）示右髂腰肌至右股骨中段肌肉及软组织广泛肿胀，其内可见不均匀片絮状高密度钙化影，伴放射性异常浓聚。

【临床诊断】 神经源性异位骨化。

病例 2

【简要病史】 女，60 岁，左髋部肿痛及活动障碍 2 个月；6 个月前因“高血压，脑出血”遗留左侧肢体瘫痪。

【体格检查】 左髋部、左大腿上段肿胀明显，

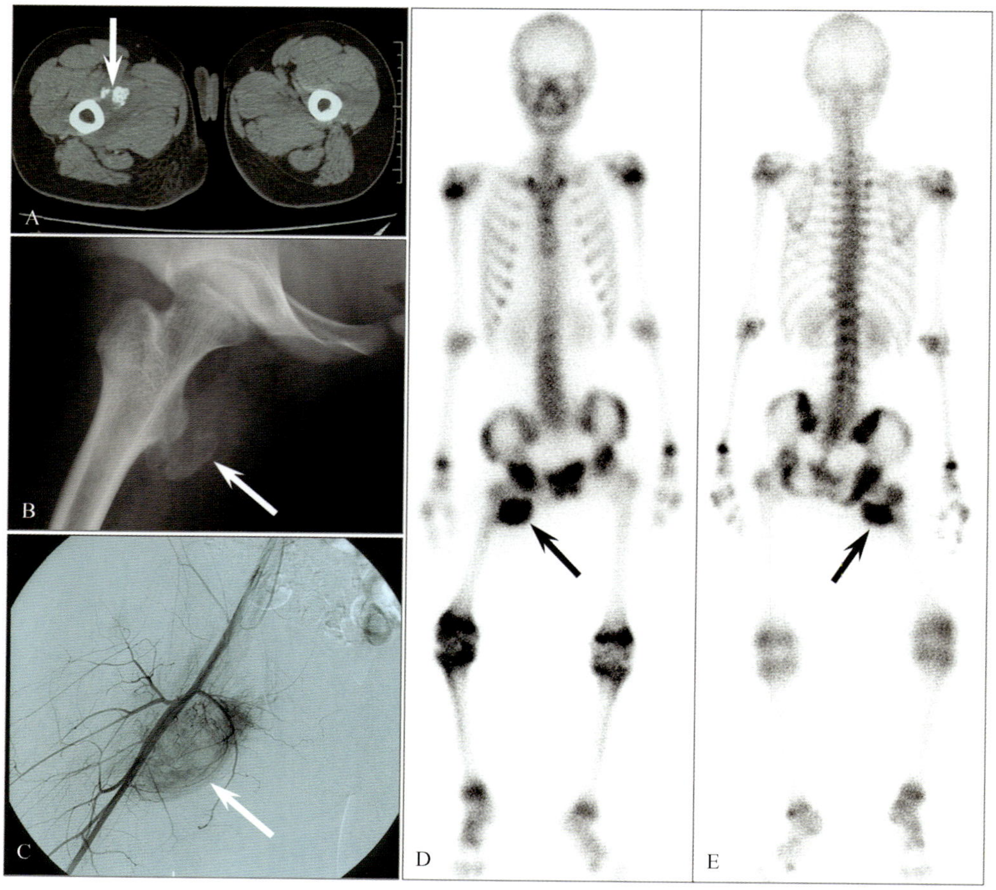

图 4-2-4　CT 横断层（**A**）示右大腿粗隆旁软组织肿物伴钙化（箭号）；右髋关节 X 线片（**B**）示右股骨小转子旁“蛋壳样”钙化肿物（箭号）；右下肢动脉造影（**C**）示右大腿近股骨颈内侧类椭圆形边界较清晰的造影剂染色区域（箭号），主要供血动脉为旋髂内动脉；全身骨显像（**D**～**E**）示右髋关节内侧软组织内放射性异常浓聚（箭号）

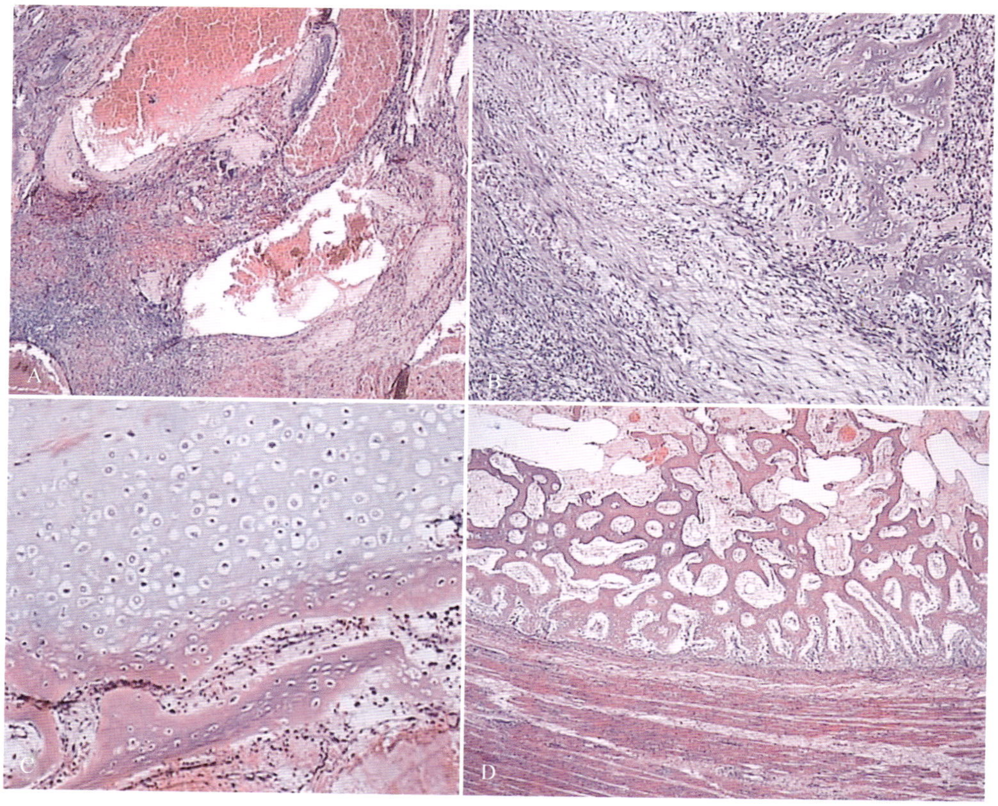

图 4-2-5　右大腿粗隆旁肿物病理图片（HE 染色）示病变中心可见出血、囊变及大量炎性细胞浸润（**A**），过渡区可见围绕骨母细胞的编织状新生骨样基质（**B**），外围为少许软骨（**C**）及大量成熟骨小梁（**D**）

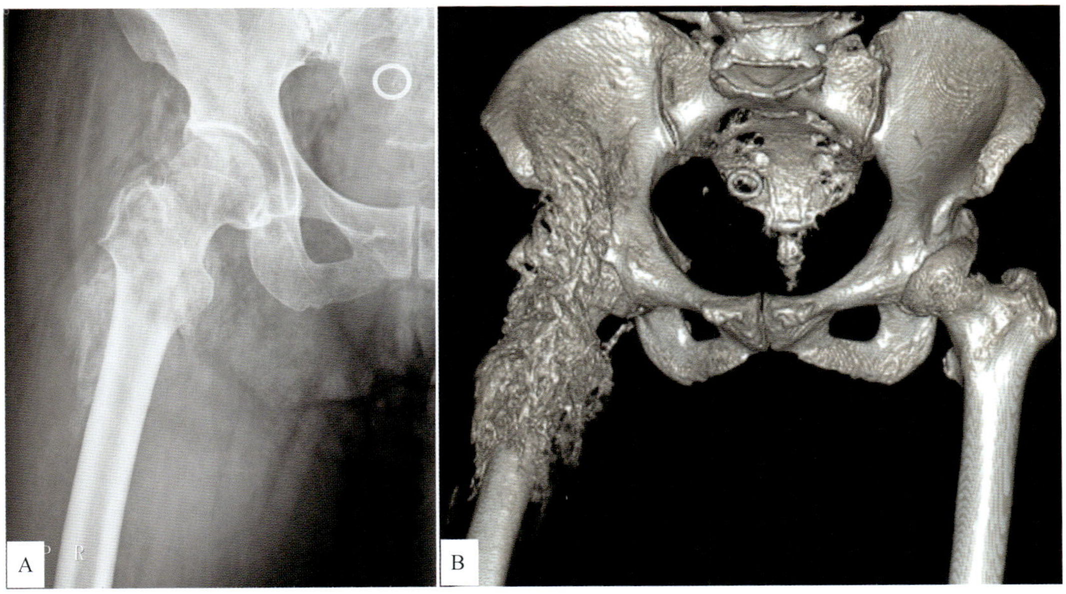

图 4-2-6 右髋关节 X 线片（**A**）示右髋关节周围软组织肿胀伴大量片絮状高密度影；骨盆 CT 容积再现（**B**）示右髂骨、右髋关节及右股骨上段周围大量高密度影

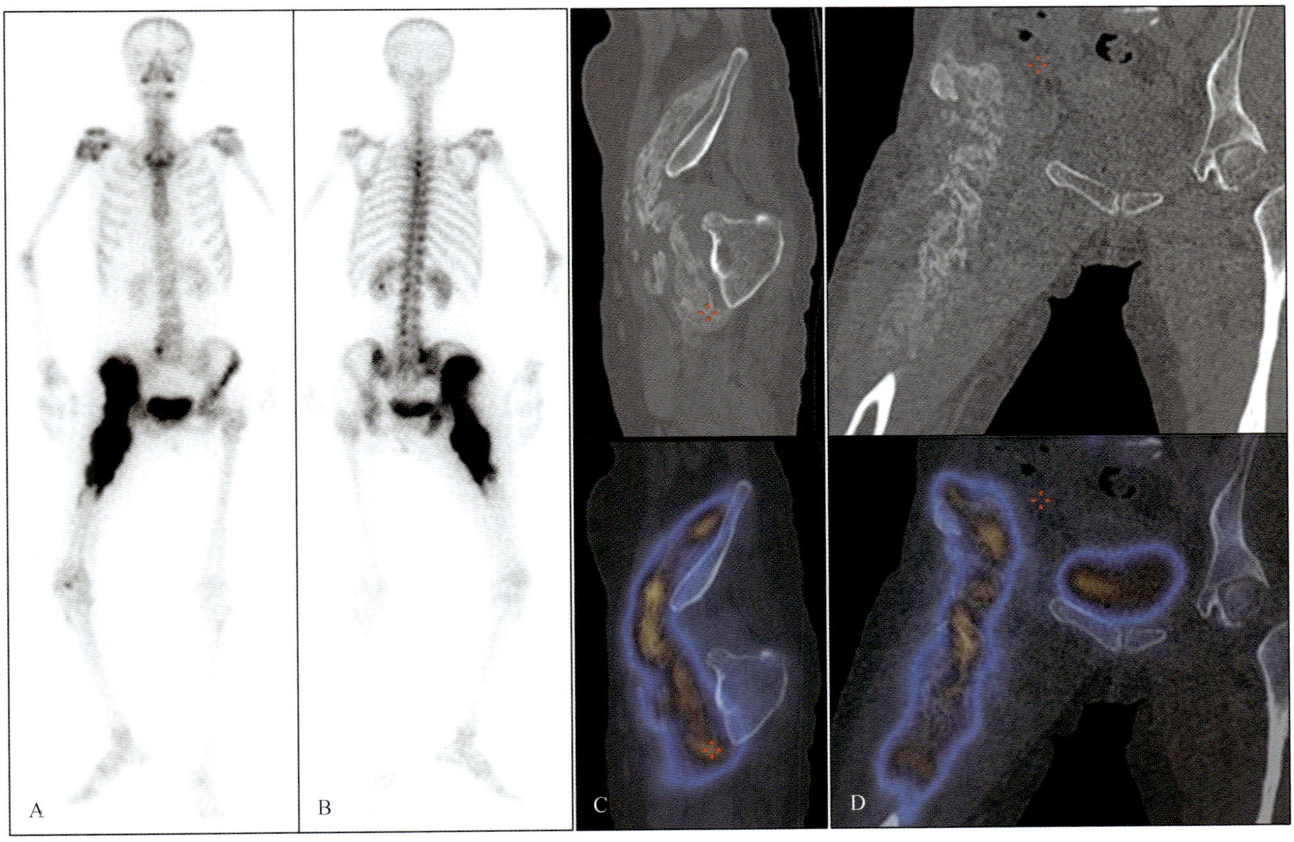

图 4-2-7 全身骨显像（**A**～**B**）示右髂骨、右髋关节及右股骨中上段周围放射性异常浓聚；SPECT/CT 矢状断层（**C**）及冠状断层（**D**）示右髂腰肌至右股骨中段肌肉及软组织广泛肿胀，其内可见不均匀片絮状高密度钙化影，伴放射性异常浓聚

广泛压痛，可触及肿物，边界不清，质地硬，皮肤无潮红，无溃烂，左髋关节僵硬，被动活动障碍；左侧肢体肌力 0 级，感觉迟钝。

【**影像所见**】X 线片（图 4-2-8 A）及 CT（图 4-2-8 B）示左髋关节周围及股骨上段软组织内多发钙化。全身骨显像及 SPECT/CT（图 4-2-9）示左髋关节周围及左股骨中上段软组织内多发钙化，伴放射性异常浓聚。

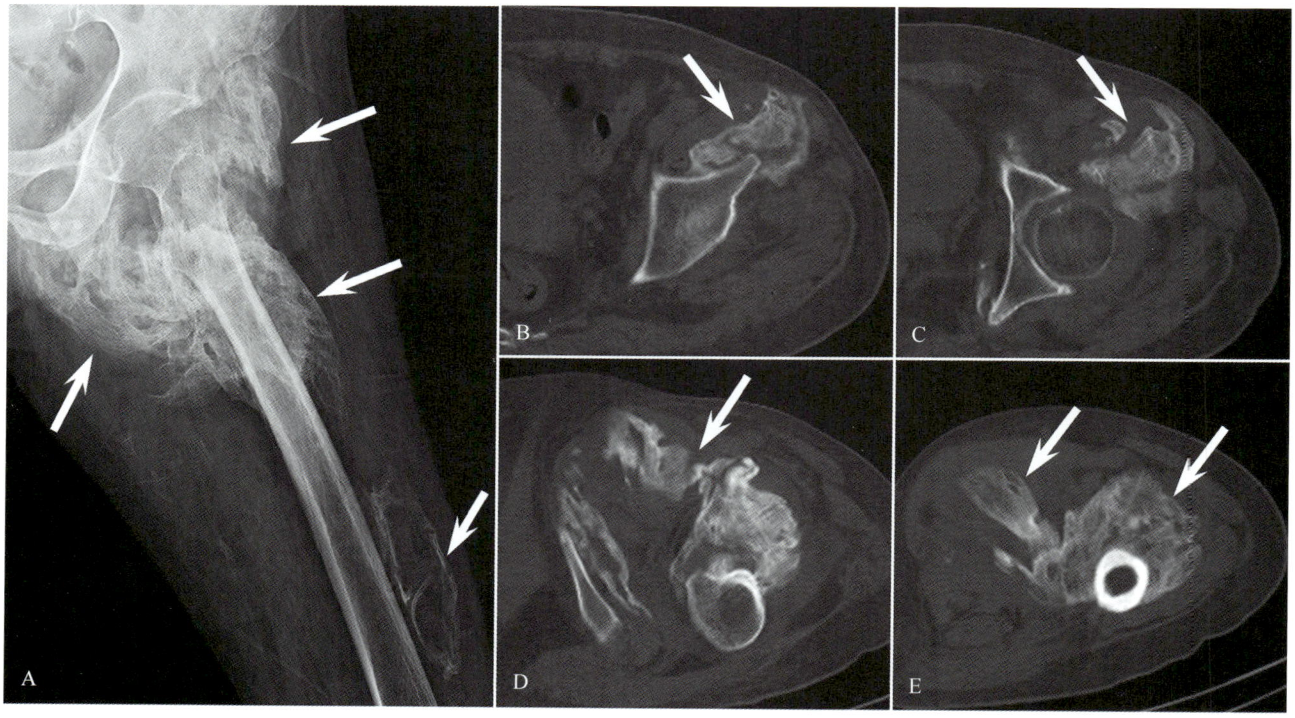

图 4-2-8 左髋关节 X 线片（**A**）示左髋关节周围及股骨上段软组织内多发钙化（箭号）；CT 横断层（**B**～**E**）示左髋关节及股骨中上段周围软组织内多发钙化灶（箭号）

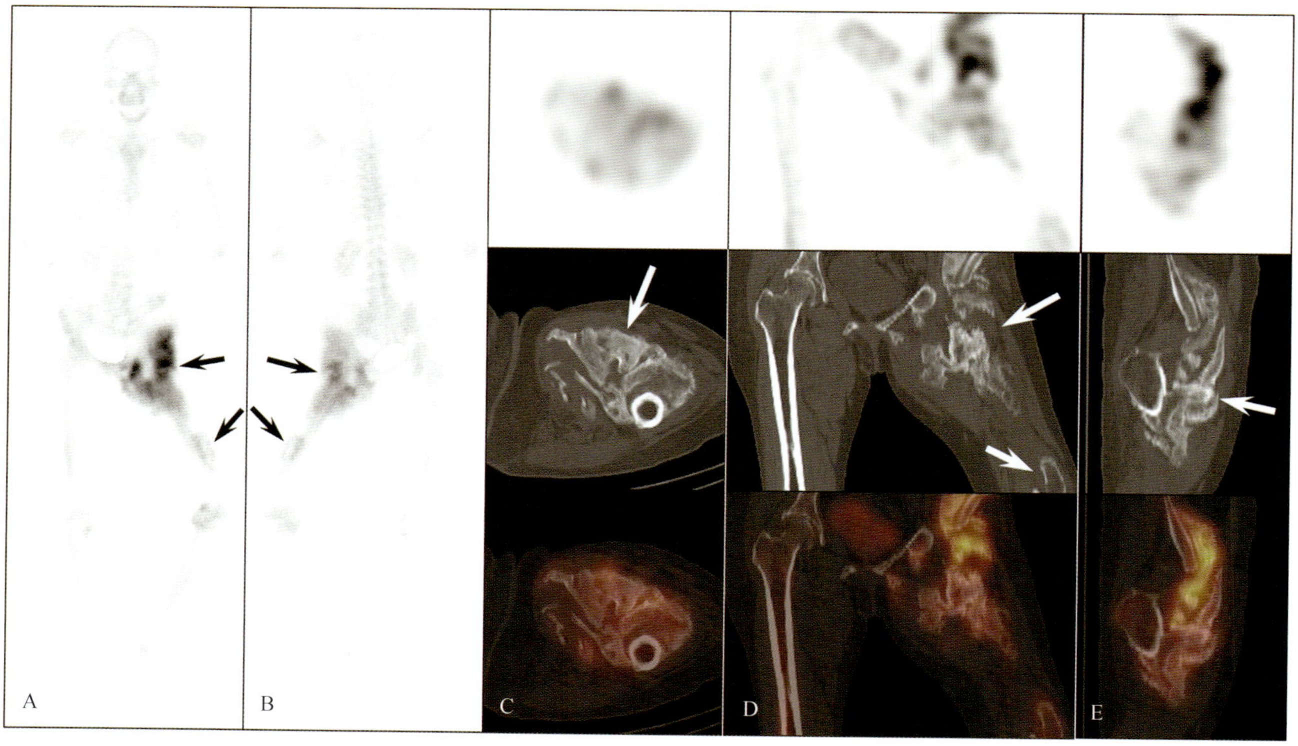

图 4-2-9 全身骨显像（**A**～**B**）示左髋关节周围及左股骨中上段放射性异常浓聚（箭号）；SPECT/CT 横断层（**C**）、冠状断层（**D**）及矢状断层（**E**）示左髋关节周围及左股骨中上段软组织内多发钙化（箭号），伴放射性异常浓聚

【病理结果及临床诊断】 左髋及左大腿肿物活检：骨化性肌炎；临床诊断：神经源性异位骨化。

【讨论】 异位骨化（heterotopic ossification）是指含成熟骨小梁结构的骨形成于骨外软组织的一种现象[1]，在宏观上可分为遗传（先天）性与获得性两大类[2]。遗传性异位骨化通常是指进行性骨化性肌炎（myositis ossificans progressiva），又称进行性骨化性纤维发育不良（fibrodysplasia ossificans progressiva），是一种十分罕见的常染色体显性遗传病。获得性异位骨化包括创伤性异位骨化（traumatic heterotopic ossification）和神经源性异位骨化（neurogenic heterotopic ossification），前者见于骨折、骨科矫形术后或直接肌肉创伤，后者主要见于脊髓或中枢神经系统损伤。

进行性骨化性肌炎是一种以先天性拇趾（指）畸形和进行性横纹肌异位骨化为特征的罕见、遗传性、进行性结缔组织病，其发病主要与骨形成蛋白（BMP）受体1（*ACVR1*）基因的突变有关。BMP是一种骨形态诱导因子，参与骨骼结构的形成，*ACVR1* 突变可引起 BMP 信号调节异常，导致其过表达[3]。该病男/女发病比例相同或男性稍高，平均初始发病年龄约5岁，异位骨化可发生于骨骼肌、肌腱、韧带、筋膜等处，具有自上而下、从背侧向腹侧、从中线向四肢发展蔓延的特点，可由外伤、感染、手术等诱发加速；骨化早期表现为局部包块伴红、肿、热、痛，继而包块逐渐骨化，局部组织挛缩，关节僵硬，最终丧失肢体运动功能[4-5]。X线片异常主要有趾（指）畸形（拇外翻合并短趾、趾骨发育不全及趾间关节融合等）和异位骨化影[4-5]。

外伤性骨化性肌炎（traumatic myositis ossificans）属于创伤性异位骨化的一种。临床多见于青壮年，少见于儿童，个案为新生儿，大多有外伤史。成熟的病变在一个病灶内，由中心向外细胞分化程度由低到高，可大致分为中心、中间及外周3层（带）：外层为致密板状骨；中间为大量骨样组织和丰富的成骨细胞，其中有许多纤细的松质骨；中心为透X线的软组织，有未分化间叶细胞，细胞呈梭形，染色质丰富，有多形性细胞核，有时可见有丝分裂。X线片及CT早期表现为软组织影；软组织钙化最早发生于外伤后10天或迟至6周，早期呈点状、片状，逐渐扩大并变为絮状，为钙化的类骨组织、骨组织和未钙化的纤维组织混杂的表现；6～8周可见清楚的骨化周边。早、中期病变血供较丰富，CT可见明显强化，动脉造影可见肿物清晰染色。创伤性异位骨化还可见于腹壁手术切口（图4-2-10）、伤口、肾脏、子宫、阴茎海绵体、胃肠道等[2]。极少数外伤性骨化性肌炎可恶性转化为骨肉瘤（图4-2-11）[6-7]。

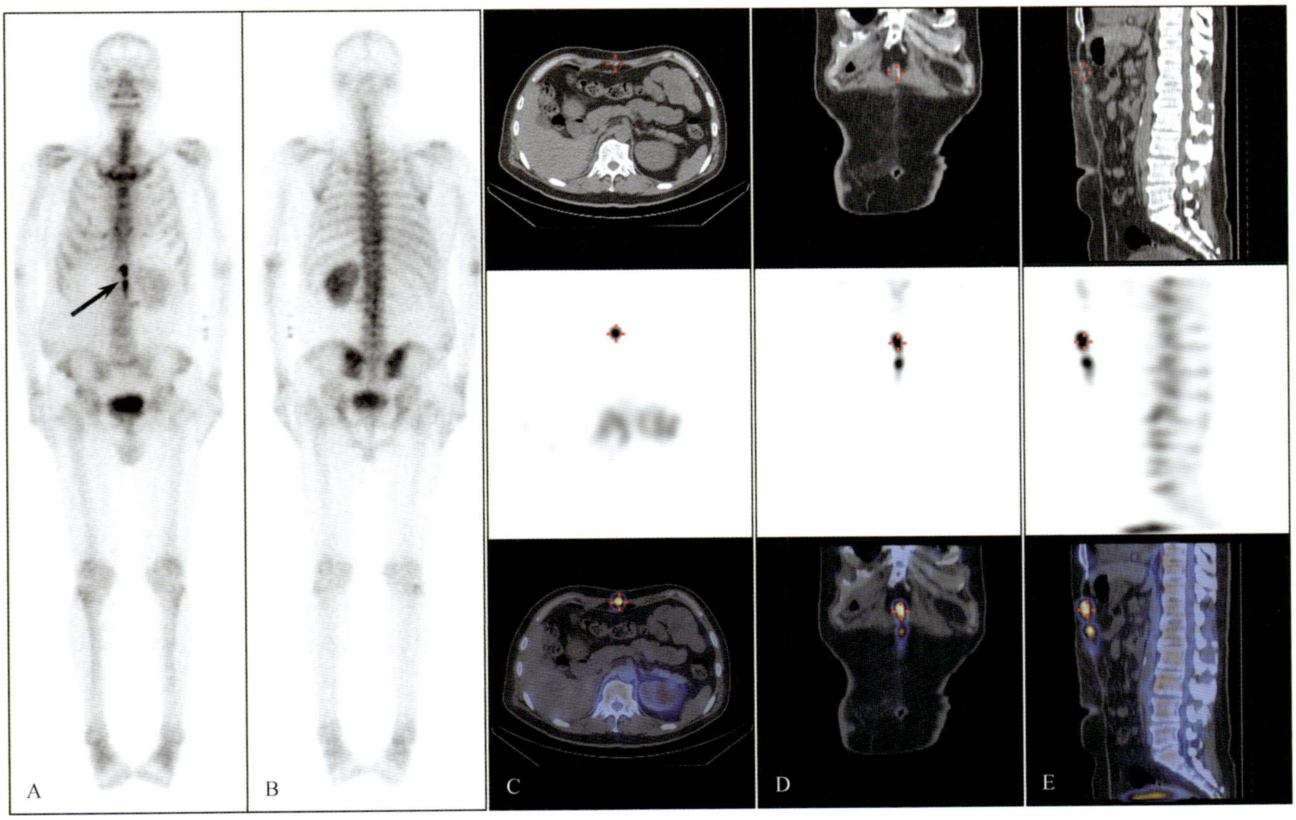

图4-2-10 右肾癌术后20天（男，41岁）。全身骨显像（**A**～**B**）示上腹正中（手术切口部位）可见长条状放射性异常浓聚（箭号）；SPECT/CT横断层（**C**）、冠状断层（**D**）及矢状断层（**E**）示腹壁伤口钙化伴放射性异常浓聚（十字星）

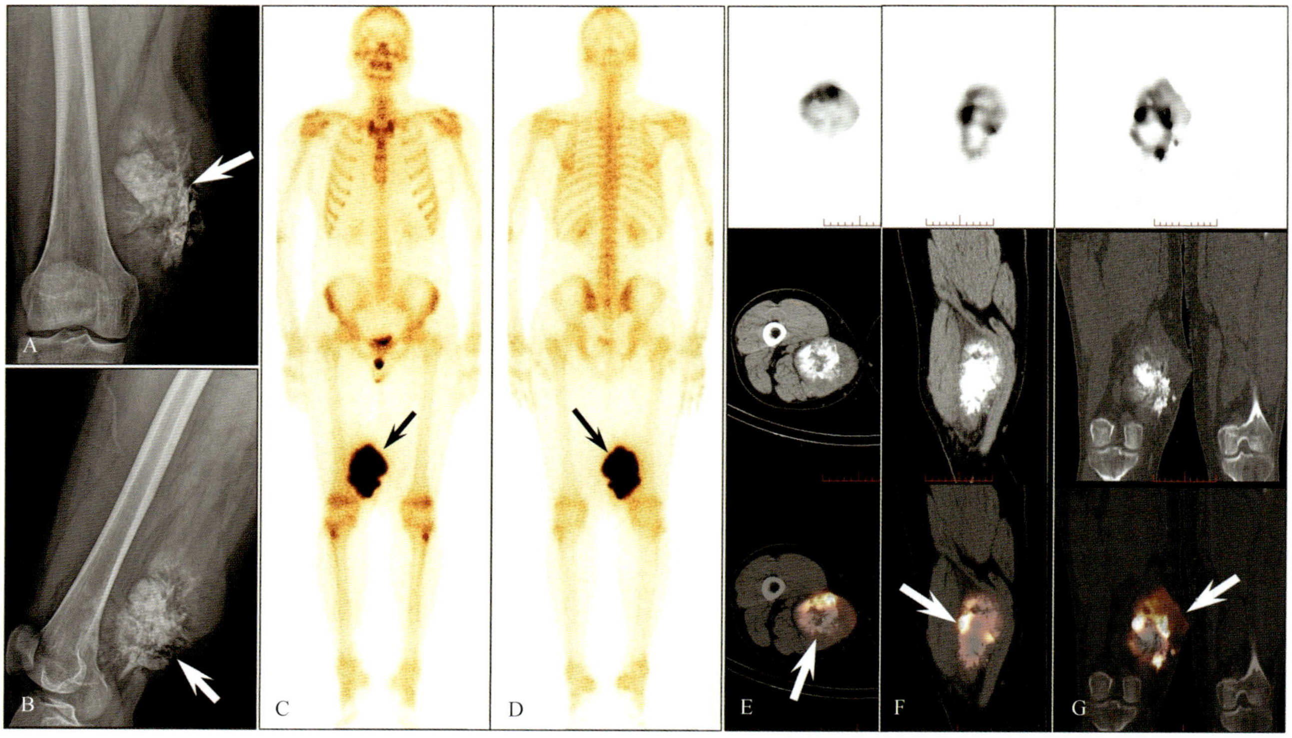

图 4-2-11 确诊外伤性骨化性肌炎 2 年 7 个月后恶变为骨肉瘤（男，20 岁）。右大腿下段正位（**A**）及侧位（**B**）X 线片示右股骨下段内侧软组织内不规则斑片状钙化影（箭号）；全身骨显像（**C**～**D**）示右股骨下段内侧软组织内放射性异常浓聚（箭号）；SPECT/CT 横断层（**E**）、矢状断层（**F**）及冠状断层（**G**）示右大腿下段内侧肌肉内钙化灶，放射性摄取不均匀增高（箭号）

神经源性异位骨化的诱因是神经系统损伤，而非直接的肌肉软组织创伤；主要见于脊髓损伤与闭合性脑外伤患者，也见于卒中和脑肿瘤患者[8]。神经源性异位骨化的病理过程与外伤性骨化性肌炎相似，发病机制尚不清楚，最常累及髋关节。神经源性异位骨化与下肢深静脉血栓可以互为因果：一方面由于异位骨化压迫下肢静脉，可以引起下肢深静脉血栓；另一方面，下肢深静脉血栓也可以诱发异位骨化的形成[2, 8]。

由于异位骨化病灶中有大量成骨细胞和未成熟的胶原成分，故具有较强成骨活性，在骨显像时病灶可以大量摄取骨显像剂而显影[9-11]。

（付占立　陆涤宇　董彦良　姚晓波
江生　李眉　周成　李国权）

参考文献

[1] Liu K, Tripp S, Layfield LJ. Heterotopic ossification: review of histologic findings and tissue distribution in a 10-year experience. Pathol Res Pract, 2007, 203 (9): 633-640.

[2] Shehab D, Elgazzar AH, Collier BD. Heterotopic ossification. J Nucl Med, 2002, 43 (3): 346-353.

[3] 包和婧，朱立新，杨联军，等. 我国进行性骨化性肌炎 104 例文献分析. 分子影像学杂志，2015，38（4）：365-368.

[4] 张浩，金大地. 进行性骨化性肌炎. 中国矫形外科杂志，2002，9（6）：609-610.

[5] 楚福明，胡一梅，陈日高，等. 进行性骨化性肌炎研究现状. 中国中医骨伤科杂志，2006，14（3）：71-73.

[6] Aboulafia AJ, Brooks F, Piratzky J, et al. Osteosarcoma arising from heterotopic ossification after an electrical burn. A case report. J Bone Joint Surg Am, 1999, 81 (4): 564-570.

[7] Wheeler K, Makary R, Berrey H. A case of malignant transformation of myositis ossificans. Am J Orthop (Belle Mead NJ), 2014, 43 (1): E25-27.

[8] Mavrogenis AF, Guerra G, Staals EL, et al. A classification method for neurogenic heterotopic ossification of the hip. J Orthop Traumatol, 2012, 13: 69-78.

[9] Tyler JL, Derbekyan V, Lisbona R, et al. Early diagnosis of myositis ossificans with Tc-99m diphosphonate imaging. Clin Nucl Med, 1984, 9: 256-258.

[10] 付占立，张旭初，范岩，等. $^{99}Tc^{m}$-MDP 全身骨显像诊断外伤性骨化性肌炎一例. 中华核医学杂志，2007，27：252.
[11] Gupta N，Verma R，Belho ES，et al. ^{99m}Tc-MDP bone scan findings in fibrodysplasia ossificans progressiva. Clin Nucl Med，2020，45（9）：694-695.

四、肺神经内分泌肿瘤伴异位骨化

【简要病史】 女，50 岁，胸闷、气短伴咳嗽、咳痰 1 个月，加重 1 周。

【相关检查】 胸部 CT 示左肺门占位伴钙化，左侧支气管狭窄；左肺阻塞性肺炎；左侧少量胸腔积液伴胸膜增厚。

【影像分析】 全身骨显像（图 4-2-12 A～B）示左上胸部放射性异常浓聚；SPECT/CT（图 4-2-12 C）示左肺门钙化肿物伴放射性异常浓聚。

【手术病理】 左肺全切除术后病理：（左主支气管）类癌伴钙化及骨化。

【讨论】 异位骨化最常出现在组织器官的退变或再生过程中，亦可见于上皮及间叶组织来源的肿瘤组织中。肺神经内分泌肿瘤（neuroendocrine carcinoma，NEC）在组织学上可以分为类癌、非典型类癌、大细胞 NEC 和小细胞肺癌。肺 NEC 在影像学上钙化与骨化发生率较高：类癌 30%、非典型类癌 30%、大细胞 NEC 9%（图 4-2-13）和小细胞肺癌 23%[1]。肿瘤伴异位骨化是一种少见的病理现象，即便是在异位骨化发生频率较高的肺类癌，也仅 10%。肺 NEC 伴异位骨化，由于肿瘤组织有较强的成骨活性，故在骨显像上肿瘤可有明显骨显像剂浓聚。肿瘤的钙化与异位骨化在 CT 影像上没有明确的影像学差异，因而 CT 很难对二者进行区分[2]，但由于后者有较强的骨显像剂摄取，故可以被 ^{99m}Tc-MDP 骨显像所鉴别。由于肺 NEC 的异位骨化的发生率相对较高，故对于 CT 上有“钙化”而骨显像有明显放射性浓聚的肺部原发肿瘤，应考虑到 NEC 的可能[3]。此外，异位骨化亦见于腹部神经内分泌肿瘤及其转移灶（图 4-2-14）。

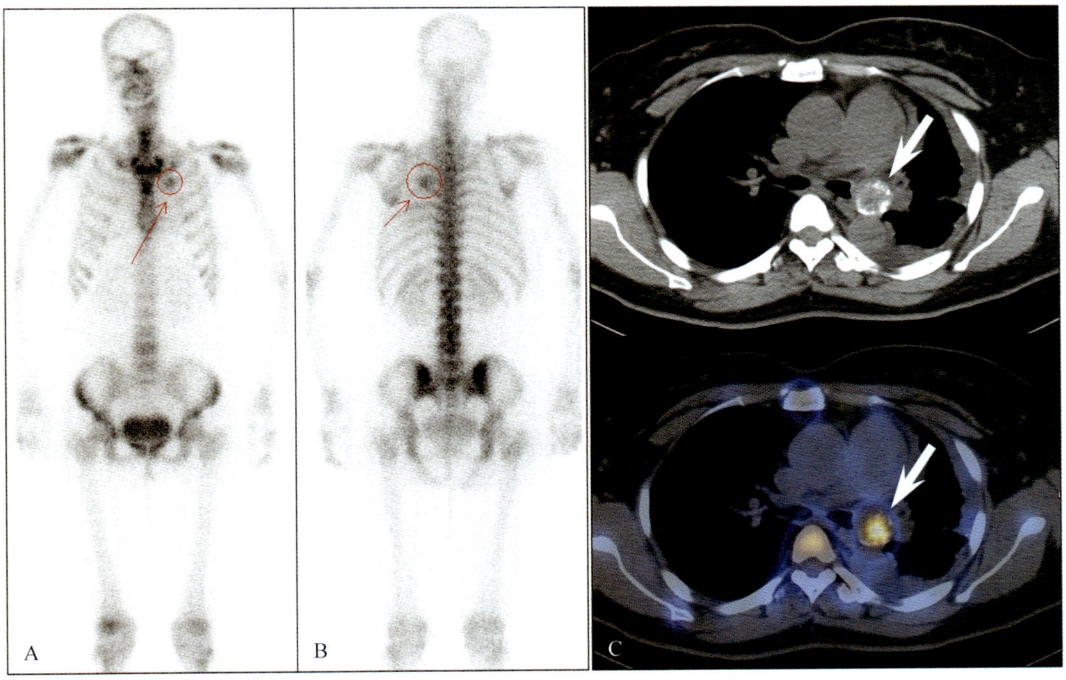

图 4-2-12 全身骨显像（**A**～**B**）示左上胸部放射性异常浓聚（箭号）；SPECT/CT 横断层（**C**）示左肺门钙化肿物伴放射性异常浓聚（箭号）

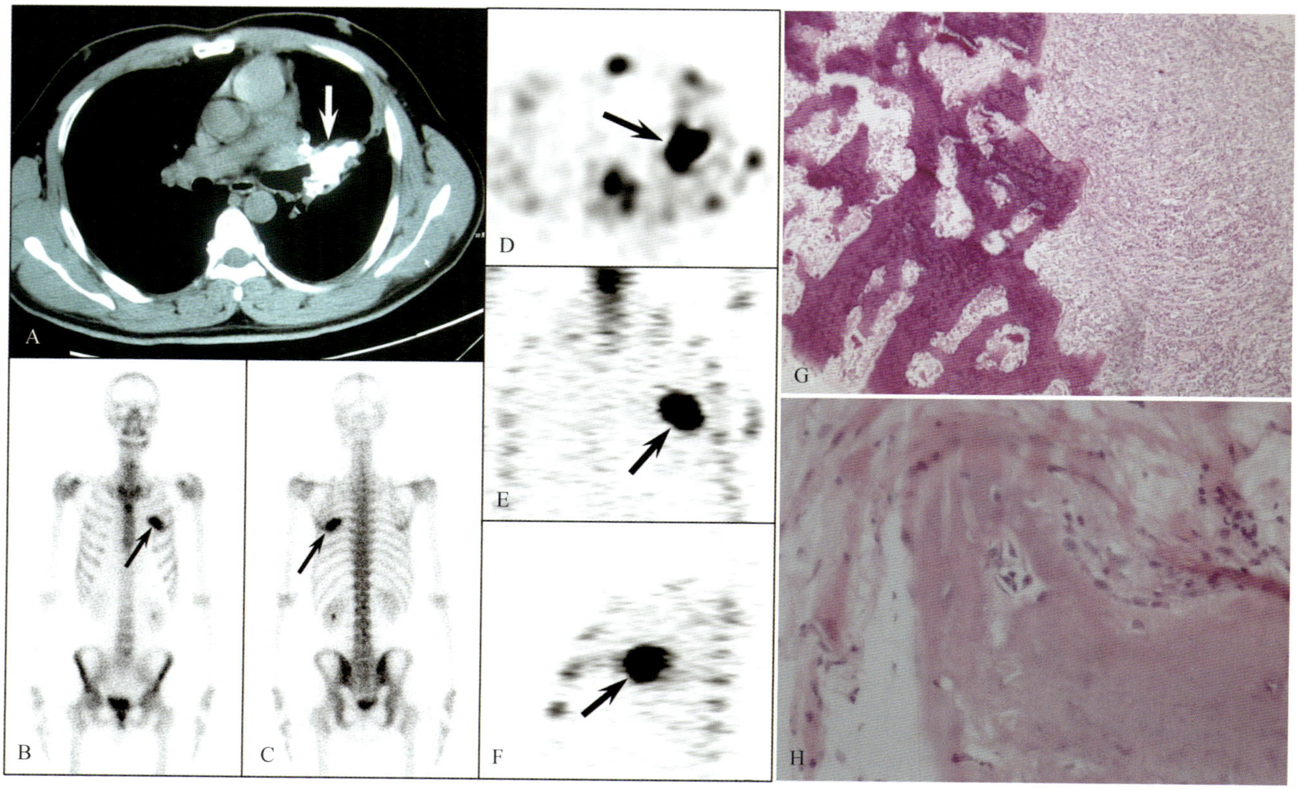

图 4-2-13 肺大细胞 NEC 伴异位骨化（男，31 岁）。胸部 CT 横断层（**A**）示左肺门肿物伴钙化（箭号）；全身骨显像（**B～C**）示左上胸部放射性异常浓聚（箭号）；胸部 SPECT 横断层（**D**）、冠状断层（**E**）及矢状断层（**F**）示左上胸部放射性异常浓聚灶位于左肺门肿物处（箭号）；肿瘤病理图片（**G～H**，HE 染色）示肿瘤组织内可见不成熟骨小梁（**G**），骨小梁周围可见骨母细胞（**H**）

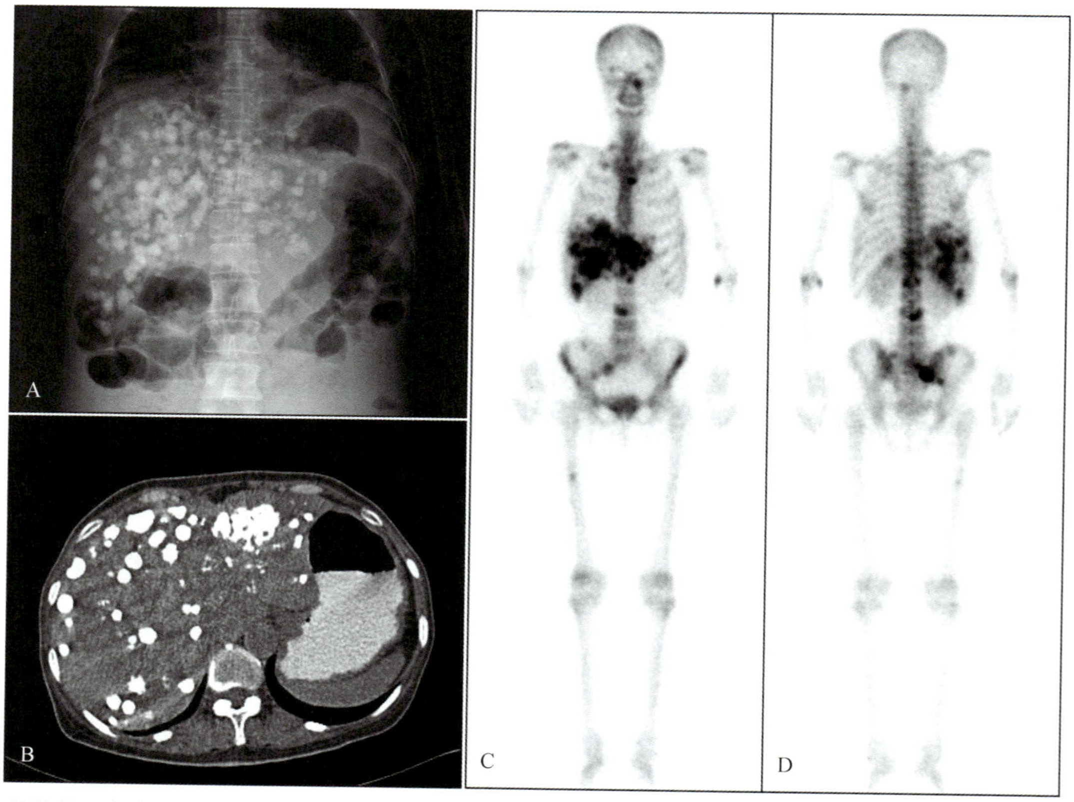

图 4-2-14 胰腺神经内分泌癌术后肝转移 3 年余（女，59 岁）。腹部 X 线片（**A**）及 CT 平扫（**B**）示肝内多发“钙化”灶；全身骨显像（**C～D**）示肝区多发放射性异常浓聚，伴多发骨转移

（付占立　张新超　边艳珠　赵燕霞　赵旭龙　龙再颖）

参考文献

[1] Chong S, Lee KS, Chung MJ, et al. Neuroendocrine tumors of the lung: clinical, pathologic, and imaging findings. Radiographics, 2006, 26 (1): 41-57; discussion 57-58.

[2] Gielis JF, Luijks M, Nagels J, et al. Pulmonary ossifications seen centrally in a lung tumor. Ann Thorac Surg, 2012, 93 (6): e153-154.

[3] 付占立，刘萌，邸丽娟，等. 肺神经内分泌肿瘤伴异位骨化骨显像一例. 中华核医学与分子影像杂志，2016，36（6）：558-559.

第五章 骨外骨显像剂摄取

“骨外骨显像剂摄取”顾名思义是指骨显像剂出现在骨骼及泌尿系统以外的非生理性改变[1]。除了在之前各章节中介绍的“骨外骨显像剂摄取”（如骨肉瘤骨外转移、骨外骨肉瘤、钙化及异位骨化等）原因外，对其他一些少见的相关情况在此一并叙述。

第一节 疾病相关骨外骨显像剂摄取

一、肌肉损伤

各种因素（物理、化学、生物、免疫等）引起的肌肉损伤，可以使受损及坏死骨骼肌细胞内钙离子浓度升高与沉积，从而造成肌肉的骨显像剂摄取[2-3]（图 5-1-1）。

二、复发性多软骨炎

复发性多软骨炎（relapsing polychondritis）是一种反复发作和缓解进展性的炎性、破坏性、自身免疫性疾病，主要累及软骨和全身其他结缔组织，包括耳、鼻、眼、关节、呼吸道和心血管系统等。受累的软骨可以有骨显像剂摄取[4-5]（图 5-1-2）。

三、脑梗死

急性或亚急性脑梗死灶在骨显像上可有放射性浓聚（图 5-1-3），可能与血脑屏障破坏有关[6-11]；随着血脑屏障的恢复，脑梗死 3 个月后梗死灶可不再摄取骨显像剂[9]。

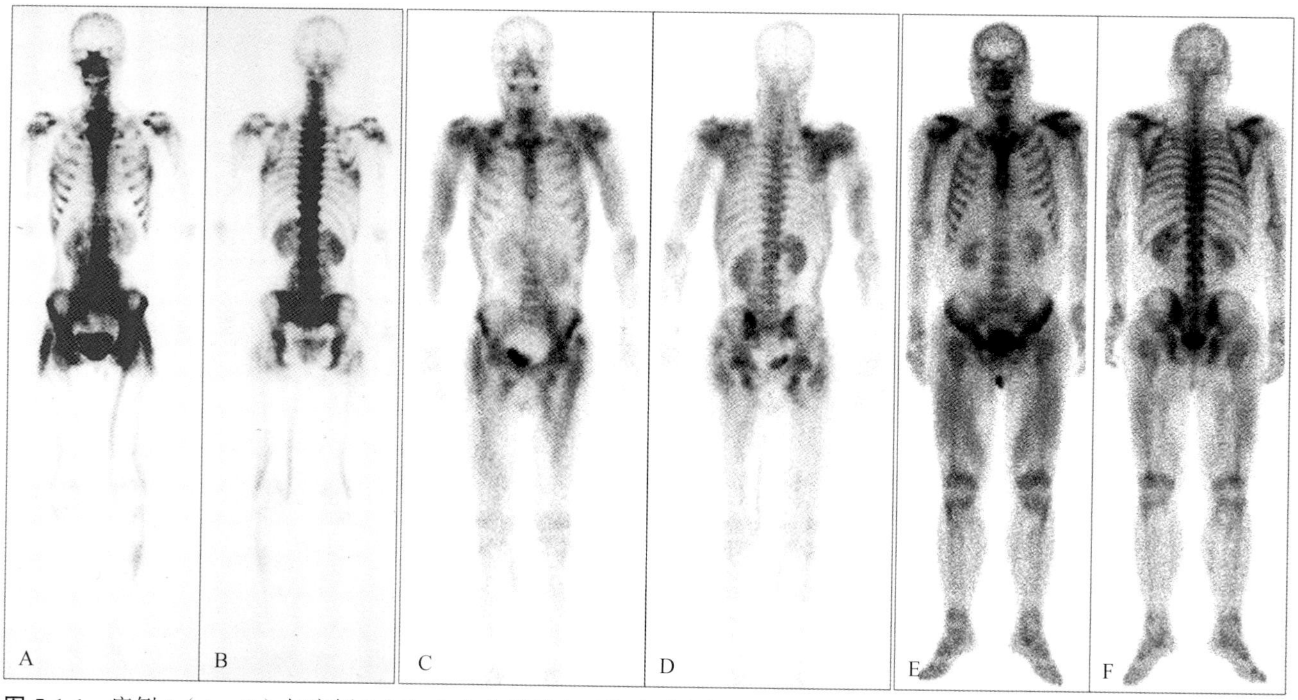

图 5-1-1 病例 1（**A**～**B**）与病例 2（**C**～**D**）分别是由于脑胶质瘤与脑转移瘤继发癫痫大发作后 1 天行全身骨显像，可见全身肌肉弥漫性放射性摄取增高（注：癫痫大发作所致的骨骼肌的过度收缩可以造成肌肉损伤）；病例 3（**E**～**F**）为多肌炎所致全身肌肉弥漫性骨显像剂摄取增高

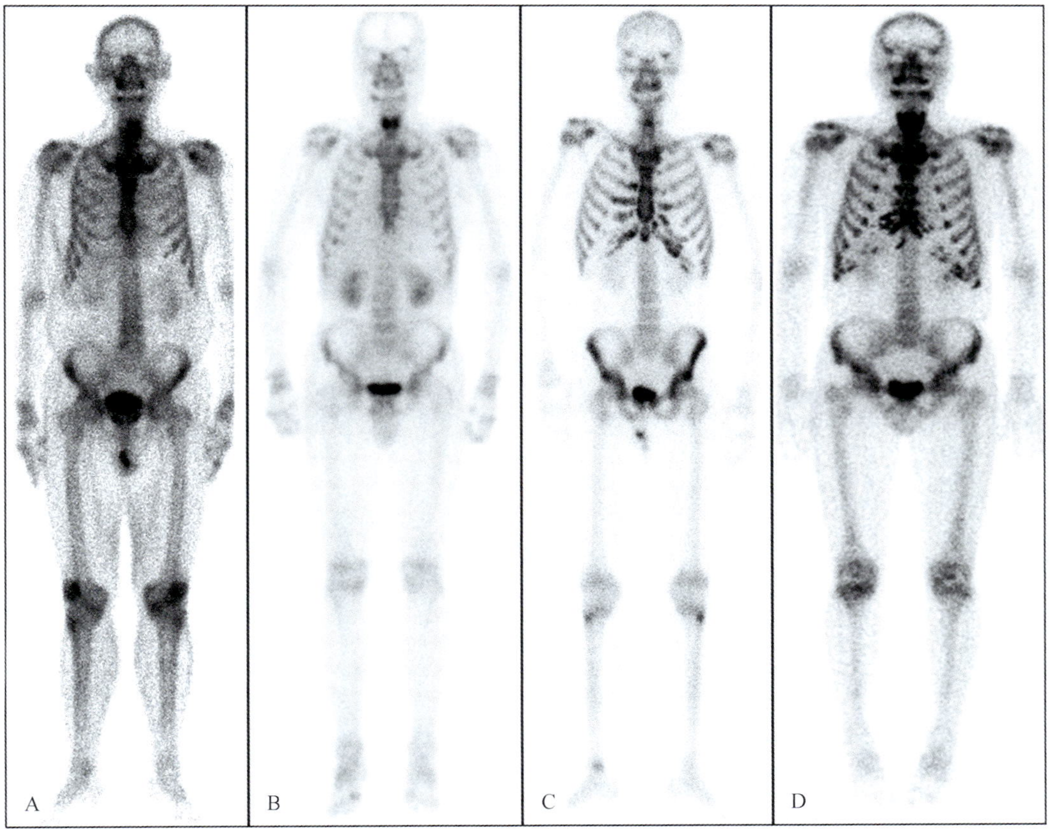

图 5-1-2 复发性多软骨炎全身骨显像（**A**～**D**，前位）。病例 1（**A**）累及双侧耳廓；病例 2（**B**）累及甲状软骨；病例 3（**C**）累及双侧肋软骨；病例 4（**D**）累及甲状软骨及双侧肋软骨

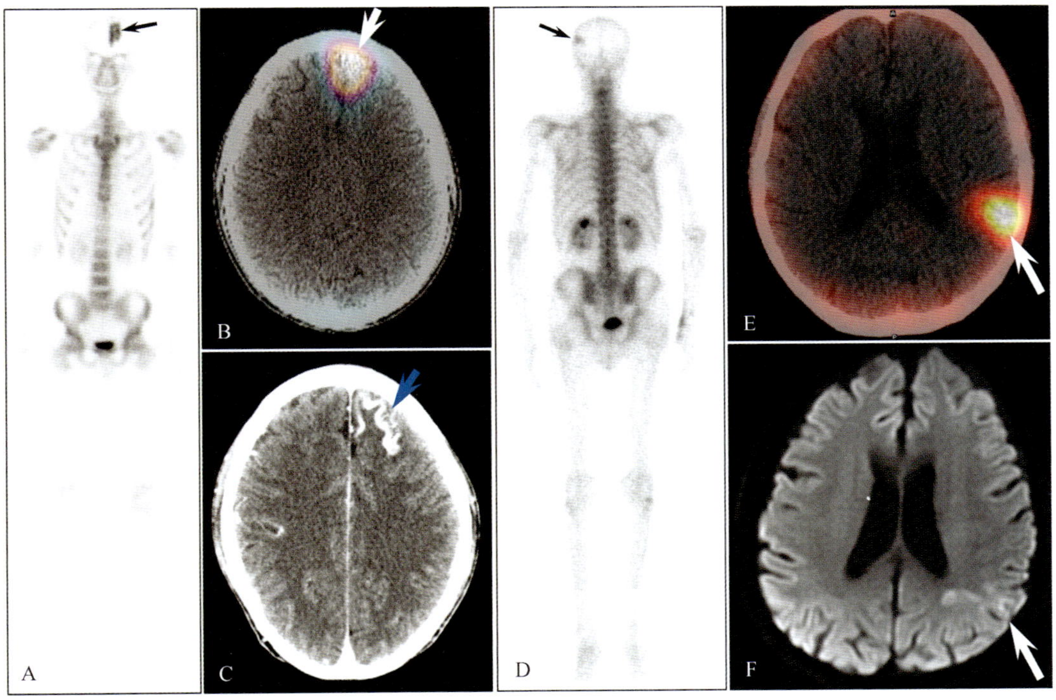

图 5-1-3 急性 / 亚急性脑梗死。病例 1（**A**，全身骨显像-前位；**B**，SPECT/CT；**C**，增强 CT）示左额叶放射性异常浓聚（**A**～**B**，箭号），增强 CT 示左额叶局部皮质呈脑回样强化（**C**，箭号）；病例 2（**D**，全身骨显像-后位；**E**，SPECT/CT；**F**，MRI DWI）示左颞顶交界区放射性异常浓聚（**D**～**E**，箭号），左颞顶交界区皮质及皮质下区多发 DWI 高信号（**F**，箭号）

四、泌尿系结石

泌尿系结石可能通过化学吸附等机制引起骨显像剂的摄取增高（图 5-1-4）[1, 12-15]。注射骨显像剂早期，经肾排泄到尿内的放射性浓度较高，此时泌尿系统结石可以吸附高放射性浓度的显像剂；随

着尿液内放射性浓度的逐渐减低，结石内的放射性也可因洗脱作用而逐渐减低，但当结石内放射性减低速度低于尿液内放射性减低速度时，便会形成结石显影。理论上新发结石、正在生长中的结石或当结石吸附表面积较大时，在骨显像时更容易形成结石显影。其他通过泌尿系统排泄的显像剂（如 ^{18}F-FDG）也可出现类似情况[16]。

五、肾盂憩室

由于肾盂憩室内尿液的“更新”速度要慢于肾盂内的尿液，故当静脉注射骨显像剂后，早期含有高浓度放射性的尿液进入肾盂憩室后的清除速度也要慢于肾盂内的尿液，从而形成肾盂憩室显影（图 5-1-5）。

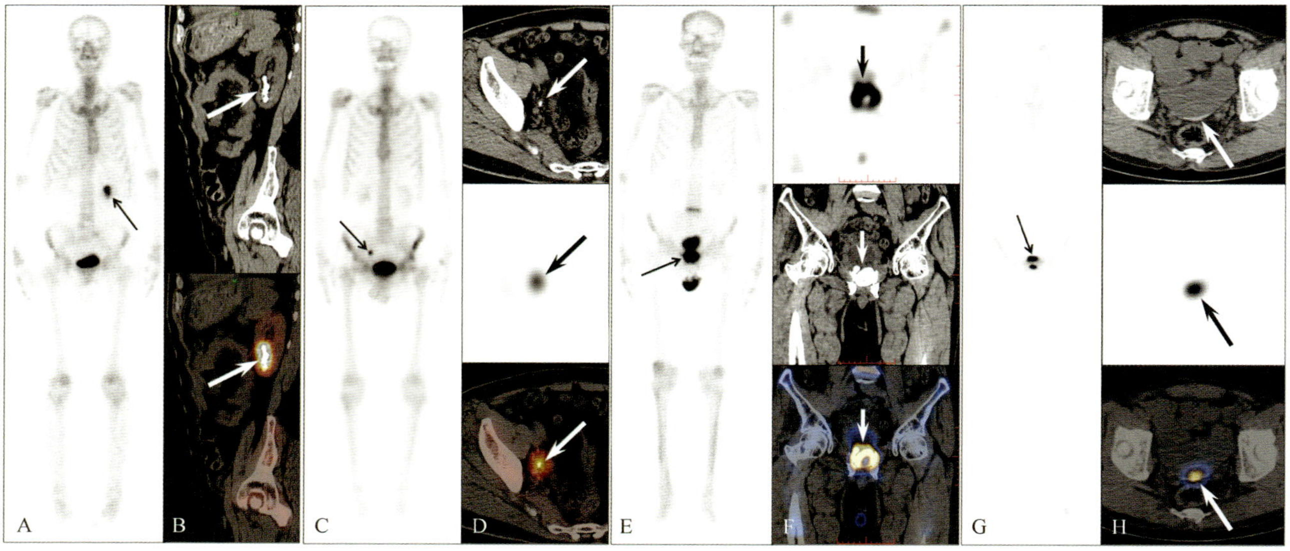

图 5-1-4 泌尿系结石。病例 1（**A**，全身骨显像-前位；**B**，SPECT/CT 矢状断层）示左肾盂结石放射性异常浓聚（箭号）；病例 2（**C**，全身骨显像-前位；**D**，SPECT/CT 横断层）示右输尿管下段结石放射性异常浓聚（箭号）；病例 3（**E**，全身骨显像-前位；**F**，SPECT/CT 冠状断层）示膀胱内巨大结石放射性异常浓聚（箭号）；病例 4（**G**，全身骨显像-前位；**H**，SPECT/CT 横断层）示膀胱内泥沙样结石放射性异常浓聚（箭号）

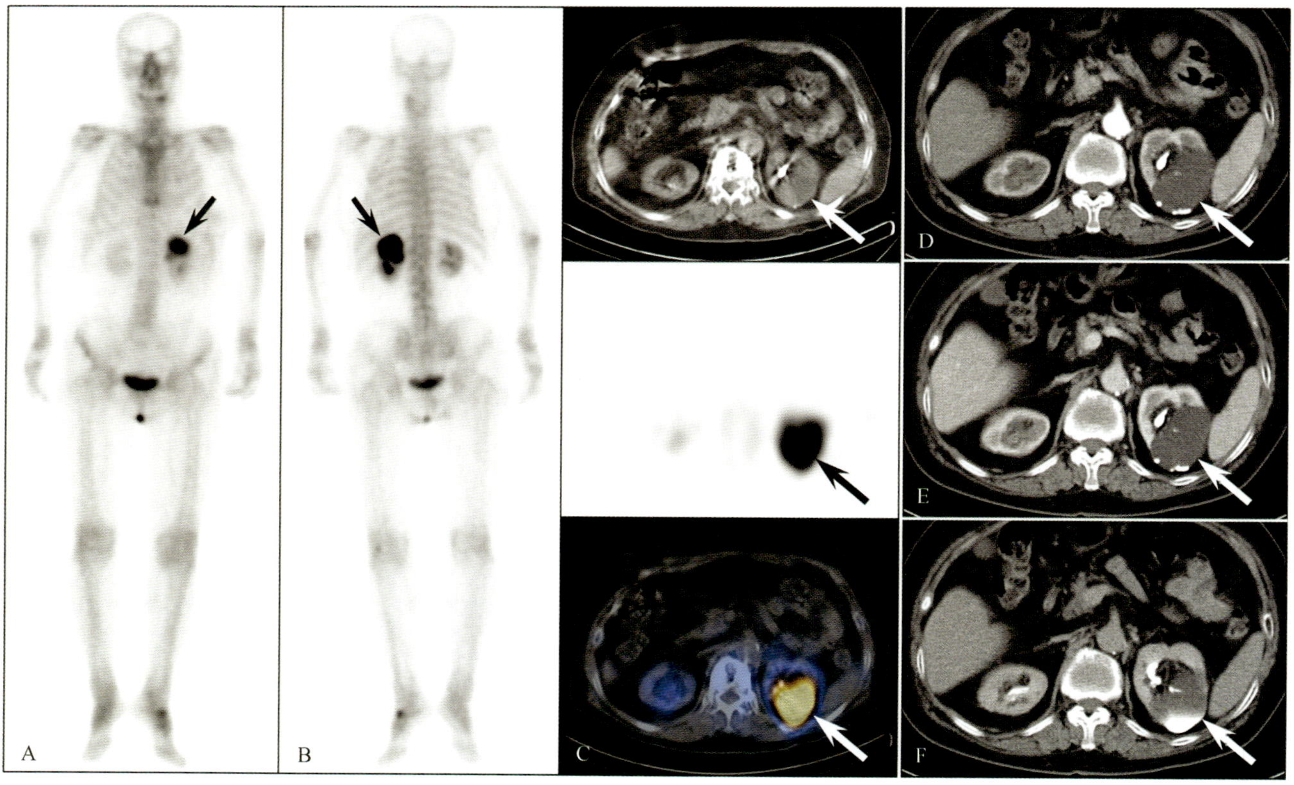

图 5-1-5 肾盂憩室。全身骨显像（**A**～**B**）及 SPECT/CT 横断层（**C**）示左肾上部放射性异常浓聚（箭号）；增强 CT 横断层动脉期（**D**）、静脉期（**E**）及延迟期（**F**）示左肾上部低密度影（箭号），随时间延长，其内可见造影剂填充（**F**）

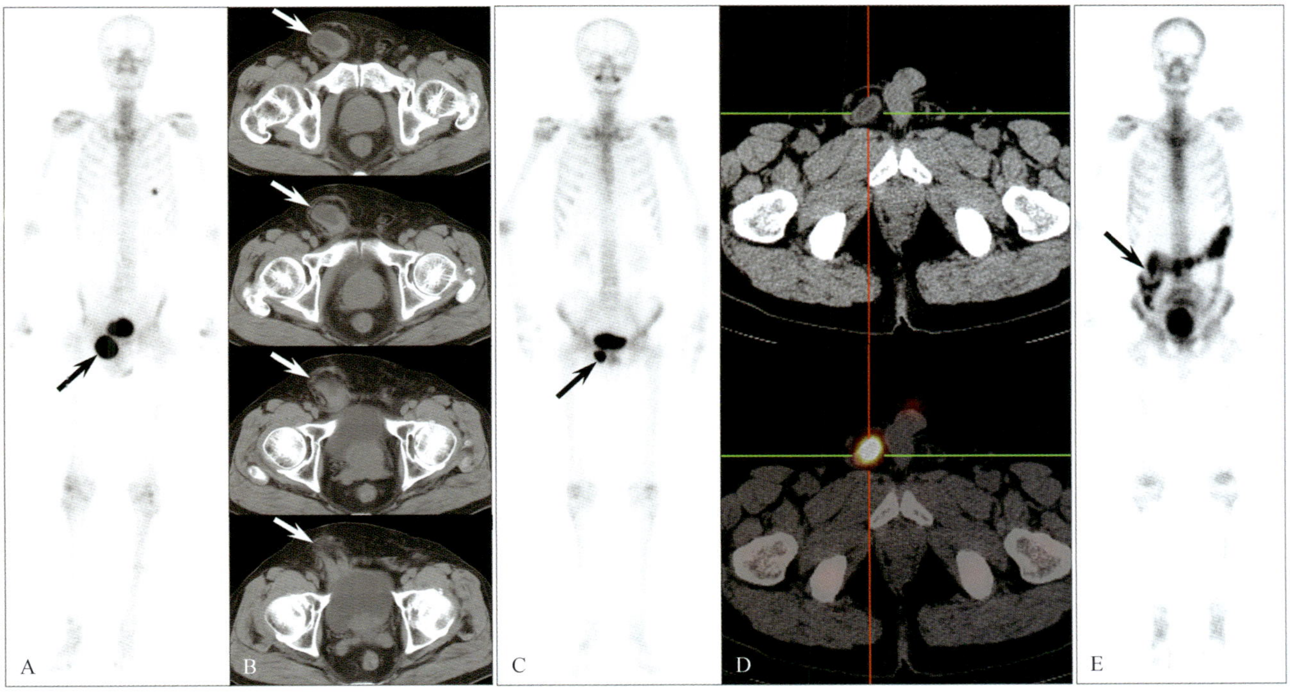

图 5-1-6 膀胱腹股沟疝（**A**～**D**）；病例 1（**A**～**B**）：全身骨显像（**A**，前位）示右阴囊区放射性异常浓聚（箭号），CT 横断层（**B**）示膀胱前壁疝入右腹股沟管（箭号）；病例 2（**C**～**D**）：全身骨显像（**C**，前位）示右阴囊区放射性异常浓聚（箭号），SPECT/CT 横断层（**D**）示膀胱经右腹股沟管疝入到阴囊内（十字交叉）。病例 3（**E**）为膀胱-直肠 / 结肠瘘患者，全身骨显像（**E**，前位）示升结肠及横结肠内放射性异常浓聚（箭号）

六、膀胱疝与膀胱-直肠 / 结肠瘘

静脉注射骨显像剂后，尿液内的放射性可随膀胱疝经腹股沟管疝入到同侧阴囊内，造成局部放射性异常浓聚[17]（图 5-1-6 A～D）。直肠 / 结肠或膀胱肿瘤以及感染等可导致膀胱-直肠 / 结肠瘘；在骨显像时，膀胱内尿液中的放射性可经瘘管进入直肠 / 结肠而使之显影[18-20]（图 5-1-5 E）。

（付占立　陈雪祺　孙宏伟　褚玉　梅威琪　张伟　王思云　姜磊　田丛娜　边艳珠　薛婧婷　张国建　王红艳　周通　李万婷　武志芳　杨永东）

参考文献

[1] Zuckier LS，Freeman LM. Nonosseous，nonurologic uptake on bone scintigraphy：atlas and analysis. Semin Nucl Med，2010，40（4）：242-256.

[2] Hod N，Fishman S，Horne T. Detection of rhabdomyolysis associated with compartment syndrome by bone scintigraphy. Clin Nucl Med，2002，27（12）：885-886.

[3] Oza UD，Oates E. Rhabdomyolysis of bilateral teres major muscles. Clin Nucl Med，2003，28（2）：126-127.

[4] Shi XH，Zhang FC，Chen LB，et al. The value of ^{99m}Tc methylene diphosphonate bone scintigraphy in diagnosing relapsing polychondritis. Chin Med J（Engl），2006，119（13）：1129-1132.

[5] Zhang W，Zhu Z. Airway involvement of relapsing polychondritis revealed by ^{18}F-fluoride PET/CT. Clin Nucl Med，2015，40（4）：352-354.

[6] Low RD，Hicks RJ，Gill G，et al. Tc-99m MDP uptake in a cerebral infarct. Clin Nucl Med，1992，17（12）：968-970.

[7] Mackie GC. Tc-99m MDP uptake resulting from acute middle cerebral artery territory infarction. Clin Nucl Med，2003，28（10）：851-852.

[8] 李善春，徐志英，林乐军. 脑实质摄取 ^{99}Tc^{m}-MDP 一例. 中华核医学杂志，2006，26（5）：275.

[9] Crawshaw JW，Allan R. Middle cerebral artery infarct demonstrated on bone scintigraphy. Eur J Nucl Med Mol Imaging，2007，34（2）：306.

[10] Tsujikawa T，Kamibayashi T，Tsuchida T，et al. Embolic infarction followed by serial bone SPECT and MR fusion images--the door to SPECT/MR-. J Med Invest，2010，57（3-4）：334-337.

[11] Tian X，Su R，Dai C，et al. Subacute cerebral infarction incidentally detected by ^{99m}Tc-MDP bone scan. Rev Esp Med Nucl Imagen Mol（Engl Ed），2019，38（4）：245-246.

[12] Styles CB，Niekrash RE. Bone tracer uptake in a ureteric calculus. Australas Radiol，1998，42（1）：83-85.

[13] Onur Demirkol M，Seymen H，Ihsan Kölgesiz A，et al. Bone tracer uptake in urinary bladder stones. Clin Nucl Med，2003，28（4）：337-339.

[14] Nasseri F，Naeini RM. Differential diagnosis of a persistent tracer uptake in the paraspinal lumbar area detected by SPET and CT：an ureteral calculus? Hell J Nucl Med，2009，12（1）：74-75.

[15] Joshi PV，Lele V，Gandhi R. An unusual case of extraosseous accumulation of bone scan tracer in a renal calculus-demonstration by SPECT-CT. J Clin Imaging Sci，2012，2：4.

[16] Fu Z，Li Z，Huang J，et al. High ^{18}F-FDG uptake in urinary calculi on PET/CT：An unrecognized non-malignant accumulation. Eur J Radiol，2016，85（8）：1395-1399.

[17] Ilgan S，Ozguven M，Emer MO，et al. Massive inguinoscrotal herniation of the bladder with ureter：incidental demonstration on bone scan. Ann Nucl Med，2007，21（6）：371-373.

[18] Balan KK，Critchley M. Vesico-colic fistula. An unexpected finding on Tc-99m MDP bone imaging. Clin Nucl Med，1997，22（3）：192-193.

[19] Kim SH，Song BI，Won KS. Colon visualization on ^{99m}Tc-HDP whole-body bone scan due to sigmoid colon cancer-related enterovesical fistula. Clin Nucl Med，2015，40（1）：68-69.

[20] Chao KH，Yen TH，Huang CK，et al. Colon visualization on bone scan due to recto-abscess fistula from urinoma. Clin Nucl Med，2019，44（3）：246-248.

第二节 医源性骨外骨显像剂摄取

一、Gd-DTPA 增强 MRI 与胰岛素皮下注射

行 Gd-DTPA 增强 MRI 后同一天行 ^{99m}Tc-MDP 全身骨显像可以引起肝、脾显影（图 5-2-1 A～B）；若患者肾功能较差，数天前的 Gd-DTPA 增强 MRI 检查，也可能会导致肝、脾的骨显像剂摄取；此类情况的发生主要是与静脉注射 Gd-DTPA 有关，但具体机制不详[1-2]。长期腹部皮下注射胰岛素可引起皮下脂肪损伤与坏死，并可继发营养不良性钙化，部分病灶在骨显像时可见放射性摄取（图 5-2-1 C～D）[3]。

二、放疗及术后改变

放疗所致的放射性肾炎，在骨显像上可以表现为肾皮质的放射性异常浓聚[4-5]（图 5-2-2 A～C），此外，移植肾（图 5-2-2 D）、回肠代膀胱（图 5-2-2 E）也会出现相应部位的骨外放射性浓聚；上述情况可通过追问病史或参考其他影像学检查得以确认。

三、义眼与医疗美容植入物

羟基磷灰石（俗称“珊瑚石”）义眼台是因眼部肿瘤或外伤手术摘除眼球后填补凹陷眼窝的合适材料，目前在眼科临床中广泛使用。羟基磷灰石是珊瑚状多孔物质，与人骨骼中无机盐成分相似，内部有规则的相互交通的微孔结构，微孔直径 50～500 μm，其内孔与孔之间互相连接相通，有良好的生物相容性。当羟基磷灰石义眼台植入眼窝后，将眼外肌与义眼台缝合，随后受体的纤维血管组织沿其内部的孔隙生长，对义眼台进行机化，使羟基磷灰石义眼台与周围组织融为一体，在保证眼球能够正常转动的同时，可明显降低排异反应、植入物感染和移位的发生。注入体内的骨显像剂可通过机化血管进入义眼台内部，并且与义眼台内的羟基磷灰石发生化学吸附，因此在 SPECT/CT 上可见义眼台放射性浓聚，且 CT 呈高密度影（图 5-2-3 A～B）[6-9]。医疗美容植入物引起的局部组织营养不良性钙化（图 5-2-3 C～D）以及乳腺假体的破裂、渗出、机化与钙化（图 5-2-3 E～F）等也可造成局部骨显像摄取。

四、放射性残留

某些在体内滞留时间相对较长的 ^{99m}Tc 标显像剂，前 1 天核医学检查残留的放射性可能会在第 2 天的骨显像检查时显影（图 5-2-4 A～B）。此外，某些发射高能 γ 射线的核素（如 ^{131}I、^{18}F）在体内残留时，其高能 γ 射线还可以穿透骨显像所使用的低能准直器，使骨显像图像变得模糊（图 5-2-4 C～D）。

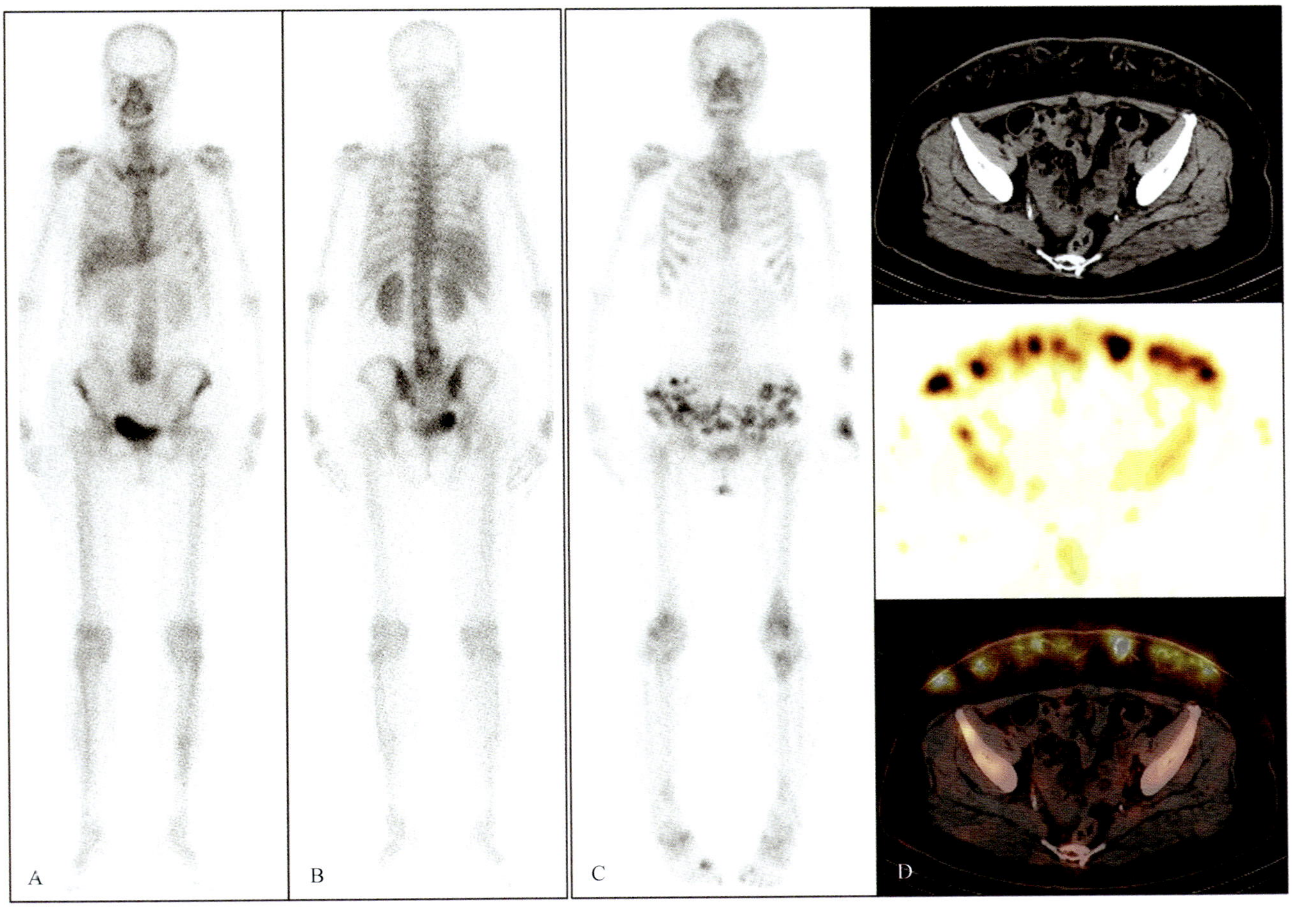

图 5-2-1 病例 1（**A**～**B**）：患者同一天内先行 Gd-DTPA 增强 MRI，后注射 ^{99m}Tc-MDP 行全身骨显像（**A**～**B**），可见肝、脾显影；病例 2（**C**，全身骨显像-前位；**D**，SPECT/CT 横断层）为糖尿病长期腹部皮下注射胰岛素患者，CT 可见腹部皮下脂肪内多发高密度影（**D**），骨显像上述部位可见放射性浓聚（**C**～**D**）

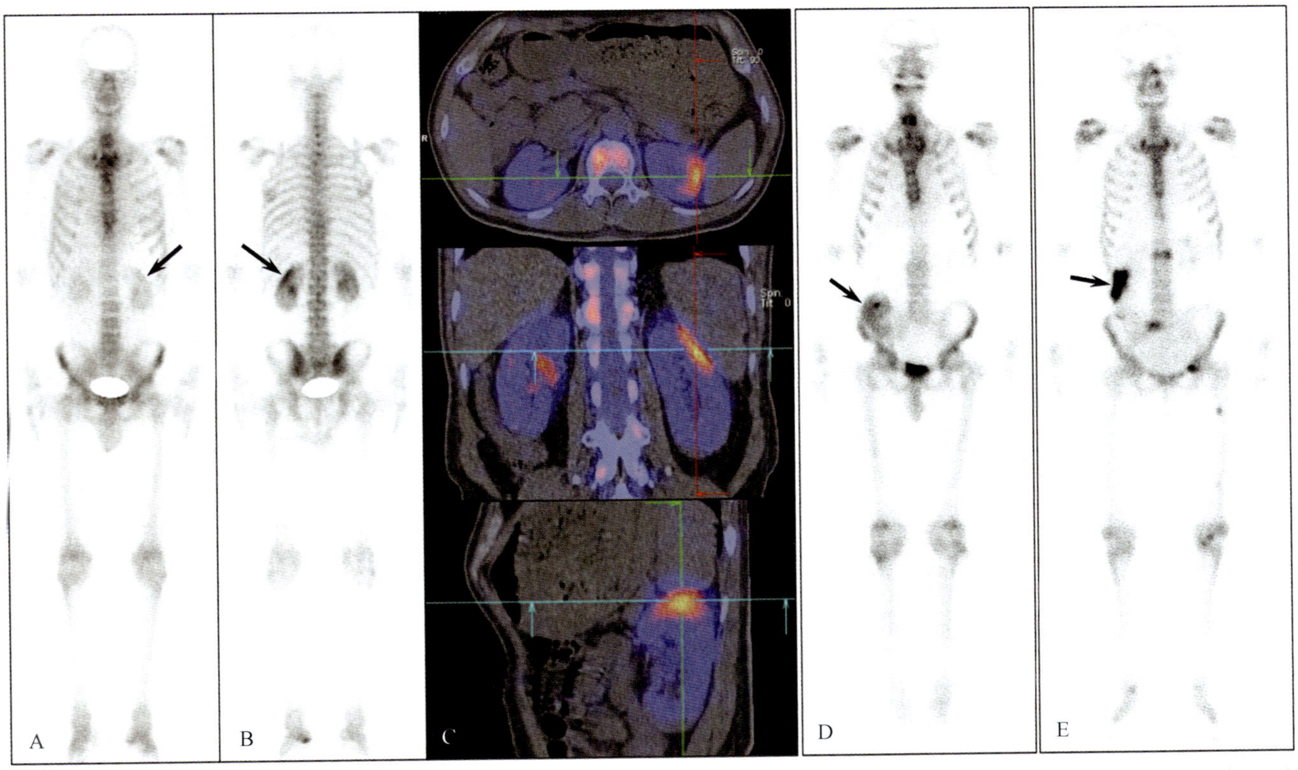

图 5-2-2 病例 1（**A**～**C**）乙状结肠癌脾门淋巴结转移放疗后 1 年余，全身骨显像（**A**～**B**）示左肾外上方长条状放射性异常浓聚（箭号）；SPECT/CT 融合图像（**C**）示左肾外上方肾皮质放射性异常浓聚（十字交叉）；病例 2（**D**，前位）为右髂窝移植肾（箭号）；病例 3（**E**，前位）为回肠代膀胱（箭号）

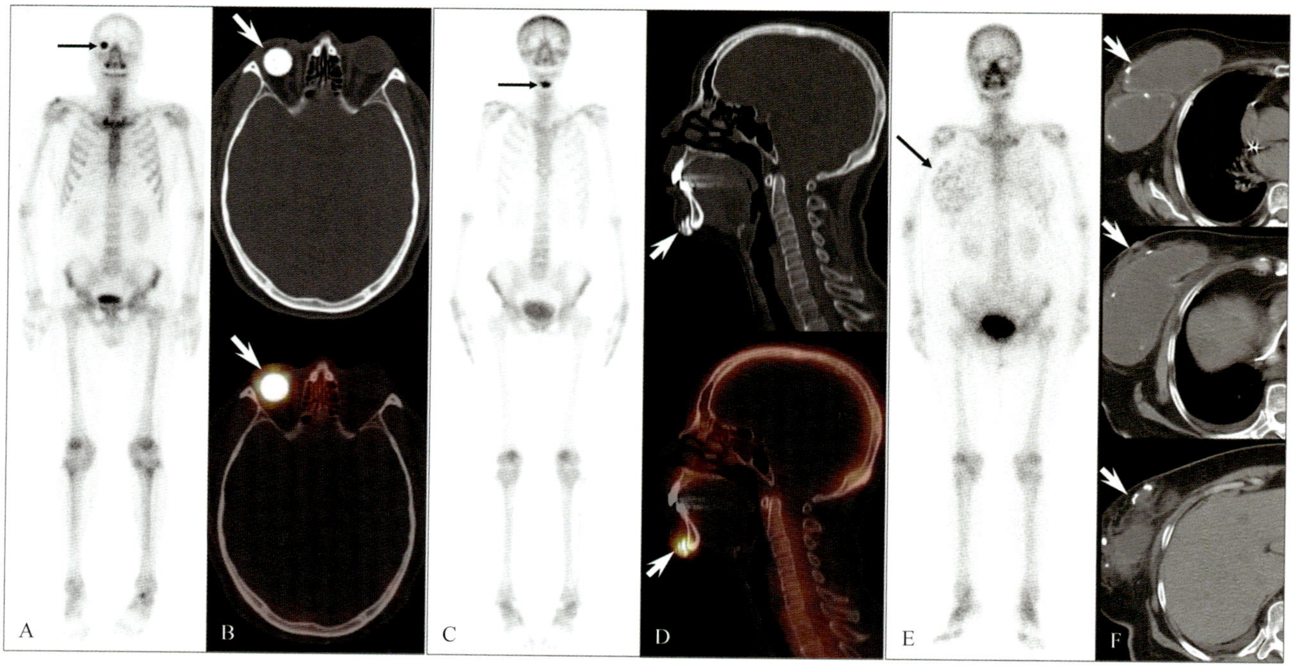

图 5-2-3 病例 1（**A**，全身骨显像-前位；**B**，SPECT/CT 横断层）示右侧义眼台放射性浓聚（箭号）；病例 2（**C**，全身骨显像-前位；**D**，SPECT/CT 矢状断层）隆下颌填充物（爱贝芙）植入术后 16 年，植入物处可见放射性浓聚（箭号）；病例 3（**E**，全身骨显像-前位；**F**，CT 横断层）双侧乳腺假体植入术后，右乳假体周围可见多发钙化（**F**，箭号），右乳假体区可见多发放射性浓聚（**E**，箭号）

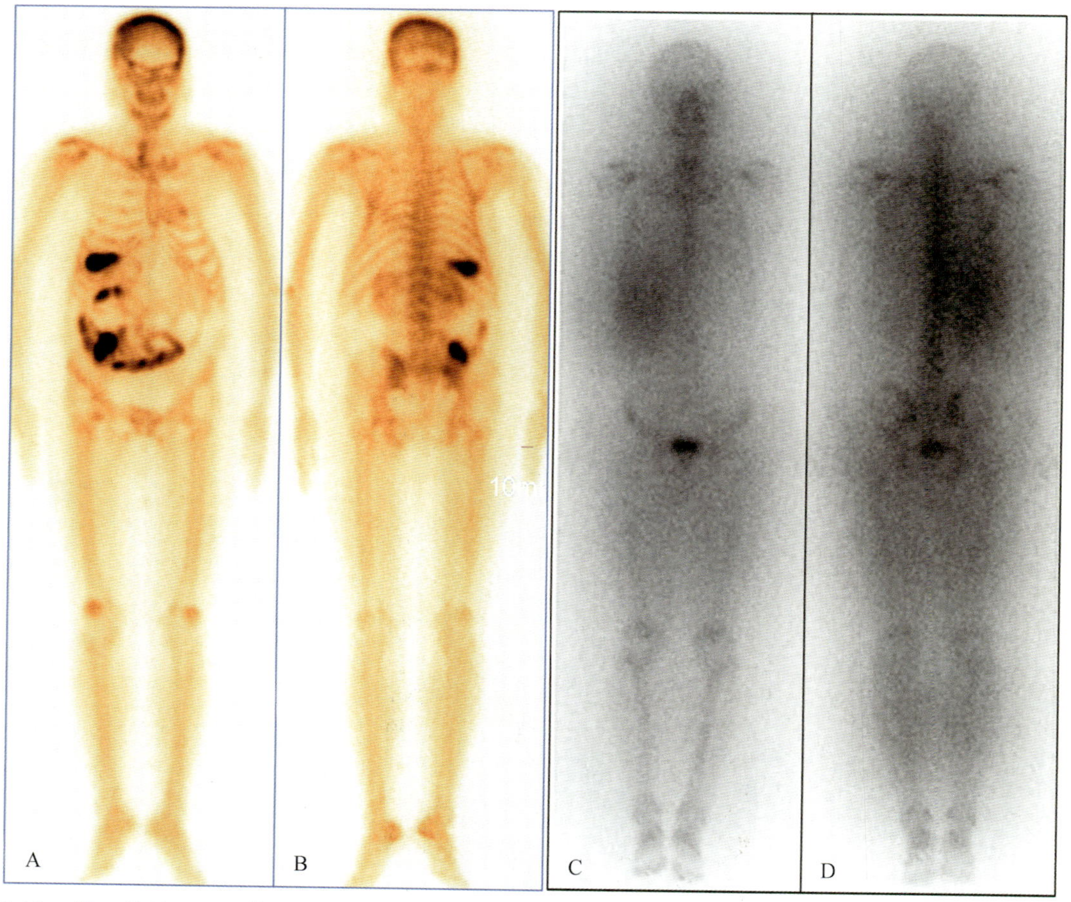

图 5-2-4 病例 1. 骨显像前 1 天行 ^{99m}Tc-MIBI 甲状旁腺显像，次日全身骨显像（**A**～**B**）示胆囊及肠道内放射性异常浓聚；病例 2. 肝癌患者，1 周前曾行肝动脉介入注射 ^{131}I- 美妥昔单抗（利卡汀），全身骨显像（**C**～**D**）可见肝区放射性异常浓聚，全身骨影像模糊

（付占立　路凯　孙云川　李囡　廖曼甜　米宝明　贾茜　赵修义　姚淑娟）

参考文献

[1] Shi X, Jing H, Zhuang H, et al. Diffuse hepatic and splenic uptake of Tc-99m methylene diphosphonate on bone scintigraphy after intravenous administration of gadolinium-containing MRI contrast. Clin Nucl Med, 201, 36(3): 178-82.

[2] Zhang W, Zhang Y, Li X, et al. Increased liver and spleen accumulation of Tc-99m methylene diphosphonate associated with intravenous injection of MRI contrast gadolinium-diethylenetriaminepentaacetic acid. Clin Nucl Med, 2011, 36(3): 183-185.

[3] Fu W, Zeng C, Xu T, et al. Intense ^{99m}Tc-MDP uptake in the abdominal soft tissue secondary to subcutaneous insulin injection. Clin Nucl Med, 2020, 45(12): 997-998.

[4] Bohdiewicz PJ, Ball D, Chen P. Pseudoadrenal uptake of bone imaging agent secondary to focal acute radiation nephritis. Clin Nucl Med, 1998, 23(6): 387-388.

[5] Degirmenci B, Uysal K, Bekis R, et al. Tc-99m MDP, thallium-201 chloride and Tc-99m MAG3 renal uptake in subacute and chronic radiation nephritis compared. Ann Nucl Med, 2001, 15(5): 447-449.

[6] Domange-Testard A, Papathanassiou D, Menéroux B, et al. SPECT-CT images of an ocular coralline hydroxyapatite implant visible on bone scintigraphy. Clin Nucl Med, 2007, 32(2): 132-134.

[7] Baumgarten D, Wojno T, Taylor A Jr. Evaluation of biomatrix hydroxyapatite ocular implants with technetium-99m-MDP. J Nucl Med, 1993, 34(3): 467-468.

[8] 陈璟，吴华，李贵刚，等. ^{99}Tc^{m}-MDP 显像对羟基磷灰石义眼台血管化的评估. 中华核医学杂志，2005，25(2)：111-112.

[9] Cai M, Feng G, Zhang G. A Case of Radioactivity concentrated in orbital implant in ^{99m}Tc-MDP bone scan and SPECT/CT. Clin Nucl Med, 2018, 43(12): e453-e454.

第三节　技术因素所致骨外骨显像剂摄取

一、显像剂放化纯度减低

若标记好的 ^{99m}Tc-MDP 超过保质期后使用，由于放化纯度减低，产生的放射性胶体可使肝、脾显影，脱标的游离锝可使甲状腺或胃显影（图 5-3-1）。

二、尿液污染

经静脉注入体内的骨显像剂主要经泌尿系统排泄，因此尿液内放射性浓度较高，当尿液污染衣物与皮肤后，在骨显像时可形成伪影；可以采用去除可疑污染衣物或清洗皮肤后加扫局部（图 5-3-2 A～C）、加扫侧位（图 5-3-2 D～F）或 SPECT/CT 断层（图 5-3-2 G～H）来予以确认。

三、显像剂注射渗漏及误注入动脉

静脉注射骨显像剂时如果渗漏到血管外的皮下组织，由于显像剂吸收缓慢，骨显像时会形成局部放射性浓聚灶；部分渗漏到皮下的显像剂还可经淋巴引流到局部淋巴结，使淋巴结显影（图 5-3-3 A）。如果静脉注射显像剂时误注入局部动脉，由于显像剂的“首过效应”，会使相应动脉远端的骨及软组织摄取显像剂增多，在全身骨显像上形成“手套征”或“袜套征”（图 5-3-3 B～E）[1-4]。

四、肺微栓塞

在静脉注射骨显像剂过程中，回流血液可在注射器内形成微小凝血块（微血栓），这些微小凝血块可吸附高放射性活度的骨显像剂，当其注入静脉后会随血流在肺内的微动脉或毛细血管内形成微栓塞，从而在骨显像时形成肺部高摄取灶（图 5-3-4），而此时肺部 CT 多未见明显异常[5-7]。理论上，所有经静脉注射的显像剂均可能发生类似现象。

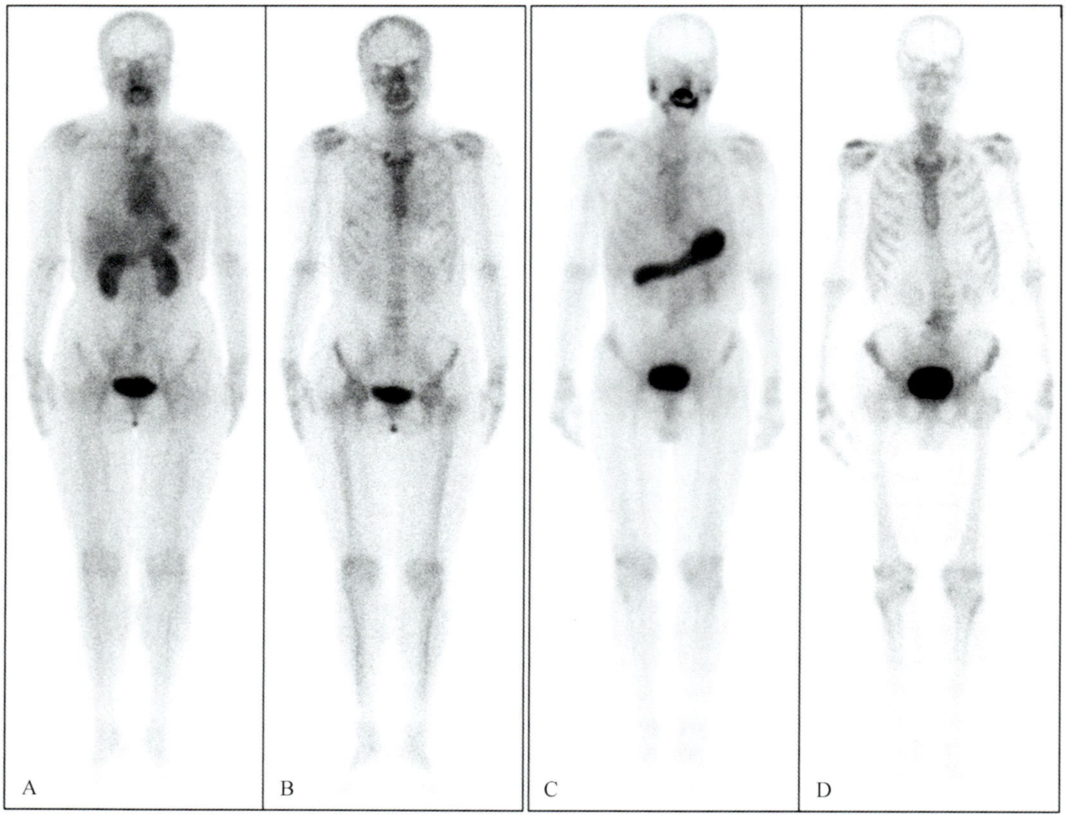

图 5-3-1 全身骨显像（**A**～**D**，前位）。病例 1. ^{99m}Tc-MDP 标记 7 h 后使用，全身骨显像（**A**）示骨骼摄取差，可见甲状腺、肝、脾、胃及纵隔血池显影，次日复查全身骨显像（**B**）基本正常；病例 2. 甲状腺癌根治术后患者，^{99m}Tc-MDP 标记 8 h 后使用，全身骨显像（**C**）示骨骼摄取差，可见腮腺、口腔及胃显影，次日复查全身骨显像（**D**）基本正常

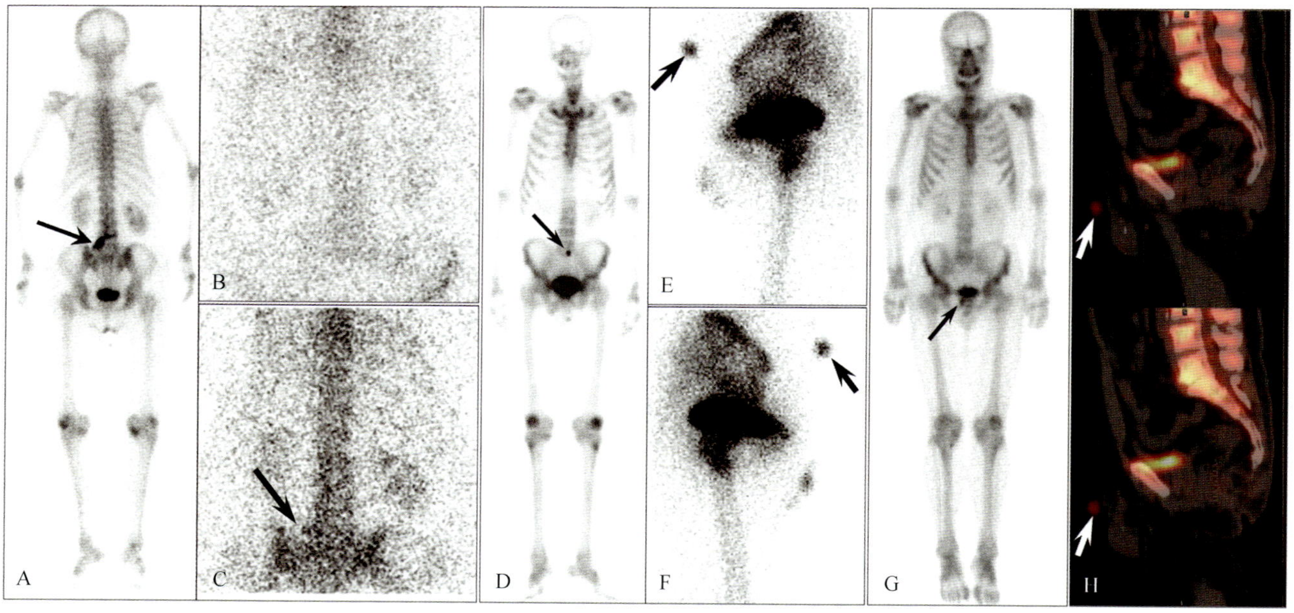

图 5-3-2 病例 1. 尿液污染衣物致全身骨显像（**A**，后位）伪影（箭号），去除污染衣物后加扫局部前位（**B**）及后位（**C**）图像，伪影消失（**C**，箭号）；病例 2. 尿液污染致全身骨显像（**D**，前位）伪影（箭号），加扫局部左侧位（**E**）及右侧位（**F**）图像，证实放射性浓聚灶位于腹部体表（箭号）；病例 3. 尿液污染致全身骨显像（**G**，前位）右侧耻骨区伪影（**G**，箭号），加扫局部 SPECT/CT 断层，矢状断层融合图像（**H**）证实放射性浓聚灶位于体表（箭号）

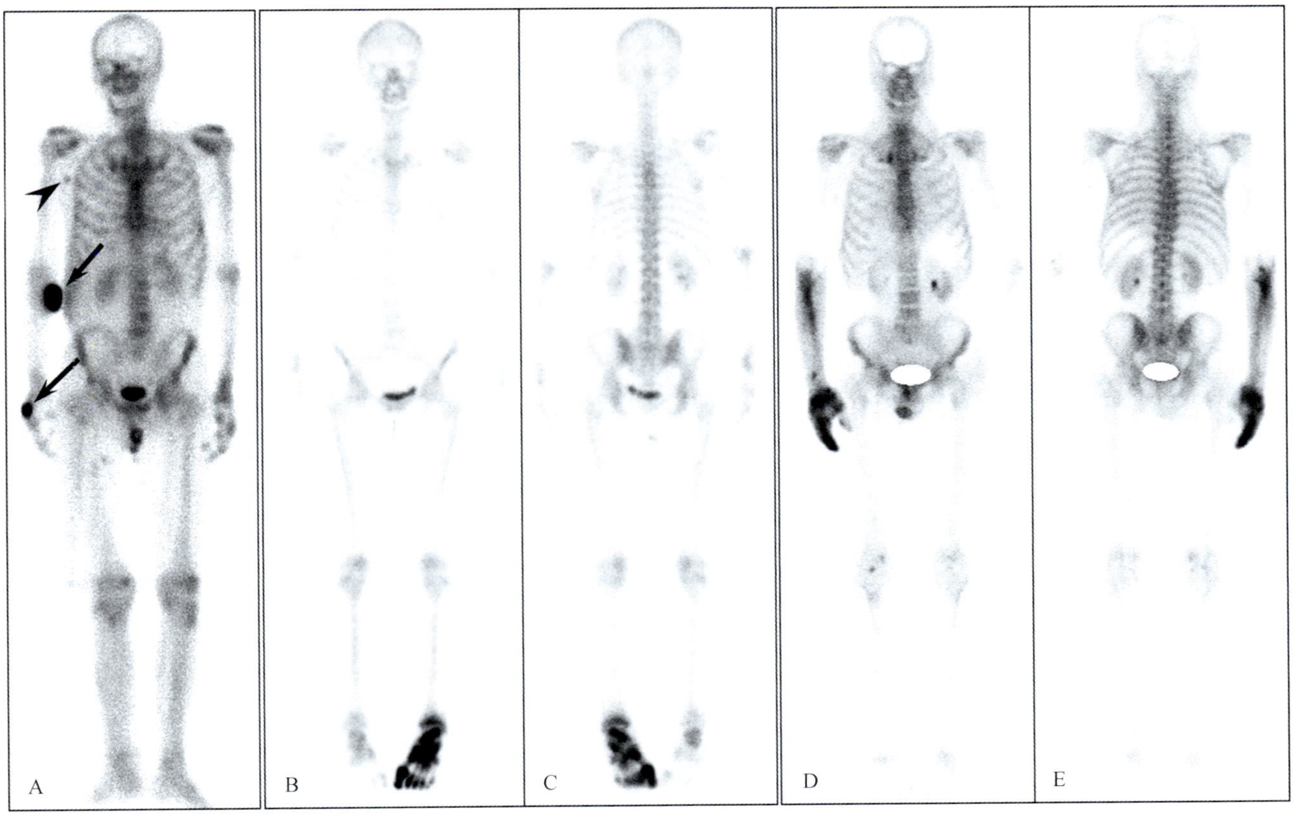

图 5-3-3 病例 1.（**A**，前位）右手背及右肘静脉注射显像剂时渗漏到局部皮下，造成局部放射性浓聚（箭号），渗漏到皮下的骨显像剂经淋巴引流导致右腋窝淋巴结显影（箭头）；病例 2.（**B**～**C**）左踝部注射显像剂时误注入局部动脉，致使左足诸骨放射性异常浓聚；病例 3.（**D**～**E**）右肘部注射显像剂时误注入局部动脉，致使右前臂诸骨及周围软组织放射性摄取增高

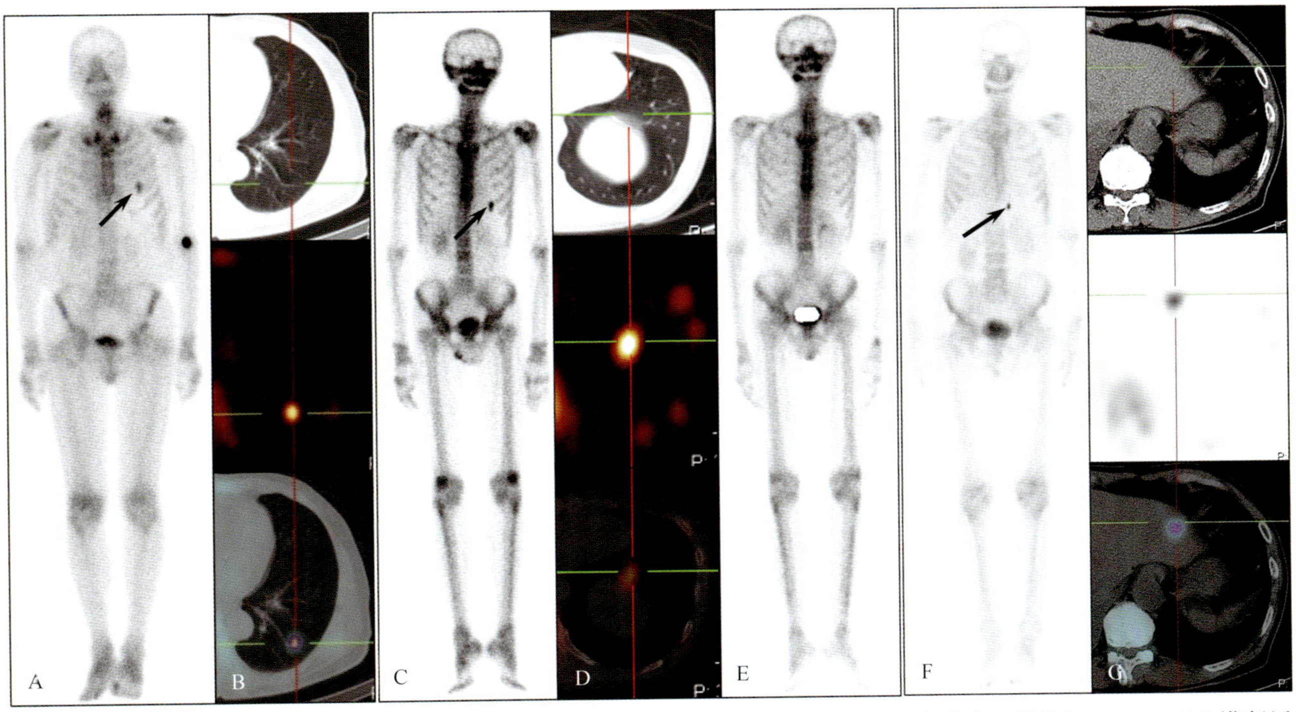

图 5-3-4 骨显像剂肺微栓塞。病例 1. 全身骨显像（**A**，前位）可见左胸部放射性异常浓聚（箭号）；SPECT/CT 横断层（**B**）示放射性浓聚灶位于左下肺，同机 CT 局部未见明显异常（十字交叉）。病例 2. 全身骨显像（**C**，前位）可见左胸部放射性异常浓聚（箭号）；SPECT/CT 横断层（**D**）示放射性浓聚灶位于左下肺，同机 CT 局部未见明显异常（十字交叉）；2 日后复查全身骨显像（**E**，前位）示原左胸部放射性异常浓聚灶消失。病例 3. 全身骨显像（**F**，前位）可见左上腹部放射性异常浓聚（箭号）；SPECT/CT 横断层（**G**）示放射性浓聚灶位于肝左叶（十字交叉）（注：这是由于呼吸运动引起的 SPECT 与 CT 图像失匹配所致，该浓聚灶实际应位于左下肺）

（付占立　孙希刚　魏强　边艳珠　冯贵生　廖曼甜　卢彦祺　付巍）

参考文献

[1] Shih WJ, Wienrzbinski B, Ryo UY. Abnormally increased uptake in the palm and the thumb as the result of a bone imaging agent injection into the radial artery. Clin Nucl Med, 2000, 25(7): 539-540.

[2] Mahmoudian B, Ozgen Kiratli P, Tuncel M, et al. Selected intra-arterial injection of Tc-99m MDP. Rev Esp Med Nucl, 2004, 23(4): 284-285.

[3] Ceylan Gunay E, Erdogan A. Asymmetrically increased uptake in upper extremities on ^{99m}Tc-MDP bone scintigraphy caused by intra-arterial injection: different uptake patterns in three cases. Rev Esp Med Nucl, 2011, 30(6): 372-375.

[4] Gholami A, Jafaripour I. Specific pattern of bone scan as a result of unintentional-intraarterial injection into the ulnar artery. Caspian J Intern Med, 2022, 13(2): 439-441.

[5] Lei L, Deng Y, Ding H, et al. Iatrogenic lung microembolism resulted in extraosseous uptake of ^{99m}Tc-MDP. Clin Nucl Med, 2020, 45(11): 871-872.

[6] Eberlé MC, Fersing C, Guillemard S, et al. Unusual focal lung uptake without CT abnormality on a bone scan: what might it mean? Diagnostics (Basel), 2022, 12(4): 934.

[7] Chen Y, Ning Y, Liu X, et al. A case of accidental local pulmonary ^{99m}Tc-MDP uptake on bone SPECT/CT. Clin Case Rep, 2022, 10(12): e6656.

第四节　特殊嗜好

一、饮自尿

有少数人群通过喝自己的尿来养生（“饮尿族”）或者治疗疾病（“尿疗”）。注射骨显像剂（如 ^{99m}Tc-MDP、^{99m}Tc-HMDP 等）后，未被骨骼结合的显像剂主要经泌尿系统以原型排泄。如果注射骨显像剂后（显像前）“饮自尿”，则显像剂会进入胃及小肠而使之显影（图 5-4-1）；由于骨显像剂不

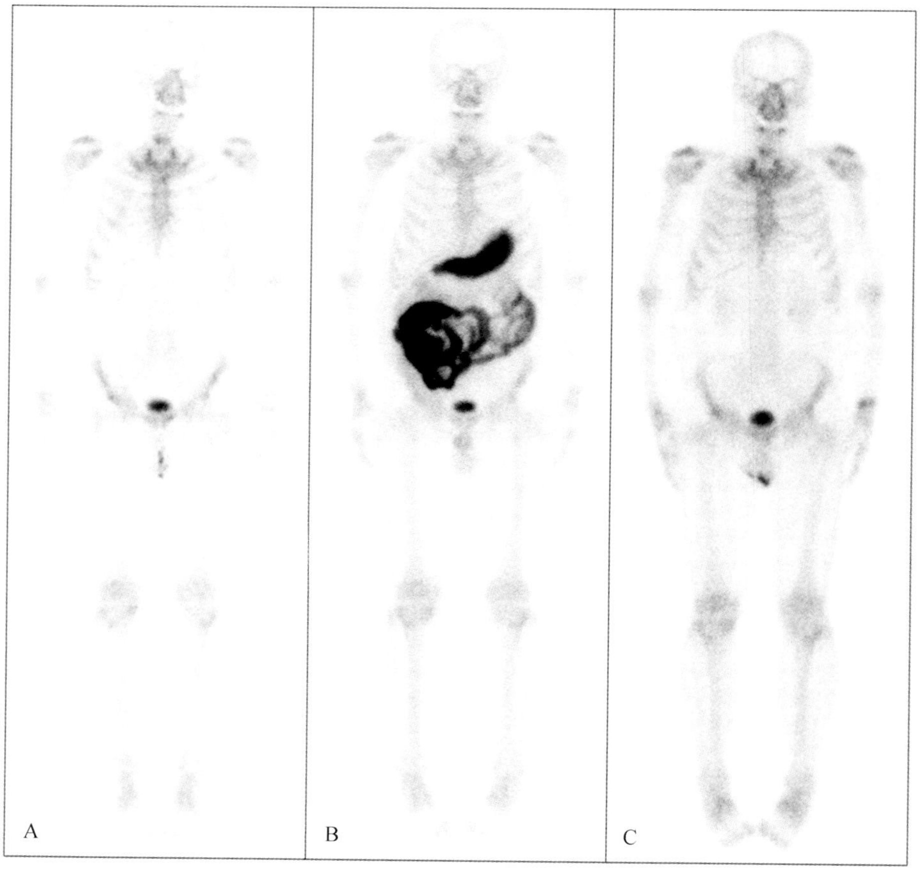

图 5-4-1（前位）全身骨显像（男，74 岁）。2023 年 8 月 21 日确诊肺腺癌胸膜转移，检测到 EGFR 基因 21 外显子 L858R 突变，给予口服奥希替尼治疗。2023 年 8 月 29 日全身骨显像（**A**）未见明显异常；2024 年 2 月 27 日复查全身骨显像（**B**）示腹部（胃及小肠）可见放射性异常浓聚，追问患者在注射显像剂后有“饮自尿”行为；2024 年 3 月 1 日复查全身骨显像（**C**）示原腹部“放射性异常浓聚”消失

被胃肠道吸收，经过一段时间后，显像剂还可进入结肠而使之显影[1-4]。

（付占立　李玲　富丽萍）

参考文献

[1] Mochizuki T, Kawai H, Nishimura T, et al. Uriposia after intravenous administration of technetium-99m HMDP. Clin Nucl Med, 1993, 18 (5): 435-436.

[2] Tsai SC, Kao CH, Lin WY, et al. Intestinal accumulation of Tc 99m MDP on bone scan. Semin Nucl Med, 1999, 29 (1): 80-81.

[3] Kosuda S, Katagiri S, Ka WJ, et al. Demonstration of the ascending colon on Tc-99m MDP skeletal imaging: pitfall in bone scanning by a faith cure of drinking urine. Clin Nucl Med, 2000, 25 (12): 1040-1041.

[4] Yang KT, Lin TS. Visualization of a supradiaphragmatic stomach in a patient with esophagogastrectomy who practiced urine therapy during bone scan. Clin Nucl Med, 2001, 26 (12): 1042.